H. Thaler · Leberbiopsie

Heribert Thaler

Leberbiopsie

Ein klinischer Atlas der Histopathologie

Mit 256 zum Teil farbigen Abbildungen

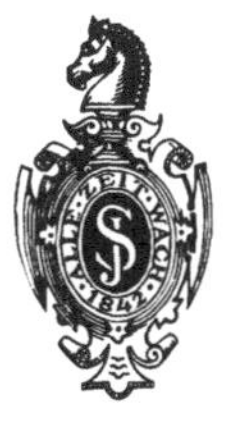

Springer-Verlag Berlin · Heidelberg · New York 1969

Dr. Heribert Thaler
Dozent an der Universität Wien
Vorstand der IV. internen Abteilung des Wilhelminenspitals
der Stadt Wien

ISBN-13: 978-3-642-96670-5   e-ISBN-13: 978-3-642-96669-9
DOI: 10.1007/978-3-642-96669-9

Titel-Nr. 1578

Dem Andenken meines Vaters,
Primarius Dr. Alois Thaler, Badgastein

1881 – 1951

Vorwort

Wenn ein Internist einen histologischen Atlas schreibt, braucht es, wenn nicht eine Entschuldigung, so doch eine Erklärung: Das vorwiegend morphologisch-experimentell ausgerichtete Interesse *Eppinger*s führte dazu, daß an der I. medizinischen Universitätsklinik in Wien ein eigenes histologisches Laboratorium eingerichtet wurde. Die Wiedereinführung der Leberbiopsie durch *Iversen* und *Roholm* im Jahr 1939 wurde von ihm sofort und begeistert aufgegriffen und dieses Laboratorium damit zu einer Keimzelle der klinischen Pathologie gemacht.

Als ich mich nach Kriegsende wieder bei *Eppinger* meldete, schickte er mich zur pathologisch-histologischen Ausbildung zu *Coronini*. Während dieser Ausbildungszeit starb *Eppinger*. *Rissel* und *Benda*, die Hüter der *Eppinger*schen Tradition, planten, das für damalige Verhältnisse große Biopsiematerial der Klinik wissenschaftlich auszuwerten, und ich wurde mit dieser Aufgabe betraut, als ich an die Klinik zurückkehrte.

In den folgenden 20 Jahren, unter meinen Lehrern *Lauda* und *Deutsch*, wurden die histologischen Interessen der Klinik weiter gepflegt. Durch die geniale Erfindung *Menghini*s, die ich bereits 1957 anläßlich eines Besuches in Perugia kennenlernen konnte, erhielt nicht nur die Leberbiopsie sondern auch die Organbiopsie überhaupt allgemeinen Auftrieb, und es bildete sich bald die Gepflogenheit heraus, daß viele österreichische und auch einzelne ausländische Krankenanstalten ihre Biopsien an das histologische Laboratorium der Klinik zur Beurteilung einsandten, wodurch das Beobachtungsgut an Vielseitigkeit gewann.

Die Nadelbiopsie der Leber hat nicht nur unsere Anschauungen über die pathologisch-anatomische Grundlage und die Entwicklung vieler Leberkrankheiten grundsätzlich geändert sondern auch unsere Diagnostik auf eine neue und solide Basis gestellt. In der pathologischen Histologie nimmt die Biopsie eine Sonderstellung ein, die sich auf die relative Kleinheit des Gewebezylinders ebenso gründet wie auf die Tatsache, daß sie meist keine Endzustände einer Krankheit zur Ansicht bringt, sondern Momentbilder des Krankheitsablaufes. Ihre Beurteilung kann deshalb auch dem Fachpathologen, der nur gelegentlich Punktionszylinder zur Begutachtung erhält, Schwierigkeiten bereiten.

Die Nadelbiopsie gibt uns die einmalige Gelegenheit, ein Krankheitsbild nicht nur in seinen symptomatischen und biochemischen Äußerungen, sondern auch in seinen morphologischen Grundlagen zu erkennen. Wenn auch die Beurteilung der Biopsien dem Geschulten und Erfahrenen vorbehalten bleiben muß, wird sie letzten Aufschluß und Gewinn vor allem demjenigen bringen, der das Krankheitsbild zum Zeitpunkt der Biopsie kennt: dem behandelnden Arzt.

Als ich mit der Arbeit an diesem Buch begann, bestand auf dem Gebiet der Histopathologie der Leber eine empfindliche literarische Lücke: Seit dem im Jahr 1954 erschienenen Atlas von *Cazal* [34] lag kein einschlägiges Werk vor. Inzwischen ist eine ganze Reihe zum Teil ausgezeichneter Atlanten und Fachbücher erschienen, im Englischen der Atlas von *Shorter* [155] und das Buch von *Scheuer* [141], im Deutschen der Atlas von *Wepler* und *Wildhirt* [199] und der Hepatitis-Spezialatlas von *Bianchi* [22], im Italienischen der Atlas von *Verme* [192]. Wenn ich mich trotzdem entschlossen habe, mein Vorhaben zu Ende zu führen, geschah dies, weil ich hoffte, in meiner Sonderstellung als klinisch-pathologisch interessierter Internist dem Problem besondere Aspekte abgewinnen zu können.

In dem vorliegenden Buch wurde bewußt davon Abstand genommen, das Thema an Hand von Krankengeschichten abzuhandeln. Kasuistiken sind langweilig und bei der Vielfalt der krankhaften Erscheinungsformen wird der Leser kaum jemals einen Fall finden, der dem seinen gleicht. Andererseits ist es oft schwierig, den Standort des histologischen Schnappschusses, den die Biopsie letzten Endes darstellt, ohne Hilfe klinischer Daten zu bestimmen. Ich habe mich bemüht, mit den Abbildungen kein histologisches Raritätenkabinett zu begründen, sondern möglichst typische Veränderungen zu zeigen. Dadurch wurde es auch möglich, die klinischen Bezugsangaben knapp zu halten. Sie sind jeweils den Bildunterschriften beigefügt.

Das Allgemeingültige der klinisch-morphologischen Korrelationen habe ich versucht, im Text herauszuarbeiten. Damit wird versucht, dem praktizierenden Arzt Denkungsweise und Schwierigkeiten des histologischen Untersuchers näher zu bringen und auf der anderen Seite den Pathologen über die Bedingungen zu unterrichten, die den Internisten zur Vornahme einer Leberbiopsie veranlassen, und ihn mit den wesentlichen klinischen Sachverhalten bekannt zu machen, die zum Zeitpunkt der Biopsie von Bedeutung sind. Dieser Brückenschlag stellt das wesentliche Anliegen dieses Buches dar.

In der histologischen Beurteilungsmöglichkeit der Leber sind Leichen- und Biopsiematerial in mancher Hinsicht gegensätzlich. Das Leichenmaterial bietet den Vorteil, daß das Gewebe in großen Blöcken untersucht werden kann, wodurch die groben Strukturzusammenhänge leicht erkannt werden können, während Details durch postmortale Autolyse verlorengehen. Leichenmaterial eignet sich deshalb besonders gut für Darstellungen in Lupenvergrößerung. Einschlägige Bilder finden sich in allen Lehrbüchern der pathologischen Anatomie und können als weitgehend bekannt vorausgesetzt werden. Der schmale, langgestreckte Zylinder der Leberbiopsie läßt die architektonischen Zusammenhänge weniger klar erkennen und ist deshalb auch für Übersichtsaufnahmen schlecht geeignet. Der Vorteil der Biopsie liegt in der Erfassung des Details, dessen Kenntnis es in den meisten Fällen erlaubt, die zutreffende Diagnose zu stellen. Ich habe versucht, diesen besonderen Gegebenheiten in der Auswahl der Abbildungen Rechnung zu tragen.

Eine gute Schwarzweißabbildung bringt Feinheiten meist besser und prägnanter zur Geltung als ein Farbbild. Eine Ausnahme bilden jedoch Aufnahmen von Schnitten solcher Färbungen, deren Farben einen ähnlichen Helligkeitsgrad aufweisen, so daß die Kontraste im Schwarzweißbild verloren gehen (z.B. Mallorys Bindegewebefärbung). Hier wurde natürlich der Farbaufnahme der Vorzug gegeben.

Ich mußte leider darauf verzichten, die gesamte, für das abgehandelte Thema wesentliche Literatur anzuführen und ich bitte den Leser dafür um Verständnis.

Um den Rahmen dieses Buches nicht zu sprengen, sind lediglich diejenigen Arbeiten zitiert, auf denen die jeweilige Darstellung basiert.

Ich kann mein Vorwort nicht schließen, ohne meinen Dank denjenigen zu sagen, ohne deren Hilfe dieses Buch niemals hätte entstehen können. Hier muß ich vor allem meiner verehrten Lehrerin, Frau Professor Dr. *C. Coronini*, gedenken, die uns kurz vor Beendigung dieses Buches für immer verlassen hat, ebenso Herrn Prof. Dr. *H. Chiari* und Frau Prof. Dr. *I. Obiditsch-Mayer*, die ich in schwierigen Fällen stets um Rat fragen durfte. Meinem letzten Lehrer, Herrn Prof. Dr. *E. Deutsch*, bin ich für seine Hilfe und freundschaftliche Erlaubnis dankbar, das Material der I. medizinischen Universitätsklinik in Wien auch noch nach meinem Ausscheiden aus der Klinik bearbeiten und auswerten zu dürfen. Herrn Prof. Dr. *H. Asperger*, Herrn Prof. Dr. *K. Fellinger* und Frau Prim. Dr. *I. Leodolter* bin ich für die Überlassung von Krankengeschichten dankbar. Ferner habe ich Frau *D. Suesserott-Conrath* für die hervorragende Qualität der histologischen Schnitte zu danken, ohne die ich mich nie an dieses Buch herangewagt hätte. Meiner Mitarbeiterin, Frau Dr. *I. Hrabal*, danke ich für ihre Hilfe beim Lesen der Korrekturen und der Anlegung der Stichwortkartei, Frau *R. Troll-Obergfell* für die mühsame Schreibarbeit. Die Mikrophotogramme wurden mit dem Photomikroskop der Firma Zeiss hergestellt, für die ausgezeichnete Ausarbeitung der Photographien bin ich der Landeslichtbildstelle für Wien und das Burgenland zu Dank verpflichtet. Schließlich bin ich dem Haus *Springer* für sein verständnisvolles Interesse, seine Geduld und sein großes Entgegenkommen bei der Ausstattung dieses Buches besonders verbunden.

Wien, im Frühjahr 1969   HERIBERT THALER

Inhaltsverzeichnis

Abkürzungen in Bildunterschriften

A/G	Albumin-Globulin-Quotient
alkPh	alkalische Phosphatase
KAE	King-Armstrong-Einheiten
mMol E	Millimoleinheiten (Bessey-Lowry)
BB	Berlinerblaufärbung
Bil	Serumbilirubin
dR	direkte Reaktion
indR	indirekte Reaktion
BSP	Bromsulphthaleinretention
Chol	Serumcholesterin
γ Glob	Gammaglobulin
GOT	Glutamatoxalacetat-Transaminase
mE	int. Millieinheiten/ml
WE	Wróblewski-Einheiten
GPT	Glutamatpyruvat-Transaminase
HE	Hämatoxylin-Eosin-Färbung
LAP	Leucinaminopeptidase
Mall	Mallorys Anilinblaufärbung
RR	Blutdruck
Thy	Thymoltrübung
TE	Trübungseinheiten

Allgemeiner Teil

I. Historischer Überblick

Die Eröffnung von Leberabscessen mit Kauter oder Messer wurde bereits im Altertum durchgeführt. Die wahrscheinlich ersten bezeugten Leberpunktionen zur Entleerung tropischer Leberabscesse hat *Larrey* während des ägyptischen Feldzugs Napoleons vorgenommen, die erste erfolgreiche Punktion eines Leberechinococcus wurde 1825 von *Récamier* veröffentlicht. Der Verdienst, die Nützlichkeit der Leberpunktion für histologische Zwecke erkannt zu haben, fällt keinem geringeren als *Paul Ehrlich* zu. *Frerichs* [60] berichtet in seinem 1884 erschienenen Buch darüber. Mittels einer dünnen Kanüle mit aufgesetzter Injektionsspritze aspirierte *Ehrlich* Lebergewebe von einer normalen Person und zwei Diabetikern, um Aufschluß über den Glykogengehalt zu gewinnen. Der Verdienst, die Leberbiopsie zu einer diagnostischen Methode ausgebaut zu haben, gebührt *Lucatello* [108] (1895). Es handelte sich dabei um Cytopunktionen mit dünner Nadel, die im Ausstrich oder Zupfpräparat untersucht wurden. Bereits 1907 berichtete *Schupfer* [149] über erfolgreiche Leber- und Milzpunktionen mit einer dickeren Nadel, die es erlaubte, Gewebezylinder einer histologischen Aufarbeitung zuzuführen. In den folgenden Jahren wurde die Methode immer wieder von einzelnen Autoren aufgegriffen, konnte sich aber erst nach 1939 ständig behaupten, nachdem *Iversen* und *Roholm* [82] ihre Methode veröffentlicht hatten.

Bei der Nadel dieser Autoren handelte es sich um eine 18 cm lange und 2 mm dicke, an ihrer Spitze sägeförmig ausgezackte Kanüle mit eingeschobenem Troikart (Abb. 1). Das Instrument wurde in die Leber eingestochen, der Troikart entfernt, eine Injektionsspritze aufgesetzt, ihr Kolben in Aspirationsstellung gebracht und dann die Nadel unter drehender Bewegung in die Leber vorgeschoben. Für eine allgemeine diagnostische Anwendung war diese Methode noch nicht geeignet, da der gefährliche Abschnitt der Biopsie, der Eingriff in der Leber, auch beim Geübtesten mehrere Sekunden beanspruchte. Die Folge waren Zwischenfälle in einer Häufigkeit, die nicht verantwortet werden konnte (Tabelle 2 und 3).

Verschiedene Modifikationen brachten zwar eine Vereinfachung der Biopsietechnik, aber keine wesentliche Verkürzung des Biopsievorganges. Die bekannteste war das Instrument von *Terry* [165], bei dem der Troikart fix auf den Kolben einer Spritze montiert war und dadurch die Punktionsnadel bei der Aspiration automatisch freigab.

Von den Instrumenten, die ohne Aspiration arbeiten, ist dasjenige von *Silverman* am bekanntesten geworden. Es wird heute noch von vielen Operateuren zur Nierenbiopsie benützt (Abb. 1) [157]. Es besteht aus einer dicken Führungskanüle mit Troikart und der eigentlichen Biopsienadel, die in zwei pinzettenartigen Branchen aufgespalten ist und die Führungskanüle um 2 cm überragt.

Auch bei der Silverman-Methode ist der Biopsievorgang kompliziert und lang-
wierig: Die Führungskanüle mit Troikart wird in das Organ eingestochen, der
Troikart entfernt und an seiner Stelle die Biopsienadel in ihrer ganzen Länge
in die Führungskanüle versenkt. Durch ihre größere Länge dringt sie tiefer in
das Organ ein und bekommt zwischen ihre Branchen Gewebe zu fassen. Um es

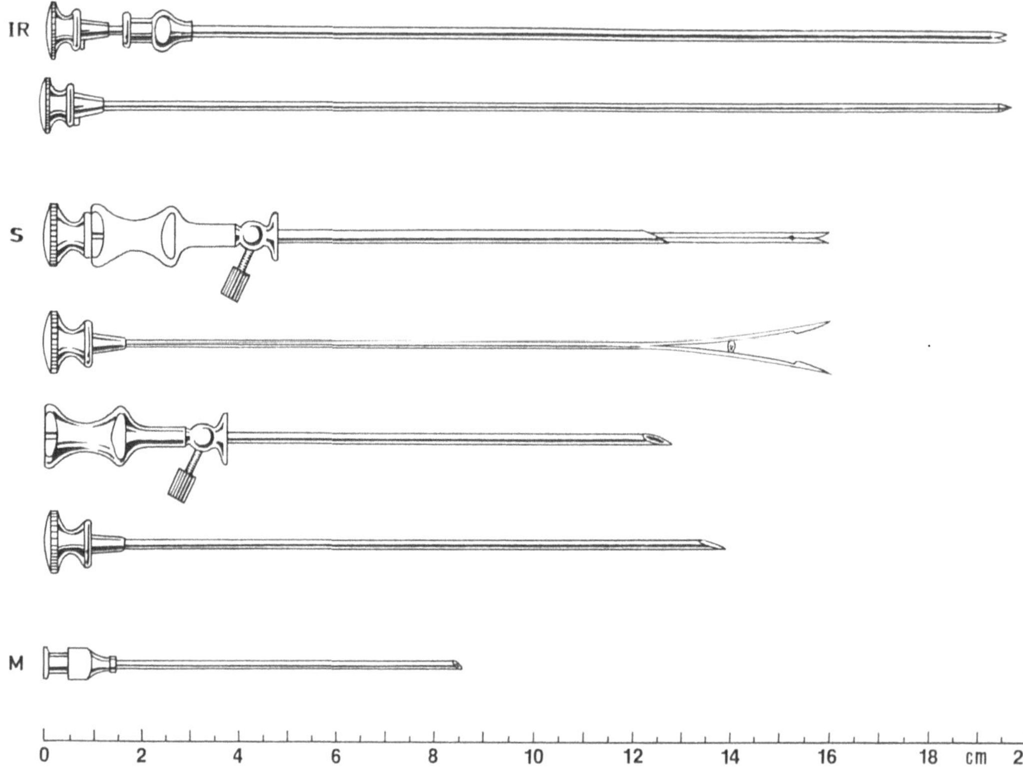

Abb. 1. Biopsienadel nach *Iversen* und *Roholm* (*IR*) mit Troikart, Silverman-Nadel (*S*) in
die Führungskanüle eingeschoben, darunter die drei Einzelteile: Nadel mit gespreizten
Branchen, Führungskanüle und Troikart. Zum Größenvergleich die Menghini-Nadel (*M*)

abzutrennen, muß die Führungskanüle wieder 2 cm über die Branchen der inneren
Nadel vorgeschoben werden, bevor das Instrument aus dem Organ entfernt
werden kann. Mit der langen Operationsdauer verbindet die Silverman-Methode
noch den Nachteil, daß der Gewebezylinder durch den Biopsievorgang leicht
gequetscht wird.

Allgemeine Verbreitung fand die Leberbiopsie erst, als 1957, durch die geniale
Biopsiemethode von *Menghini* [118], der Eingriff wesentlich vereinfacht und
verkürzt werden konnte.

II. Die Menghini-Methode

Die Menghini-Nadel (Abb. 2 und 3) ist einfach, ähnlich dem Modell von *Schupfer* [149]. Der Nadelschaft ist 8 cm lang, der Durchmesser der gebräuchlichen Modelle beträgt 1,2 und 1,4 mm. Für die Biopsie bei Säuglingen und

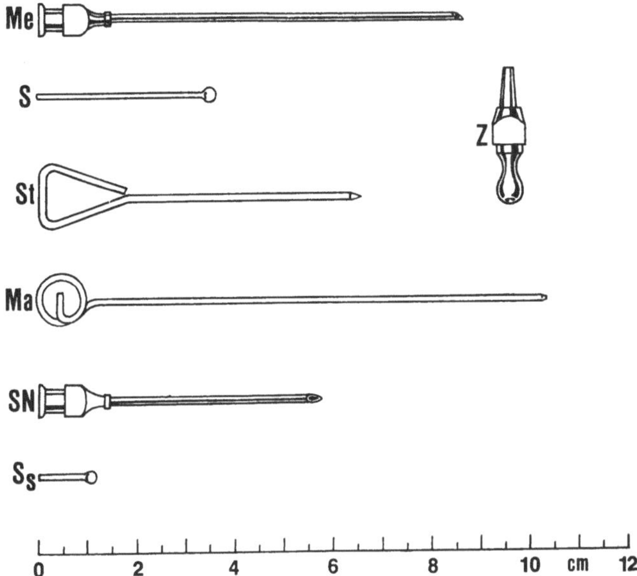

Abb. 2. Leberbiopsienadel nach *Menghini* (*Me*) mit Stift (*S*), Stachel zum Vorstechen der Haut (*St*) und Zwischenstück (*Z*), das an seiner Basis aufgebohrt werden kann, damit es auf den Conus des jeweils verwendeten Spritzenmaterials paßt. Mandrin (*Ma*) zum Herausstoßen des Stiftes bei Reinigung der Nadel. Menghini-Nadel zur Biopsie bei Säuglingen (*SN*) mit dazugehörigem Stift (*Ss*)

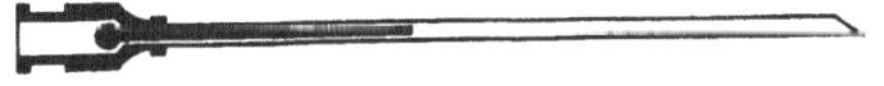

Abb. 3. Menghini-Nadel im Schnitt (verkleinert)

Kleinkindern stehen auch Nadeln von 4 cm Länge zur Verfügung. Die Nadelspitze ist nur leicht, nach oben konvex, abgeschrägt. Empfehlenswert sind Nadeln mit besonders dünnem, selbstschneidendem Stahlmantel, da sie durch maximale lichte Weite möglichst breite Biopsiecylinder garantieren und die Notwendigkeit wegfällt, Kanülen von Zeit zu Zeit schleifen zu lassen*. Als besonderes konstruktives Detail enthält die Nadel in ihrer Basis einen flachen Stift, der das Kanülenlumen nicht völlig ausfüllt (Abb. 3). Er gestattet es, Flüssigkeit zu injizieren

---

* Hersteller: Societá Italiana „ICO", Via Andrea Costa 160, Bologna, Italien.

oder einen negativen Aspirationsdruck zu erzeugen, verhindert aber, daß der
Punktionszylinder in die Spritze zurückgesaugt wird. Will man die Einstichtiefe
regulieren, kann dies durch eine aufgesetzte, verstellbare Arretierung erfolgen.

Der entscheidende Fortschritt, den die Menghini-Methode gebracht hat, beruht
jedoch nicht auf einer Besonderheit der Nadelkonstruktion, sondern auf einem
methodischen Trick bei der Anwendung.

A. Die Biopsie-Technik

Die Leberbiopsie kann entweder transthorakal oder abdominal vorgenommen
werden (Abb. 4). Die abdominelle Route hat vor der transthorakalen die Vorteile
voraus, daß das Zwerchfell nicht durchstochen werden muß und daß keine

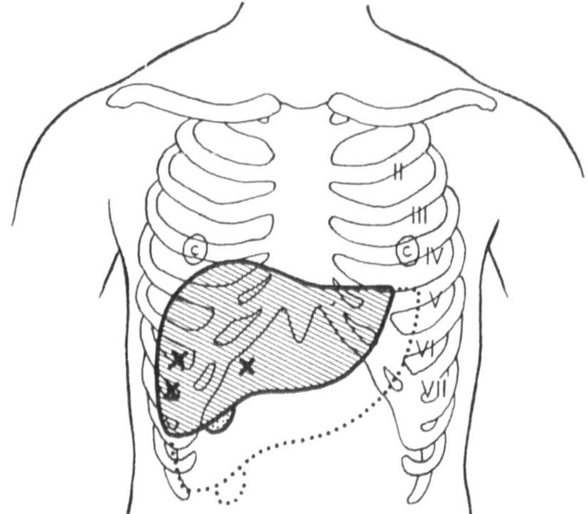

Abb. 4. Schematische Darstellung der Lage von Leber und Gallenblase mit ihrer Beziehung
zu den vorgeschlagenen Punktionsstellen (×). Abdominelle Route bei vergrößerter Leber
(punktierter Kontur)

Gefahr besteht, eine Intercostalarterie oder die Lunge zu verletzen. Wenn
trotzdem weniger als 10% der Fälle durch die Bauchdecke punktiert werden,
geschieht dies deshalb, weil für die abdominelle Route nur Fälle mit einer deutlich
und einwandfrei vergrößerten Leber geeignet sind: Der Leberrand muß den
rechten Rippenbogen mindestens um 3 cm überragen. Bei einer normal großen
Leber bestünde die Möglichkeit, sie zu durchstechen und unter ihr liegende Hohl-
organe zu verletzen.

Vor jeder geplanten Leberbiopsie muß soweit als möglich sichergestellt werden,
daß keine Kontraindikationen gegen den geplanten Eingriff vorliegen (s. später).
Vor allem gilt es, hämorrhagische Diathesen durch Anamnese, Bestimmung der
Blutgerinnungszeit, Nachblutungszeit und Prothrombinzeit, sowie Thrombocyten-
zählung auszuschließen.

Wir führen die Biopsie gerne im Krankensaal aus, um dem Eingriff das
Odium des Außerordentlichen zu nehmen und den anderen Patienten die Mög-
lichkeit zu geben, sich von seiner Einfachheit und Harmlosigkeit zu überzeugen.
Der Patient braucht für den Eingriff nicht nüchtern zu sein. Aufgeregte Patienten

werden mit einem Tranquillizer vorbereitet, eine Maßnahme, die aber nur selten notwendig ist. Bei transthorakaler Biopsie wird der Patient in halblinker Seitenlage gelagert, den rechten Arm über dem Kopf abgewinkelt (Abb. 5). Ist die Erweiterung der Zwischenrippenräume, die dadurch erzielt werden soll, nicht ausreichend, kann sie verstärkt werden, indem man ein Kissen unter die linke Lende schiebt. Die benötigten Behelfe sind in Tabelle 1 zusammengestellt.

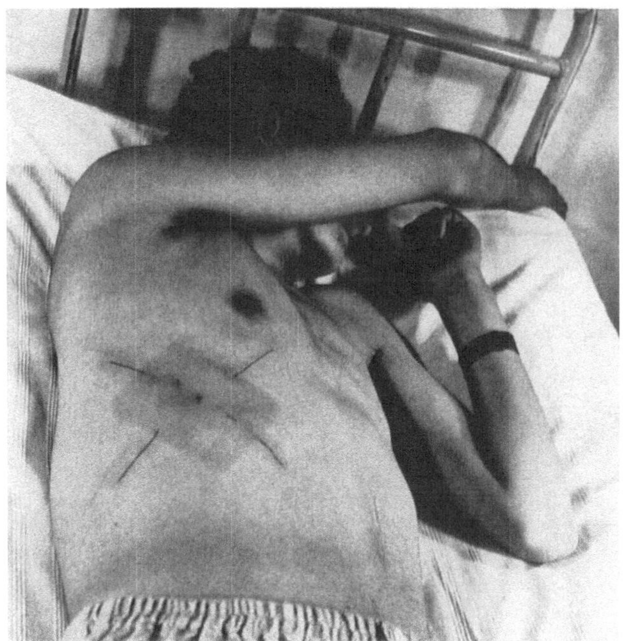

Abb. 5. Lagerung zur Biopsie. Die geplante Punktionsstelle im 7. Intercostalraum ist markiert. (*Menghini*, Macerata)

Tabelle 1. *Behelfe für die Leberbiopsie nach Menghini*

Alkohol, 70%ig
Hautdesinfiziens
Procain- oder Novocainlösung, 1%ig, steril
Physiologische Kochsalzlösung, steril
Stachel oder starke Flügelnadel
2 Rekordspritzen à 10 ccm
1 feine intramuskuläre Nadel
1 Biopsienadel
1 Schälchen, steril
Schnellverband

Die transthorakale Leberbiopsie soll innerhalb der intensiven Leberdämpfung, unterhalb des Pleurasinus in einem möglichst breiten Zwischenrippenraum erfolgen. Über die Ausdehnung des Sinus überzeugt man sich durch Perkussion bei tiefster Inspiration. Die beiden Voraussetzungen sind manchmal schon im 6. Intercostalraum in der vorderen Axillarlinie, häufiger erst im 7., in der Mitte zwischen vorderer und mittlerer Axillarlinie erfüllt (Abb. 4). Einen tieferen als

den 7. Intercostalraum zu verwenden ist ungünstig, da es dann schon Schwierigkeiten bereiten kann, zwischen den enggestellten Rippen hindurchzufinden.

Punktiert man bei Rückenlage in der mittleren Axillarlinie, was viele Autoren
empfehlen [107], endet der Eingriff nicht selten mit einer gleichzeitigen Nierenbiopsie, wenn die Nadel nicht waagrecht, sondern nach dorsal geneigt eingestochen wird.

Als Einstichpunkt wählt und markiert man eine Stelle am oberen Rand der
unteren Rippe, um die Intercostalarterie zu vermeiden. Liegt eine deutlich vergrößerte Leber vor, wird abdominal unmittelbar unterhalb des letzten Rippen-
bogens in der Parasternallinie eingegangen (Abb. 4).

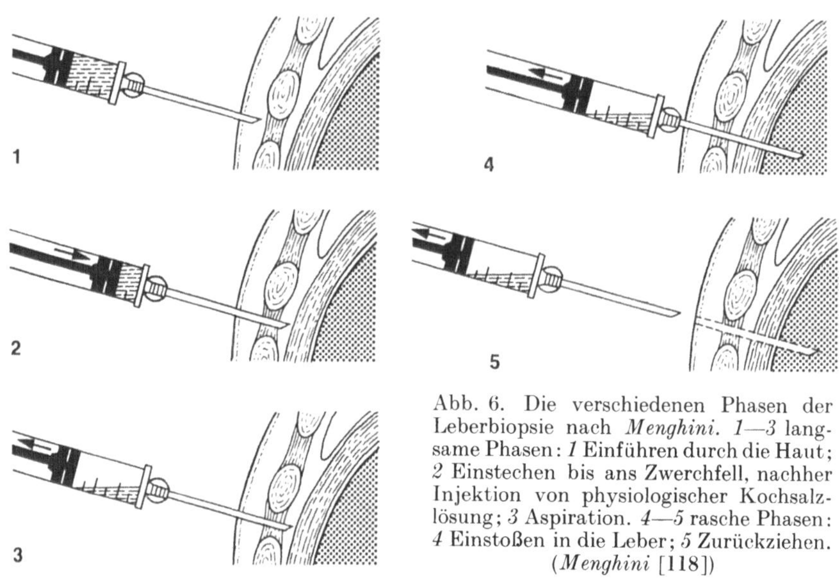

Abb. 6. Die verschiedenen Phasen der Leberbiopsie nach *Menghini*. *1—3* lang-same Phasen: *1* Einführen durch die Haut; *2* Einstechen bis ans Zwerchfell, nachher Injektion von physiologischer Kochsalz-lösung; *3* Aspiration. *4—5* rasche Phasen: *4* Einstoßen in die Leber; *5* Zurückziehen. (*Menghini* [118])

Die gewählte Punktionsstelle wird mit Alkohol gereinigt und mit Jodtinktur
oder einem anderen Hautdesinfiziens bestrichen. Nachdem mit einem Lokal-
anaestheticum eine Hautquaddel gesetzt wurde, werden Brust- oder Bauchwand
bis an das Peritoneum parietale infiltriert. Der Patient spürt häufig einen heftigen
Stich, wenn die Nadelspitze diesen Punkt erreicht. Es hat sich als nützlich
erwiesen, den Patienten im vorhinein darauf aufmerksam zu machen und ihn
aufzufordern, diese Sensation zu melden. Man vermeidet dadurch, bei der Anaesthesie zu tief vorzudringen und dabei etwa die Leberkapsel zu verletzen. Die
stumpfe Menghini-Nadel kann die Haut nicht durchdringen, weshalb die Punktionsstelle mit einem Stachel vorgestochen werden muß. Ist ein solcher nicht vorhanden, tut eine dicke Flügelnadel den gleichen Dienst. Nachdem in eine Spritze
6—8 ml steriler physiologischer Kochsalzlösung aufgezogen wurden, wird die
Spritze mit der Biopsienadel armiert. Es ist wichtig, daß die Spritze gut zieht
und daß die Nadel fest auf den Conus der Spritze paßt.

Von der Subcutis und der Muskulatur des Zwischenrippenraumes oder der
Bauchdecke wird der stumpfen Biopsienadel weniger Widerstand entgegengesetzt
als vom Peritoneum. Es gelingt dem Geübten deshalb unschwer, mit einem

kurzen Ruck die Nadel bis an das Bauchfell zu versenken, ohne es zu durchstechen (Abb. 6/1).

Die wesentliche Neuerung der Menghini-Methode besteht darin, daß man nun aus der aufgesetzten Spritze 2—3 cm³ physiologischer Kochsalzlösung in die Thorax- oder Bauchwand ausspritzt (Abb. 6/2). Dadurch wird die Nadel von Gewebefetzen freigespült, wodurch sich die Verwendung eines Troikarts, die stets zeitraubende Manipulationen verlangt, erübrigt. Während die linke Hand den Glaszylinder der Spritze umfaßt hält, bringt die rechte den Kolben in Aspirationsstellung (Abb. 6/3), wobei sich der rechte Zeigefinger am Spritzenrand abstützt, um ein Zurückschnellen des Kolbens zu verhindern. Gleichzeitig fordert man den Patienten auf, tief ein- und auszuatmen und dann den Atem anzuhalten. Der eigentliche Biopsievorgang vollzieht sich im Bruchteil einer Sekunde: Mit einem kurzen Ruck wird die Nadel in die Leber gestoßen (nicht gebohrt!) (Abb. 6/4) und augenblicklich wieder herausgezogen (Abb. 6/5).

Der Biopsiezylinder wird mittels der in der Spritze verbliebenen Kochsalzlösung in das vorbereitete Schälchen ausgespritzt und von dort in die Fixationsflüssigkeit übertragen. Die Stichwunde wird mit einem Schnellverband verschlossen. Eine Kompression der Biopsiegegend durch Sandsack oder Laparotomiebinde ist unnötig, ebenso wie die Verordnung von Nahrungskarenz vor und nach dem Eingriff. Der Patient hat lediglich für mindestens 1 Std strenge Bettruhe einzuhalten und wird während dieser Zeit überwacht.

B. Modifikationen der Menghini-Methode

Menghini selbst hat eine Modifikation seiner ursprünglichen Anordnung angegeben und sie zu einer Zweimannmethode umgestaltet: Zwischen Biopsienadel und Saugspritze ist ein Schlauch zwischengeschaltet. Der Operateur führt nur das Einstechen und Zurückziehen der Nadel aus, während das Ausspritzen der physiologischen Kochsalzlösung und die Aspiration durch einen Helfer besorgt wird. Diese Neuerung macht unseres Erachtens die Biopsie nur aufwendiger ohne wirkliche Vorteile zu bieten, da die Manipulationen, die nun dem Helfer überlassen sind, bei der „Einmannmethode" keinerlei technische Schwierigkeiten bereiten.

Eine andere Modifikation* versieht die Punktionsnadel mit einer Luer-Lock-Verriegelung und die dazugehörige Saugspritze mit einer Arretierung, wodurch der Kolben in Aspirationsstellung fixiert werden kann. Wir haben uns davon überzeugt, daß die einfache Menghini-Nadel gleichzeitig auch das zuverlässigste Instrument ist und daß die Störungsanfälligkeit um so größer wird, je komplizierter das Instrumentarium ist. Arbeitet man mit den italienischen Originalnadeln, macht man allerdings die Erfahrung, daß sie nicht immer fest auf den Conus unseres Spritzenmaterials passen. Man erspart sich manchen Ärger, wenn man Zwischenstücke verwendet. Man kann hierzu diejenigen benützen, die jeder Nadel beigegeben sind, um sie auch in der „Zweimannmethode" verwenden zu können. Sie müssen nur für den Conus der jeweils zur Verfügung stehenden Spritzen aufgebohrt werden.

---

* Fa. Storz, Tuttlingen, BRD.

C. Vorteil der Menghini-Methode

1. Das Risiko

Der gefährlichste Abschnitt der Leberbiopsie ist naturgemäß der Eingriff im Organ selbst. Bei den früheren Biopsiemethoden beanspruchte er durch die nötige Manipulation mit Troikart und Saugspritze 3—10 sec. Während dieses Zeitabschnittes mußte der Patient den Atem anhalten. Hielt er diese Vorschrift nicht ein, bewegte sich die Leber gegenüber der zwischen den Rippen fixierten Nadel, was Einrisse in der Leberkapsel und nicht selten Blutungen zur Folge hatte.

Wir haben die Dauer des Biopsievorganges bei der Menghini-Methode mittels eines Zeitlupenfilms gemessen (Abb. 7): *Menghini* war zu bescheiden, als er seine Methode „One second needle biopsy of the liver" nannte. Der Eingriff in der Leber dauert weniger als $^1/_{10}$ sec [180].

Es ist selbstverständlich, daß sich eine derart drastische Verkürzung der Biopsiedauer auf das Risiko der Leberbiopsie auswirken muß, wobei außerdem noch die gegenüber den früheren Modellen deutliche Verminderung von Kaliber und Länge der Nadel ins Gewicht fällt. Die Gefahren der Leberbiopsie bestehen in:

1. der intraabdominellen Blutung,
2. der galligen Peritonitis,
3. dem Pneumothorax,
4. der Verletzung von Nachbarorganen.

Es braucht nicht näher erörtert zu werden, daß 1 Todesfall auf 540 Biopsien, wie er für die früher geübten Biopsiemethoden errechnet wurde [205] (Tabelle 2),

Tabelle 2. *Risiko der Leberbiopsie nach der Mortalität*

Autor	Methoden	Zahl der Biopsien	Todes-fälle	%
Zamschek und *Klausenstock* (1953)[a]	diverse frühere	19916	37	0,19
Thaler (1964)	Menghini	23382	4	0,017
Lindner (1967)	Menghini	79381	12	0,015

[a] Nach Korrektur einer Doppelzählung [180].

Tabelle 3. *Risiko der Leberbiopsie nach der Häufigkeit von Zwischenfällen*

Autor	Methode	Zahl der Biopsien	Todes-fälle	Blutungen		Peritonitis		Zahl	%
				kons.	op.	kons.	op.		
Thaler (1964)	diverse frühere	9016	10	8	15	1	6	40	0,44
Thaler (1964)	Menghini	23182	4	6	3	3	4	20	0,086
Lindner (1967)	Menghini	79381	12	50	4	39	10	115	0,14

für eine diagnostische Methode völlig untragbar ist. Für die Menghini-Methode haben wir [180] eine Letalität von 1:5800 und *Lindner* [107] von 1:6600 errechnet. Es kann demnach kein Zweifel darüber bestehen, daß die Menghini-Methode das Letalitätsrisiko der Leberbiopsie um mehr als eine Zehnerpotenz gesenkt hat.

Die Beurteilung des Risikos einer Methode darf nicht allein auf Grund der Todesfälle erfolgen, sondern es müssen die Zwischenfälle in ihrer Gesamtheit

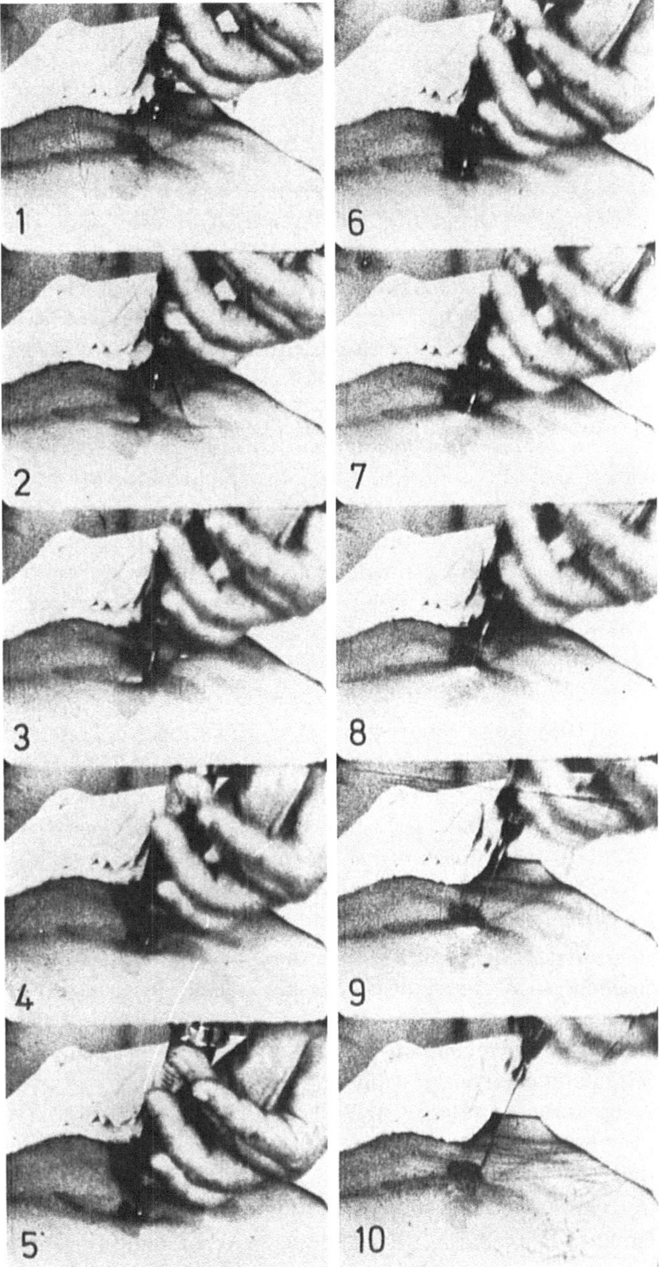

Abb. 7. Zeitlupenaufnahme einer Leberbiopsie nach *Menghini* (64 Bilder/sec). Die Nadel ist bereits in den Thorax eingestochen und freigespült. Der Kolben der Spritze steht in Aspirationsstellung. Am 2. Bild beginnt der Biopsievorgang, kenntlich an der Einbuchtung der Haut. Am 3. und 4. Bild tritt die Nadel in die Leber ein, ruht am 5. in ihr und verläßt sie am 6. bis 8. wieder. (*Thaler* [180])

Berücksichtigung finden (Tabelle 3). Für die früher geübten Biopsiemethoden liegen nur wenige einschlägige Berichte vor, die zumeist nur Angaben über Blutung und Peritonitis enthalten. Danach sind auch diese schweren Komplikationen seit Einführung der Menghini-Nadel 4mal seltener geworden [180].

Die Liste der Zwischenfälle nach Menghini-Biopsien wurde noch durch 44 Fälle von Pneumothorax, davon 30 Fälle mit und 14 Fälle ohne klinischer Symptomatik, 45 Fälle von Pleuritis, 1 Fall von Bronchopneumonie und einen weiteren Zwischenfall, bei dem die Nadel am Conus abbrach, aber noch entfernt werden konnte, ergänzt [107]. Die Gesamthäufigkeit der ernstzunehmenden Zwischenfälle bei Anwendung der Menghini-Methode beträgt damit 0,25%, das heißt, daß bei 400 Biopsien mit einem Zwischenfall gerechnet werden muß.

Sofern Punktionen von Nachbarorganen Zwischenfälle nach sich zogen, sind sie in den obigen Zahlen enthalten. Unter den fast 80000 von *Lindner* gesammelten Fällen waren 111 Punktionen von Nachbarorganen zu verzeichnen, die Niere war 77mal, die Gallenblase 27mal, das Colon 3mal, Pankreas, Nebenniere, Lunge und Dünndarm je 1mal betroffen.

Es besteht kein Zweifel darüber, daß ein Großteil der angeführten Zwischenfälle bei exakter Technik und Beachtung der Kontraindikationen vermeidbar gewesen wäre. Dafür gibt die Zusammenstellung von *Schmid* [143] aus der Züricher medizinischen Universitäts-Klinik ein überzeugendes Beispiel: Unter den ersten 1246 Menghini-Biopsien wurden 7 Zwischenfälle beobachtet, von denen nur 2 der Methode anzulasten waren. Die übrigen 5 waren der mangelnden Erfahrung einzelner Operateure zuzuschreiben. Nachdem man dazu übergegangen war, die Biopsie nur von einigen wenigen Geübten ausführen zu lassen, haben sich weitere Zwischenfälle nicht mehr ereignet.

Wir konnten 1964 über 1560 eigene Menghini-Biopsien berichten, die ohne den geringsten Zwischenfall durchgeführt wurden [180]*. *Wildhirt* [202] hat 3500, *Lindner* [107] 3073 Biopsien ohne Komplikation vorgenommen. So einfach die Biopsie mit der Menghini-Nadel ist, ist sie keineswegs etwa einer Sternalpunktion gleichzusetzen, die jeder klinisch tätige Internist beherrschen und ausüben sollte. *Die Menghini-Nadel gehört in die Hand des Erfahrenen. Nur auf diese Weise ist ein maximaler Erfolg bei minimalem Risiko gewährleistet.*

Ambulante Leberbiopsien werden von den meisten Untersuchern abgelehnt und von manchen sogar als Kunstfehler angesehen. Es besteht kein Zweifel, daß die wünschenswerteste Lösung darin besteht, den Biopsie-Patienten 24 Std nach dem Eingriff im Krankenhaus zu belassen. Bei der herrschenden Bettennot wird diese Regelung mancherorts auf unüberwindliche Schwierigkeiten stoßen. Es liegt uns fern, die ambulante Leberbiopsie zu propagieren: Hier soll jeder Untersucher so verfahren, wie er es zu verantworten glaubt. Wir möchten lediglich feststellen, daß das minimale Risiko der Menghini-Biopsie und die geringe Belastung des Patienten eine ambulante Biopsie grundsätzlich möglich macht.

Die große Zahl von Patienten, die uns lediglich zur Durchführung einer Biopsie zugewiesen wurde, hat uns gezwungen, ambulante Biopsien vorzunehmen. Wir sind dabei so vorgegangen, daß wir den Patienten nach der Biopsie 1 Std lang liegen ließen und beobachteten. War er völlig beschwerdefrei und war die

---

* Unsere Biopsieanzahl hat sich inzwischen auf über 3400 erhöht.

telefonische Erreichbarkeit gesichert, wurde er nach dieser Frist nach Hause entlassen. Wir haben bisher über 1300 ambulante Biopsien ohne den geringsten Zwischenfall durchgeführt.

2. Die erweiterte Indikation

Bei den früher geübten Methoden mit langer Biopsiedauer war man auf die Mitarbeit des Patienten angewiesen, da er während des Eingriffes den Atem anhalten mußte. Damit war eine große Gruppe von Kranken von vornherein von der Leberbiopsie ausgeschlossen: Kinder, nervöse oder agitierte Patienten, Geisteskranke und Patienten mit eingeschränktem oder aufgehobenem Bewußtsein. Für die Menghini-Methode gilt diese Einschränkung nicht mehr, so daß auch dieser Kreis von Patienten der bioptischen Diagnostik erschlossen werden konnte.

Säuglinge und Kleinkinder sollen für den Eingriff keinesfalls narkotisiert werden. Wir führen bei ihnen grundsätzlich die Biopsie in Lokalanaesthesie aus, wobei das Schreien durchaus erwünscht ist, da währenddessen das Zwerchfell fixiert und in dieser Phase der Eingriff gefahrlos vorgenommen werden kann. Bei größeren, vernünftigen Kindern, die bereits imstande sind, die gegebenen Anweisungen zu befolgen, hatten wir niemals Schwierigkeiten. Hat man es, was selten vorkommt, mit sehr ängstlichen oder nervösen Kindern zu tun, genügt es, wenn man vor dem Eingriff ein sedierendes Medikament verabreicht, eine Maßnahme, die sich gelegentlich auch bei Erwachsenen als nützlich erweisen kann. Kommt es zu einer Abwehrbewegung, hat bei richtig ausgeführter Menghini-Biopsie die Nadel schon wieder die Leber verlassen, da die Biopsiedauer noch mit Abstand innerhalb der „Schrecksekunde" liegt [180].

Geisteskranke müssen für den Eingriff im allgemeinen kurz narkotisiert werden. In diesem Fall und ebenso auch bei komatösen Patienten benützt man den kurzen Atemstillstand, der sich an das Exspirium anschließt, für den Einstich.

Bei 154 Leberbiopsien an Kindern haben wir keinerlei Zwischenfall erlebt. Das Durchschnittsalter betrug etwas über 5 Jahre, beim kleinsten Kind handelte es sich um eine 4 Tage alte Frühgeburt von 1400 g Gewicht. Auch 21 Biopsien an Geisteskranken oder Patienten mit eingeschränktem Bewußtsein verliefen komplikationslos.

3. Die weitgehende Schmerzlosigkeit

Ein weiterer Vorteil der Menghini-Methode, ebenfalls durch die kurze Biopsiedauer bedingt, ist die weitgehende Schmerzlosigkeit. Die meisten Patienten empfinden nur die Anaesthesie — den kurzen brennenden Schmerz beim Setzen der Hautquaddel und den scharfen Stich, wenn die Nadelspitze das Peritoneum parietale erreicht — unangenehm, während die Biopsie selbst im allgemeinen keine Schmerzen verursacht. Manchmal geben die Patienten an, den Einstich in die Leber als dumpfen Schlag zu fühlen, der nicht an der Stelle des Eingriffes, sondern in der Magengrube lokalisiert wird.

Jeder 5. Patient berichtet über Beschwerden nach der Biopsie. Zumeist handelt es sich um den „Phrenicusschmerz", einen dumpfen Schmerz im Bereich der rechten Schulter. Er gründet sich auf die Tatsache, daß die afferenten Nervenfasern des Zwerchfells und der Leberkapsel fast zur Gänze dem rechten Nervus phrenicus entstammen. Seltener wird über atemsynchrone Schmerzen an der

Punktionsstelle geklagt, die besonders bei tiefen Atemzügen in Erscheinung treten und Folge eines subcapsulären Hämatoms sein dürften. Die geschilderten Beschwerden sind fast immer leicht und durchaus erträglich, in der Regel klingen sie nach 20—30 min spontan ab. Nur sehr selten kommt es vor, daß die Schmerzen mehrere Stunden anhalten oder so intensiv sind, daß Analgetica verabreicht werden müssen.

Ein seltenes, aber dramatisches Ereignis ist der sog. Peritonealschock. 2—3 min nach der Biopsie tritt fast schlagartig ein heftiger Schmerz im rechten Oberbauch auf. Die Patienten wagen kaum zu atmen, es besteht eine Abwehrspannung im Bereich des rechten Oberbauches, als Zeichen vagaler Erregung kommt es zu Bradykardie und Blutdruckabfall. Der Puls ist klein, die Patienten sind blaß und schwitzen.

Man muß diesen glücklicherweise sehr seltenen, aber typischen Zustand kennen, um keine übereilten Entscheidungen zu treffen. Der Beschwerdekomplex tritt nicht ohne Vorboten auf: Wenn man mit der Biopsie dünnflüssige, gelbbraune Galle aspiriert, kann man mit großer Wahrscheinlichkeit mit diesem Ereignis rechnen. Es wird offensichtlich durch die Punktion eines größeren, intrahepatalen Gallenganges ausgelöst. Die heftigen Beschwerden entstehen dadurch, daß Lebergalle aus dem Stichkanal austritt und eine akute Reizung des Serosaüberzuges der Leberkapsel und des anliegenden Peritoneum parietale verursacht. Der Zustand macht eine besonders sorgfältige Überwachung des Patienten erforderlich, da die Verabreichung stark wirkender Analgetica meist nicht zu umgehen ist. Im allgemeinen klingen die Beschwerden nach $^1/_2$—2 Std ab, ohne irgendwelche Folgen zu hinterlassen. Wir haben einen Peritonealschock bei 3300 Leberbiopsien 9mal erlebt; mit dem Ereignis dürfte also unter 350 Biopsien 1mal zu rechnen sein.

4. Die Materialausbeute

Die Materialausbeute ist bei der Menghini-Methode im allgemeinen sehr gut. Die Länge der Biopsiezylinder beträgt im allgemeinen 2—3,5 cm, ihr durchschnittliches Gewicht bei Verwendung einer Nadel von 1,4 mm Durchmesser 15 mg. Eine Ausnahme bilden die Lebercirrhosen, bei denen häufig keine Gewebezylinder, sondern nur kleine Bruchstücke gewonnen werden können, die nicht immer zur Beurteilung ausreichen. Die Menghini-Methode teilt diesen Nachteil mit allen Aspirationsmethoden.

Unter 5122 Biopsien reichte die Materialausbeute 87mal nicht zur Stellung einer histologischen Diagnose aus, das ist in 1,7%. Erfolglose Biopsien sind außerordentlich selten. Bei 3300 Leberbiopsien konnten wir 18mal (0,55%) kein Lebergewebe gewinnen. Diese Mißerfolge dürften im allgemeinen durch besonders kleine und harte Lebern bedingt gewesen sein.

5. Weitere Vorteile

Einfache Handhabung und geringer Aufwand sind weitere Vorteile der Menghini-Methode. Mit einer eingearbeiteten Instrumentarin kann der Geübte die Biopsie einschließlich Lagerung des Patienten und Anaesthesie in 2—3 min durchführen. Die Belastung für Arzt und Personal ist demnach minimal. Das Instrumentarium ist, abgesehen von den Biopsienadeln, in jeder Krankenanstalt

vorrätig, so daß die Einrichtung zur Biopsie keine finanzielle Belastung mit
sich bringt (Tabelle 1).

Schließlich ist noch der ausgezeichnete Zustand der Biopsiezylinder hervorzuheben, die mit dünnwandigen Biopsienadeln gewonnen werden. Das Gewebe
ist scharf ausgestanzt und bis an seinen Rand gut zu beurteilen. Gegenüber der
Silverman-Nadel, mit der das Gewebe stets etwas gequetscht wird, ist dies ein
wesentlicher Vorteil.

D. Die Indikationen

Da die Leberbiopsie ein minimales, aber immerhin ein Risiko einschließt,
sollte sie erst eingesetzt werden, wenn die konventionellen klinischen Unter-
suchungsmethoden kein eindeutiges Ergebnis gebracht haben. Die Domäne der
Leberbiopsie sind die diffusen Leberkrankheiten, bei denen die histologische
Untersuchung mit größter Wahrscheinlichkeit die Diagnose zu sichern vermag
(Tabelle 4).

Tabelle 4. *Indikationen zur Leberbiopsie*

 1. Ungeklärte Gelbsucht
 2. Ungeklärte pathologische Laboratoriumstests
 3. Ungeklärte Vergrößerung oder Konsistenzvermehrung der Leber
 4. Ungeklärte Vergrößerung der Milz
 5. Ungeklärte Blutung aus dem Gastro-Intestinaltrakt
 6. Ungeklärter Ascites
 7. Ungeklärte Fieberzustände
 8. Festlegung des Schweregrades einer Hepatitis
 9. Klärung posthepatitischer Zustände
10. Verdacht auf Vorliegen direkter oder indirekter hepatotoxischer Veränderungen
11. Ungeklärte Stoffwechselkrankheiten
12. Ungeklärte Krankheiten des blutbildenden Systems
13. Verdacht auf Vorliegen granulomatöser Erkrankungen
14. Verdacht auf Metastasenleber
15. Verlaufskontrolle akuter und chronischer Leberkrankheiten
16. Kontrolle des Therapieerfolges
17. Gutachtenfragen

Zumeist wird die Biopsie wegen einer Gelbsucht vorgenommen, die sich auf
Grund von Krankengeschichte, Klinik und Laboratorium nicht einwandfrei klassifizieren läßt. Vorsicht ist nur bei den Fällen von komplettem Verschlußikterus
am Platz (s. S. 16). Pathologische Laboratoriumsergebnisse, die sich in das vorliegende Krankheitsbild schlecht einordnen lassen und die Möglichkeit einer
Lebererkrankung nahelegen, sind ebenfalls eine häufige Indikation zur Biopsie,
ebenso wie ein pathologischer Palpationsbefund an Leber oder Milz. Bei ungeklärten Blutungen im Gastrointestinaltrakt oder ungeklärtem Ascites ergibt
sich öfters die Notwendigkeit, die ursächliche Rolle einer Lebercirrhose zu erkennen oder auszuschließen. Unklare Fieberzustände können durch die Leberbiopsie gelegentlich eine überraschende Klärung erfahren, sei es, daß granulomatöse, sei es, daß neoplastische Veränderungen aufgedeckt werden.

Die Diagnose einer Virushepatitis erfolgt im allgemeinen auf Grund des klinischen Bildes und des Ausfalles der Laboratoriumstests. Die Biopsie muß nur
dort herangezogen werden, wo atypische Krankheitsverläufe an der ursprüng-

lichen Diagnose zweifeln lassen und wo prognostische oder therapeutische Überlegungen es wünschenswert erscheinen lassen, Aufschlüsse über den anatomischen Schweregrad der Erkrankung zu erhalten. Besondere Wichtigkeit kommt der Biopsie in der Klärung posthepatitischer Zustände zu. Hier ist sie allen anderen Untersuchungsmethoden weit überlegen, denn nur auf Grund der histologischen Untersuchung können harmlose Neurosen, Hyperbilirubinämien und belanglose Defektheilungen von chronisch-progredienten Entzündungen und irreparablen Strukturveränderungen unterschieden werden (s. S. 25). Bei toxischen Leberveränderungen ist eine histologische Klärung von Art und Ausmaß des Schadens meist nicht zu umgehen. Zur Diagnose von ungeklärten Stoffwechselkrankheiten (s. S. 140) und Krankheiten des blutbildenden Systems (s. S. 227) kann die Leberbiopsie wesentliches beitragen und auch bei granulomatösen Erkrankungen (s. S. 86f.) ist sie von größtem Wert, obwohl es sich hier bereits um lokalisierte Leberveränderungen handelt, die aber meist so dicht ausgesät sind, daß sie der bioptischen Diagnostik nicht entgehen.

Bei lokalisierten Leberveränderungen ist es bei ungezielter Leberbiopsie dem Zufall überlassen, ob verändertes Gewebe aspiriert wird oder nicht. Für die bestehenden Möglichkeiten und Schwierigkeiten geben Fälle von Metastasenleber ein gutes Beispiel, bei denen sich die Tumorknoten weder szintigraphisch noch palpatorisch nachweisen lassen, das weitere ärztliche Vorgehen aber wesentlich von ihrem Nachweis bestimmt wird. Es kann kein Zweifel darüber bestehen, daß Laparoskopie und eventuelle gezielte Leberbiopsie in diesen und anderen lokalisierten Leberveränderungen bedeutend verläßlicher sind. Trotzdem ziehen wir und viele andere Untersucher es vor, einer etwaigen Laparoskopie die Blindpunktion als den viel kleineren Eingriff vorauszuschicken, da es auf diese Weise immerhin in 60% der Fälle gelingt, die Situation zu klären. Verwertbar sind natürlich nur positive Ergebnisse. Sind Lebertumoren tastbar oder ihre Lage szintigraphisch nachzuweisen, erübrigt sich eine Biopsie zumeist. Wenn es jedoch aus Gründen chirurgischer oder konservativer Therapie notwendig erscheint, die Art des Tumors zu klären, kann die Nadelbiopsie, eventuell als direkte Punktion des tastbaren Knotens ausgeführt, die gewünschte Information bringen. Das Anstechen großer Knoten ist jedoch nicht ungefährlich und sollte besser vermieden werden (s. S. 17).

Die Verlaufskontrolle akuter und chronischer Leberkrankheiten zusammen mit der Kontrolle therapeutischer Maßnahmen eröffnet der Leberbiopsie ein weiteres und besonders wichtiges Feld, in dem sie an Exaktheit und Aussagekraft von keiner anderen Untersuchungsmethode übertroffen wird.

Gutachten über Leberkranke oder solche, die es sein möchten, sind ohne die solide Grundlage der Leberbiopsie unvollständig und deshalb anfechtbar. Wenn irgend möglich, sollte auf diese wesentliche Informationsmöglichkeit nicht verzichtet werden.

E. Die Kontraindikationen

Durch die Vorteile der Menghini-Methode wurde die Liste der Kontraindikationen gegen den Eingriff stark eingeschränkt. Um so mehr müssen die verbliebenen Gegenanzeigen beachtet werden. *Die Biopsie ist nicht die erste, sondern die letzte der diagnostischen Maßnahmen, die erst eingesetzt werden soll, wenn die*

Diagnose mit Hilfe von Krankengeschichte, physikalischer Krankenuntersuchung und Laboratorium nicht gesichert werden kann. Sie wird also erst aktuell, wenn man den Patienten bereits gut kennt. Diese Vorgangsweise bietet die beste Gewähr, daß etwaige Kontraindikationen nicht übersehen werden.

Man unterscheidet zweckmäßigerweise absolute und relative Kontraindikationen (Tabelle 5).

Tabelle 5. *Kontraindikationen gegen die Leberbiopsie*

Absolute:
1. Blutgerinnungsstörungen
    a) Prothrombinzeit (*Quick*) unter 50%
    b) Thrombocytopathien
    c) Hämophilie und hämophilieartige hämorrhagische Diathesen
2. Pleuraempyem und subphrenischer Absceß rechts
3. Cysten- und Hämangiomleber

Relative:
1. Fehlende oder mangelhafte Leberdämpfung
    a) Kantenstellung der Leber
    b) Schweres Lungenemphysem
    c) Chilaiditi-Syndrom
    d) Hernie, Lähmung oder Relaxation des Zwerchfells
    e) Situs inversus
2. Kompletter extrahepatischer Verschlußikterus nach der ersten Gelbsuchtswoche
3. Akute Cholangitis
4. Ascites
5. Große Lebermetastasen
6. Schwerkranke oder kachektische Patienten

1. Absolute Kontraindikationen sind sämtliche ernstzunehmenden Blutgerinnungsstörungen. Wir punktieren ungern, wenn die Prothrombinzeit nach *Quick* unter 60% liegt und keinesfalls, wenn sie weniger als 50% beträgt. Besteht Verdacht auf Vorliegen einer Thrombocytopathie, müssen Heparintoleranztest, Prothrombinverbrauch und Thrombelastogramm untersucht werden. Liegen diese Befunde im Bereich der Norm, kann auch noch bei Thrombocytenwerten um 60000 punktiert werden. Fallen sie pathologisch aus, ist die Biopsie auch bei höheren Werten ausgeschlossen.

Rechtsseitiges Pleuraempyem oder subphrenischer Absceß sind ebenso wie die Cysten- oder Hämangiomleber theoretische Kontraindikationen, denen kaum praktische Wichtigkeit zukommt. Bei perihepatischen Eiterungen bestünde die Gefahr, daß infektiöses Material in die Leber verschleppt würde. Eine Indikation zur Leberbiopsie dürfte in solchen Fällen aber kaum gegeben sein. Angestochene Lebercysten können ihren Inhalt in die Bauchhöhle entleeren und Anlaß zu peritonealer Reizung geben, die Punktion einer Hämangiomleber hat in einem Fall zu einer tödlichen intraperitonealen Blutung geführt. Die Möglichkeit, diese beiden, außerordentlich seltenen Mißbildungen rechtzeitig zu erkennen, ist jedoch außerordentlich gering.

2. Von den *relativen Kontraindikationen* ist die fehlende oder ungenügend ausgebildete Leberdämpfung die häufigste. Findet sich über der vermutlichen

Lebergegend Tympanismus oder läßt sich bei tiefem Exspirium keine intensive
Leberdämpfung nachweisen, darf die Biopsie erst vorgenommen werden, wenn
eine Röntgenuntersuchung die Lage der Leber geklärt und ihre gefahrlose Erreichbarkeit bewiesen hat. Das Phänomen der fehlenden Leberdämpfung wird
meistens durch Kantenstellung der Leber in Rückenlage bewirkt, das heißt,
daß die Leber durch den Lagewechsel nach dorsal kippt und dadurch ihre Vorder-
fläche der Zwerchfellkuppe zuwendet. Die Kantenstellung kann auch durch
Meteorismus ausgelöst werden. Bei schwerem Lungenemphysem kann die Leberdämpfung durch Überlagerung mit Lungengewebe stark eingeengt und sogar
aufgehoben sein. Beim Chilaiditi-Syndrom handelt es sich um Zwischenlagerung
einer Darmschlinge — im allgemeinen handelt es sich um das geblähte Colon
transversum — zwischen Lebervorderfläche und Thorax- bzw. Bauchwand.
Zwerchfellhernien, eine Lähmung oder Relaxation des rechten Zwerchfells können
zu erheblichen Lageveränderungen der Leber führen. Zweimal hatte es sich bei
Patienten, die uns zur Leberbiopsie überwiesen wurden, um einen Situs inversus
gehandelt.

Einzelne Autoren betrachten einen ausgeprägten Ikterus überhaupt als
Kontraindikation [97] oder möchten mit der Leberbiopsie solange zuwarten,
bis das Serumbilirubin wieder auf 2 bzw. 5 mg-% abgesunken ist. Eine derartige
generelle Einschränkung würde die Biopsie um ihr wesentliches Indikations-
gebiet, die Differentialdiagnose der ungeklärten Gelbsucht, berauben. Da die
Biopsie beim Gros der Gelbsuchtfälle, tragbare Blutgerinnungsverhältnisse vorausgesetzt, mit dem gleichen Risiko vorgenommen werden kann wie bei nicht
ikterischen Leberkrankheiten, ist eine derartige Allgemeineinschränkung in keiner
Weise berechtigt.

Ernstgenommen muß hingegen der komplette, extrahepatische Verschlußikterus am Ende und nach der ersten Gelbsuchtwoche werden, da dann die Galle
unter hohem Druck steht und sich die Gefahr ergibt, daß durch die Biopsie
eine Gallefistel entsteht, die Cholaskos und gallige Peritonitis zur Folge haben
kann. Wenn der begründete Verdacht auf eine komplette Obstruktion der äußeren
Gallenwege besteht, und besonders, wenn als Zeichen des erhöhten Galledruckes
eine vergrößerte, prall gespannte und bewegliche Gallenblase (Courvoisiersches
Symptom) tastbar ist, soll nach Möglichkeit von einer ungezielten Leberbiopsie
Abstand genommen werden. Die Klärung der Diagnose erfolgt in derartigen
Fällen zweckmäßiger durch Probelaparotomie oder Laparoskopie, wobei sich
noch der Vorteil bietet, daß diese Eingriffe mit einer Cholangiographie ver-
bunden werden können.

Bei akuter Cholangitis besteht die Möglichkeit, daß infektiöses Material durch
die Biopsienadel in das Subphrenium oder in den Pleuraraum verschleppt wird.
Besteht eine Indikation zur Biopsie, soll sie erst vorgenommen werden, nachdem die Infektion ausreichend antibiotisch behandelt wurde und beherrscht erscheint.

Ein erheblicher Ascites erschwert die Biopsie. Die zumeist harte Leber
schwimmt in der Ascitesflüssigkeit und kann dadurch der punktierenden Nadel
ausweichen. Außerdem geht der notwendige negative Aspirationsdruck durch
Aufsaugen von Ascitesflüssigkeit verloren. Es ist deshalb ratsam, den Ascites
vor der Biopsie abzulassen. Bei mäßiggradigem Ascites genügt es zumeist, die

Biopsie nicht, wie üblich, in halblinker Seitenlage, sondern in leichter Rechtslage auszuführen, da sich die Leber in dieser Stellung der Thoraxwand anlegt.

Große, tastbare Lebermetastasen werden besser nicht angestochen, da es aus dem nekrotischen Gewebe zu unstillbaren Sickerblutungen kommen kann. Bisher sind 3 Todesfälle nach Punktion großer Metastasen bekannt geworden [107].

Bei schwerkranken oder kachektischen Patienten muß in jedem einzelnen Fall erwogen werden, ob der Eingriff absolut nötig und zumutbar ist.

Viele halten *Echinococcuscysten* für eine Gegenanzeige, da Ausfließen des Cysteninhaltes in die Bauchhöhle schwerste Schocksymptome auslösen und zu einer peritonealen Aussaat führen kann. Manche Autoren [27], die in dieser Hinsicht über große Erfahrung verfügen, bezeichnen die Biopsie als die sicherste diagnostische Methode zum Nachweis des Echinococcus alveolaris der Leber. Nach den schlechten Erfahrungen verschiedener italienischer Autoren muß aber von der Biopsie bei einschlägigen Fällen abgeraten werden. Keinesfalls sollte die Biopsie durchgeführt werden, ohne daß ein intravenös injizierbares Corticoid und Antihistaminicum zur eventuellen Schockbekämpfung bereitliegt.

Von verschiedenen Autoren wird noch eine Reihe anderer Kontraindikationen genannt, die aber, unserer Ansicht nach, für die sachgemäß ausgeführte Menghini-Biopsie nicht mehr zutreffen. Bei *Stauungsleber* einschließlich des *Budd-Chiari-Syndroms* besteht zwar eine vermehrte Blutfülle des Organs, ohne daß jedoch eine wesentlich vermehrte Blutungsbereitschaft vorliegen würde. Beim Budd-Chiari-Syndrom ist überdies die Leberbiopsie die einzige Methode, mit der die Krankheit bereits intra vitam diagnostiziert und chirurgisch korrigiert werden kann. Wir haben bisher bei 83 Fällen von Stauungsleber und 10 Fällen von Budd-Chiari-Syndrom Biopsien durchgeführt und keine Zwischenfälle erlebt. *Cirrhosen* sind keine Kontraindikation gegen die Blindpunktion, nur muß man sich im klaren sein, daß die narbige Induration der Leber die Materialgewinnung erschwert und es nicht immer möglich ist, diagnostisch verwertbares Gewebe zu gewinnen. Auch die *Amyloidose* wird wegen der vermehrten Zerreißlichkeit der Leber als Kontraindikation angeführt, eine Gefährdung, die bei sachgemäß ausgeführter Menghini-Biopsie sicher nicht besteht. Eine Leberbiopsie bei *subakuter bakterieller Endokarditis* verursachte einen tödlichen Zwischenfall. Die Krankheit gehört jedoch nicht zum Indikationsbereich der Leberbiopsie. Von manchen Autoren wird die fragliche *Metastasenleber* wegen der Möglichkeit, Impfmetastasen im Bereich des Stichkanals zu setzen, überhaupt als Kontraindikation geführt. Im Fall einer bereits bestehenden Metastasenleber kann die mögliche Ausbildung einer Impfmetastase jedoch kaum als gravierende Komplikation angesehen werden. Hingegen ist die bereits erwähnte Sickerblutung aus großen, nekrotisierenden Tochtergeschwülsten eine echte Gefahr. In solchen Fällen muß, wenn eine histologische Klärung des Tumortyps unerläßlich erscheint, der im folgenden zu besprechenden Laparoskopie und gezielten Leberbiopsie der Vorzug gegeben werden.

III. Laparoskopie und gezielte Leberbiopsie

Die Leberblindpunktion schränkt den Indikationsbereich der Laparoskopie und gezielten Leberbiopsie ein, ohne jedoch diese Untersuchungsmethoden verdrängen oder ersetzen zu können. Die gezielte Biopsie tritt dann in ihre Rechte, wenn die ungezielte versagt oder zu riskant erscheint, bzw. wenn es erforderlich ist, nicht nur den histologischen Befund, sondern auch die Oberflächenbeschaffenheit der Leber kennenzulernen, eine Inspektion des Oberbauches vorzunehmen oder mit dem Eingriff eine transhepatische Cholangiographie bzw. eine direkte Cholecysto-Cholangiographie zu verbinden. Ein Versagen der Blindpunktion kann in dem Unvermögen, lokalisierte Veränderungen aufzuspüren oder histologisch verwertbares Material zu gewinnen, begründet sein. Als Risiken, die für die ungezielte Biopsie, nicht aber für die gezielte zutreffen, sind die fehlende Leberdämpfung, große Lebertumoren und der komplette extrahepatische Gallenwegsverschluß zu nennen.

Die Laparoskopie, 1901 von *Kelling* inauguriert, 1910 von *Jacobaeus* erstmals am Menschen vorgenommen, wurde vor allem von *Kalk* und seinen Schülern ausgebaut [88]. Sie bevorzugen für die gezielte Biopsie die Silverman-Nadel, die Menghini-Nadel kann jedoch ebenso gut verwendet werden. Bezüglich näherer Einzelheiten muß auf die einschlägige Fachliteratur verwiesen werden [88, 97, 201, 204].

IV. Untersuchtes Material

Das untersuchte Biopsiematerial ist seiner Herkunft nach in Tabelle 6 aufgegliedert.

Tabelle 6

Erwachsene	2432
Rebiopsien	543
Kinder	135
Rebiopsien	24
Eingesandte Biopsien	1894
Rebiopsien	94
Summe	5122

Tabelle 7. *Aufgliederung des untersuchten Materials nach histologischen Diagnosen*

1. Fettleber	877
2. Speicherkrankheiten und Pigmentlebern	365
3. Zirkulations- und Gefäßkrankheiten	116
4. Amyloidose	14
5. Virushepatitis mit Folgezuständen (ausschließlich Cirrhosen und chronischer Hepatitis)	684
6. Fettleberhepatitis	159
7. Chronische Hepatitis	169
8. Andere Hepatitiden	159
9. Vergiftungen	6
10. Cholestase und Cholangitis	266
11. Cirrhosen	691
12. Granulomatosen	203
13. Erkrankungen des blutbildenden Systems	138
14. Tumoren	145
15. Mißbildungen	10
16. Andere Leberkrankheiten	118
17. Kein wesentlicher pathologischer Befund	985
18. Diagnostisch unzureichendes Material	87
Summe	5122

Die Verteilung nach den histologisch ermittelten Krankheitsgruppen ist in Tabelle 7 gegeben. In dieser Aufstellung braucht nur die Gruppe: „Kein wesentlicher krankhafter Befund" eine nähere Erklärung. In sie fallen einerseits Biopsien

2*

von Patienten, bei denen keine krankhaften Befunde zu erheben waren, einschließlich früher leberkranker Fälle mit nachheriger Restitutio ad integrum (z. B. nach Virushepatitis), und rein funktionelle Leberveränderungen (z. B. die unkomplizierte Hyperbilirubinämie). Andererseits sind hier auch die Biopsien mit Veränderungen ohne Krankheitswert (z. B. Lipofuscinose) und die Punktate mit unerheblichen, grenzwertig pathologischen Befunden (z. B. feintropfige oder disseminiert grobtropfige Leberzellverfettung, geringfügige Siderose, mäßiggradige chronisch-entzündliche Infiltration sonst unauffälliger Portalfelder) eingereiht.

V. Der diagnostische Wert der Leberbiopsie

Zur Frage, inwieweit eine Nadelbiopsie für das gesamte Organ repräsentativ ist, wurden vergleichende Studien an Punktionszylindern, chirurgischen Probe-excisionen und Leichenlebern vorgenommen [55, 84]. Das Ergebnis ist, daß der Gewebezylinder im allgemeinen für das untersuchte Material repräsentativ ist, mit Ausnahme von Fällen mit Kapselfibrose, bei denen eine Cirrhose vorgetäuscht werden kann, wenn die Biopsie nur aus der subcapsulären Zone entnommen wird. Diese Erfahrungen sprechen eindeutig dafür, daß die Biopsienadel nicht nur 1—2 cm in die Leber eingestochen werden soll, wie es manche Autoren empfehlen, sondern daß die Biopsie bei Erwachsenen mit ganzer Nadellänge zu erfolgen hat. Bekanntlich können sich bei sonst normaler Leber auch subcapsuläre Rundzell-infiltrate finden, die bei oberflächlicher Biopsieführung eine chronisch-entzünd-liche Erkrankung des gesamten Organs vortäuschen können.

Allen Untersuchungen über den diagnostischen Wert von Biopsien innerer Organe muß eine gewisse Fehlerquote anhaften, wenn die Biopsie nicht in kurzer Frist von einer sorgfältigen chirurgischen Exploration oder einer Autopsie gefolgt ist. Da es sich bei den meisten Leberkrankheiten um benigne und reversible Veränderungen handelt, ist eine solche Kontrolle nur in seltenen Fällen gegeben. Bei den diffusen Leberkrankheiten (z. B. Virushepatitis) ist der Fehler sicherlich sehr gering, da hier die Biopsie fast immer ein zutreffendes Bild vom Zustand der Leber vermittelt. Bei den mehr oder weniger diffusen Leberkrankheiten (z. B. Cirrhose, Granulomatose) dürfte die Aussagekraft der Biopsie immer noch so hoch sein, daß es vertretbar erscheint, sie als Maßstab für die Richtigkeit der Diagnose heranzuziehen, wenn damit auch eine ins Gewicht fallende Fehler-breite in Kauf genommen werden muß. Bei den lokalisierten Leberveränderungen jedoch (z. B. Metastasenleber) gilt nur mehr der positive bioptische Nachweis, während der negative alle Möglichkeiten offen läßt.

Der diagnostische Wert der Leberbiopsie wurde an unserem Material zusammen mit *Javitz* [84] statistisch ausgewertet. Wir wählten dafür das Dezennium 1957 bis einschließlich 1966 aus. In diesem Zeitraum wurden bei 3784 Patienten 4261 Biopsien durchgeführt. Bei 3213 Punktionen waren die vorliegenden Daten und das gewonnene Material so weit ausreichend, daß sie zur Auswertung heran-gezogen werden konnten.

Im Hinblick auf die Indikation zur Biopsie zerfiel das Biopsiematerial in 3 Gruppen (Tabelle 8).

Tabelle 8. *Indikation zur Leberbiopsie bei den auswertbaren Biopsien aus den Jahren 1957—1966*

1. Vermutungsdiagnose Leberkrankheit	1786	(56%)
2. Krankheiten mit fraglicher morphologischer Leberbeteiligung	837	(26%)
3. Auf Leberkrankheit verdächtige Symptomatik	590	(18%)
Summe	3213	(100%)

A. Vermutungsdiagnose Leberkrankheit

An Hand der Fälle, bei denen Krankengeschichte, Symptomatik und Laboratoriumsbefunde bereits zu einer definitiven Vermutungsdiagnose geführt hatten, lassen sich Vorteile und Grenzen der ungezielten Leberbiopsie vielleicht am anschaulichsten demonstrieren und gleichzeitig auch die methodischen Schwierigkeiten aufzeigen, wenn es darum geht, den diagnostischen Wert der Biopsiemethode aufzuzeigen (Tabelle 9).

Tabelle 9. *Der diagnostische Wert der Leberbiopsie bei Fällen mit Vermutungsdiagnose „Leberkrankheit"*

Vermutungsdiagnose	Zahl	Diagnose geklärt		Geklärte Fälle in %	Diagnose ungeklärt	Ungeklärte Fälle in %
		bestätigt	geändert			
Fettleber	182	93	86	99	3	1
Speicherkrankheiten	28	13	13	—	2	—
Dubin-Johnson-Syndrom	2	2	—	—	0	—
Stauungsleber	20	7	13	—	0	—
Amyloidose	9	4	5	—	0	—
Virushepatitis	456	264	182	98	10	2
Zustand nach Virushepatitis	166	163	1	99	2	1
Mononucleosis infectiosa	8	6	2	—	0	—
Verschlußikterus	57	48	9	—	0	—
Gallengangsatresie	8	4	4	—	0	—
Cholangitis	34	2	31	—	1	—
Cirrhose	580	266	287	95	27	5
Hämochromatose	9	5	4	—	0	—
Granulomatöse Hepatitis	27	12	15	—	0	—
Tumoren	186	85	>27	60	<74	40
Diverse andere Leberkrankheiten	14	6	8	—	0	—
Summe	1786	980	687	93	119	7

Bei diffusen Leberveränderungen (z.B. Fettleber, Virushepatitis, Verschlußikterus), bei denen der bioptisch erhobene histologische Befund im allgemeinen dem Zustand der gesamten Leber gleichzusetzen ist, ist auch ein negatives Ergebnis, d.h. der Nachweis unveränderten Lebergewebes, als eine positive diagnostische Erkenntnis in dem Sinne zu verwerten, als sie die ursprüngliche Vermutungsdiagnose entkräftet und damit den kausalen Überlegungen eine neue Richtung gibt (z.B. Vermutungsdiagnose Virushepatitis — Leberbiopsie ohne pathologischen Befund — tatsächliche Diagnose Hyperbilirubinämie). Die wenigen bioptisch ungeklärten Fälle von vermuteten diffusen Leberkrankheiten betreffen zumeist Patienten, bei denen nach dem histologischen Befund eine Cirrhose möglich erschien, aber nicht sicherzustellen war. In der gesamten Gruppe konnte die Diagnose mit Hilfe der Leberbiopsie in 98% der Fälle geklärt werden.

Bei fraglichen Cirrhosen läßt ein zusammenhängender, homogener, 1,5—2 cm langer Biopsiezylinder, in dessen Bereich die Läppchenstruktur erhalten ist, eine Cirrhose mit großer Wahrscheinlichkeit, aber keinesfalls mit Sicherheit ausschließen, da die Biopsie zufälligerweise auch zur Gänze aus einem groben Knoten entnommen sein kann, in dessen Bereich die ursprüngliche Leberarchitektur häufig vollkommen konserviert ist (s. S. 213) (Abb. 8). Soferne die endgültige Diagnose nicht durch Laparoskopie etc. geklärt werden konnte, scheinen derartige Biopsien in der Spalte der geänderten Diagnosen auf, wodurch eine gewisse Ungenauigkeit im Bereich der Möglichkeit liegt, die aber das Endresultat, wenn überhaupt, so sicher nur im unwesentlichen Ausmaß modifizieren würde.

Ähnlich liegen die Verhältnisse bei den granulomatösen Hepatitiden. In der Regel sind die Granulome so dicht ausgesät, daß sie in einem repräsentativen

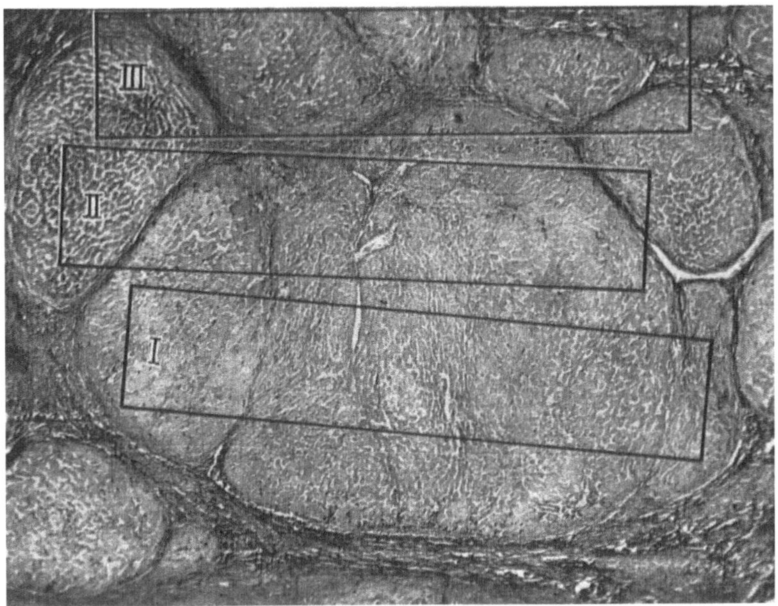

Abb. 8. Hepatitische Cirrhose, 31 Jahre, ♂, 3¹/₂ Jahre nach homologer Serumhepatitis bei Salvarsanbehandlung (Sektionsmaterial). Im groben Knoten ist die Läppchenarchitektur vollkommen erhalten. Die Entnahme des Biopsiezylinders aus den verschiedenen Abschnitten *I—III* würde folgende histologische Diagnosen bringen: *I* normale Leber; *II* fragliche Cirrhose; *III* feinknotige Cirrhose. Mall, ×25

Biopsiezylinder zahlreich nachzuweisen sind. Wird eine Biopsie auch in Serienschnitten frei von Granulomen gefunden, ist das Vorliegen einer granulomatösen Hepatitis zwar noch immer möglich, aber doch unwahrscheinlich. Die Fälle von geänderter Diagnose bei granulomatöser Hepatitis müssen mit dieser Einschränkung verstanden werden. Bei den Cirrhosen war mittels der Leberbiopsie in 95% der Fälle eine Klärung der Diagnose herbeizuführen. Selbst wenn man annimmt, daß es sich bei allen 87 Fällen, bei denen das bioptische Material nicht für eine histologische Diagnosenstellung ausreichte, um Cirrhosen gehandelt hätte, kommt man zu dem Resultat, daß die Leberbiopsie bei Verdachtfällen von Cirrhose in 83% der Fälle die erhoffte diagnostische Klärung bringt.

Bei den primären und sekundären Tumoren der Leber liegen die Verhältnisse umgekehrt. Da von den meisten Fällen keine laparoskopischen, operativen oder autoptischen Kontrollen vorliegen, wurde nur der positive Tumornachweis als bestätigte Diagnose geführt und die Fälle, bei denen kein wesentlicher pathologischer Befund erhoben wurde, in die ungeklärte Rubrik eingereiht. Hierunter befinden sich ohne Zweifel zahlreiche Fälle, die tatsächlich noch keine Metastasierung in der Leber aufwiesen, bei denen der negative Befund also korrekt war und die eigentlich in der Spalte ,,geänderte Diagnose" aufscheinen müßten (Tabelle 9). Bei den Tumoren sind demnach in dieser Spalte das mögliche Minimum der Fälle angeführt, bei denen die Biopsie Veranlassung gegeben hatte, die Diagnose zu ändern, während in der Spalte ,,Diagnose ungeklärt" das mögliche Maximum der hierher gehörigen Fälle eingereiht ist. Die gezielte Leberbiopsie konnte aber immerhin in mindestens 60% der Fälle die Diagnose klären.

B. Krankheiten mit fraglicher morphologischer Leberbeteiligung

Wird die Leberbiopsie bei Krankheiten vorgenommen, die nicht notwendigerweise mit morphologisch faßbaren Leberveränderungen einhergehen, so soll der Eingriff in erster Linie darüber Aufschluß bringen, ob die Leber am gegenständlichen Krankheitsprozeß in irgendeiner Form beteiligt ist oder nicht (Tabelle 10). Diese Ja- oder Neinentscheidung tritt uns am klarsten bei den Krankheiten des blutbildenden Systems entgegen, wobei noch hinzukommt, daß positivenfalles die Differentialdiagnose der Blutkrankheit aus der Leber leichter und sicherer zu stellen ist als aus anderen Organen. Nicht nur beim chronischen Alkoholismus, sondern auch beim Diabetes mellitus und bei der Porphyria cutanea tarda tritt noch die Frage hinzu, welcher Art diese Veränderungen und wie schwer sie sind. Hier reicht die Leberbeteiligung von der Fettleber oder Siderose bis zur Cirrhose. Schließlich kann die Leberbiopsie unerwartete Befunde bringen, die mit der bestehenden Grundkrankheit nicht zusammenhängen oder die Vermutungsdiagnose als Fehldiagnose erweisen.

Die erwartete Leberbeteiligung fand sich in 66% der Fälle, in 27% wurde sie vermißt und in 7% ergab sich eine unerwartete Leberveränderung (Tabelle 10).

Tabelle 10. *Der diagnostische Wert der Leberbiopsie bei Krankheiten mit fraglicher morphologischer Leberbeteiligung*

Einweisungsdiagnose	Zahl	Leberbeteiligung		Neue Diagnose
		ja	nein	
Chronischer Alkoholismus	58	55	—	3
Diabetes mellitus	485	357	102	26
Andere endokrine Krankheiten	12	7	4	1
Porphyria cutanea tarda	87	75	9	3
Cholelithiasis und Cholecystitis	46	9	30	7
Andere abdominelle Krankheiten	23	7	14	2
Infektionskrankheiten	6	1	3	2
Vergiftungen	6	4	—	2
Krankheiten des blutbildenden Systems (ohne Anämie)	59	11	30	18
Kollagenosen	17	2	13	2
Nierenkrankheiten	5	2	—	3
Hautkrankheiten	16	3	13	—
Nerven- und Geisteskrankheiten	17	1	16	—
Summe	837	534 (66%)	234 (27%)	69 (7%)

C. Auf Leberkrankheit verdächtige Symptomatik

Ein nicht geringer Prozentsatz von Biopsien wird wegen verschiedener Symptome klinischer oder biochemischer Natur durchgeführt, die an die Möglichkeit einer Leberkrankheit denken lassen, ohne daß jedoch das Krankheitsbild prägnant genug wäre, um eine bestimmte Diagnose zu ermöglichen. In solchen Fällen erlaubt die Biopsie eine Aussage in dreifacher Hinsicht: Entweder findet sich eine morphologische Ursache für die bestehende Symptomatik, womit der Fall geklärt ist oder es werden keine krankhaften Veränderungen aufgedeckt. In letzterem Fall ist entweder die Leber als Ursache der klinischen Symptomatik auszuschließen, oder es kann die Störung als „funktionell" klassifiziert werden.

In unserem Material war es in 59% der Fälle möglich, morphologische Leberveränderungen als Ursache der „leberverdächtigen" Symptomatik festzustellen (Tabelle 11). In 33% der Fälle erbrachten die Biopsien keinen krankhaften Befund. Für ein Drittel dieser Fälle, nämlich die Patienten mit leichtem Ikterus, bedeutete dieser Befund nach Ausschluß eines hämolytischen Ikterus die Diagnose der einfachen Hyperbilirubinämie (Morbus Gilbert, Icterus juvenilis intermittens Meulengracht). Bei den übrigen zwei Dritteln konnte die Leber als Ursache der krankhaften Symptomatik mit großer Wahrscheinlichkeit ausgeschlossen werden. In rund 8% war die Leber verändert, ohne daß jedoch dieser Befund eine Erklärung für die bestehende Störung gegeben hätte (z. B. Fettleber bei Status febrilis).

Tabelle 11. *Der diagnostische Wert der Leberbiopsie bei „leberverdächtiger" Symptomatik*

Symptom	Zahl	geklärt	Leber unverändert	ungeklärt
Ikterus	153	82	68[a]	3
Pathologische Laboratoriumstests	92	58	31	3
„Leberparenchymschaden"	91	60	31	—
Hepato- und/oder Splenomegalie	122	90	26	6
Ascites und/oder Ödeme	21	5	6	10
Gastrointestinale Blutung	3	2	—	1
Gastrointestinale Störungen	39	18	16	5
Status febrilis	28	10	5	13
Veränderter Blutbefund	28	12	10	6
Andere Symptome	13	11	—	2
Summe	590	348 (59%)	193 (33%)	49 (8%)

[a] Einfache Hyperbilirubinämie.

VI. Zur histologischen Technik

Der Gewebezylinder, den die Biopsie liefert, ist, verglichen mit den Blöcken, die dem Pathologen sonst zur Verfügung stehen, bescheiden. Deshalb ist es im Biopsiezylinder häufig nicht die große Übersicht, die zur Diagnose führt, sondern das Detail. Damit aber gewinnt die Qualität der histologischen Schnitte besondere Bedeutung.

Im Lauf der Jahre haben sich uns bestimmte Techniken besonders bewährt und einzelne kleine Tricks als praktisch erwiesen. Da sie dem einen oder anderen Leser von Nutzen sein und ihn vor Mißerfolgen schützen könnten, sollen sie kurz mitgeteilt werden.

Der Biopsiezylinder soll sofort nach der Entnahme aus der physiologischen Kochsalzlösung in die Fixierungsflüssigkeit übertragen werden. Es empfiehlt sich, dazu ein Holzstäbchen und keine Pinzette zu verwenden, um das noch weiche Gewebe nicht zu quetschen. Zur Fixierung hat sich die bereits von *Eppinger* herangezogene Carnoysche Flüssigkeit mit Abstand am besten bewährt. Sie besteht aus:

6 Teilen Alcohol absolutus,
3 Teilen Chloroform,
1 Teil   Acidum aceticum glaciale.

Die Fixierung nach Carnoy erfolgt rasch und trotzdem schonend. Es kommt zu keinen Schrumpfungsvorgängen, das Glykogen bleibt erhalten und das Lebergewebe präsentiert sich in einem Nuancenreichtum, der sie von Schnitten, die der meist verwendeten Formolfixierung unterworfen wurden, sehr vorteilhaft unterscheidet. Da die Carnoysche Flüssigkeit durch Aufnahme von Wasser und durch Verdampfen von Chloroform leidet, ist es vorteilhaft, nur jeweils 100 cm³ der Lösung herzustellen und sie in einer kleinen Flasche mit eingeschliffenem Glasverschluß aufzubewahren. Der Biopsiezylinder soll ungefähr 1 Std und möglichst nicht länger als 6 Std in der Carnoyschen Flüssigkeit fixiert werden, da er sonst spröde wird. Das Gewebe wird danach in absoluten Alkohol übertragen, in dem es mindestens 5 Std verbleiben soll. Im Alkohol kann das Material versandt werden, da auch längeres Verweilen nicht schadet. Nach halbstündigem Aufhellen in reinem Anilinöl erfolgt die weitere Behandlung des Biopsiezylinders im Heizschrank bei 58—60° C. Nach einstündiger Härtung in Benzol wird das Material in Uhrschälchen mit heißem Paraffin umgelegt, in dem es mindestens 3 Std, besser über Nacht, verbleiben soll. Sodann wird der Gewebezylinder in gläserne Blockschälchen (Abb. 9), die mit heißem Paraffin ausgegossen sind, übertragen. Das Biopsiematerial wird dabei dem Boden des Schälchens flach angelegt, besteht es aus mehreren Stücken, werden diese parallel zueinander angeordnet. Diese Manipulation ist besonders wichtig, da das Gewebe dadurch in gesamter Länge bzw. mit allen seinen Anteilen in die gleiche Ebene gebracht wird. Wenn das Paraffin bereits etwas erstarrt ist, wird das Blockschälchen in kaltes Wasser eingelegt und so lange dort belassen, bis sich das Paraffin leicht vom Glas löst. Wird das Material, wie dies bei Cirrhosen oft der Fall ist, nur in kleinen Bröckeln gewonnen, empfiehlt es sich, diese vor der Übertragung in Anilinöl in Filterpapier einzuschlagen, aus dem sie erst beim Einlegen in die Blockschälchen entnommen werden. Man vermeidet damit das jeweilige mühsame Suchen und den eventuellen Verlust einzelner Stücke.

Die Schnitte sollen nicht dicker als 4 μ sein. Es ist ratsam, nur 2 Schnitte mehr, als Färbungen geplant sind, anzufertigen und Serienschnitte erst herzustellen, wenn, wie etwa bei Granulomen, die Veränderungen in verschiedenen

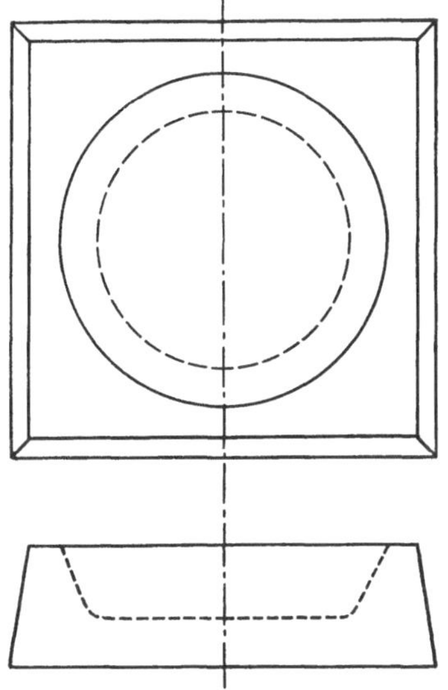

Abb. 9. Blockschälchen (natürliche Größe)

Schichten studiert werden müssen. Wenn von vorneherein Serienschnitte hergestellt und auf mehrere Objektträger aufgezogen werden, wie das in vielen Instituten geschieht, begibt man sich der Möglichkeit, das Verhalten der ungefähr gleichen Stelle einer Biopsie bei verschiedener Färbung zu studieren und es bleibt ferner oftmals nicht genügend Material für später eventuell noch benötigte Spezialfärbungen.

Schnitte, die sich trotz zweistündigem Lufttrocknen beim Färben vom Objektträger lösen oder sich beim Aufziehen aufrollen, was bei sprödem, zu lange fixiertem oder zu heiß behandeltem Gewebe gelegentlich vorkommen kann, können mit Eiklarlösung oder Celloidin aufgeklebt werden.

Welche Färbungen bevorzugt werden, wird von Untersucher zu Untersucher verschieden sein. Wir wenden routinemäßig die Hämatoxylin-Eosin- (HE), die Berlinerblau- (BB) und die Anilinblaufärbung nach Mallory (Mall) an.

Die *Berlinerblau-Färbung* ist nicht nur zum Nachweis von Eisenpigment nützlich. Da die Kern-Gegenfärbung mit Carmin dem Schnitt nur eine blaßrosa Farbe verleiht, sind auch andere, ungefärbte Pigmente — einschließlich von Gallethromben — sofort zu erkennen, während sie gegen das Hämatoxylin bei

HE-Färbung nur schlecht kontrastieren und deshalb leicht übersehen werden
(vgl. Abb. 118, 133, 142).

Die *Anilinblaufärbung nach Mallory* ziehen wir der van Gieson-Färbung nicht
nur wegen ihrer Haltbarkeit vor. Bei technisch guter Färbung ergeben sich vom
Blau des Bindegewebes zum Purpurviolett des Parenchyms sehr farbenprächtige
Bilder (vgl. Farbabb. VI—VIII, S. 149), in denen auch die hell-graublauen,
zarten und enggewellten Gitterfasern von den dunkelblauen, dicken und grob-
gewellten kollagenen Fibrillen auseinandergehalten werden können. Der Nachteil
der Mallory-Färbung ist lediglich, daß sie die Zellkerne nicht hervorhebt.

Andere Färbungen, wie die Silberimprägnierung nach Gomori, Kresylviolett,
Kongorot, PAS, PAS-Diastase, Sudan, Ziehl-Neelsen usw. wenden wir öfters,
aber nicht routinemäßig an. Welche Färbemethoden auch angewendet werden:
Färbe- und Entfärbungsprozesse sollen unter mikroskopischer Kontrolle ausgeführt werden.

Die Herstellung guter Schnitte von Nadelbiopsien verlangt Zeit und eine
eingearbeitete Kraft, die Geduld, Geschick und Liebe zur Sache mitbringt. Wer
Biopsien mit dem übrigen histologischen Routinematerial „mitlaufen" läßt, oder
sie dem Autotechnicon überantwortet, wird niemals Schnitte von guter Qualität
erhalten.

VII. Die normale Histologie der Leber

Die Leberbiopsie bringt das Gewebe in ungefährer Breite eines Leberläppchens zur Ansicht. Gegenstand der Beobachtung sind die Leberzellen und ihr Plattengefüge, Sinusoide und Zentralvenen, Portalfelder und gelegentlich auch Sublobularvenen.

Elias [50] hat uns die Bestätigung gegeben, daß die erstmals von *Hering* [77] geäußerte, aber in Vergessenheit geratene Ansicht, daß das *Parenchym* nicht aus Bälkchen, sondern aus einem miteinander verschränkten, ununterbrochenen Plattengefüge besteht, die richtige ist (Abb. 10). Diese als Muralium bezeichnete

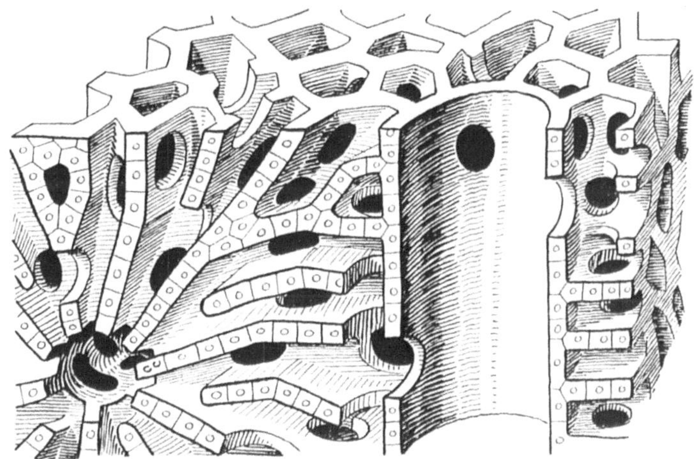

Abb. 10. Stereogramm, das die Anordnung der Leberzellplatten in einem Teilbereich des Läppchens veranschaulicht. Der breite Kanal rechts dient zur Aufnahme des Portalfeldes, der rechtwinklig dazu verlaufende Kanal links beherbergt die Zentralvene. (*Elias* [50])

und normalerweise eine Zellage dicke Struktur schließt zwischen sich ein labyrinthartig verzweigtes System von Lacunen ein, die zur Aufnahme der terminalen Leberstrombahn, der Sinusoide, dienen. Gegen die Sublobularvene ist das Parenchym stets durch eine geschlossene, einfache Zellschicht, die Lamina limitans, abgegrenzt. Eine solche soll auch gegenüber den Portalfeldern bestehen, doch kann sie hier in Lebern, die keineswegs als pathologisch anzusprechen sind, häufig nur in rudimentärer Ausbildung und nicht selten überhaupt nicht nachgewiesen werden, so daß ihre Abwesenheit bei sonst regelrechter Struktur nicht als pathologisches Moment gewertet werden kann.

Die *Leberzelle* ist polygonal gestaltet, mit 6, 8 oder mehr Flächen, je nach ihrer Lage im Zellverband. Ihr Durchmesser schwankt zwischen 18 und 30 μ. Der durchschnittliche Leberzellkern ist durch ein zartes Chromatingerüst und eine ausgeprägte Kernmembran ausgezeichnet und beherbergt ein, nicht selten auch zwei deutlich erkennbare Kernkörperchen. Das Aussehen des Cytoplasma ändert sich je nach dem Funktionszustand der Leberzelle und bietet deshalb schon „normalerweise" ein außerordentlich variables Bild, bedingt durch den wechselnden Gehalt an zarten, acidophilen und groben basophilen Granula, Glykogen und Lipoiden, eventuell kleinen Mengen von Neutralfett und verschiedenen Pigmenten, die bereits physiologischerweise vorhanden sein können. Bei erhöhter Beanspruchung der Leber können sich in den Leberzellplatten

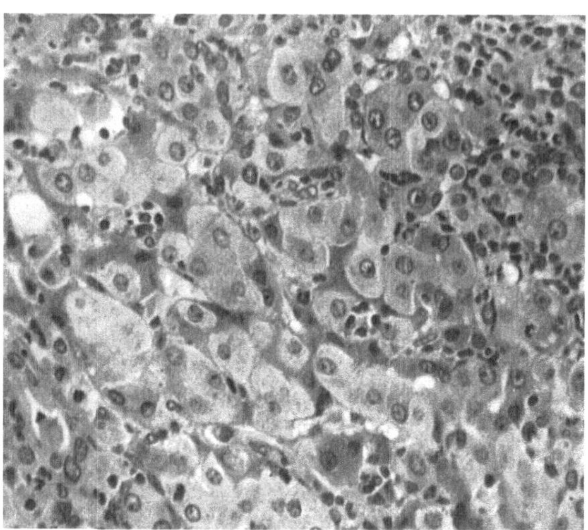

Abb. 11. Subakute Lebernekrose bei rezidivierender Hepatitis epidemica, 51 Jahre, ♀, Gelbsuchtdauer 59 Tage. Zahlreiche onkocytäre Leberzellen in einem erhaltenen Parenchymkomplex. HE, ×275

einzelne Elemente finden, die deutlich verschmälert sind und von den Nachbarzellen deformiert werden. Ihr Cytoplasma erscheint dicht, homogen und ist acidophil, ihr Zellkern ist klein und dicht. Diese dunklen Leberzellen [76] werden meist als Alterungsformen, Onkocyten, aufgefaßt (Abb. 11, 113) [71]. Ihnen entsprechen möglicherweise Zellen, die bei Atrophie des endoplasmatischen Reticulum eine beträchtliche Zunahme der Mitochondrien aufweisen [23].

Bei jugendlichen Personen sowie nach regeneratorischen Vorgängen sind vermehrt zwei- und auch mehrkernige Leberzellen zu finden. In manchen Lebern scheint nicht nur das Volumen des Zelleibes, sondern auch das des Zellkernes auf den ersten Blick stark zu variieren. Genaue Messungen haben aber gezeigt, daß die Größenzunahme der Zellkerne nicht beliebig ist, sondern daß sich ganz bestimmte Größenklassen unterscheiden lassen, die sich wie 1:2:4 verhalten und sich damit als Resultat eines Verdopplungswachstums, einer Polyploidie, zu erkennen geben [83]. Eine Vermehrung polyploider Zellen ist bei älteren Personen physiologisch. Sie kann ferner Ausdruck erschwerter Stoffwechselbedingungen sein. Eine Vergrößerung des Zelleibes kann infolge erhöhter funktioneller Beanspruchung erfolgen, wie beispielsweise durch eine arzneimittelbedingte Enzyminduktion.

Die bereits lichtoptisch zum Ausdruck kommende Vielfalt der Leberzelle hat durch die elektronenoptische Darstellung der komplizierten Feinstruktur ihre Erklärung gefunden [136] (Abb. 12).

Der *Zellkern* enthält feine Granula aus Desoxyribonucleoprotein, die, wenn sie zu Häufchen angeordnet sind, das lichtmikroskopische Bild der Chromatinkörner ergeben. Der Nucleolus besteht aus einem dichten, bandförmigen Maschenwerk aus Ribonucleoprotein. Der Kern ist von einer doppelten Membran umschlossen, die feine, dem Stoffaustausch zwischen Kern und Cytoplasma dienende

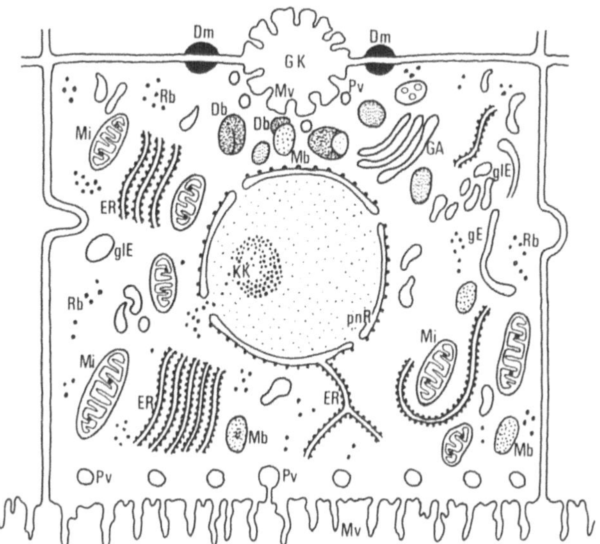

Abb. 12. Schema einer Leberzelle mit Gallencapillare oben und sinusoidaler Zellseite unten. Gallencapillare (*GK*), Desmosom (*Dm*), Ribosomen (*Rb*), Mikrovilli (*Mv*), Pinocytosevacuolen (*Pv*), dense body bzw. peribiliäres Körperchen (*Db*), Mitochondrien (*Mi*), Microbody (*Mb*), Golgiapparat (*GA*), glattes endoplasmatisches Reticulum (*glE, gE*), Kernkörperchen (*KK*), perinucleärer Raum (*pnR*), Ergastoplasma bzw. granuläres endoplasmatisches Reticulum(*ER*). [*Lapp, H.:* Münch. med. Wschr. **105**, 1 (1963)]

Poren aufweist. Der perinucleäre Raum, den die beiden Kernmembranen einschließen, findet seine direkte Fortsetzung im endoplasmatischen Reticulum.

Das Cytoplasma enthält verschiedene Organellen, die in das amorphe Grundplasma (Hyaloplasma) eingelagert sind. Die *Mitochondrien*, von denen die Leberzelle zwischen 400 und 2500 beherbergt, sind plumpe Stäbchen, die von einer doppelten Membran umgeben sind, von denen die äußere glatt, die innere gefältelt ist (Cristae mitochondriales) (Abb. 13). Die Mitochondrien sind enzymreiche Gebilde, denen als Energiespender wesentliche Aufgaben im intermediären Stoffwechsel zukommen.

Das *endoplasmatische Reticulum*, das mit den basophilen Granula der Lichtmikroskopie identisch ist, besteht aus einem komplexen System miteinander konfluierender Schläuche und platter Bläschen. Man unterscheidet ein glattes und ein rauhes endoplasmatisches Reticulum. Das rauhe ist an seiner membranösen Außenseite dicht mit Partikeln aus Ribonucleoprotein, den Ribosomen, besetzt. Es wird auch als Ergastoplasma bezeichnet und dient der Eiweißsynthese. Am glatten endoplasmatischen Reticulum läuft nicht nur die Glucuronidierung des Gallefarbstoffes ab, sondern es vollziehen sich auch andere Oxydations- und Kopplungsreaktionen, die wir mit dem Schlagwort „Entgiftung" zu bezeichnen pflegen, die aber tatsächlich vor allem dazu dienen, lipoidlösliche Verbindungen wasserlöslich und damit ausscheidungsfähig zu machen. Nach Ultrazentrifugierung ergeben Bruchstücke des endoplasmatischen Reticulum, zusammen mit den Ribosomen, eine Schicht, die von den Biochemikern als Mikrosomenfraktion bezeichnet wird.

Bei den *Lysosomen* handelt es sich um dichte, von einer einfachen Membran umschlossene Körper, die verschiedene hydrolytische Enzyme enthalten. Dieser Befund und die Vorstellung, daß derartige Gebilde ihren Inhalt unter bestimmten Voraussetzungen in das umgebende Cytoplasma abgeben und dadurch die Zelle auflösen könnten („suicid bags"), gab ihnen den Namen [49]. Da aber neue Untersuchungen einen derartigen Vorgang entscheidend in Frage gestellt haben, ist das gesamte Lysosomenkonzept revisionsbedürftig geworden. Es handelt sich bei diesen Gebilden offenbar um Speicherungs- und Verdauungsvacuolen für zellfremdes (z. B. Lipofuscin, Siderin), körperfremdes (z. B. Thorotrast) und zelleigenes Material (autolytische Vacuolen), sowie um Restkörper nach intravacuolärem Stoffabbau (dense oder residual bodies [79]).

Die *Microbodies*, kleine Körper, die von einer einfachen Membran umschlossen werden, speichern Stoffe, die möglicherweise aus dem endoplasmatischen Reticulum stammen und enthalten ferner verschiedene Fermente. Ihre Funktion ist zur Zeit noch unklar.

Der *Golgi-Komplex* besteht aus flachen, eng beisammenliegenden Bläschen und ist stets zwischen Zellkern und Gallecapillare, nahe der letzteren, gelegen. Er ist vielleicht dem endoplasmatischen Reticulum zuzuordnen. Seine Funktion ist noch nicht sicher geklärt.

Im Hyaloplasma können Fetttröpfchen, die eigenartigen Myelinfiguren der Phospholipide, Ferritinpartikel und Glykogen beobachtet werden. Bei Kaliumpermanganat- und Bleikontrastierung scheint das Glykogen häufig in feinen, manchmal rosettenförmig angeordneten Körnchen auf, was bereits mehrfach zur Verwechslung mit Viruspartikel Anlaß gegeben hat. Die Verklumpung des Glykogen, die der glykogenreichen Leberzelle im Lichtmikroskop meist ein pflanzenzellartiges Aussehen verleiht, ist ein Kunstprodukt durch die Alkoholfixierung.

Die den Sinusoiden zugewandte Oberfläche der Leberzelle ist mit dichten, zottenförmigen Ausstülpungen des Cytoplasma, den Mikrovilli, besetzt (Abb. 13). Zwischen den Leberzellen liegt ein außerordentlich schmaler Spaltraum (Abb. 132). Intercelluläre Kittleisten fehlen, doch stehen Nachbarzellen durch zapfenförmige Fortsätze, die druckknopfartig in entsprechende Vertiefungen der Nebenzelle passen, miteinander in Verbindung. Der wesentliche Zusammenhalt zwischen zwei Leberzellen ist im Bereich der *Gallencapillare* (Canaliculus) gegeben. Sie hat keine eigene Wand, sondern wird lediglich durch die Zellmembran der angrenzenden Leberzellen begrenzt, die im Bereich der Gallencapillare korrespondierende, furchenförmige Vertiefungen aufweisen. An den Furchenrändern sind die Membranen der beiden Leberzellen miteinander adhärent und besonders verstärkt (Desmosomen). Diese Verbindung ist so fest, daß sie bei Cholestase eine starke Erweiterung zuläßt, ohne einzureißen. Die Oberfläche der Gallen-

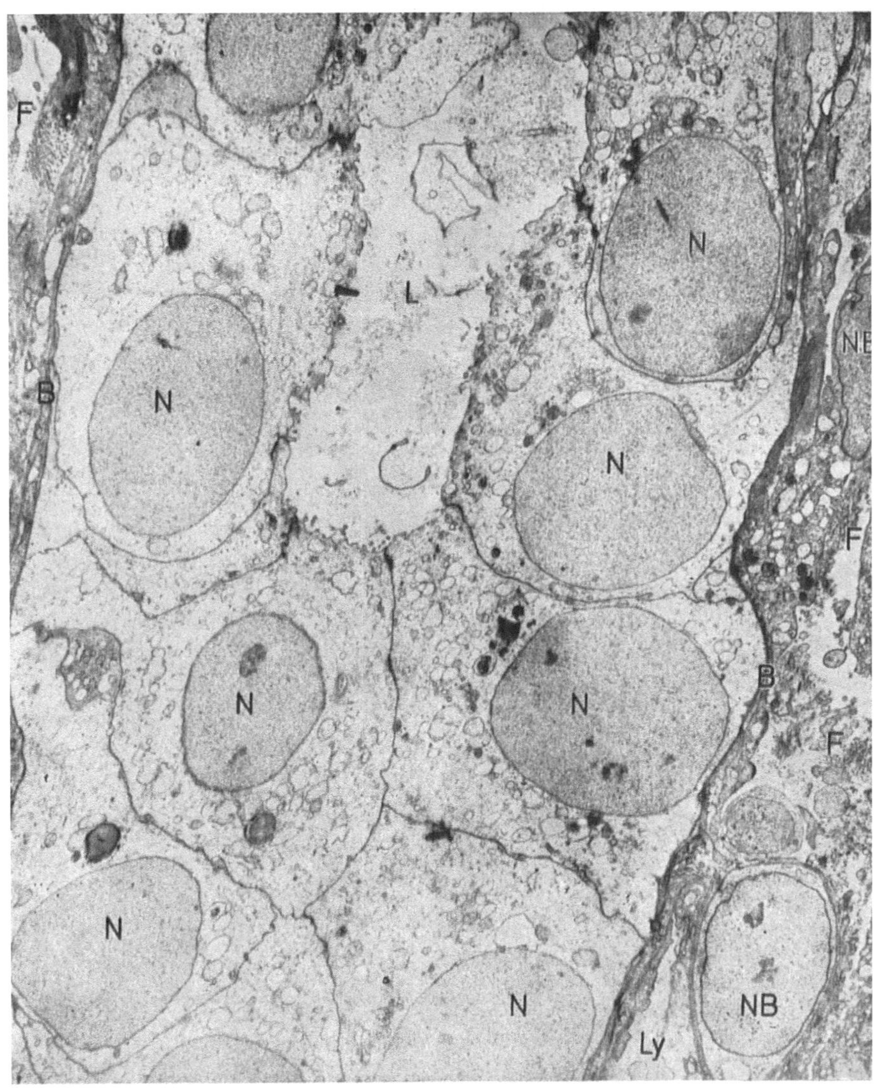

Abb. 13. Schräggetroffener kleiner Gallengang im portalen Bindegewebe. Die Gallengangs-epithelien sitzen einer Basalmembran auf und entsenden in das Lumen des Gallenganges Mikrovilli. Kern der Gallengangsepithelien (*N*), Basalmembran (*B*), Lumen des Gallenganges (*L*), Lymphspalt (*Ly*), Bindegewebekern (*NB*), Bindegewebefibrillen (*F*). ×12000.
(*Hübner* [79])

capillaren ist ebenfalls durch Mikrovilli mächtig vergrößert (Abb. 132). Mit Hilfe der Adenosintriphosphatase-Reaktion gelingt eine distinkte, lichtoptische Darstellung der Kanälchen [36].

Die Wand der Sinusoide wird von Uferzellen, den *Kupfferzellen*, gebildet, deren Aussehen je nach ihrem Funktionszustand starken Schwankungen unterworfen ist. In Ruhe zeigen sie platte, chromatinreiche Kerne und ein Cytoplasma, das sich als zarter Film über die benachbarten Leberzellen ausbreitet, so daß sie gewöhnlichen Endothelzellen gleichen. Von dieser Zustandsform gibt es alle

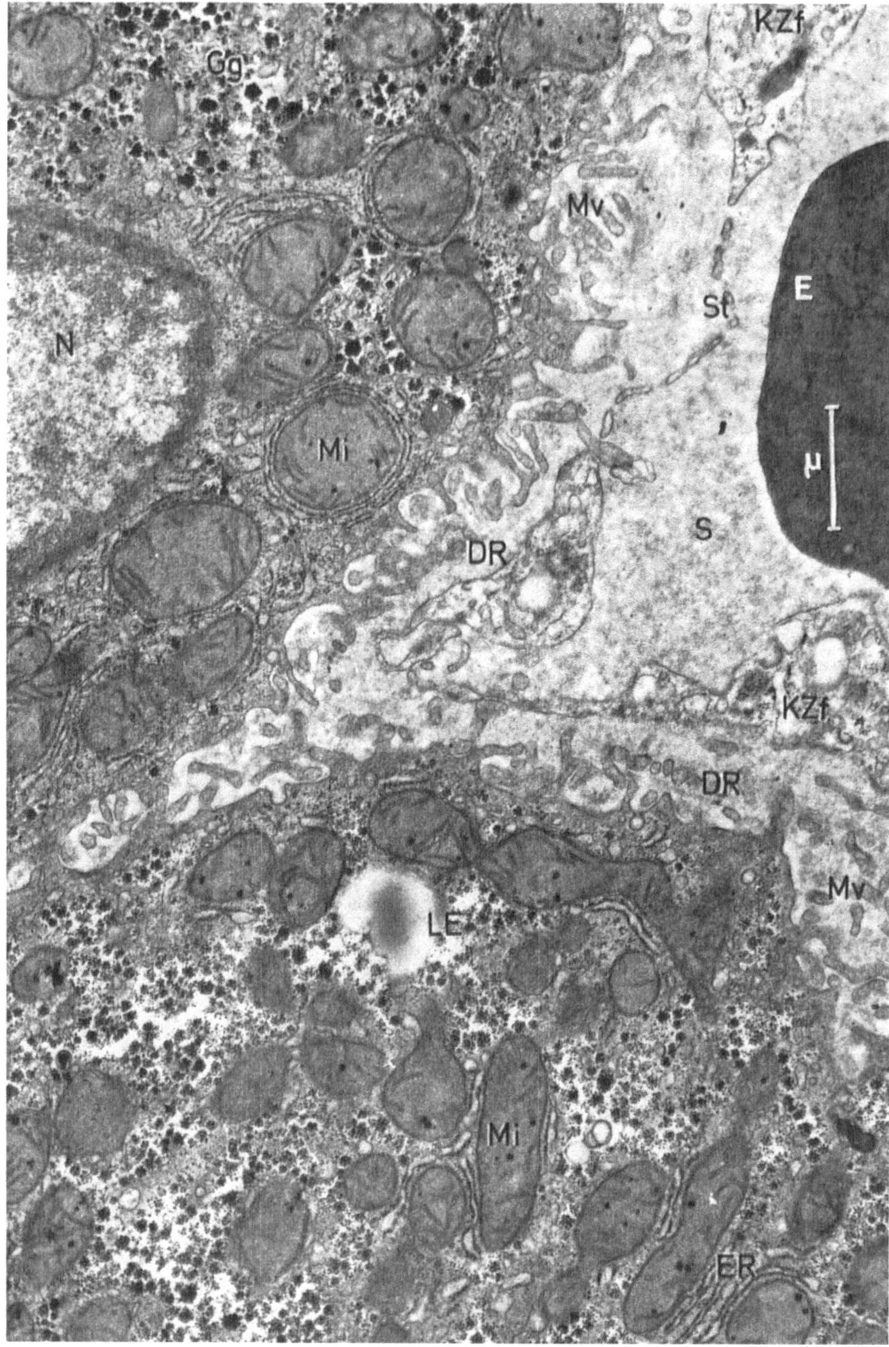

Abb. 14. Der Dissesche Raum. Sinusoid (*S*), Erythrocyt (*E*), Kupfferzellfortsatz (*KZf*), Stomata (*St*), Dissescher Raum (*DR*), Mikrovilli (*Mv*), Leberzellkern (*N*), Mitochondrien (*Mi*), rauhes endoplasmatisches Reticulum (*ER*), Lipideinschluß (*LE*), Glykogengranula (*Gg*). ×16000. (*Stockinger*, Wien)

Übergänge bis zu Elementen mit großen, bläschenförmigen, rundlichen bis ovoiden, stark in das Lumen der Sinusoide vorspringenden Kernen und mit reichlichem Cytoplasma. Sternartige Cytoplasmafortsätze, die ihnen den Namen „Sternzellen" eingebracht haben, sind wahrscheinlich postmortale Erscheinungsformen. Die Kupfferzellen ruhen einem lockeren Gerüst zarter, versilberbarer Fasern, den Gitterfasern, auf, woraus ihre Verwandtschaft mit den Reticulumzellen abgeleitet wird (Abb. 46). Die Fähigkeit der Phagocytose und Speicherung ordnet die Kupfferzellen in das reticulo-endotheliale System, ihre zusätzliche Fähigkeit zur Lokomotion in den weiteren Begriff des reticulo-histiocytären Systems ein.

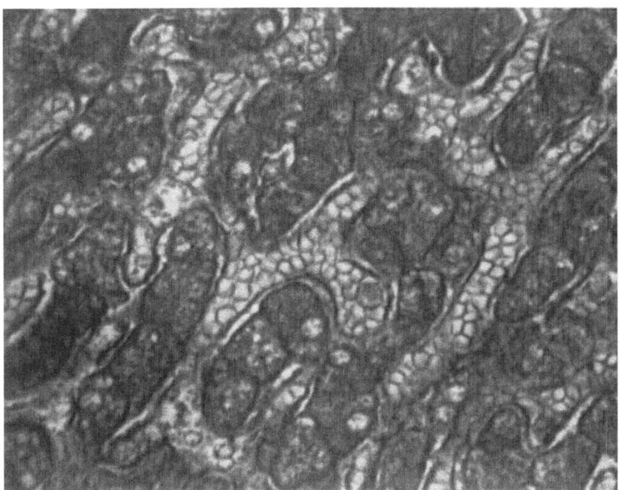

Abb. 15. Agonale Erweiterung der Disseschen Räume. Luminalvergiftung, Leberpunktion 10 min nach dem Tode. HE, ×500. (*Benda, Rissel, Thaler* [17])

Die Kupfferzellen bilden keine geschlossene Barriere. An ihren Rändern finden sich teils dachziegelartige Überlappungen, teils Stomata, so daß das Blutplasma freien Zutritt zu einem feinen, labyrinthartigen, perisinusoidalen Spaltraum erhält, dem Disseschen Raum, in den die Mirkovilli der Leberzellen eintauchen (Abb. 14). Im allgemeinen kommt der Dissesche Raum lichtoptisch nicht zur Darstellung. Er kann aber, besonders unter hypoxämischen Bedingungen, sehr deutlich in Erscheinung treten [17] (Abb. 15).

Neben den Kupfferzellen findet sich innerhalb der Leberläppchen noch eine weitere mesenchymale Zellform, adventitielle Bindegewebezellen, die meist als *Lipocyten* (fat-storing cells) bezeichnet werden [81]. Es handelt sich um spärliche, im Disseschen Raum gelegene Zellen, die gelegentlich keilförmig zwischen zwei benachbarte Leberzellen hineinreichen und ihren Namen von zahlreichen Fetttröpfchen erhalten haben, die ihr Cytoplasma beherbergt (Abb. 16). Die adventitiellen Bindegewebezellen sind offenbar die Bildner kollagener Fibrillen, die unter pathologischen Bedingungen im Disseschen Raum aufscheinen [147].

In den *Sinusoiden* strömt das Blut radiär zu den Zentralvenen, die wiederum in *Sublobularvenen* (Schaltvenen) münden, die zum Unterschied von den Pfortader- und Leberarterienästen allein, nur von spärlich Bindegewebe umgeben, im Parenchym verlaufen.

3*

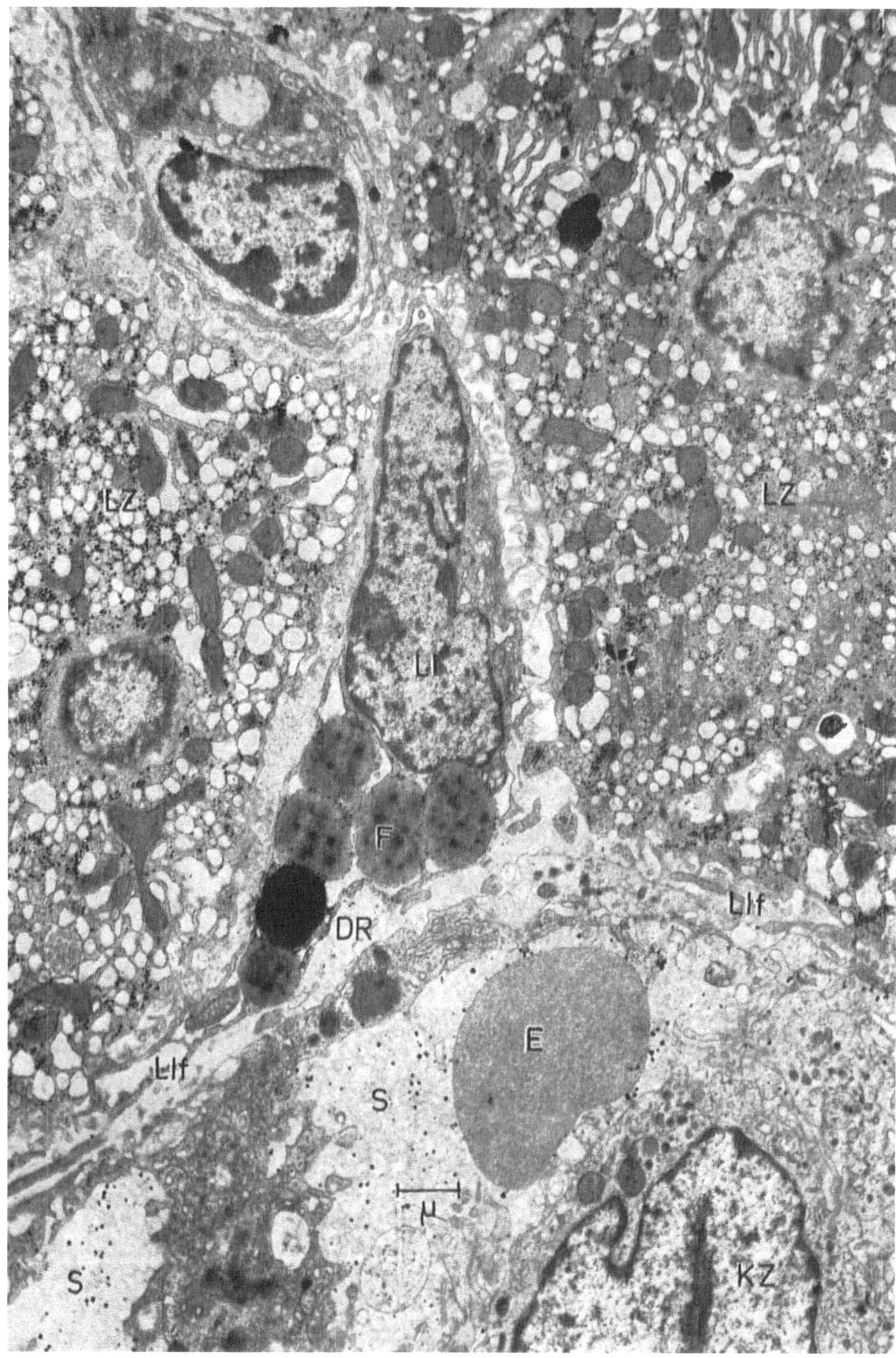

Abb. 16. Lipocyt im Winkel zwischen zwei Leberzellen. Lipocyt (*LI*), Fetttröpfchen (*F*), Lipocytenfortsatz (*LIf*), Dissescher Raum (*DR*), Leberzelle (*LZ*), Sinusoid (*S*), Kupfferzelle (*KZ*), Erythrocyt (*E*). ×8000. (*Schnack, Stockinger, Wewalka* [147])

Die im Leberhilus eintretenden Pfortader- und Arterienäste und die mit
ihnen verlaufenden, austretenden Gallen- und Lymphgefäße sind von Bindegewebe
eingescheidet, das diese Gefäße in alle Teile der Leber begleitet. Dieses baum-
artig sich verzweigende bindegewebige Gerüst wird als Glissonsche Kapsel bezeichnet, seine Endverzweigungen, welche die Leberbiopsie zwischen dem Leberläppchen zur Ansicht bringt, als Portalfelder*, interlobuläre oder Kiernansche
Räume.

Sie sind dreieckig oder rundlich gestaltet und normalerweise scharf gegen
das Parenchym abgegrenzt, wenn auch, wie bereits früher ausgeführt wurde,

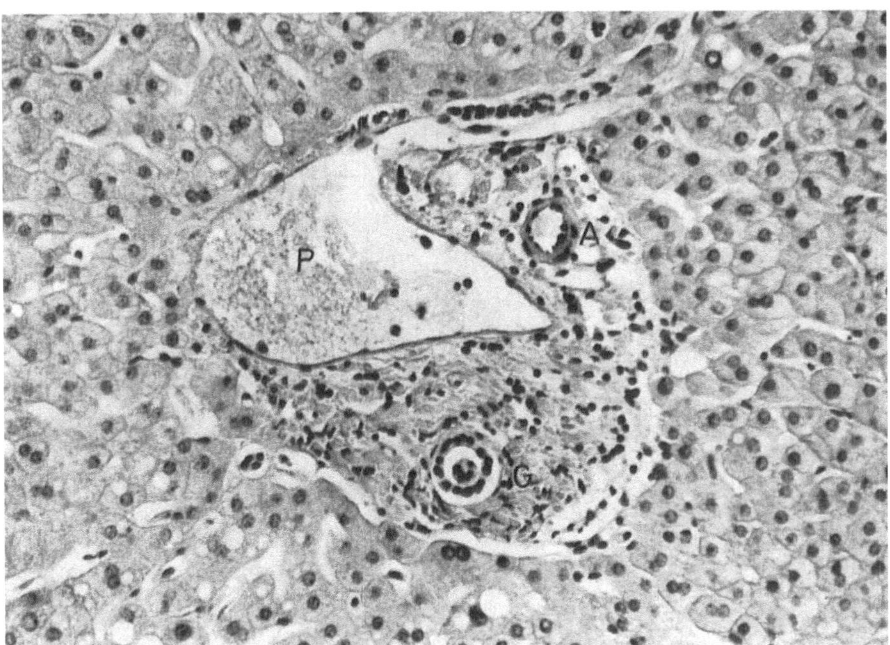

Abb. 17. Normales Portalfeld. Interlobulärer Ast der Pfortader (*P*) mit Abgang der Verteilervene, Arterie (*A*) und Gallengang (*G*). HE, ×200

eine deutlich ausgebildete Lamina limitans meist fehlt. Im Portalfeld liegen,
zwischen konzentrisch geschichtetem kollagenem Bindegewebe eingebettet, die
interlobulären Gefäße. Es handelt sich um den relativ weiten, dünnwandigen
und deformierten Portalvenenast, einen oder mehrere runde, enge Arterienäste,
die durch ihre deutliche Muskelwand und die gegen das Lumen vorspringenden
Endothelzellkerne leicht erkennbar sind, ferner um besonders weite, nur von
einer Endothellage begrenzte Lymphgefäße und schließlich um Gallengänge mit
isoprismatischem Epithel und deutlichem Lumen. Eine schüttere kleinrundzellige
Infiltration und vereinzelte Leukocyten im portalen Bindegewebe (Abb. 17) stellen
noch keinen krankhaften Befund dar.

---

* Wir möchten diesem international gebräuchlichen Terminus den Vorzug geben, da
die in der deutschen Literatur übliche Bezeichnung „Periportalfeld" immer wieder zu Miß-
verständnissen Anlaß gibt. „Periportal" nennen wir die Parenchymabschnitte, die an das
Portalfeld grenzen.

Die interlobulären Pfortaderäste geben Verteilervenen ab (Abb. 17), von denen kurze, radiäre Seitenzweige, die Einlaßvenen, direkt in die Sinusoide münden (Abb. 18). Die interlobulären Arterien versorgen einerseits die Strukturen des Portalfeldes, wobei sie stellenweise mit den Pfortaderästen anastomosieren, andererseits münden sie direkt in die Sinusoide ein. Diese Einmündung erfolgt zumeist in der Läppchenperipherie. Einzelne Äste können aber auch tief in das Läppchen eindringen und mehr oder weniger weit zentral in die Sinusoide einmünden. Diese Äste, die manchmal auch von einem intralobulären Gallengang begleitet sind, verlaufen im Disseschen Raum und sind von etwas Bindegewebe umgeben. Sie werden häufig mit kleinen intralobulären Narben oder entzünd-

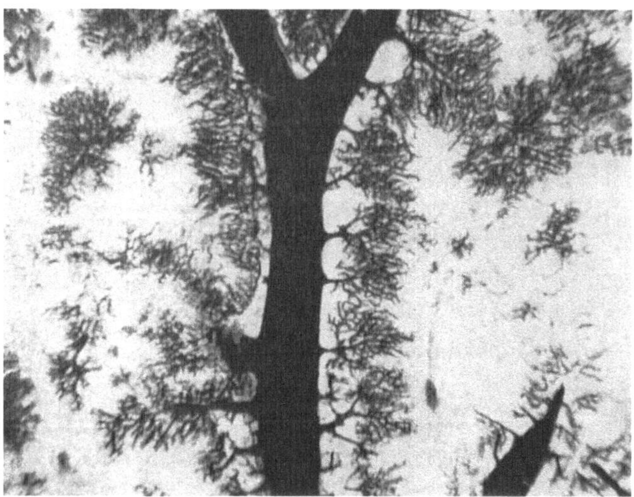

Abb. 18. Terminaler Pfortaderast (Verteilervene) mit kurzen, radiären Seitenästen (Einlaßvenolen) zur Speisung der Sinusoide. Tuschefüllung, ×40. [*Cheever, A.:* Arch. Path. **72**, 648 (1961)]

lichen, zelligen Knötchen verwechselt (Abb. 19). Alle in die Sinusoide einmündenden Gefäße sind mit Einlaßsphincteren versehen.

Die Ursprünge des Lymphstromes aus der Leber sind noch wenig erforscht. Man nimmt an, daß die Disseschen Räume mit Gewebespalten, dem Mallschen Raum, der zwischen peripherer Leberzellschicht und portalem Bindegewebe liegt, in direkter Verbindung stehen. Von hier aus soll die Lymphe in blind endigende, interlobuläre Lymphgefäße filtriert werden.

Das dichte Netz der Gallencapillaren wird von engen Kanälchen drainiert, die ein kubisches Epithel und chromatinreiche Kerne aufweisen. Die Kanälchen werden als Heringsche Zwischenstücke, Cholangiolen, heute, nach einem Vorschlag von *Elias* [50], häufig als Ductuli bezeichnet. Ihr erweiterter Anfangsteil, die Ampulle, von der *Aschoff* annahm, daß sie besonders leicht einreißen könne und die er deshalb als ,,Achillesferse der Leber'' bezeichnete, dürfte eine postmortale Veränderung sein. Die Ductuli sind besonders regenerationsfähig und bilden unter pathologischen Bedingungen die sog. Gallengangsregenerate. Kanälchen, welche die Galle aus der Grenzlamelle bzw. der Läppchenperipherie ab-

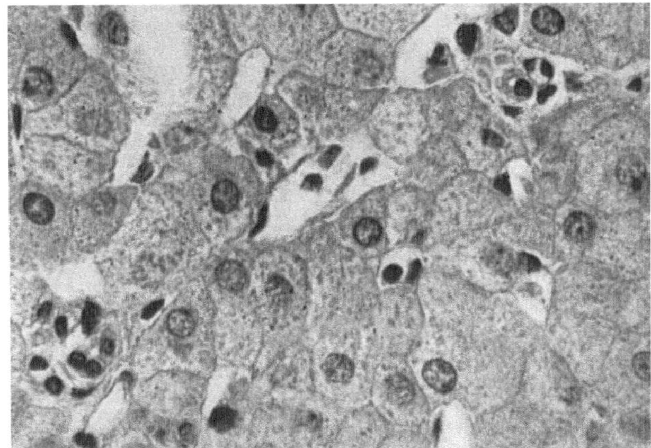

Abb. 19. Einfache Hyperbilirubinämie, 16 Jahre, ♀. Zwei intralobuläre, im Disseschen Raum verlaufende Arterienäste und Gallengänge mit spärlichem Bindegewebe. HE, ×500

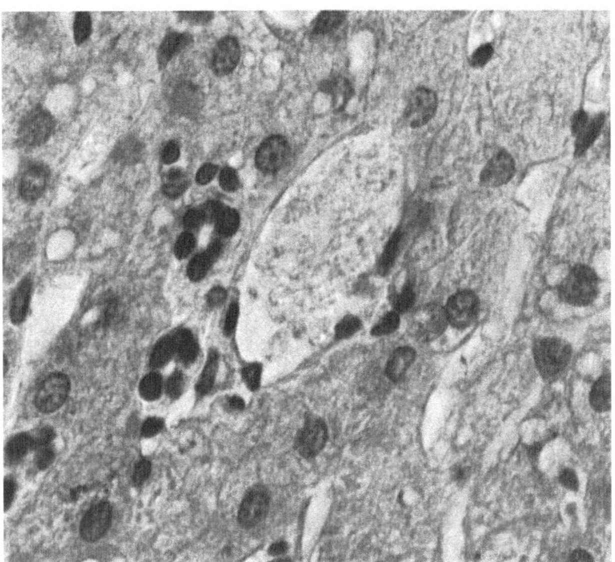

Abb. 20. Einfache Hyperbilirubinämie, 57 Jahre, ♂. Zwei intralobuläre Gallengänge in Nachbarschaft der Zentralvene. HE, ×650

leiten, sind kurz, andere, lange Kanälchen entspringen bereits weit innerhalb des Parenchyms und können bis an die Zentralvene heranreichen (Abb. 20). Die Cholangiolen vereinigen sich zu den interlobulären Gallengängen, die zumeist ein kubisches bis hochprismatisches Epithel und vor allem ein deutliches Lumen aufweisen (Abb. 13).

Die mögliche Umwandlung von Leberzellen in Gallengangsepithel und umgekehrt, hat früher in der Literatur einen breiten Raum eingenommen. Die Elektronenmikroskopie hat die grundsätzliche Verschiedenheit der beiden Zellarten klargestellt und früheren Spekulationen den Boden entzogen.

Das Leberläppchen

Die Leber läßt schon mit freiem Auge eine feine Felderung erkennen, die auch unter dem Mikroskop in Erscheinung tritt. In kleinen, 0,5—2 mm im Durchmesser haltenden, polygonalen Arealen sind Leberzellplatten und Sinusoide, normale Hämodynamik vorausgesetzt, gegen ein zentrales Gefäßlumen, die Zentralvene, ausgerichtet. Die Ecken dieser Areale erscheinen durch die Portalfelder gegeben, während zwischen diesen der Übergang zu den Nachbarläppchen meist ein fließender ist. Die genaue Beschreibung der Läppcheneinheit der Leber stammt von *Kiernan* [93], der sich in seiner Schilderung auf die Leber des er-

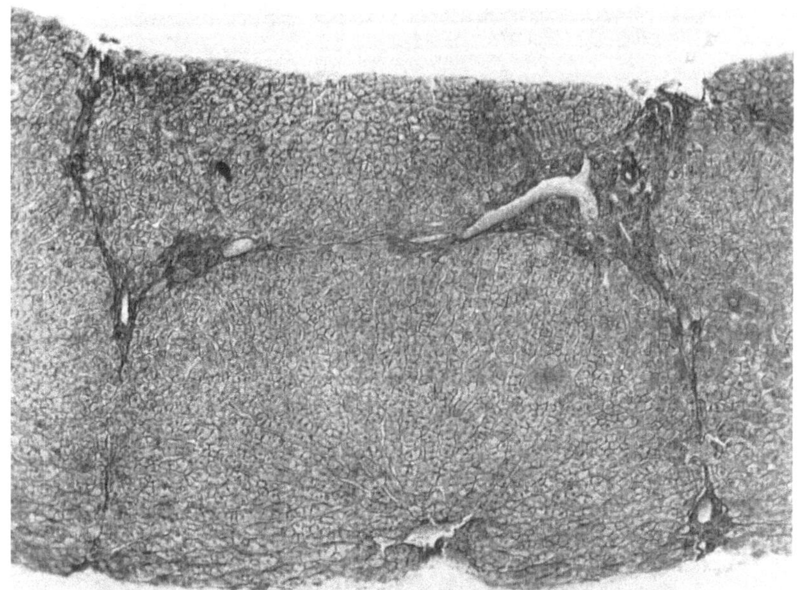

Abb. 21. Interlobuläre Fibrosierung, $7^1/_2$ Monate nach Abklingen einer schweren Virushepatitis. Die Läppchenarchitektur tritt deutlich hervor. Mall, ×75

wachsenen Schweines bezog, bei dem das Leberläppchen allseits von einer bindegewebigen Kapsel umschlossen ist. Beim Menschen können gelegentlich ähnliche Bilder nur unter pathologischen Bedingungen, bei interlobulärer Fibrosierung, beobachtet werden (Abb. 21).

Man hat immer wieder an der Vorstellung Anstoß genommen, daß das Leberparenchym um die Zentralvene als abführendes Gefäß angeordnet sein solle, die zirkulatorisch gesehen eigentlich die Peripherie darstellt. Aus diesem Grund wurde von *Mall* [113] der Begriff der „portal unit" geprägt, bei der das Portalfeld mit den zuführenden, ernährenden Gefäßen und dem abführenden Gallengang in der Mitte, die Zentralvenen an die Peripherie gestellt werden.

Über die funktionelle Gliederung der Leber haben die Arbeiten von *Rappaport* [133] wesentliche Erkenntnisse vermittelt. Nach seinen Untersuchungen stellen die terminalen Pfortader- und Arterienäste (s. S. 38) die eigentliche zentrale Achse für die Ernährung des Leberparenchym dar. Sie versorgen ein

Gebiet, das im Schnitt ungefähr die Form eines Rhombus hat, dessen Diagonale das versorgende Gefäß darstellt und dessen Ecken in den beiden Zentralvenen der angrenzenden Läppchen ruhen. Dieser Parenchymbezirk wird von *Rappaport* als *Acinus* bezeichnet. Ein hexagonales Läppchen zwischen drei Portalfeldern wird damit von sechs Endzweigen aus drei verschiedenen terminalen Pfortader- und Arterienästen ernährt (Abb. 22). Dabei erhält die Zone 1, die einem Anteil der Läppchenperipherie entspricht, das nährstoffreichste Blut, während die Zone 2,

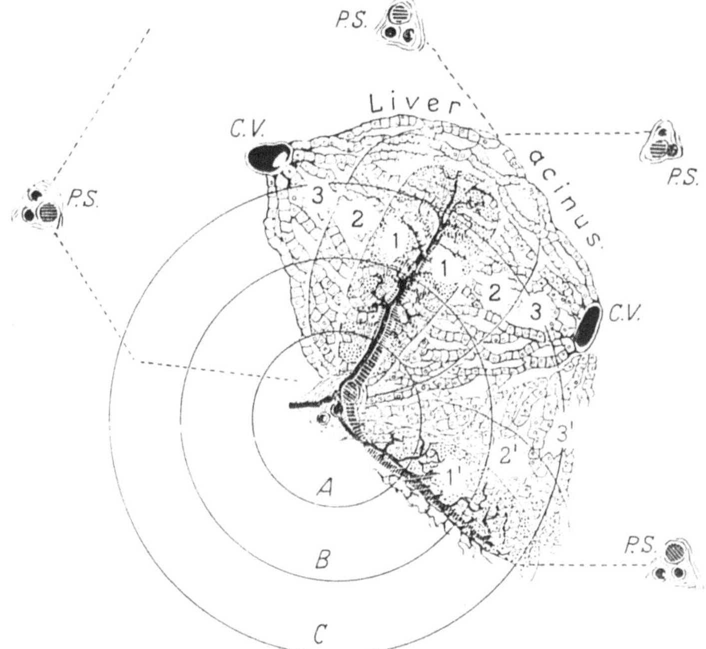

Abb. 22. Die funktionelle Lebereinheit („Leberacinus") nach *Rappaport*. Die Grenzen der hexagonalen Leberläppchen sind durch unterbrochene Linien angedeutet. Von einem im Bild zentral gelegenen Portalfeld sind zwei terminale Seitenäste von Pfortader und Leberarterie herausgezeichnet. Sie ernähren beiderseits die Zonen 1, 2, 3, bzw. 1', 2', 3' (zur Hälfte gezeichnet). Die Entfernung der Parenchymabschnitte vom versorgenden Portalfeld geben drei konzentrische Kreise an (*A*, *B*, *C*). Portalfeld (*PS*), Zentralvene (*CV*). (*Rappaport* [133])

die hauptsächlich der intermediären Läppchenzone angehört, bereits mit weniger und schließlich die Zone 3 (Randpartien und Läppchenzentrum) mit der geringsten Konzentration an Nährstoffen auskommen muß.

Betrachtet man das Parenchym aus diesem Gesichtswinkel, finden Veränderungen, wie beispielsweise Verfettung oder Nekrose, die innerhalb einer Biopsie, auf das klassische Läppchen bezogen, so verschiedene Lokalisationen aufweisen können, eine einfache und einleuchtende Erklärung. Während sich aber die funktionelle acinäre Gliederung nur gelegentlich unter derartigen pathologischen Voraussetzungen zu erkennen gibt, sonst aber aus dem histologischen Leberbild nicht ohne weiteres hervorgeht, ist das Kiernansche Läppchen bei verschiedenen Säugetieren eine unbestreitbare Realität. Auch beim Menschen ist es so weit erkennbar, daß es eine Orientierung gestattet, sogar in einem so schmalen Gewebeanteil wie einem Biopsiecylinder. Für die fundamental wichtige Feststellung, ob die grobe Leberarchitektur im Biopsiebereich erhalten oder zerstört ist, wird man deshalb die lobuläre und nicht die acinäre Gliederung heranziehen müssen. Es sind aber nicht nur historische, didaktische und deskriptive Erwägungen, die es ratsam erscheinen lassen, den Läppchenbegriff für bestimmte Situationen aufrecht zu erhalten: Eine Reihe von pathologischen Veränderungen läßt sich besser vom Läppchen her beschreiben. Primär im Läppchenzentrum etablieren

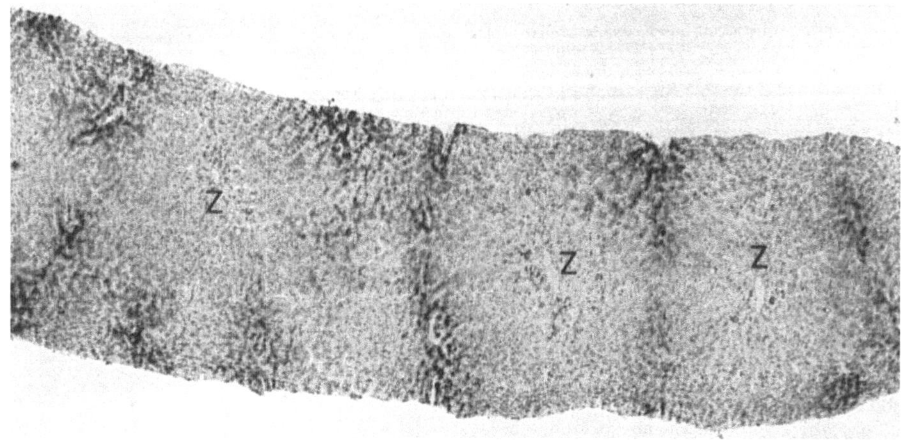

Abb. 23. Siderose und Lipofuscinose der Leber, 52 Jahre, ♂, Diabetes mellitus (Zufallsbefund). Während sich das Lipofuscin in der Umgebung der Zentralvenen (Z) ansammelt, wird Siderin in der Läppchenperipherie gespeichert. Dadurch ergibt sich eine deutliche Markierung der Leberläppchen. BB, ×30

sich venöse Stauung (Abb. 146) und Gallestauung (Abb. 98), Speicherung von Lipofuscin und melaninähnlichem Pigment (Dubin-Johnson-Syndrom) (Abb. 133, 138). Vielleicht am eindrucksvollsten ist die parenchymatöse Siderinspeicherung, die stets in der *Läppchenperipherie* beginnt und die Zellagen um die Portalfelder bevorzugt (Abb. 23). Auch die sog. Lochkerne, die durch hohen Glykogengehalt der Leberzellkerne bedingt werden (Abb. 128), finden sich so gut wie immer in der unmittelbaren Umgebung der Portalfelder (Abb. 59, 119, 124, 125, 211).

Wenn also im folgenden das Läppchenkonzept in vielem beibehalten wird, geschieht es vor allem, weil es ein nützliches Hilfsmittel zur histologischen Orientierung darstellt, wobei wir uns voll bewußt sind, daß das Leberläppchen beim Menschen keine anatomische und in vieler Hinsicht auch keine funktionelle Einheit darstellt.

VIII. Die makroskopische Beurteilung des Biopsiecylinders

Aus der makroskopischen Beurteilung des Biopsiecylinders lassen sich unter Umständen bereits Schlüsse auf die Natur der vorliegenden Leberveränderung ziehen. Bei unveränderter Leber ist der Cylinder weich, glänzend und homogen bräunlichrosa. Ist das Gewebe gelblich gefärbt, spricht dies für das Vorliegen einer *Fettleber*. In diesem Fall schwimmen auf der physiologischen Kochsalzlösung, in die der Cylinder ausgespritzt wurde, Fetttröpfchen. Bei *Cholestase* ist die Farbe des Gewebes meist gelblichgrün oder braungrün. Nachdem man den Cylinder in Carnoysche Lösung übertragen hat, nimmt diese rasch einen grünen Farbton an. Schokoladebraune Farbe spricht für beträchtliche *Siderose* oder *Hämochromatose*, grauschwarze für *Dubin-Johnson-Syndrom*. Bei *Stauungsleber* ist der Cylinder in regelmäßigen Abständen von nadelspitzgroßen Blutpunkten durchsetzt, die den gestauten Läppchenzentren entsprechen. Auch bei der *Virushepatitis* können die Läppchenzentren braunrot markiert sein, als Folge der zentrolobulären Nekrosen. Beim akuten *Budd-Chiari-Syndrom* besitzt der Cylinder die Farbe venösen Blutes, er kann einem feinen, frischen Blutgerinnsel gleichen. Bei *Glykogenosen* ist das Gewebe wachsartig blaß, aber weich. In Fällen fortgeschrittener *Amyloidose* besitzt es den gleichen Farbton, ist aber steif „wie eine Bleistiftmine". Gelingt es, bei *feinknotigen Cirrhosen* einen zusammenhängenden Cylinder zu aspirieren, kann man gelegentlich die bräunlichrosa, perlschnurartig angeordneten Pseudolobuli erkennen, die durch schmale, grauweißliche Brücken voneinander getrennt werden, die dem Bindegewebe entsprechen. Viel häufiger und für Cirrhosen recht charakteristisch bedingt die unterschiedliche Zugfestigkeit von Parenchym und Bindegewebe, daß die Biopsie an der Parenchym-Bindegewebsgrenze abreißt, so daß nur kleine, rundliche Bröckel aspiriert werden. Außerordentlich eindrucksvoll ist das makroskopische Bild von Biopsien aus *Metastasenlebern*. Ist sowohl Lebergewebe als auch Tumorgewebe getroffen, setzt sich vom normal gefärbten Parenchym mit scharfer Grenze ein weißliches, fischfleischartiges Gewebe ab, das ungefähr die gleiche Konsistenz wie das Lebergewebe besitzt. Stammt die Biopsie ausschließlich aus einer großen Metastase, zerfällt der Cylinder oft in weißliche, fetzige Flocken, wenn nekrotisierende Areale des Tumors getroffen wurden.

Besondere Bedeutung kommt der makroskopischen Beobachtung bei der *Porphyria cutanea tarda* zu. Das reichlich in der Leber angehäufte Uroporphyrin, das durch die gebräuchlichen Fixierungsmethoden zerstört wird und damit einer später vorgenommenen Untersuchung entgeht, zeigt im Ultraviolettlicht eine lebhafte, flamingofarbene bis orangerote Fluorescenz. Die Krankheit ist keineswegs so selten, wie gemeinhin angenommen wird. Da es auf diese Weise möglich ist, die Stoffwechselstörung zu diagnostizieren, noch bevor die typischen Hautveränderungen einsetzen, soll man es sich zur Regel machen, jede Biopsie vor der Übertragung in die Fixierungslösung unter der Ultraviolettlampe zu begutachten.

IX. Fehlerquellen bei der Beurteilung von Lebercylindern

Bereits bei der Beurteilung unveränderten Lebergewebes in technisch ein-
wandfreien Schnitten kann es zu *Fehlbeurteilungen* kommen. Wir haben bereits
darauf hingewiesen, daß intralobuläre Gallengänge und Arterienäste oft als kleine
entzündliche Knötchen oder Narben verkannt werden (Abb. 19 und 20). Die
gleiche Möglichkeit eines Irrtums ist bei angeschnittenen Portalfeldern gegeben.
Flachschnitte durch den Portalfeldrand, bei denen die peripheren Leberzellen,

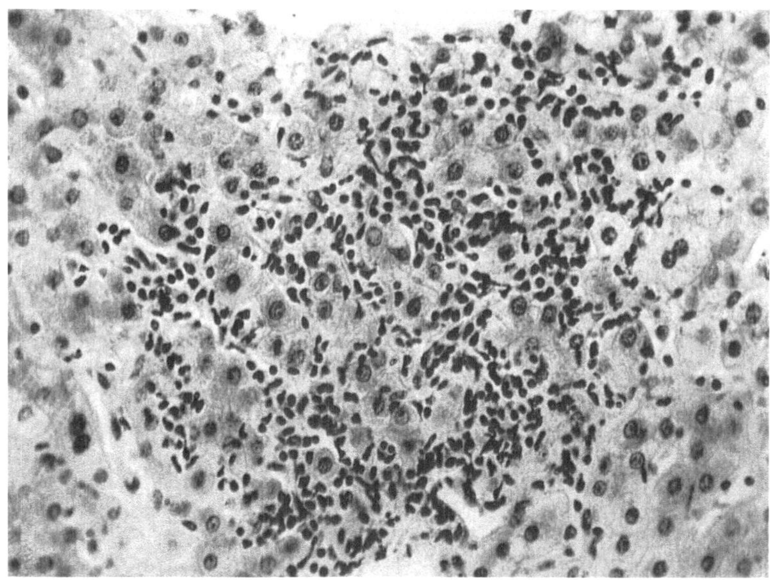

Abb. 24. Persistierende homologe Serumhepatitis, 32 Jahre, ♀, Krankheitsdauer $3^1/_2$ Monate
(Salvarsanbehandlung). Ein Flachschnitt durch den Rand des entzündlich infiltrierten Portalfeldes mit Mottenfraßnekrosen täuscht ein ausgedehntes, intralobuläres Infiltrat vor. HE,
×260

wenn keine Lamina limitans ausgebildet ist, manchmal wie in einem Maschenwerk von Fibrocyten und kleinen Rundzellen zu liegen scheinen, können ausgedehnte intralobuläre zellige Infiltrate vortäuschen (Abb. 24). Querschnitte durch
interlobuläre Abzweigungen von Portalfeldern können kleine, Längsschnitte durch
Portalfelder große Narben und damit eine Fibrose vortäuschen.

Die häufigsten *Artefakte* in Leberstanzen ereignen sich durch traumatische
Schädigung während des Biopsievorganges, durch Beschädigung bei der Manipulation mit dem gewonnenen Cylinder und durch Fehler bei der Fixierung.
Wie bereits erwähnt (s. S. 13), ist die Traumatisierung des Biopsiecylinders durch
die Nadel selbst im allgemeinen außerordentlich gering, abgesehen vom Abreißen

des Cylinders bei Lebercirrhosen. Sonst tritt eine Schädigung durch den Biopsievorgang nur dann auf, wenn die Vulnerabilität des Gewebes stark erhöht ist.
Dies ist in klassischer Weise bei manchen *Glykogenosen* der Fall, bei denen es
auch bei vorsichtigster Behandlung des Cylinders zu einer weitgehenden Zerstörung der glykogenreichen Leberzellen kommt. Die Zerstörung kann so weit
gehen, daß stellenweise ein Kollaps der Gitterfaserstrukturen eintritt, wodurch
derartige Bilder oft als Nekrose mit beginnender Fibrosierung mißdeutet werden
(Abb. 25).

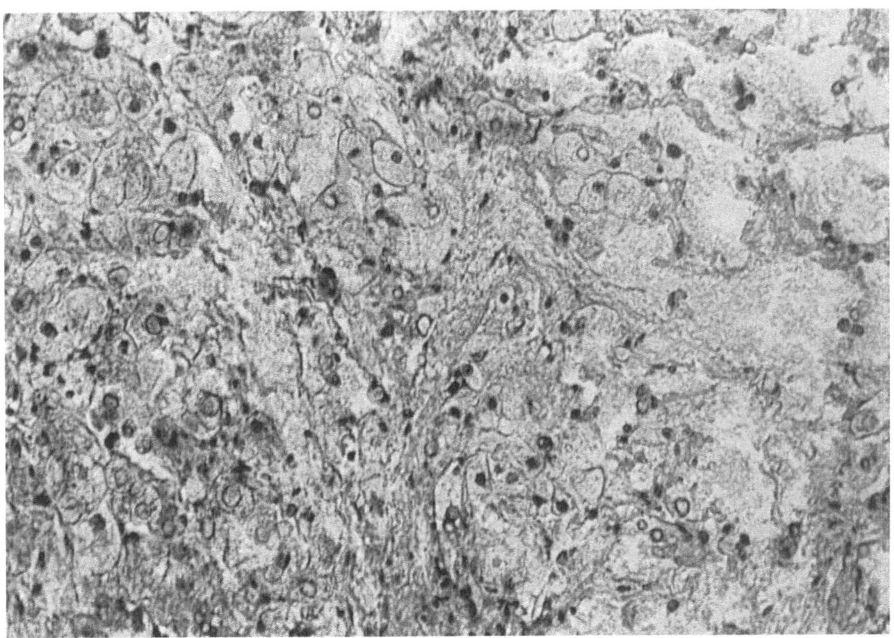

Abb. 25. Glykogenose. Die hochgradig fragilen Leberzellen sind durch den Biopsievorgang
zerstört, das Gitterfasergerüst ist teilweise zusammengesintert (untere Bildmitte). HE, ×200

Ähnliche diagnostische Schwierigkeiten können auch Knick- und Quetschstellen an Leberstanzen bereiten. Die Leberzellplatten im Schädigungsbereich
sind verschmälert und acidophil, die Disseschen Räume werden deutlich sichtbar.
Wenn die Leberzellen stark dissoziiert oder sogar zerstört sind, haben solche
Bilder manchmal große Ähnlichkeit mit denen bei Stauungsleber.

Fixierungsschäden sind dagegen meist leicht als solche zu erkennen. Am
häufigsten bewirken sie eine Schrumpfung des Gewebes. Die Leberzellen sind
dissoziiert und acidophil, bewahren aber scharfe Ecken, ihre Kerne sind pyknotisch (Abb. 26). Dieser Schaden hat eine gewisse Ähnlichkeit mit postmortalen
Veränderungen, bei denen aber die Zellkonturen nicht so distinkt sind [17]
(Abb. 27).

Bei Carnoy-Fixierung wird das Leberzell-Glykogen gut konserviert. Bleibt
der Biopsiecylinder zu lang in physiologischer Kochsalzlösung liegen oder ist
der absolute Alkohol verdorben und stärker wasserhaltig geworden, kommt es
zu einem kennzeichnenden Fixierungsschaden in den Randpartien der Gewebe-

stanze: Das Glykogen wird teilweise aus den Leberzellen gelöst und bleibt nur
in den oberflächenfernen Zellabschnitten erhalten (Abb. 28).

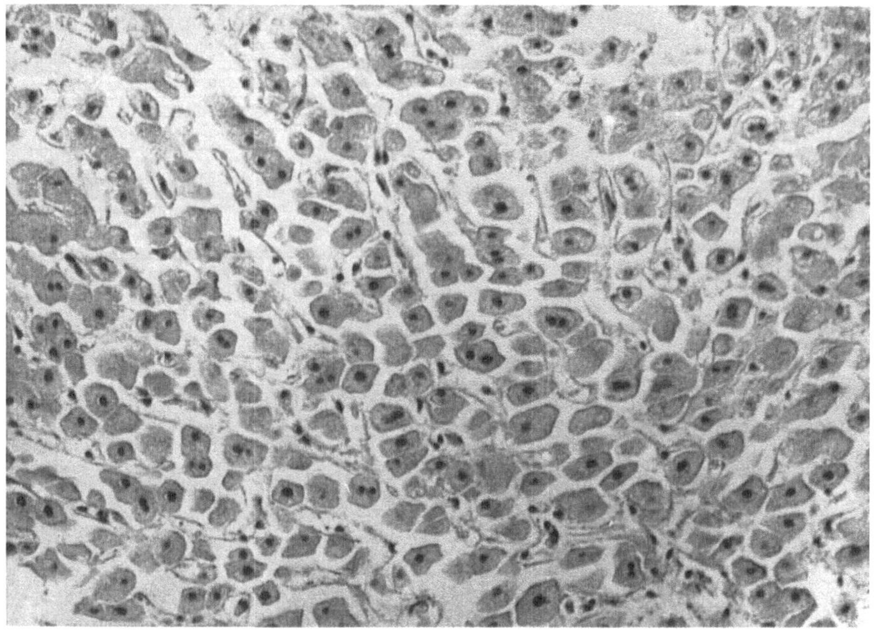

Abb. 26. Dissoziation der Leberzellen durch fixationsbedingte Schrumpfung. HE, ×200

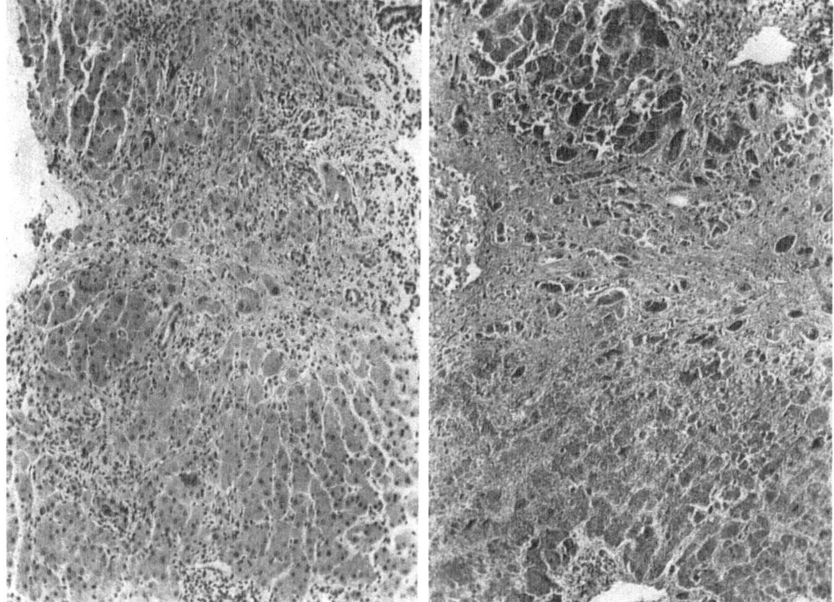

Abb. 27. Maligne Verlaufsform einer Virushepatitis, 20. Gelbsuchttag. Vergleich der histologischen Bilder eines 10 min nach dem Tod entnommenen Punktionscylinders (links) mit
dem 24 Std später entnommenen Sektionsmaterial (rechts). HE, ×70. (*Thaler* [168])

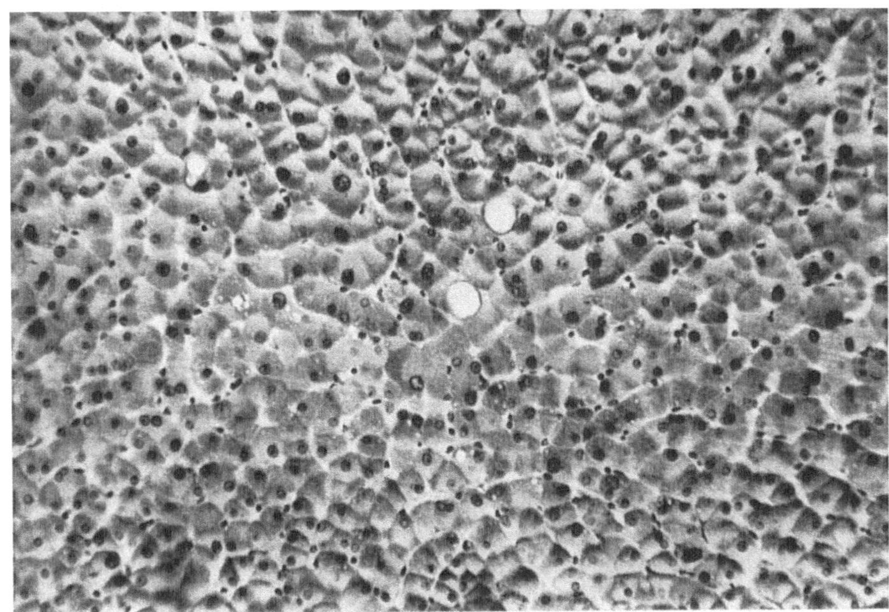

Abb. 28. Fixationsbedingte Auslaugung und Verschiebung des Leberzellglykogens. Bests Carmin, $\times 160$

X. Allgemeine Richtlinien zur Beurteilung von Leberbiopsien

Leberbiopsien werden vorgenommen, um die Diagnose zu sichern oder zu erleichtern. Diese Tatsache, wenn sie auch noch so simpel klingt, sollte derjenige, der Biopsien beurteilt, niemals außer acht lassen. Dem Untersucher fällt eine große Verantwortung deshalb zu, weil der histologische Befund von vielen als der Weisheit letzter Schluß angesehen wird. So sehr, als die richtige Diagnose dem Patienten nützt, kann ihm die falsche schaden. Es braucht nicht betont zu werden, daß auch der erfahrenste Histologe Irrtümern unterworfen ist. Neben diesen schicksalhaften und unvermeidlichen Fehlern resultieren viele vermeidbare daraus, daß der behandelnde Arzt, dem es vielfach an histologischem Fachwissen mangelt, den Befund des Histologen mißversteht. Dies wäre fast immer vermeidbar, wenn behandelnder Arzt und histologischer Untersucher mehr Verständnis füreinander aufbrächten. Die folgenden Richtlinien könnent vielleicht dazu beitragen:

1. Der histologische Untersucher muß über die wesentlichen medizinischen Daten des Patienten und über die diagnostische Fragestellung, aus der heraus die Biopsie vorgenommen wurde, orientiert werden.

2. Eine histologische Diagnose soll nur gestellt werden, wenn sie auf Grund des histologischen Bildes gesichert erscheint. Wenn es sich lediglich um eine Vermutungs- oder Wahrscheinlichkeitsdiagnose handelt, soll dies ausdrücklich vermerkt werden.

3. Bezeichnungen, die vieldeutig sind oder zu Fehlbeurteilungen Anlaß geben könnten, sind unbedingt zu vermeiden. Ein gutes Beispiel ist hier die so gerne verwendete Diagnose: ,,incipiente Cirrhose''. Wie wir später noch auszuführen haben, ist die Cirrhose durch den knotigen Umbau des Leberparenchym charakterisiert. Kann ein solcher in der Biopsie nachgewiesen werden, muß die Diagnose ,,Cirrhose'' gestellt werden, findet er sich nicht, darf diese Bezeichnung nicht verwendet werden. Die Veränderung muß korrekterweise als portale Fibrose oder, in Übereinstimmung mit dem klinischen Krankheitsverlauf, als Rückbildungsstadium einer Virushepatitis, als chronische Hepatitis usw., bezeichnet werden. Es sollte nie vergessen werden, welche oft nie wieder gutzumachende Konsequenzen die ungerechtfertigte Diagnose einer Cirrhose für den Patienten nach sich zieht. Nur selten ergibt sich die für den Untersucher beschämende, für den Patienten aber befreiende Situation, daß sich herausstellt, daß die ,,Cirrhose'' restlos geheilt ist.

4. Am Beispiel der ,,incipienten Cirrhose'' läßt sich auch noch ein anderer, häufiger Fehler der histologischen Befundung demonstrieren: Die Biopsie ist ein Momentbild des betreffenden Leberabschnittes und damit etwas absolut Statisches. Bewegungsabläufe könnnen aus ihr nicht abgelesen werden. Gerade das geschieht aber, wenn man etwas, das noch keine Cirrhose ist, als ,,beginnende

Cirrhose" bezeichnet: Man unterstellt damit, daß der vorliegende Prozeß in Zukunft sich bis zu einer Cirrhose weiterentwickeln würde. Die Diagnose hat jedoch nur die Gegenwart zu erfassen, während die Zukunft in das Feld der Möglichkeiten gehört. Wenn der Untersucher eine derartige Entwicklung befürchtet, kann und soll er es dem behandelnden Arzt mitteilen, hat dies aber ausdrücklich als Vermutung zu bezeichnen.

5. Zahlreiche Leberveränderungen sind vieldeutig oder sie sind zwar eindeutig, können aber durch verschiedene Ursachen bedingt sein. Hier obliegt es dem Untersucher, den behandelnden Arzt auf die diversen Möglichkeiten aufmerksam zu machen.

6. Bestätigt sich die klinische Vermutungsdiagnose nicht, soll nicht nur der histologische Befund und die daraus resultierende Diagnose wiedergegeben werden, sondern auch ausdrücklich vermerkt werden, daß und eventuell auch warum die klinische Diagnose auszuschließen ist.

7. Negative Befunde können einen Arzt, der mit den Möglichkeiten und Grenzen einer Leberbiopsie nicht vertraut ist, täuschen. Wenn etwa nach einer Metastasenleber gefragt, aber nur unverändertes Lebergewebe gefunden wird, sollte sich der Untersucher nicht damit begnügen, als Zusammenfassung „kein pathologischer Befund" zu schreiben, sondern er sollte noch „im untersuchten Bereich ..." voransetzen, um damit anzuzeigen, daß deshalb sehr wohl in anderen Leberabschnitten Metastasen vorliegen könnten. Lautet die Vermutungsdiagnose beispielsweise „Cirrhose", sollte bei normalem histologischen Befund noch zusätzlich eine Bemerkung angefügt werden, wie: „Eine grobknotige Cirrhose ist durch diesen Befund nicht mit Sicherheit auszuschließen", um auszudrücken, daß der normale Gewebezylinder zufällig aus einem groben Parenchymknoten entnommen worden sein könnte (Abb. 8) (s. S. 22).

8. Auch wenn das Lebergewebe auf den ersten Blick unverändert erscheint, muß eine Biopsie stets vollständig durchmustert werden, da lokalisierte Leberveränderungen (z.B. Metastasen, Granulome) durch einen anderswo normalen Befund nicht auszuschließen sind.

XI. Allgemeine Vorbemerkungen über die pathologischen Reaktionen des Lebergewebes

Die Rickersche Schule hat auch in der Leber Sinusoid und Leberzellplatte als eine festgefügte funktionelle Einheit betrachtet, die *Rössle* [134] als Hepaton, *Siegmund* [156] als Synergide bezeichneten. Die Forschung der letzten Jahre, welche die völlig differente Funktion von Leberzelle und Kupfferzelle sicherstellen und überdies den Nachweis erbringen konnte, daß der Stoffaustausch zwischen Blutplasma und Leberzelle unter Umgehung der Kupfferzellen erfolgt, hat diesen Vorstellungen weitgehend die Grundlage entzogen.

In Analogie zum Volhard-Fahrschen Nephrose-Nephritis-Konzept hat *Rössle* [134] auch für die Leberkrankheiten eine Unterscheidung zwischen Hepatitis und Hepatose vorgenommen. Für die Einführung dieser Konzeption in Diagnostik und Klinik hat sich vor allem *Kalk* [86] eingesetzt. So bestechend eine klare Unterscheidung zwischen entzündlichen und toxisch-degenerativen Leberkrankheiten in der Theorie ist, so schwierig — wenn nicht undurchführbar — ist sie in der Praxis. (Selbst bei den Nierenkrankheiten, wo einstmals die Trennung so klar zutage zu liegen schien, mußte das Nephritis-Nephrose-Prinzip fallengelassen werden.)

Wir werden im Kapitel der Virushepatitis noch zu erörtern haben, welche Schwierigkeiten ihrem Einbau in das zur Zeit noch gültige Entzündungsschema entgegenstehen (s. S. 51). Wenn man davon ganz absieht, gibt es außerordentlich wenige Leberkrankheiten, die sich entweder am mesenchymalen oder am epithelialen Apparat der Leber abspielen. Bei der engen räumlichen Verquickung, wie sie für diese beiden Gewebekomponenten in der Leber vorliegt, ist dies auch gar nicht anders zu erwarten. Wir wären also bei den meisten Leberkrankheiten gezwungen, eine hepatotische Hepatitis oder eine hepatitische Hepatose zu diagnostizieren.

Prinzipien ergeben sich aus den Tatsachen und nicht umgekehrt. Einteilungen im besonderen müssen den Sachverhalten eine klare und logische Ordnung geben. Können sie diese Funktion nicht oder nur unter Zwang erfüllen, ist es besser, sich wieder von ihnen zu trennen. Vom Nephritis-Nephrose-Prinzip ist es, vom Hepatitis-Hepatose-Prinzip sollte es geschehen, so glänzend es auch in seiner ursprünglichen Konzeption gewesen sein mag.

Wie *v. Bergmann* [18] betonte, besitzt jedes Organ infolge seiner strukturellen Gegebenheit nur eine beschränkte Reaktionsmöglichkeit. Diese unwiderlegbare Feststellung hat bei einem relativ einfach gebauten Organ wie der Leber einen beträchtlichen morphologisch-diagnostischen Pessimismus wachgerufen.

Tatsächlich gibt es nur wenige Leberveränderungen, die für eine bestimmte Krankheit unbedingt kennzeichnend sind. Die meisten sind an sich unspezifisch. Die Möglichkeiten sind aber trotzdem so vielfältig und im Verhältnis der einzelnen pathologischen Erscheinungen zueinander gibt es so viele Abstufungen, daß das resultierende Gesamtbild doch für viele Krankheiten mehr oder weniger charakteristisch ist. Der anschließende spezielle Teil wird darüber Zeugnis ablegen.

Spezieller Teil

I. Diffuse Hepatitiden

A. Die Virushepatitis

Zu Beginn der bioptischen Ära hat die Interpretation der hepatitischen Leberveränderungen einige Schwierigkeiten bereitet, da sich bald zeigte, daß sich der prinzipielle Charakter der Veränderungen ebenso wie der pathomorphologische Ablauf der Erkrankung kaum in das klassische Entzündungsschema einordnen ließen. Mesenchymale Proliferation und vorwiegend kleinrundzellige Infiltration, die das akute Krankheitsstadium beherrschen, sind nämlich nach klassischer Anschauung als Elemente der chronischen Entzündung anzusehen [144]. Diese Schwierigkeit teilt die Virushepatitis übrigens mit den meisten anderen parenchymatösen Viruskrankheiten. Auch in einer so modernen Definition des Entzündungsbegriffes, wie sie *Büchner* [30] gegeben hat, findet die Virushepatitis kaum Platz: ,,Eine Entzündung ist der Komplex jener örtlichen Veränderungen der Durchblutung, der Blutgefäße und des Mesenchym, welche unter der Wirkung eines lokalisierten Krankheitsreizes eintreten und in der Regel das Erlöschen der Reizwirkung zur Folge haben". Der Grund für diese Schwierigkeit ist verständlich, da die parenchymatösen Abschnitte der Leber Sinusoide, aber kein reagibles Gefäßsystem besitzen. Die logische Konsequenz war die Feststellung *Büchner*s: ,,daß es keine parenchymatöse Entzündung gibt".

Unsere Kenntnisse von den Wechselwirkungen zwischen Viren und Wirtsorganismus haben sich im letzten Jahrzehnt bedeutend vertieft und drängen zu einer neuerlichen Überprüfung des Entzündungsbegriffes, der wohl zu tief im ärztlichen Denken verwurzelt ist, um noch jemals aus ihm entfernt werden zu können. Er sollte aber breit genug gehalten werden, daß auch die parenchymatösen Viruskrankheiten in ihm Platz finden.

Unter den infektiösen Leberkrankheiten, die das Organ in diffuser Weise befallen, nimmt die Virushepatitis durch ihre Häufigkeit und weltweite Verbreitung eine so überragende Stellung ein, daß sie diesen Namen trägt, obwohl in unseren Breiten auch noch andere, virusbedingte Leberentzündungen des Menschen heimisch sind und wir obendrein nicht einmal ihren Erreger kennen. Nach heute geltender Auffassung kommen als Erreger der Virushepatitis das Virus A (Hepatitis epidemica) und das Virus B (homologe Serumhepatitis) in Betracht, wobei jedoch noch nicht entschieden ist, ob es sich dabei tatsächlich um differente Viren handelt. Auf Grund statistischer Untersuchungen ist belegt, daß die homologe Serumhepatitis im Durchschnitt schwerer verläuft als die Hepatitis epidemica, im Einzelfall ist jedoch die Unterscheidung weder klinisch noch histologisch möglich.

1. Der gewöhnliche Krankheitsverlauf

Die gewöhnlich verlaufende Virushepatitis bietet keine besonderen diagnostischen Schwierigkeiten, so daß sich eine Leberbiopsie im allgemeinen erübrigt;

sie ist heute zumeist den atypischen Krankheitsverläufen vorbehalten. In den
Jahren, in denen noch keine subtile Laboratoriumsdiagnostik zur Verfügung
stand, wurde die Hepatitisleber regelmäßig und oft auch mehrfach punktiert,
so daß sie in morphologischer Hinsicht heute als die bestbekannte akute Leberkrankheit gelten kann.

    a) Das präikterische Stadium. Von der Überwachung möglicherweise mit
Virushepatitis infizierter Personen ist bekannt, daß die Transaminasenaktivität
bereits Wochen vor Ausbruch der Gelbsucht anzusteigen beginnt. Dieses Phänomen findet sich vor allem bei der Hepatitisform mit langer Inkubationszeit,

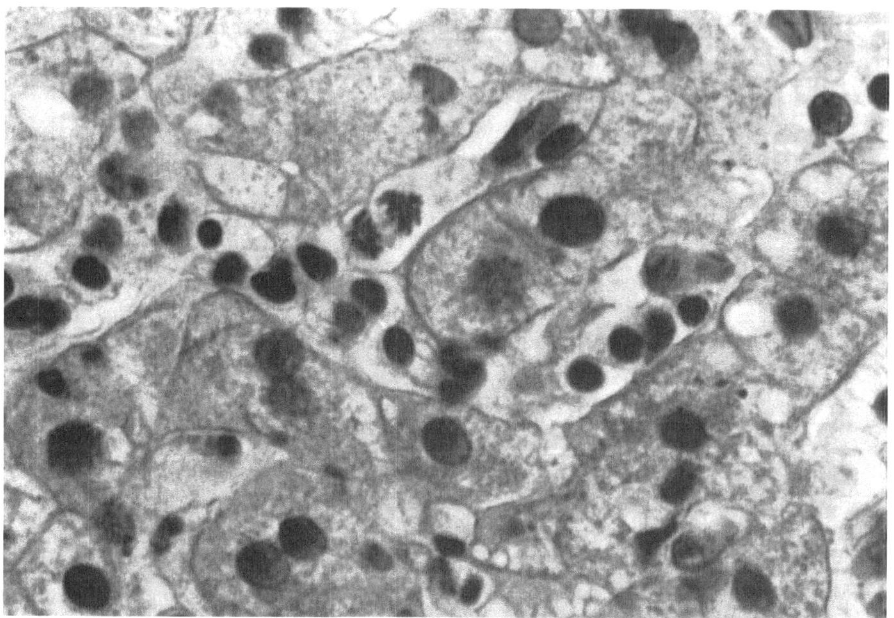

Abb. 29. Hepatitis epidemica, 22 Jahre, ♀, 3. Gelbsuchttag. Bil 2,99 mg-% dR, Thy 10,9 TE,
GOT 22 mE. Kupfferzellaktivierung. Ein Sinusoid von geschwollenen Kupfferzellen und
kleinen Rundzellen weitgehend ausgefüllt. Kupfferzellmitose. HE, ×800

der homologen Serumhepatitis. Leberbiopsien aus dem präikterischen Zeitraum
machen diese Tatsache verständlich. Bei dem frühesten von uns beobachteten
Fall fanden sich bereits 19 Tage vor Ausbruch der Gelbsucht deutliche läppchenzentrale Parenchymnekrosen (Abb. 186). Derartige Leberzellausfälle scheinen
jedoch in diesem frühen Krankheitsstadium noch nicht die Regel zu sein. Das
Schwergewicht der Veränderungen liegt bis zum Beginn der Gelbsucht beim
Mesenchym: Es findet sich eine deutliche Aktivierung und mitotische Vermehrung
der Kupfferzellen. Sie weisen große, helle Zellkerne auf und scheinen sich vielfach
in das Lumen der Sinusoide abzustoßen, wo man zwischen kleinen Rundzellen
stets auch größere Elemente mit helleren, rundlichen bis gebuchteten Kernen
beobachten kann, die bei dichter Lagerung manchmal perlschnurartig aneinander-
gereiht sind und Mitosen aufweisen können (Abb. 29). Wohl anstelle einzelner
zugrunde gegangener Leberzellen bildet das Reticuloendothel recht ausgedehnte,
vielgestaltige und unscharf begrenzte Zellwucherungen, denen immer auch kleine

Rundzellen, selten einzelne Plasmazellen und segmentkernige Leukocyten beigesellt sind (Abb. 30). Die Portalfelder wirken ebenfalls zellreich, vorwiegend infolge Aktivierung und Vermehrung der ortsständigen mesenchymalen Elemente, weniger durch eine zellige Infiltration verschiedener Dichte. Diese setzt sich aus segmentkernigen Leukocyten und kleinen Rundzellen zusammen, wobei aber bemerkenswerterweise schon in diesem frühen Stadium die letzteren zumeist überwiegen.

b) Von der *ersten Gelbsuchtwoche* an treten die Veränderungen des Parenchym in den Vordergrund. In den ersten Tagen, also zu einem Zeitpunkt, an dem die

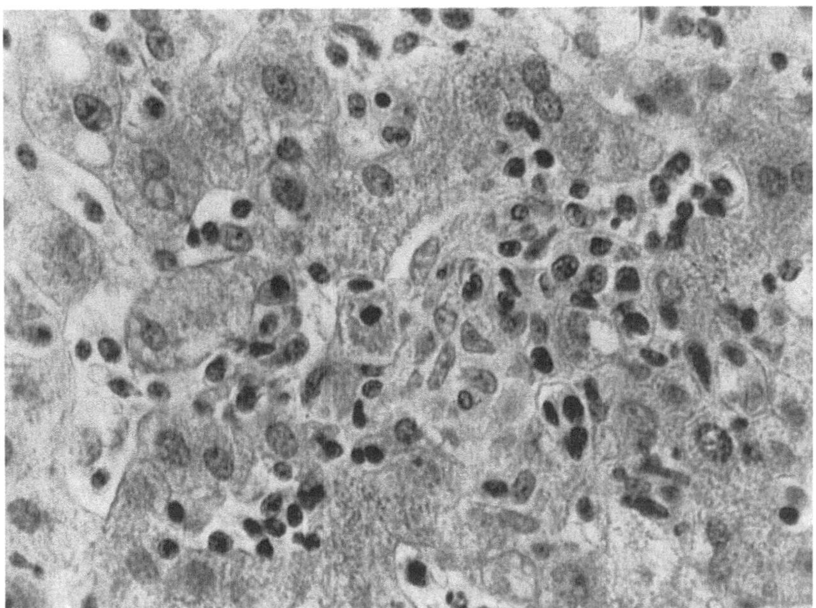

Abb. 30. Anikterische Virushepatitis, 36 Jahre, ♂. Kupfferzellwucherung mit begleitender rundzelliger Infiltration. HE, ×500

Parenchymschädigung noch gering ist, läßt sich oft eine erstaunliche Häufung von *Leberzellmitosen* beobachten, die bei fortschreitender Gelbsucht nicht mehr in Erscheinung treten (Abb. 31). Dieser Umstand ist darauf zurückzuführen, daß die Leberzelle zwar teilungsfähig, aber nicht zu jeder Zeit teilungsbereit ist. Die Umstellung auf die besonderen Synthesen, die einer Zellteilung vorausgehen müssen, gelingt der geschädigten Zelle nicht mehr. Mitosen sind damit ein empfindliches Maß für den Grad der Parenchymschädigung: Sie finden sich nur solange reichlich, als sich die Schädigung noch in mäßigen Grenzen hält [94].

Vorwiegend im Läppchenzentrum scheinen sog. *Ballonzellen* auf, mächtige, oft auf das 10—20fache ihrer normalen Größe aufgeblähte Leberzellen, die offensichtlich den Platz anderer, bereits zugrundegegangener Leberzellen einnehmen und damit den Zelluntergang in dieser frühen Krankheitsphase kaschieren. Sie weisen große, helle Zellkerne mit deutlichen Kernkörperchen auf, zeigen oft auch Kernvacuolen, zwei- und vielkernige Zellen sind häufig (Abb. 32, 33). Da ihr Cytoplasma sehr verschiedene Dichte aufweist, wirken die Läppchenzentren

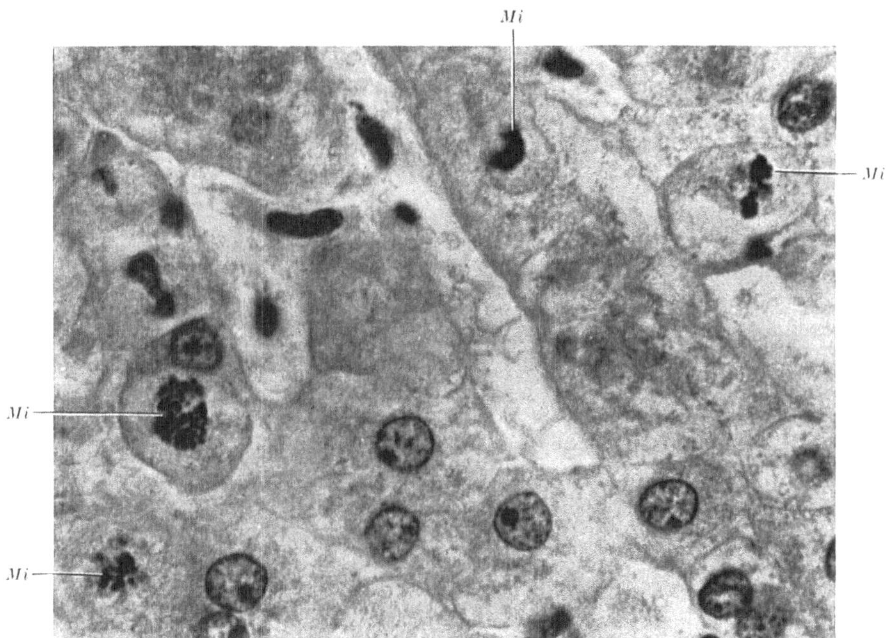

Abb. 31. Hepatitis epidemica, 32 Jahre, ♀, 4. Gelbsuchttag. 4 Leberzellmitosen (*Mi*) in einem Läppchenzentrum. HE, ×500. (*Thaler* [168])

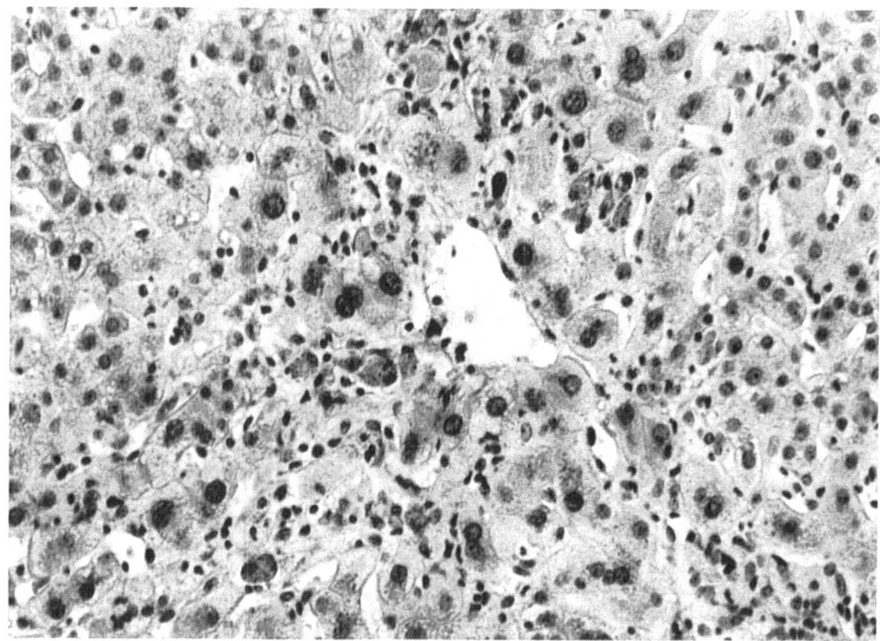

Abb. 32. Hepatitis epidemica, 58 Jahre, ♀, 6. Gelbsuchttag. Läppchenzentrum mit Fleck-nekrosen, Kupfferzellwucherung und geringer kleinrundzelliger Infiltration. Ballonzellen, Nester pigmentspeichernder Phagocyten. HE, ×200

scheckig-bunt. Zum Teil erscheinen die Ballonzellen wasserhell, wobei meist noch eine angedeutete, feinwabige Struktur zu erkennen ist. Diese meist als hydropische Degeneration bezeichnete Veränderung trägt ihren Namen zurecht, wie das Elektronenmikroskop zeigen konnte: Das endoplasmatische Reticulum ist in große, flüssigkeitsgefüllte Blasen umgewandelt [79]. Andere Ballonzellen wieder fallen durch ein dichtes, körniges bis homogenes, acidophiles Cytoplasma auf. Auch über die Natur dieser Veränderung gibt die Elektronenmikroskopie Aus-

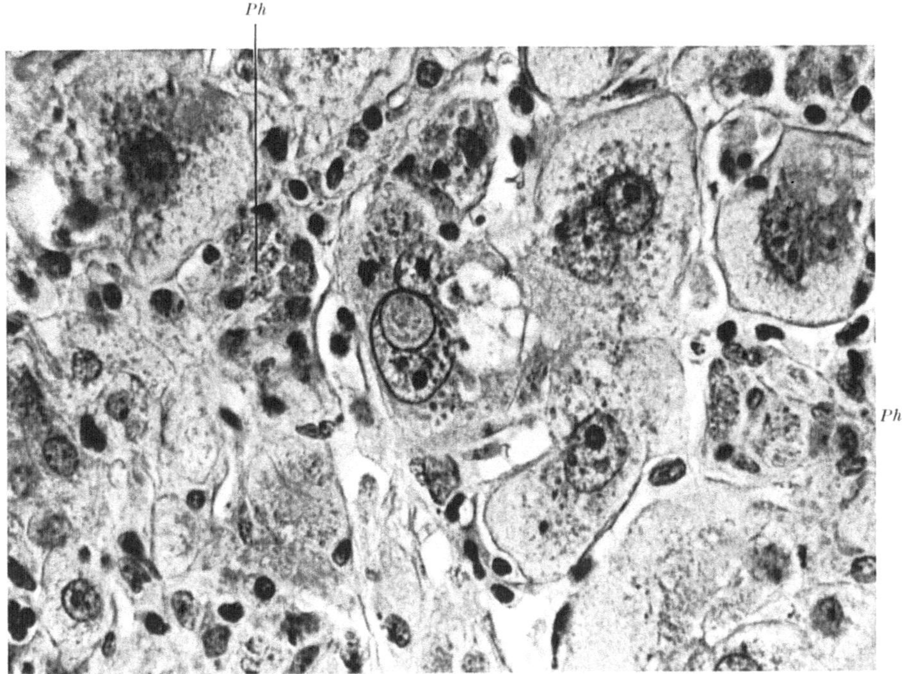

Abb. 33. Persistierende Hepatitis, 48 Jahre, ♀. Flüchtiger Ikterus bereits abgeklungen, 13. Krankheitstag. Bil 1,35 mg-%, Thy 8 TE. Läppchenzentrum. Mit Gallepigment beladene Ballonzellen, die Zelle in Bildmitte mit Kernvacuole. Nester pigmentspeichernder Phagocyten (*Ph*). HE, ×500

kunft: Sie ist im allgemeinen durch eine Vergrößerung und Vermehrung der Mitochondrien bei weitgehendem Schwund des endoplasmatischen Reticulum bedingt [23]. Oft enthalten Ballonzellen Pigmentkörner, meist in regelloser Verteilung.

Besonders in den Läppchenzentren bilden vermehrte Kupfferzellen im Verein mit kleinen Rundzellen, wenigen segmentkernigen Leukocyten und Plasmazellen *herd- und streifenförmige Zellansammlungen*, die sich zwischen den Ballonzellen etablieren (Abb. 32). Daneben finden sich auch umschriebene Nester phagocytierender Kupfferzellen, die ein feinkörniges Pigment von graugelblicher bis gelbbrauner Eigenfarbe speichern. Ein gleichartiges Pigment ist in den Portalfeldern, innerhalb von Makrophagen, nachzuweisen. Das Pigment wird allgemein und wohl nicht sehr glücklich als Ceroid bezeichnet (Abb. 32, 33, Farbabb. II, S. 63).

Ceroid wurde ursprünglich bei der diätetischen Cirrhose der Ratte beschrieben, ein säurefestes, fluorescierendes, blaßgelbes Pigment, das von fettlösenden Agentien nicht angegriffen wird, aber positive Fettfärbung gibt [53]. Es scheint sich dabei um einen metabolischen Artefakt zu handeln, hervorgerufen durch Versuchsdiäten mit hohem Gehalt an ungesättigten Fettsäuren [56]. Das Pigment, das bei Virushepatitis und anderen nekrotisierenden Leberkrankheiten in Phagocytennestern und portalen Makrophagen gefunden wird, stammt hingegen offensichtlich aus zugrundegegangenen und abgebauten Leberzellen. Es ist damit ein

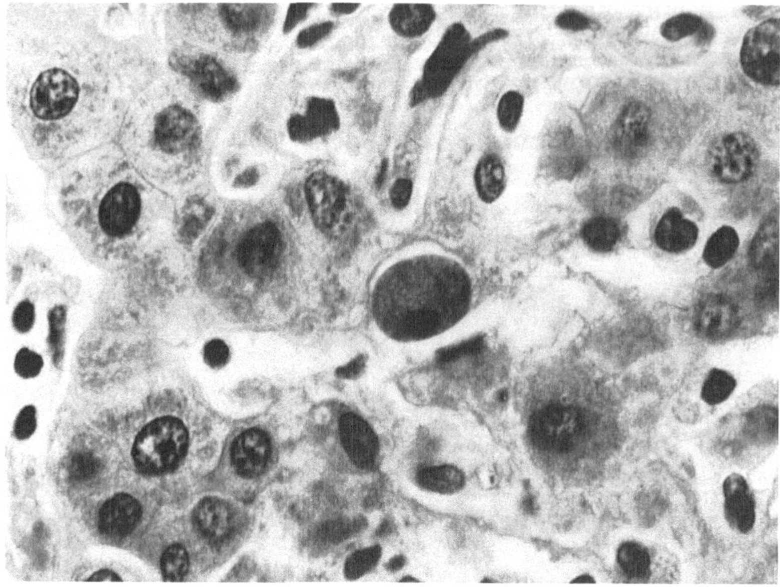

Abb. 34. Hepatitis epidemica, 29 Jahre, ♂, 8. Gelbsuchttag. Roter Körper im Zellverband, von einem Retraktionsspalt umgeben. Kupfferzellaktivierung, Polymorphie der Leberzellkerne. HE, ×600. (*Benda, Gerlach, Rissel, Thaler* [15])

Mischpigment, das unter anderem Lipofuscin und häufig auch Siderin enthält (Farbabb. I, S. 63). Auf den Gehalt an Lipofuscin gründet sich eine gewisse reaktive Verwandtschaft mit dem Ceroid des Tierexperiments.

Für die virusbedingten Hepatitiden sehr charakteristisch, wenn auch keineswegs für sie spezifisch, sind die *roten* oder *hyalinen Körper* [7, 156]. Beim Gelbfieber sind sie schon seit langem als Councilman-bodies bekannt (s. S. 104). Es handelt sich dabei um verstreut im Läppchen liegende, scharf begrenzte, rundliche, leuchtend acidophile Gebilde, die bei kleiner Vergrößerung homogen erscheinen, bei größerer aber meistens eine zarte Wabenstruktur erkennen lassen. Sie sind etwas kleiner als gewöhnliche Leberzellen und führen häufig einen, gelegentlich auch mehrere pyknotische Kernreste. Oft liegen die roten Körper im Plattenverband, erscheinen aber meist durch einen Retraktionsspalt von den Nachbarzellen abgesetzt (Abb. 34). Die eigentümlichen Gebilde stellen Coagulationsnekrosen von Leberzellen dar und bestehen, wie elektronenoptisch gezeigt werden konnte, aus kondensiertem Hyaloplasma, in dem noch wenige, meist stark veränderte Organellen erkennbar sind.

Außerdem konnten wir [15] im Cytoplasma von Leberzellen kleinere Gebilde nachweisen, die färberisch und strukturell ähnliche Eigenschaften wie rote Körper aufweisen, jedoch entsprechend ihrem Entstehungsort niemals Kernmaterial beherbergen (Abb. 35). Sehr selten finden sich auch mehrere Einschlüsse in einer Leberzelle. Ihre Größe entspricht im allgemeinen dem Zellkern. Liegen sie diesem nahe, können sie ihn nierenförmig eindellen (Abb. 35, 89). Da intracellulär gelegene rote Körper viel seltener zu beobachten sind als celluläre Formen, haben sie sich bisher der elektronenmikroskopischen Beobachtung entzogen. Jedoch sind auto-

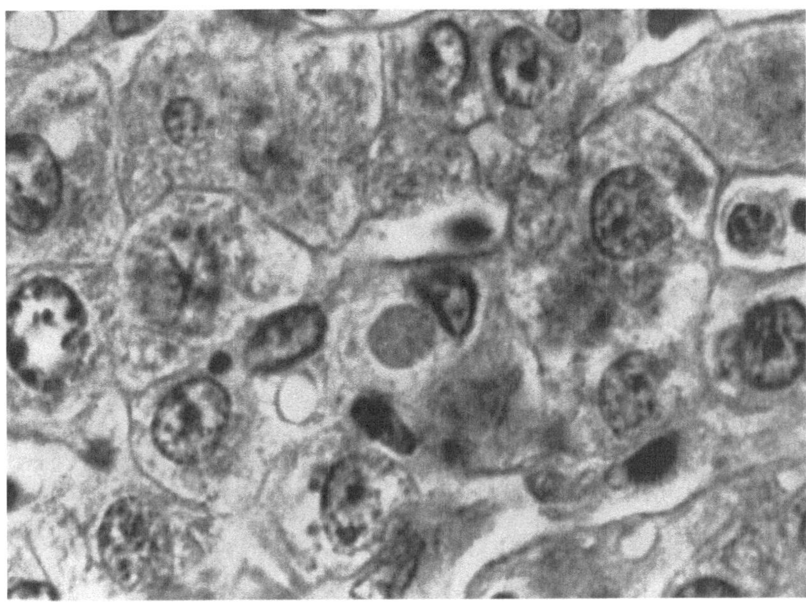

Abb. 35. Homologe Serumhepatitis bei Salvarsanbehandlung, Rezidiv, 27 Jahre, ♂, 15. Gelbsuchttag. Intracellulärer roter Körper (Bildmitte), den Zellkern nierenförmig eindellend. HE, × 1000. [*Benda, L., E. Rissel* u. *H. Thaler:* Z. klin. Med. **150**, 206 (1952)]

phagische Vacuolen, in denen zelleigenes, cytoplasmatisches Material ausgesondert und, wenn die Zelle intakt bleibt, abgebaut wird, eine wohlbekannte Erscheinung [79].

Gelegentlich lassen sich im gleichen Schnitt verschiedene acidophile Umwandlungen von Leberzellen beobachten, die anscheinend Entwicklungsstadien von roten Körpern darstellen (Abb. 36—39): Es finden sich Leberzellen mit auffallend körnig-dichtem, acidophilem Cytoplasma und pyknotischen Kernen (Abb. 36), die sich unter Schrumpfung vom Ektoplasma der angrenzenden Leberzellen zurückziehen (Abb. 37) und eine verschieden stark fortgeschrittene Abrundung des Zelleibes und Verdichtung des Kernrestes aufweisen (Abb. 38 und 39).

Rote Körper werden offenbar bald aus dem Zellplattenverband ausgestoßen oder durch Zerfall der beherbergenden oder benachbarten Zellen in Freiheit gesetzt und gelangen dadurch in den perisinusoidalen Raum, wo sie eine Beute der Kupfferzellen werden. Kleine rote Körper werden phagocytiert, große von einem Kranz von Kupfferzellen umgeben und abgebaut.

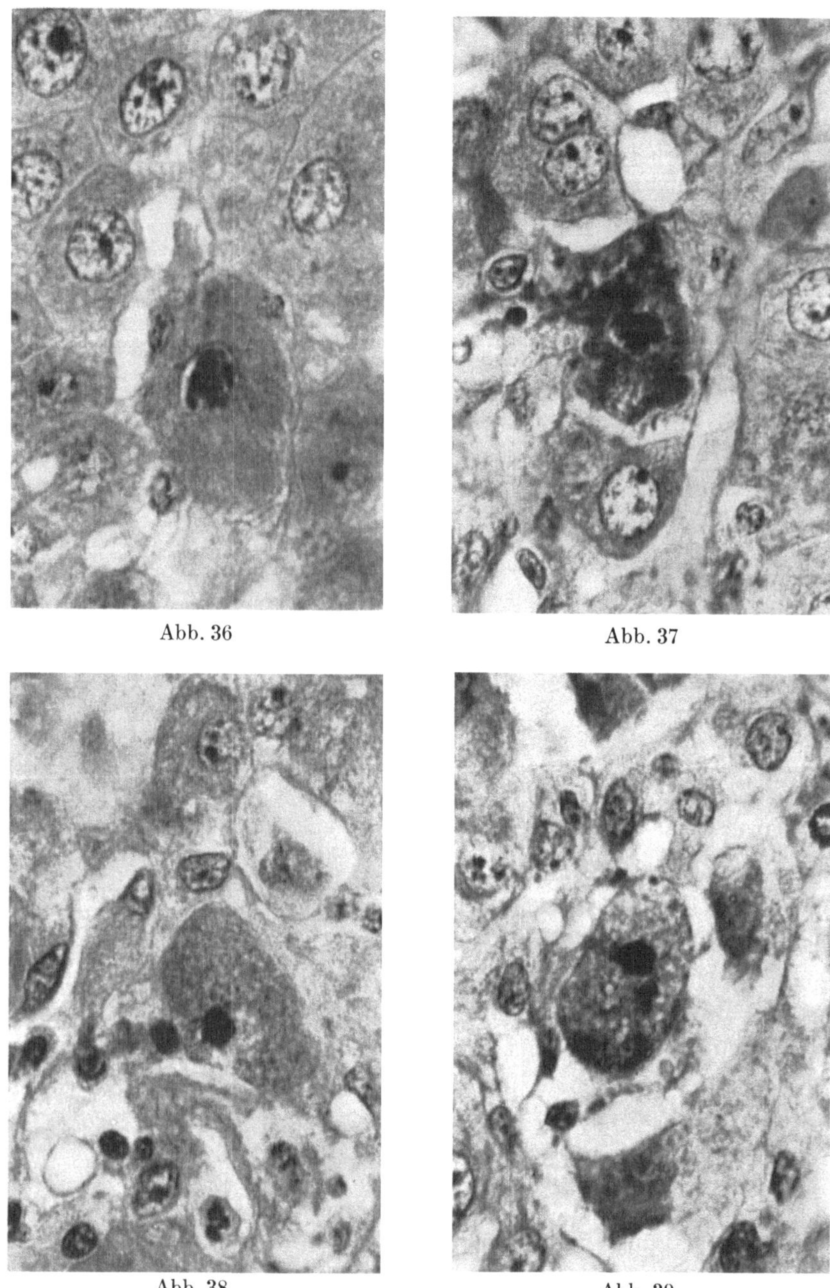

Abb. 36   Abb. 37

Abb. 38   Abb. 39

Abb. 36—39. Hepatitis epidemica, 19 Jahre, ♀. 10. Gelbsuchttag. HE, ×1000. (*Thaler* [168])
Abb. 36. Acidophile Leberzelle mit Kernpyknose
Abb. 37. Schrumpfung des Cytoplasma unter Ausbildung eines Retraktionsspaltes
Abb. 38. Beginnende Abrundung der acidophilen Zelle. Kleiner, pyknotischer Kernrest. Die ehemalige Kerngröße noch als strukturarmer Hof erkennbar
Abb. 39. Noch vacuolärer, aber deutlich abgerundeter roter Körper

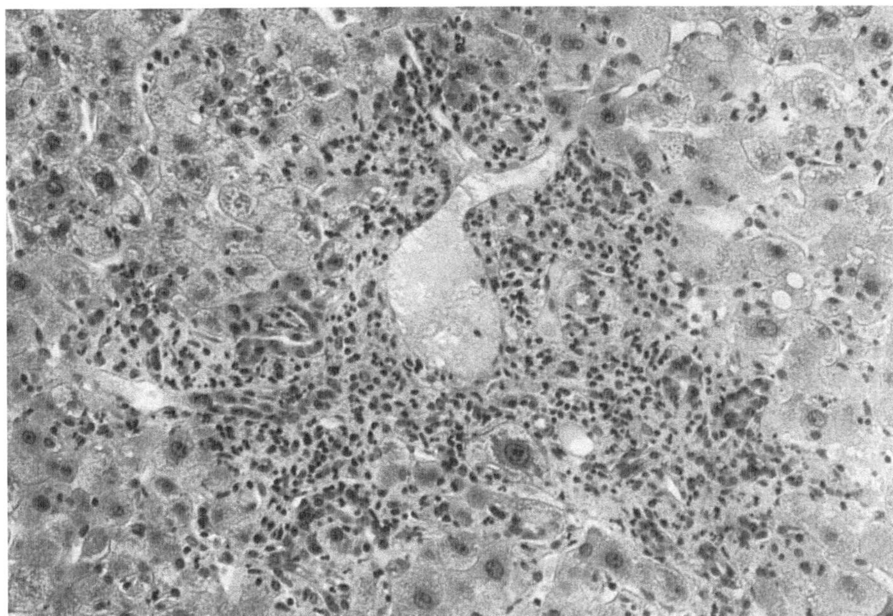

Abb. 40. Homologe Serumhepatitis, 64 Jahre, ♂, 19. Gelbsuchttag. Portalfeld. Unregelmäßig-sternförmige Gestalt, Infiltration mit kleinen Rundzellen und segmentkernigen Leukocyten, Mottenfraßnekrosen. Duktuläre Wucherungen und degenerierende Leberzellen an der Parenchym-Bindegewebsgrenze. HE, ×150

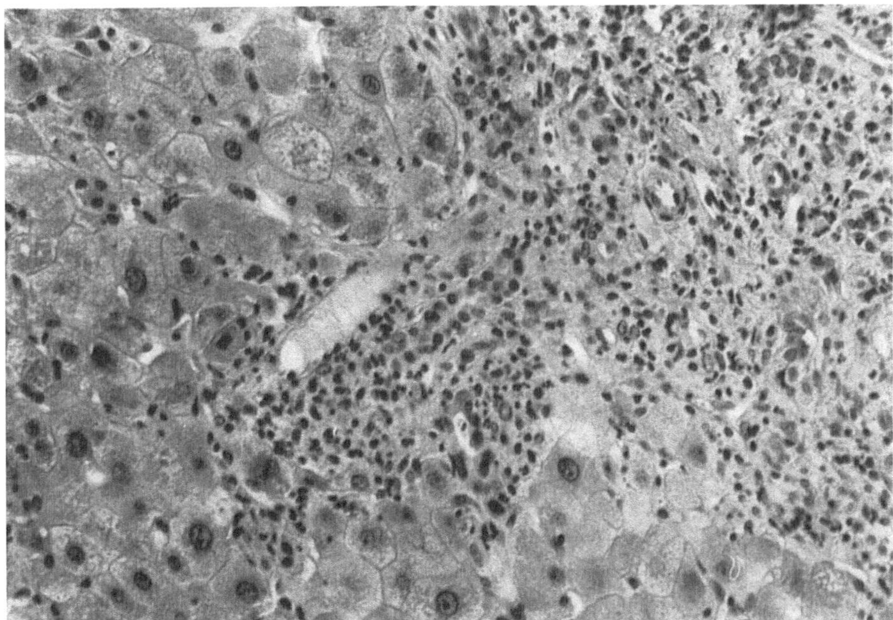

Abb. 41. Die gleiche Biopsie wie Abb. 40. Mottenfraßnekrosen an der Parenchym-Bindegewebegrenze. HE, ×300

Die roten Körper können bereits in der präikterischen Krankheitsphase nachweisbar sein, werden mit dem Höhepunkt der Erkrankung am zahlreichsten und sind in der Rückbildungsphase, 1 Woche später, meist nicht mehr festzustellen.

Auch in der Läppchenperipherie, an den Rändern der Portalfelder, finden sich degenerative Schädigung und Untergang von Leberzellen. In die entstehenden Parenchymlücken wandern portale Entzündungszellen ein, wodurch die parenchymatöse Peripherie ausgefranst, die Parenchym-Bindegewebsgrenze verwaschen erscheint (Abb. 40, 41). Diese Veränderung wurde als *piece-meal necrosis* (Mottenfraßnekrose) bezeichnet [124]. Sie wird allgemein als Charakteristikum der chronisch-aggressiven Hepatitis angesehen, ist aber nur der Ausdruck langsam fortschreitenden, portalnahen Parenchymunterganges und damit bei den verschiedensten Leberkrankheiten nachzuweisen, darunter selbstverständlich auch bei der gewöhnlichen Virushepatitis.

c) Bei leicht verlaufenden Krankheitsfällen stellen die Veränderungen, wie sie für die erste Gelbsuchtwoche skizziert wurden, bereits das Maximum der Leberschädigung dar. Bei mittelschwerem und schwerem Krankheitsverlauf werden Parenchymschädigung und ihre Folgen gegen Ende der ersten und während der *zweiten Gelbsuchtwoche* noch deutlicher. Die Ballonierung der Leberzellen kann den Ausfall an läppchenzentralem Parenchym nicht mehr wettmachen, es scheinen Parenchymlücken auf, die immer zahlreicher werden, bis es zur Ausbildung zusammenhängender Nekrosenzonen kommt (Abb. 42, 43, 177).

Klinisch ist dieses Stadium durch zunehmende Gelbsucht und rasches Ansteigen der Transaminasenaktivität charakterisiert. Beim durchschnittlichen, mittelschweren Krankheitsverlauf ist der Parenchymausfall sowohl in den Läppchenzentren als auch in der Läppchenperipherie, um die Portalfelder, ausgeprägt (Abb. 40). Bei schweren Fällen schieben sich die zentralen Nekrosen mit zungenförmigen Ausläufern, die sich in der ernährungsmäßig benachteiligten Zone 3 nach *Rappaport* [133] ausbreiten (s. S. 41, Abb. 22), peripherwärts vor und können sich schließlich mit den periportalen Nekrosen vereinen (Abb. 191, 192). Nicht selten beschränkt sich der Parenchymuntergang entweder auf das Läppchenzentrum oder die Läppchenperipherie, so daß zwischen einem *zentralen* und einem *peripheren Nekrosetyp* unterschieden werden kann. Rund 10% der Virushepatitiden gehören dem peripheren Typ an (Abb. 44).

Die zentrolobulären Parenchymnekrosen sind selten komplett. Meist finden sich im Nekrosebereich noch isolierte, degenerativ geschädigte Leberzellen (Abb. 42). Phagocytose oder Abtransport von Zerfallmaterial scheint rasch vor sich zu gehen, da Zelltrümmer, abgesehen von roten Körpern, nur sehr selten beobachtet werden können. Da das entepithelisierte Areal durch den Ring erhalten gebliebenen Parenchym stabilisiert und vor Kollaps geschützt wird (Abb. 43, 190), bleiben Sinusoide und die früher von Leberzellen besiedelten perisinusoidalen Räume offen, wobei es anscheinend ex vacuo oft zu einer Erweiterung der Sinusoide mit Blutaustritt kommt (sog. rote Atrophie, Abb. 43). Eine mäßiggradige, entzündliche Infiltration, vorwiegend mit kleinen Rundzellen, findet sich vor allem an den Rändern der Nekrosezonen, wo auch die Vermehrung der Kupferzellen besonders deutlich in Erscheinung tritt. Hier sind meist auch zahlreiche Nester pigmentspeichernder Phagocyten zu finden.

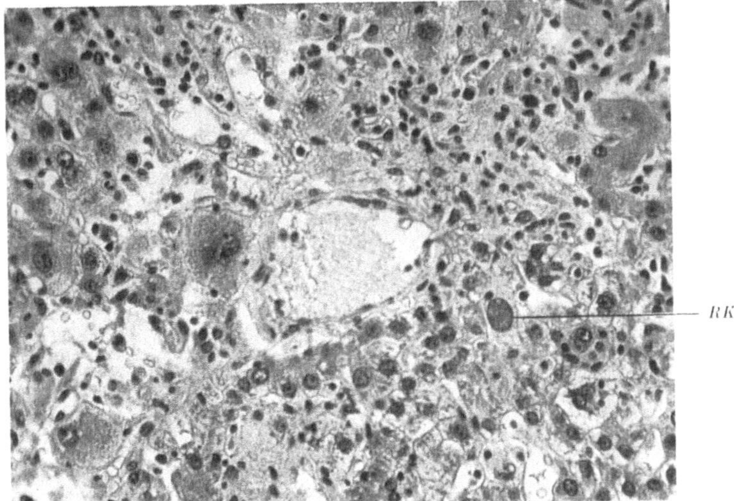

Abb. 42. Homologe Serumhepatitis bei Salvarsanbehandlung, 36 Jahre, ♀, 10. Gelbsuchttag. Zentrolobuläre Parenchymnekrose. Schüttere, vorwiegend kleinrundzellige Infiltration, roter Körper (*RK*) und einzelne Ballonzellen. HE, ×160. (*Thaler* [168])

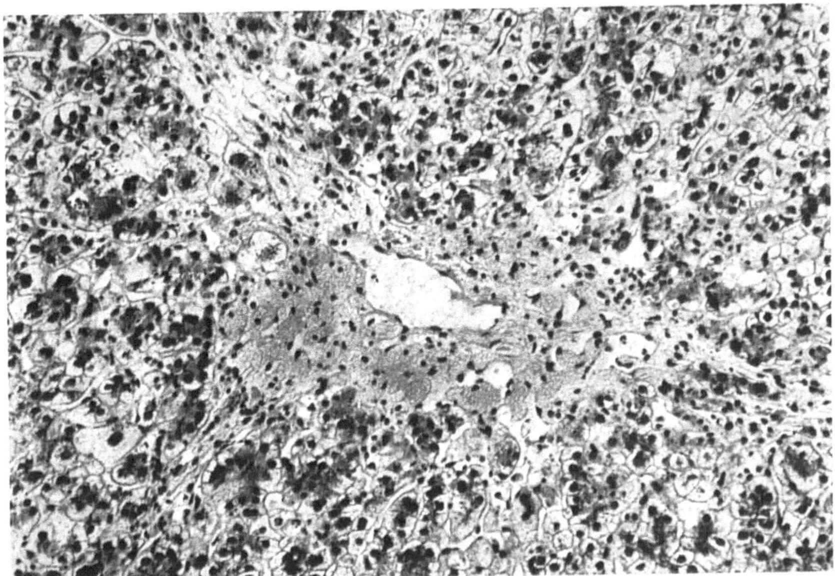

Abb. 43. Schwere Virushepatitis, Rückbildungsstadium. 37 Jahre, ♂, 5. Gelbsuchtwoche. Gereinigte zentrolobuläre Nekrose mit Erythrocytenextravasaten („rote Atrophie"). Glykogenreiches Parenchym, kleine, dunkle Leberzellen, vorwiegend am Nekroserand. HE, ×120

Im erhalten gebliebenen Parenchym, im intermediären Läppchenbereich, besteht das unruhig-bunte Bild der Virushepatitis weiter: Die Leberzellen weisen einen deutlich verminderten Glykogengehalt auf, wobei beträchtliche Unterschiede in Größe und Färbbarkeit der Zellen auffallen. Die Kupfferzellwucherungen und kleinrundzelligen Infiltrate werden kompakter, schärfer begrenzt und nehmen zum Teil streifenförmigen, zum Teil knötchenförmigen Charakter an.

Die periportalen Nekrosezonen gehen im allgemeinen für das Parenchym
verloren, da der Druck des ödematösen, entzündlich infiltrierten Portalfeldes
die angrenzenden entepithelisierten Zonen kollabieren läßt. Gefäße, Fibroblasten und vor allem Gallengangsregenerate sprossen in diese Abschnitte ein,
wobei die duktulären Wucherungen den teilweise verlorengegangenen Konnex
zwischen Parenchym und Gallengangsystem wieder herstellen (Abb. 40, 41). Das
vergrößerte Portalfeld erhält eine irreguläre, sternförmige Gestalt (s. S. 197).

d) Wenn sich die klinische Wendung zum Besseren durch eine Harnflut,
Abblassen der Gelbsucht und Abfall der Transaminasenaktivität anzeigt, ein

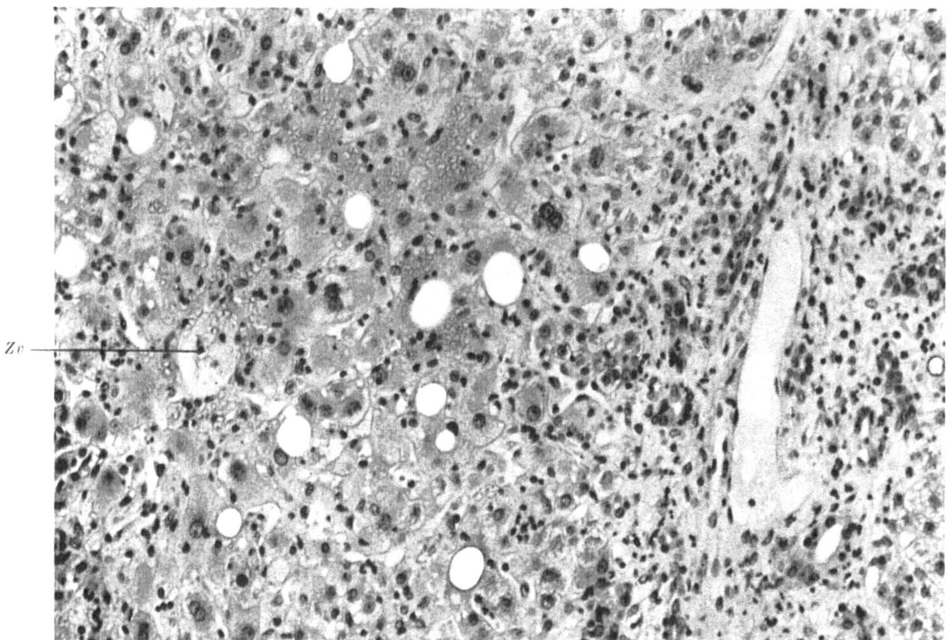

Abb. 44. Homologe Serumhepatitis nach Bluttransfusionen, 59 Jahre, ♀, 15. Gelbsuchttag.
Bil 52,0 mg-%, Thy 9 TE, GOT 200 WE, alkPh 5,9 mMol E. Portaler Typ. Läppchenzentrum wenig verändert. Zentralvene (*Zv*). Das Hauptgewicht der Läsion liegt im periportalen Bereich (rechts). HE, ×150

Ereignis, das gewöhnlich gegen Ende der zweiten oder in die dritte Gelbsuchtwoche fällt, hat sich in der Leber bereits ein deutlicher Umschwung vollzogen.
In der *Rückbildungsphase* zeigt sich die enorme regeneratorische Kapazität der
Leber, die mit erstaunlich kurzer Latenzzeit zur Wirkung kommt, wenn das
schädigende Agens eliminiert oder überwunden ist (s. auch S. 186). Der Motor
dieser reparativen Regeneration ist die funktionelle Beanspruchung des Leber-
parenchyms. Als äußere Zeichen der Erholung kann die starke Glykogenver-
mehrung in den Leberzellen gelten, die dadurch bei den üblichen Färbemethoden
(HE etc.) ein pflanzenzellartiges Aussehen erhalten. Um die gereinigten zentralen
Nekroseareale treten kleine Leberzellen mit chromatinreichem Kern und basophilem Cytoplasma auf, die gegen die Zentralvene vorwachsen und dabei die
perisinusoidalen Räume als Leitkanäle benützen. Zweikernige Leberzellen sind

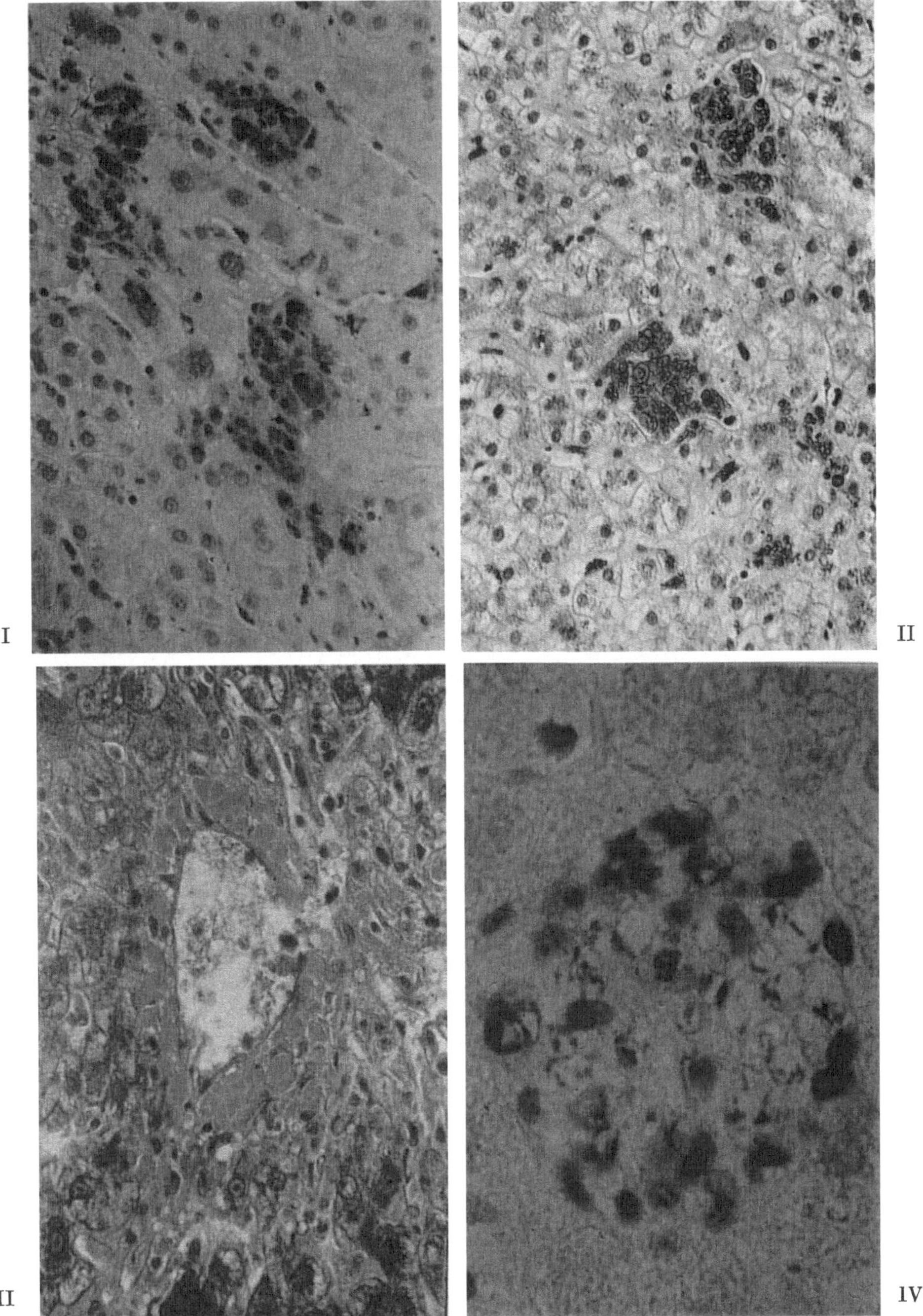

Farbabb. I. Anikterische Virushepatitis, Rückbildungsstadium, 74 Jahre, ♂. Siderin- und Lipofuscinspeicherung in Phagocytennestern. BB, ×200

Farbabb. II. Abgeklungene Virushepatitis, 52 Jahre, ♂. Pigmentspeicherung in Phagocytennestern. HE, ×200

Farbabb. III. Persistierende Virushepatitis, 72 Jahre, ♀, Gelbsucht vor 7 Wochen abgeklungen. Zentrolobuläre Nekrose, mantelförmige Fibrosierung der Zentralvene. Mall, ×250

Farbabb. IV. Lepra, tuberkulide Form, 49 Jahre, ♀. Reichlich Leprabakterien in Vacuolen der Histiocyten. Ziehl-Neelsen, ×800

zahlreich. Polyploide Elemente finden sich besonders bei älteren Patienten häufig, da das höhere Lebensalter schon physiologischerweise dazu neigt. Da im Gegensatz zum Läppchenzentrum eine Wiederbesiedlung der periportalen Parenchymnekrosen nicht mehr in Frage kommt (s. S. 198), wächst hier das Parenchym auf breiter Front gegen die Portalfelder vor, wodurch zwar ihre gestaltliche Veränderung nicht mehr rückgängig gemacht werden kann (Abb. 176), aber der portale Raum wieder eingeengt wird. Eine Folge dieses Prozesses ist eine Verdichtung der portalen Faserstrukturen auf der einen, eine Wiederherstellung einer scharfen Parenchym-Bindegewebsgrenze auf der anderen Seite.

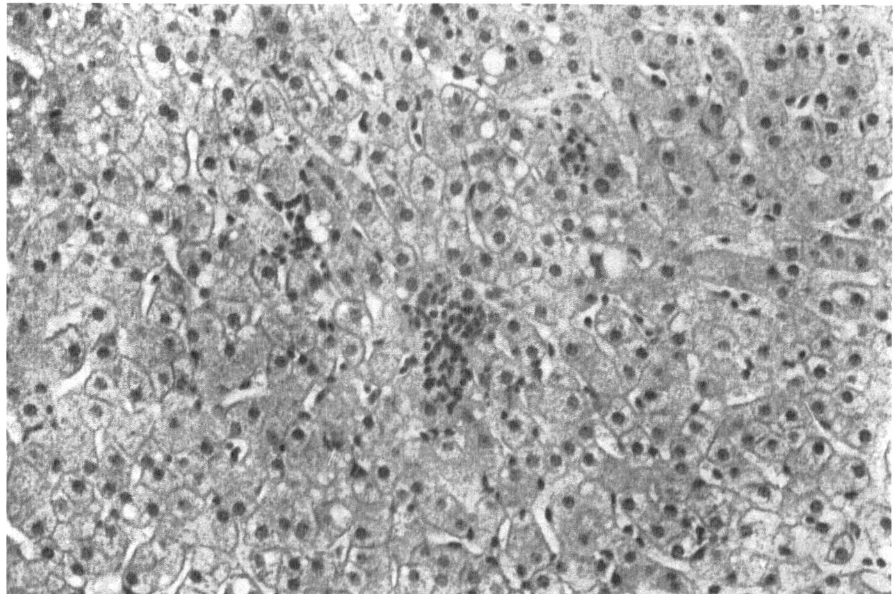

Abb. 45. Spätes Rückbildungsstadium einer Virushepatitis, 54 Jahre, ♀. 3 Spätknötchen bei sonst wieder unauffälligem Parenchym (feintropfige Leberzellverfettung). HE, ×200

Sind die Nekrosezonen nicht zu ausgedehnt, können vor allem bei jungen Patienten die Parenchymausfälle noch vor dem vollständigen Abblassen der Gelbsucht repariert sein. Handelt es sich um ausgedehntere Nekrosezonen oder um ältere Patienten, erstreckt sich die Reparation gewöhnlich noch über das klinische Krankheitsende.

Die mesenchymalen Anteile reagieren infolge der ihnen innewohnenden Passivität bedeutend träger. Pigmentspeichernde intralobuläre Phagocytennester und portale Makrophagen zeugen noch von Parenchymnekrosen, nachdem diese längst wieder repariert sind. Besonders auffällig sind diese Veränderungen nach der Hepatitis älterer Personen bei Berlinerblaufärbung, da das gespeicherte Pigment dann zum Großteil aus Siderin besteht und die tiefblauen Farbkleckse innerhalb des Parenchyms und der Portalfelder ein sehr eindrucksvolles histologisches Bild ergeben (Farbabb. I, S. 63).

Knötchenförmige intralobuläre Zellansammlungen aus gewucherten Kupfferzellen und kleinen Rundzellen, sog. *Spätknötchen* [87] (Abb. 45), können sich noch Wochen nach dem Abblassen der Gelbsucht finden, wenn im Parenchym nur mehr eine gewisse Zellunruhe, bedingt durch Größendifferenzen der Leberzellen und eine vermehrte Anzahl zweikerniger Elemente, an die vorausgegangene Parenchymschädigung erinnern. Eine chronisch-entzündliche Infiltration der Portalfelder schließlich kann die vorausgegangene Hepatitis um Monate überdauern.

Nachdem auch diese Veränderungen abgeklungen sind, resultiert nach leichteren bis mittelschweren Krankheitsfällen eine vollständige *restitutio ad integrum*, bei schwereren, praktisch aber völlig ausheilenden Formen lassen schließlich nur

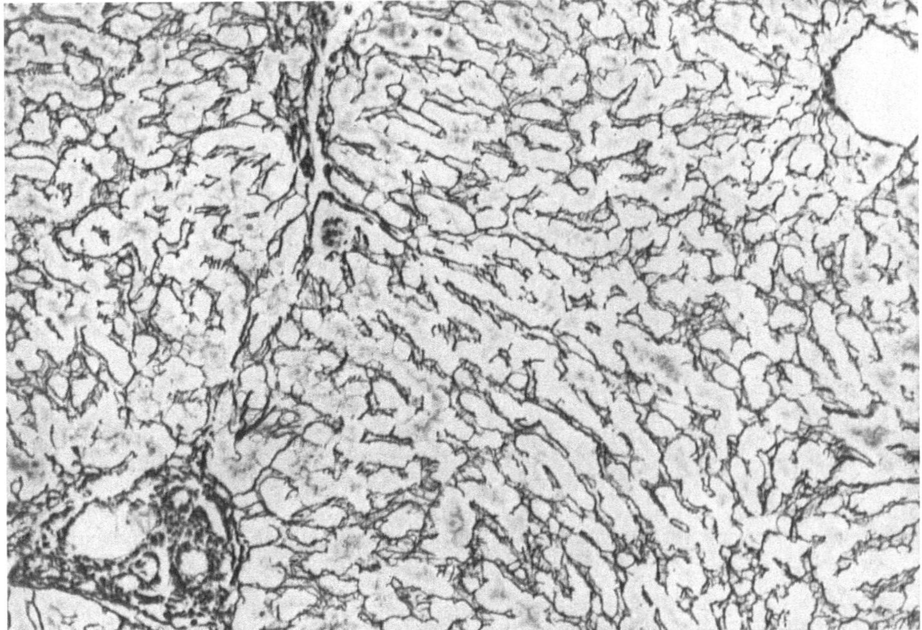

Abb. 46. Spätes Rückbildungsstadium einer Virushepatitis, 34 Jahre, ♂. Läppchenstruktur erhalten (Verteilervene oben, Zentralvene rechts, Portalfeld unten links). Gitterfasern kondensiert und unregelmäßig. Gomori, ×100

mehr irregulär gestaltete, etwas fibrosierte Portalfelder und eine Kondensation des intralobulären Gitterfasergerüstes (Abb. 46) oder eine fibröse Sklerosierung in der Umgebung der Zentralvenen (Abb. 178, Farbabb. III, S. 63) an die Möglichkeit einer vorangegangenen Hepatitis denken. Folgezustände nach Virushepatitis, hepatitische Fibrosen und Cirrhosen sollen später abgehandelt werden (s. S. 197 und 210).

2. Besondere Verlaufsformen der Virushepatitis

a) Die anikterische Verlaufsform. Bei der anikterischen Hepatitis handelt es sich um ein klinisches und kein morphologisches Phänomen. Der Ikterus bei parenchymatösen Leberschädigungen ist kein obligates Symptom. Es wurden sogar akute, tödliche Lebernekrosen beschrieben, die anikterisch verliefen. Das beträchtliche Interesse an der anikterischen Verlaufsform ergibt sich aus dem Umstand, daß sie immer wieder als vermutliche Ursache der zahlreichen,

ätiologisch unklaren Cirrhosen herangezogen wird. Die Häufigkeit anikterischer
Hepatitiden ist sicher hoch. Bei der Transfusionshepatitis beispielsweise kommen
auf einen ikterischen 3—4 anikterische Fälle [39].

Wir haben bei 15 anikterischen Hepatitiden insgesamt 21 Leberbiopsien vorgenommen. In der Mehrzahl der Fälle entsprachen dieser Verlaufsform tatsächlich
auch leichte histologische Veränderungen, vergleichbar ungefähr denen, wie man
sie bei Gelbsuchtbeginn beobachten kann. Gelegentlich finden sich aber auch
Bilder, die einem mittelschweren Krankheitsverlauf entsprechen und ein Fall
wies sogar sehr ausgedehnte Parenchymnekrosen auf [169].

b) Die rezidivierende Verlaufsform. Rezidive von Virushepatitiden, die früher
in knapp 10% der Hepatitisfälle beobachtet wurden [169], sind durch die — aus

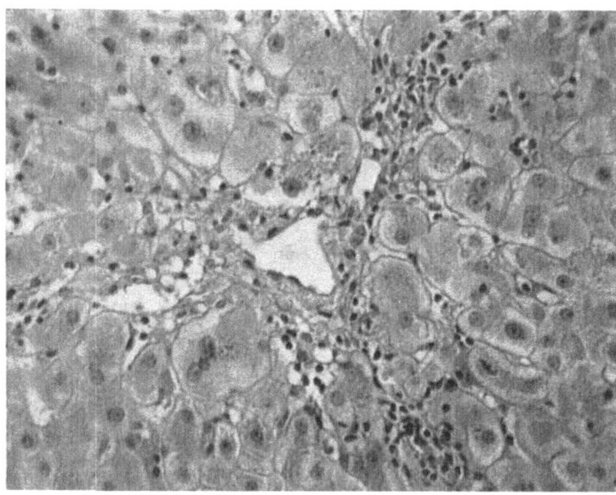

Abb. 47. Homologe Serumhepatitis, protrahierter Verlauf. 53 Jahre, ♂, 77. Gelbsuchttag.
Läppchenzentrum mit kleiner, entzündlich infiltrierter Entepithelisierungszone. Ballonzellen.
HE, ×160. (*Thaler* [169])

gutem Grund wieder verlassene — Corticoidtherapie der akuten Virushepatitis
eindeutig häufiger geworden. Morphologisch weisen Rezidive keine Besonderheiten auf, abgesehen von dem durchschnittlich schwereren histologischen Bild,
das durch den additiven Effekt hintereinander folgender Hepatitisschübe bedingt
wird. Soferne wir Biopsien im gelbsuchtfreien Intervall durchführen konnten,
zeigte es sich, daß die Hepatitis in morphologischer Hinsicht keineswegs abgeklungen war. Es scheint demnach im allgemeinen so zu sein, daß Ersterkran-
kung und Rezidiv lediglich durch ein anikterisches Zwischenstadium getrennt
werden. Damit kann die rezidivierende Verlaufsform auch als eine Variante der
persistierenden aufgefaßt werden.

c) Die persistierende Verlaufsform. Besteht eine Hepatitis trotz Abklingen
der Gelbsucht weiter, haben wir es mit einer persistierenden Hepatitis zu tun.
Seitdem der Krankheitsverlauf nicht mehr allein nach dem Verhalten des Bili-
rubinspiegels beurteilt wird, sondern vor allem auch eine Normalisierung der
Transaminasenaktivität als Kriterium der Ausheilung herangezogen wird, werden
derartige Verlaufsformen seltener übersehen.

Histologisch handelt es sich entweder um das Vollbild der Virushepatitis
mit degenerativ-nekrotisierender Parenchymschädigung (Abb. 47) oder um ein

vorwiegend entzündlich-proliferatives histologisches Bild mit Aktivierung des Reticuloendothels, intralobulären Knötchen aus gewucherten Kupfferzellen und kleinen Rundzellen und einer chronisch-entzündlichen portalen Infiltration. Bei den letztgenannten Fällen lassen manchmal auch die Transaminasen im Stich, während zumeist eine deutliche pathologische Thymoltrübung gefunden wird (vgl. Abb. 53).

Dauert diese Verlaufsform länger als 1 Jahr an, spricht man von einer chronisch-persistierenden Hepatitis (s. S. 73).

d) Die protrahierte Verlaufsform. Der protrahierte Krankheitsverlauf ist ebenfalls ein klinischer Begriff. Man versteht darunter Hepatitisfälle mit ungewöhnlich verlängerter Gelbsuchtdauer [169, 175, 176]. Der Ikterus beginnt nicht spätestens während der vierten Gelbsuchtwoche abzublassen, sondern bleibt über viele Wochen und Monate mehr oder weniger konstant bestehen. Die protrahierte Verlaufsform findet sich vorwiegend bei älteren Patienten, das Durchschnittsalter unserer Fälle liegt etwas über 57 Jahren. Wir haben 37 protrahiert verlaufende Hepatitisfälle bioptisch untersucht, das sind 5,4% aller histologisch verifizierter Virushepatitiden.

Nur 10% der Fälle, meist jüngere Patienten, zeigen ein histologisches Bild wie die persistierende Variante. Zu 90% entspricht die protrahierte Verlaufsform dem cholestatisch-cholangiolitischen Typ der Virushepatitis [175], eine Sonderform, die in die große Gruppe der intrahepatischen Cholestasen gehört [188] (s. S. 117). Eine vorübergehende, cholestatisch-cholangiolitische Reaktionsphase kann schon beim gewöhnlichen Krankheitsverlauf, vorzugsweise wieder bei älteren Patienten, in der frühen Rückbildungsphase der Virushepatitis nachweisbar sein. In der großen Mehrzahl bedeutet dies keine wesentliche Verlängerung der Krankheitsdauer. Gelegentlich ist die cholestatisch-cholangiolitische Variante schon ab Gelbsuchtbeginn zu beobachten [48]. Wir haben insgesamt 126 Virushepatitiden vom cholestatisch-cholangiolitischen Typ beobachtet, das sind 18% aller Virushepatitiden.

Die protrahierte Virushepatitis vom cholestatisch-cholangiolitischen Typ [195] stellt den Arzt vor besondere, in manchen Fällen unlösbare differentialdiagnostische Probleme (s. S. 72). Im allgemeinen beginnt die Krankheit erstaunlicherweise klinisch wie morphologisch wie eine gewöhnliche Virushepatitis [175]. Meist nach der zweiten Gelbsuchtwoche beginnt sich das Bild allmählich zu ändern. Während der Ikterus unvermindert anhält oder sich sogar noch vertieft, nehmen Transaminasenaktivität und der pathologische Ausfall der Kolloidstabilitätsproben an Intensität ab. Gleichzeitig steigen alkalische Phosphatase und Leucinaminopeptidase im Serum an, als äußeres Zeichen einer zunehmenden Galleabflußstörung. Diese Entwicklung hat eine auffällige morphologische Parallele. Die degenerativen Parenchymveränderungen bilden sich zurück und es erfolgt sogar eine Reparation nekrotischer Areale, während die cholestatisch-cholangiolitischen Zeichen immer ausgeprägter werden. Seltener sind Fälle zu beobachten, bei denen entweder die cholestatischen oder die cholangiolitischen Veränderungen das Bild beherrschen. Vorwiegend in den Läppchenzentren finden sich die typischen Veränderungen der Cholestase: Reichlich Gallethromben in mäßig ausgeweiteten Gallencapillaren und Gallepigment im Cytoplasma der angrenzenden Leberzellen (Abb. 49). Auch die Kupfferzellen dieses Bereiches können gallig

5*

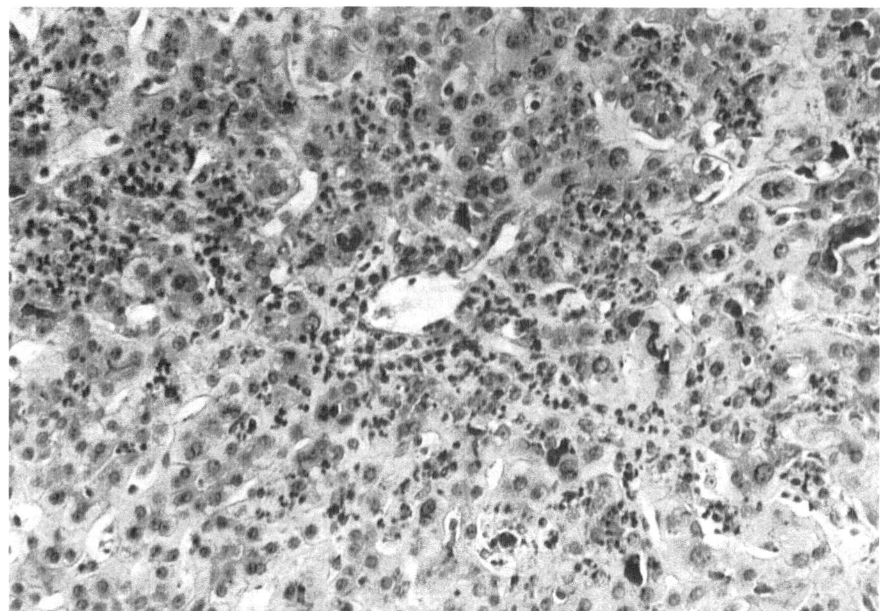

Abb. 48. Protrahiert verlaufende Virushepatitis vom cholestatischem Typ, 20 Jahre, ♂,
71. Gelbsuchttag, Corticoidtherapie. Leukocytenzahl 19900, Bil 36,2 mg-% dR, Thy 1,0 TE,
GOT 86 WE, Chol 150 mg-%, alkPh 4,8 mMol E. Cholestase in einem Läppchenzentrum.
Zahlreiche Gallethromben in erweiterten Gallencapillaren. Dichte Infiltration mit segmentkernigen Leukocyten. HE, ×200

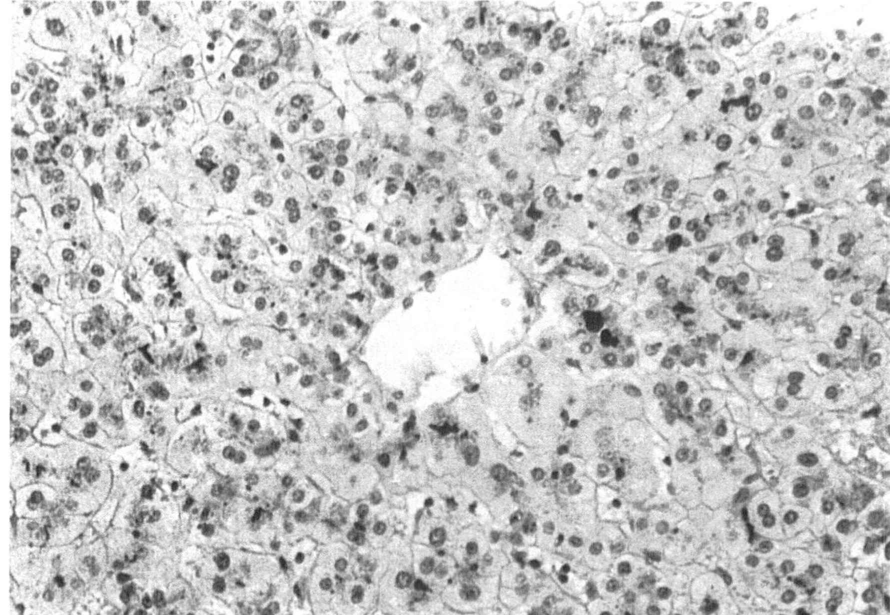

Abb. 49. Der gleiche Fall wie Abb. 48, 108. Gelbsuchttag. Ikterus nach periarterieller Sym-
pathektomie der Hepatica weitgehend abgeblaßt (Bil 4,95 mg-% dR). Läppchenzentrum.
Die leukocytäre Infiltration, nicht aber die Cholestase geschwunden. HE, ×200

imbibiert sein und auch größere Gallekörner beherbergen, die offenbar aus zugrunde gegangenen Leberzellen stammen. In den Portalfeldern dominiert oft das Bild der Cholangiolitis. Die allgemeine portale Infiltration trägt meist klein-rundzelligen Charakter, während sich in lagemäßiger Abhängigkeit von den Ductuli segmentkernige Leukocyten finden, die nicht nur in der Umgebung der Kanälchen, sondern auch in ihrer Wand und ihrem Lumen nachzuweisen sind (Abb. 50). In seltenen Fällen sind die portalen Gallengänge stark ausgeweitet und mit Galle gefüllt (Abb. 51).

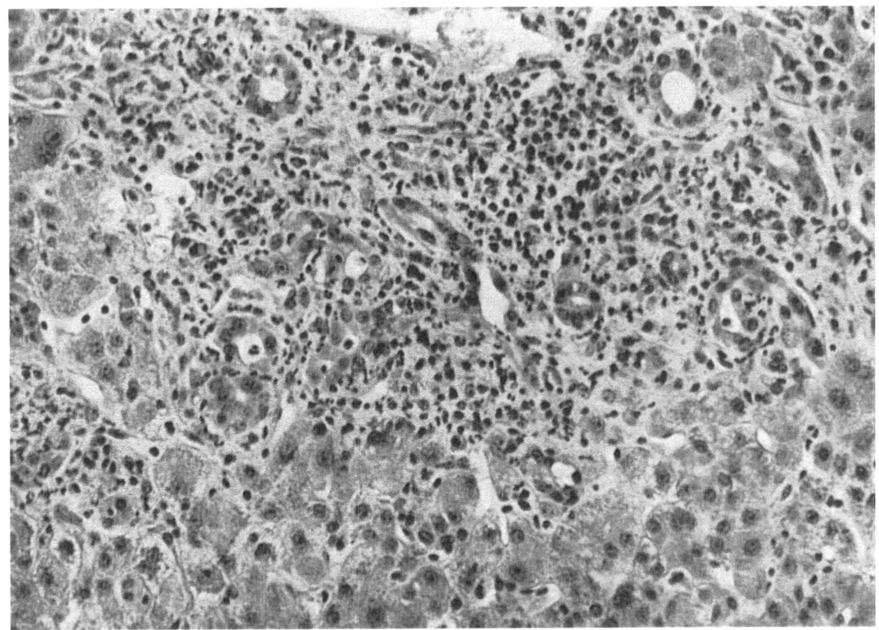

Abb. 50. Virushepatitis von cholangiolitischem Typ, 65 Jahre, ♂, Diabetes mellitus, 13. Gelb-suchttag. Bil 13,5 mg-% dR, Thy 9,6 TE, GOT 47,0 mE, GPT 125,0 mE, alkPh 56,0 mE. Unregelmäßig begrenztes Portalfeld mit Mottenfraßnekrosen. In unmittelbarer Umgebung, Wand und Lumen der zahlreichen Gallengangsregenerate segmentkernige Leukocyten. HE, ×200

Eine medikamentös bedingte Variante kann sich dann ergeben, wenn der cholestatisch-cholangiolitische Typ der Virushepatitis richtig diagnostiziert und, wie heute üblich, mit Corticoiden behandelt wird. Als Nebenwirkung dieser Therapie kann eine neutrophile Leukocytose auftreten, die bis zu 20000 Zellen pro mm³ und darüber betragen kann. In solchen Fällen ist die entzündliche Begleitinfiltration häufig rein leukocytär. Leukocytenansammlungen in den Läppchenzentren (Abb. 48) oder den Portalfeldern dürfen dann nicht mit einer beginnenden Abscedierung verwechselt werden. Die Leukocytose von Blut und Gewebe sistiert prompt nach dem Absetzen des Corticoids (Abb. 49).

e) Die maligne Verlaufsform. Die akute gelbe Leberatrophie, später kaum glücklicher als akute Leberdystrophie bezeichnet, wurde lange als eine Krankheit sui generis aufgefaßt. Heute wissen wir, daß es sich bei Fällen *akuter Lebernekrose* — von akuten Fettleberhepatitiden und Vergiftungsfällen abgesehen — um eine

besonders schwer verlaufende Virushepatitis, die maligne Verlaufsform, handelt.
Ihre Häufigkeit ist je nach der Virulenz des Erregers und Resistenz der erkrankten
Bevölkerung außerordentlich verschieden. Die Letalität an akuter Lebernekrose
schwankt dementsprechend zwischen 0,1 und 42%. In Mitteleuropa muß mit
einer Letalität zwischen 0,2 und 2,0% gerechnet werden, wobei die Todesrate
bei homologer Serumhepatitis offensichtlich höher liegt als bei Hepatitis epidemica [95]. Die Diagnose eines malignen Krankheitsverlaufes ist eine klinische,
die sich auf das Vorliegen präkomatöser oder komatöser Symptome stützt.

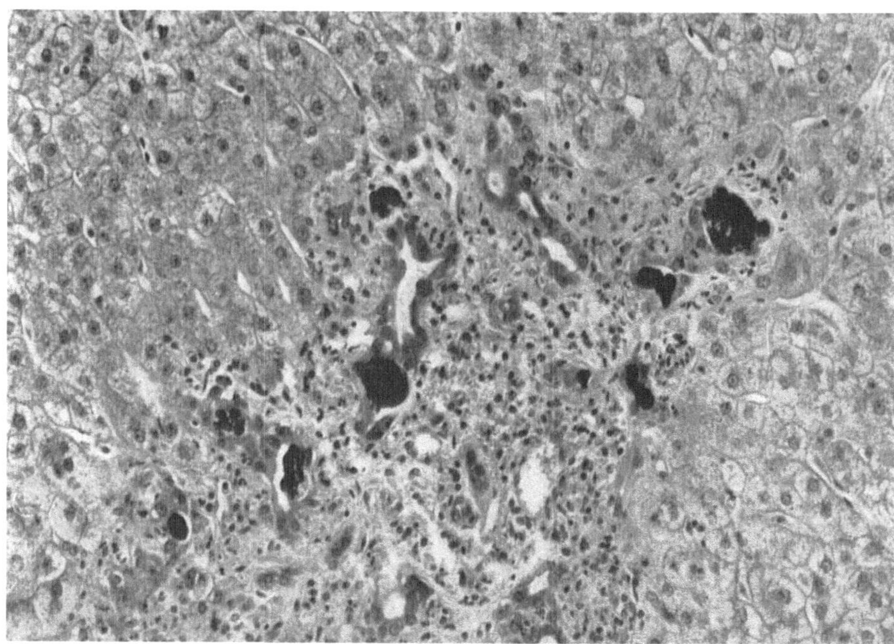

Abb. 51. Protrahiert verlaufende Virushepatitis von cholangiolitischem Typ unter Corticoidtherapie. 59 Jahre, ♂, 41. Gelbsuchttag. Bil 4,25 mg-%, Kolloidstabilitätsproben im Normbereich, GOT 29 WE, alkPh 14,1 KAE. Verbreitertes, unscharf begrenztes Portalfeld. Dichte,
chronisch-entzündliche Infiltration. Segmentkernige Leukocyten um ausgeweitete Gallengänge mit mächtigen Gallezylindern. HE, ×150. (*Thaler* [175])

Die maligne Virushepatitis wird je nach der Krankheits- bzw. Gelbsuchtdauer
in 3 Typen unterteilt: Bis zu 10 Tagen spricht man von fulminanten oder per-
akuten, bis 20 Tagen von akuten und über 20 Tagen von subakuten oder sub-
chronischen Fällen. Bei der fulminanten Form verfolgt die Erkrankung meist
von ihrem Beginn an einen rapiden Bergabkurs, während akute und subakute
Fälle oft wie gewöhnliche Hepatitiden beginnen und vielfach unerwartet eine
Wendung zum Schlechten nehmen.

Die Leberpunktion hat die herrschende Vorstellung über das histologische
Bild der akuten Lebernekrose grundsätzlich geändert: Es unterscheidet sie von
der akuten Virushepatitis im wesentlichen nur durch die größere Ausdehnung
der Parenchymnekrosen. Die erhaltenen Leberzellen erscheinen lichtmikrosko-
pisch intakt oder sie weisen im allgemeinen die gleichen degenerativen Veränderungen auf wie bei Virushepatitis. Daneben können sich gelegentlich vergrößerte

und diffus feintropfig verfettete Leberzellen (Korbzellen nach *Klebs*, vgl. auch
S. 145), vielkernige Leberriesenzellen und onkocytäre Leberzellformen (Abb. 11)
finden. Wenn auch viele der erhaltenen Leberzellen funktionell gestört sein
dürften, ist doch das Ausmaß des noch erhaltenen Parenchyms für die Wirk-
samkeit eines eventuellen passageren Leberersatzes oder einer Blutaustausch-
therapie entscheidend. Im Einzelfall ist dieser Nachweis leider kaum zu erbringen,
da die fast immer vorhandene schwere Koagulopathie bioptische Untersuchungen
verbietet. Unsere Kenntnisse über das histologische Bild der malignen Verlaufs-

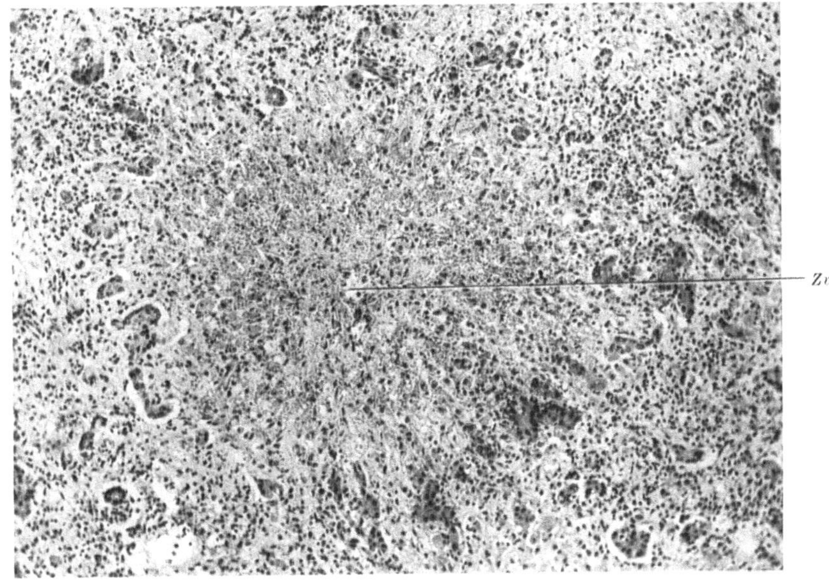

Abb. 52. Maligne verlaufende homologe Serumhepatitis bei Salvarsanbehandlung, 22 Jahre, ♀,
8. Gelbsuchttag. Leberpunktion unmittelbar nach dem Tode. Massive, totale Parenchymnekrose. Zentralvene (*Zv*). Ausgedehnte Erythrocytenextravasate („rote Atrophie"). Zahlreiche ductuläre Wucherungen. HE, × 90. (*Benda, Rissel, Thaler* [16])

form stammen deshalb fast ausschließlich aus unmittelbar postmortal vorgenommenen Leberpunktionen. Sie haben gezeigt, daß die schweren Veränderungen
an Kernen und Cytoplasma von Leberzellen, die häufig für intravital gehalten
wurden, eine Folge postmortaler Autolyse sind (Abb. 27).

Die Ausdehnung der Parenchymnekrosen wird durch lokale Ernährungs-
bedingungen des Lebergewebes beeinflußt und ist deshalb starken Schwankungen
unterworfen. Sie differiert häufig zwischen rechtem und linkem Leberlappen
und ist auch innerhalb eines begrenzten Leberareals sehr unterschiedlich. Je
nachdem, ob Teile oder das gesamte Leberparenchym zerstört sind, spricht man
von einer zonalen (Abb. 27, 43, 190, 191, 192) oder einer massiven Parenchymnekrose (Abb. 52, 194). Parenchymnekrosen von einer Ausdehnung wie bei maligne
verlaufender Virushepatitis können sich unterschwellig entwickeln und kommen
damit im klinischen Bild nicht zum Ausdruck. Sie stellen vielfach die Cirrhosefälle nach akuter Virushepatitis, wobei die Anordnung der Parenchymnekrosen
für den Bauplan der späteren Cirrhose von entscheidender Bedeutung ist (s. S. 213).

3. Die Differentialdiagnose der Virushepatitis und ihrer besonderen Verlaufsformen

Das charakteristische, unruhig-bunte Vollbild der Virushepatitis gestattet eine histologische Blickdiagnose und verursacht kaum differentialdiagnostische Schwierigkeiten. Völlig gleichartige Veränderungen, klinisch und morphologisch, finden sich beim hepatitischen Typ des Arzneimittelikterus, wobei die Akten darüber noch nicht geschlossen sind, ob es sich hier nicht nur um eine medikamentöse Aktivierung einer Virushepatitis handle [172] (s. S. 82). In Gelbfieber-Endemiegebieten, in denen immer auch die Virushepatitis heimisch ist, kann die Differentialdiagnose Schwierigkeiten bereiten, wenn es gilt, schwer verlaufende Virushepatitiden von leichten Gelbfieberfällen zu trennen [35].

Verwechslungen kann es bei den Früh- und Spätstadien der Virushepatitis geben. Frühstadien und abortiv verlaufende Fälle können manchmal kaum von der Hepatitis bei Mononucleosis infectiosa auseinandergehalten werden, solange sich die Veränderungen praktisch auf das Mesenchym beschränken. Späte Rückbildungsstadien, bei denen der Parenchymschaden bereits abgeheilt ist und nur mehr leichte entzündlich-proliferative, mesenchymale Veränderungen bestehen, können manchmal schwer von einer unspezifisch-reaktiven Hepatitis auseinandergehalten werden. Pigmentspeicherzellen, als intralobuläre Phagocytennester oder portale Makrophagen, sprechen recht eindeutig im Sinne einer weitgehend abgelaufenen Virushepatitis. Eine chronisch-entzündliche portale Restinfiltration ist bei stärkerer Ausprägung von einer chronisch-persistierenden Hepatitis nicht zu differenzieren: Hier können nur die klinischen Angaben helfen, eine Wahrscheinlichkeitsdiagnose zu treffen und die weitere Überwachung des Patienten, eventuell eine Rebiopsie, den Nachweis einer endgültigen Ausheilung erbringen.

Erfahrungsgemäß die größten Schwierigkeiten bereitet die protrahierte Verlaufsform vom cholestatisch-cholangiolitischen Typ, zumal es sich hier zumeist um ältere Patienten handelt. *Eppinger* konnte noch mit Überzeugung die Ansicht vertreten, daß ein Ikterus im 7. Lebensdezennium — ohne einleitende Gallekolik — gleichbedeutend mit der Diagnose einer carcinomatösen Galleabflußstörung sei. Dank der Leberbiopsie sehen wir die Situation heute in einem wesentlich freundlicheren Licht: Virushepatitiden im höheren Lebensalter sind keineswegs rar.

Nur selten liegen beim cholestatisch-cholangiolitischen Typ der Virushepatitis Biopsien aus den beiden ersten Gelbsuchtwochen vor, die den hepatitischen Charakter der Erkrankung belegen, und nicht immer stehen Laboratoriumsuntersuchungen aus den frühen Phasen der Erkrankung zur Verfügung, die eindeutig im Sinne der Virushepatitis sprächen. Kommen die Patienten erst jenseits der dritten oder vierten Gelbsuchtwoche zur Untersuchung, kann oft noch eine wahrscheinliche, aber kaum mehr eine sichere Differentialdiagnose gegenüber andersartig bedingten Cholestasen gestellt werden. Auch diese Formen des Verschlußikterus gehen nämlich nach längerer Dauer mit Parenchymausfällen und einer entzündlich-proliferativen mesenchymalen Reaktion in den Läppchenzentren einher (Abb. 101), wodurch sich eine Erhöhung der Transaminasenaktivität ergibt und auch eine Verschiebung der Serumeiweißfraktion zustande kommt, so daß sich die Grenze gegenüber dem cholestatisch-cholangiolitischen Typ der Virushepatitis auch klinisch verwischt.

Am schwierigsten ist die Unterscheidung gegenüber dem cholestatischen Typ des Arzneimittelikterus, besonders im Hinblick auf den habituellen Medikamentenkonsum älterer Patienten und die Tatsache, daß beim Arzneimittelikterus wie bei der Virushepatitis die Cholestase nicht hochgradig ist. Als differentialdiagnostische Kriterien können gelten, daß deutliche läppchenzentrale Parenchymausfälle und eine beträchtliche Parenchymunruhe außerhalb des zentralen Cholestasebereiches für die Virushepatitis, die Beteiligung eosinophiler Leukocyten an der portalen Infiltration für den Arzneimittelikterus und Zeichen schwerer Gallestauung für die extrahepatal bedingte Galleabflußstörung sprechen.

Die heute schon fast allgemeine Wertschätzung der Leberbiopsie zeigt sich unter anderem auch darin, daß die Entscheidung, ob ein Gelbsuchtkranker operiert werden soll oder nicht, gerne dem histologischen Untersucher überlassen wird. Ihm fällt damit eine besondere Verantwortung zu: Er soll auf eine rechtzeitige Operation drängen, wenn er die Cholestase für extrahepatisch hält und einen Eingriff bei intrahepatischen Fällen verhindern. Da bekanntlich auch bei intrahepatisch bedingter Gelbsucht der Operationsreiz auf noch nicht näher bekannte Weise ein promptes Abblassen des Ikterus bewirken kann, glauben viele, daß eine Operation keinesfalls ein Fehler sei. Es gibt jedoch nicht wenige Hepatitisfälle, die den operativen Eingriff schlecht vertragen und postoperativ in ein Coma hepaticum schlittern [188].

B. Die chronische Hepatitis

Der Begriff „chronische Hepatitis" war lange Zeit unklar, weil er eine Vielfalt von klinischen Bildern und pathologisch-anatomischen Veränderungen einschloß. Eine Zusammenarbeit auf internationaler Ebene dürfte nun die Situation weitgehend bereinigt haben [40]. Die neue Definition und Einteilung beruht auf pathologisch-anatomischen Kriterien, wobei wir jedoch bemüht waren, klinische Gesichtspunkte soweit als möglich zu berücksichtigen. Auf Grund der pathologischen Erscheinungsbilder ergeben sich 2 Hauptgruppen:

1. Bei der chronisch-persistierenden Hepatitis (Abb. 53) findet sich eine chronisch-entzündliche Infiltration, hauptsächlich der Portalfelder mit geringer oder fehlender Fibrose und erhaltener Architektur der Läppchen. Mottenfraßnekrosen (piecemeal-Nekrosen) sind, wenn überhaupt vorhanden, nur geringfügig. Intralobulär sind meist knötchenförmige Kupfferzellwucherungen und Rundzellinfiltrate zu beobachten. Degenerativ-nekrotisierende Parenchymveränderungen, ähnlich der akuten Virushepatitis, können gleichzeitig nachzuweisen sein.

2. Die chronisch-aggressive Hepatitis ist durch eine chronisch-entzündliche Infiltration der portalen Felder mit Übergreifen auf die angrenzenden Läppchenbezirke ausgezeichnet. Reichlich Mottenfraßnekrosen (Abb. 54) können zur Bildung intralobulärer Septen Anlaß geben, wodurch die Leberarchitektur gestört aber nicht zerstört ist (Abb. 55).

Ein regeneratorischer, knotiger Umbau des Parenchyms würde das Krankheitsbild bereits in den Bereich der Cirrhose verweisen, die in ihrer aktiven Form prinzipiell noch als chronische Hepatitis angesehen werden kann. Die Cirrhose stellt aber besonders in klinscher Hinsicht eine so völlig andersartige Situation dar, daß eine möglichst klare Trennung, wenn sie auch in manchen Fällen von morphologischer Seite schwer fällt, notwendig erscheint.

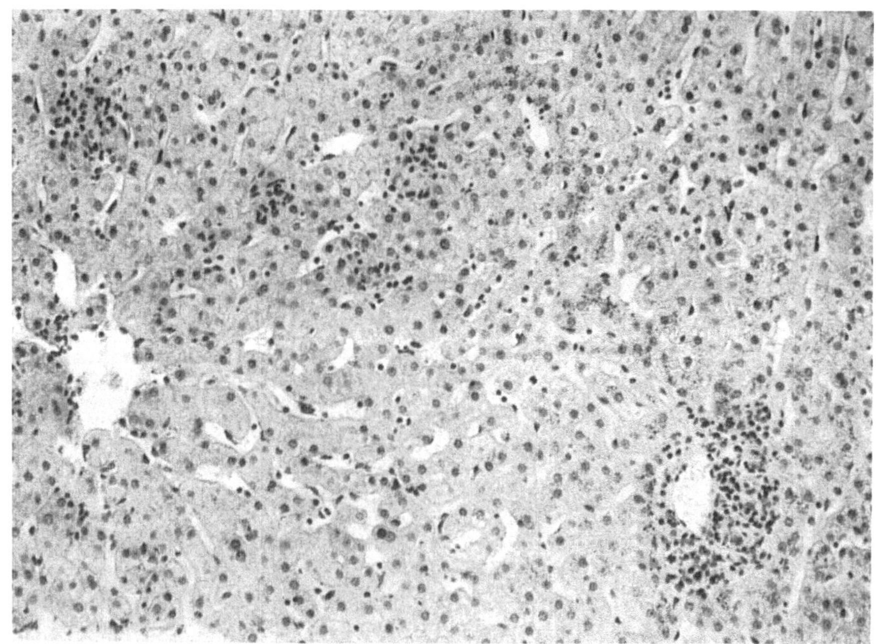

Abb. 53. Chronisch-persistierende Hepatitis, 26 Jahre, ♂. Vor 20 Monaten Hepatitis epidemica. Bil 0,5 mg-%, Thy 4,3 TE, GOT 11,2 mE, GPT 11,2 mE. Chronisch-entzündlich infiltriertes, relativ scharf begrenztes Portalfeld (rechts). Kupfferzellaktivierung. Intralobuläre, knötchenförmige Kupfferzellwucherungen und Rundzellinfiltrate. Das Parenchym intakt (Zentralvene links). HE, ×120

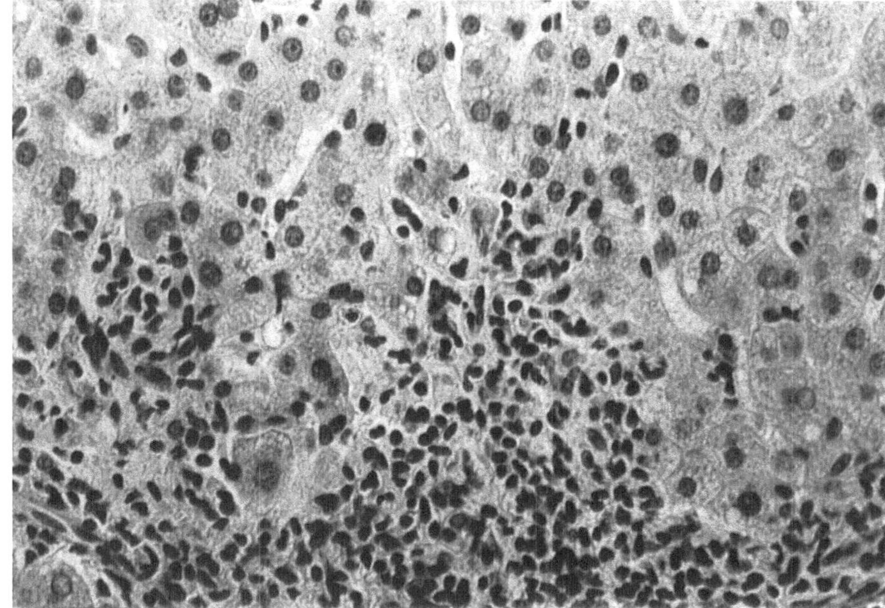

Abb. 54. Mäßig aktive chronisch-aggressive Hepatitis. 41 Jahre, ♂, 8 Monate nach schleichendem, anikterischem Krankheitsbeginn. Bil 0,9 mg-% indR, Thy 5,3 TE, GOT 76,7 mE, γ-Glob 16,4 rel.-%. Piece-meal-Nekrosen am Rand eines dicht chronisch-entzündlich infiltrierten Portalfeldes. HE, ×325

Die Zeichen der akuten Hepatitis können auch die chronisch-aggressive Hepatitis überlagern. Die Aktivität des Krankheitsprozesses, die in den periportalen Parenchymnekrosen und in der Intensität der entzündlichen Reaktion zum Ausdruck kommt, variiert von mäßig (Abb. 55) bis stark (Abb. 56). Bei hochgradiger Aktivität können sich besonders an der Parenchym-Bindegewebegrenze fast rein plasmacelluläre Infiltrate finden (sog. Plasmazellhepatitis, Abb. 57). Die portalnahen Leberzellen sind vielfach in drüsenähnlichen, zwei Zellagen dicken Platten angeordnet, die oft stummelförmig in das entzündlich infiltrierte Bindegewebe

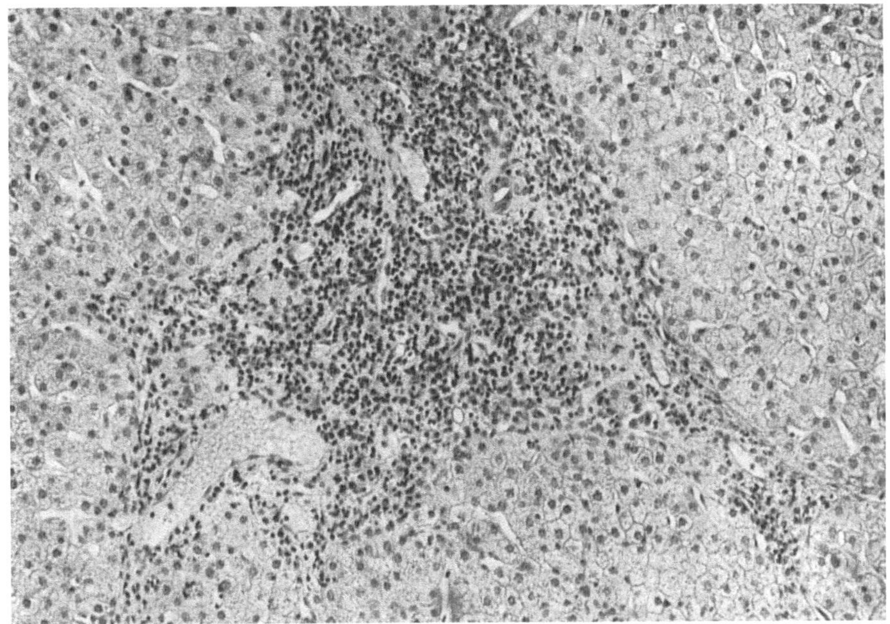

Abb. 55. Mäßig aktive chronisch-aggressive Hepatitis. 39 Jahre, ♀, seit Jahren Hepatomegalie, kein Ikterus. Bil 0,46 mg-% dR, Thy 3 TE, GOT 7,5 mE, BSP 9%, vermehrtes γ-Glob. Stark verbreitertes, irregulär gestaltetes, dicht chronisch-entzündlich infiltriertes Portalfeld. Mottenfraßnekrosen (linker Portalfeldrand), abgesprengte, kleine Leberzellinseln. Das Parenchym unauffällig. HE, ×120

hineinragen (Abb. 56). Am Querschnitt liefern diese Parenchymformationen alveoläre, rosettenartige Bilder.

Die beiden Formen chronischer Hepatitis sind keine streng abgegrenzten Krankheitsbilder, wir halten sie aber für besondere Krankheitsabläufe von zum Teil unterschiedlicher Ätiologie: In einer Reihe von Fällen, besonders bei *chronisch-persistierender Hepatitis*, scheint eine akute Virushepatitis der Krankheit vorangegangen zu sein, doch ist das durchaus nicht immer der Fall. Klinisch geht die chronisch-persistierende Hepatits mit geringfügigen, über Monate oder Jahre bestehenden Leberfunktionsstörungen einher (mäßiggradige Erhöhung der Transaminasenaktivität, wobei die GOT häufig höher als die GPT liegt, Gammaglobulinvermehrung, deutlich pathologische Thymolprobe, verzögerte Bromsulphaleinclearance). Die Prognose ist in der Regel gut, die meisten Fälle heilen schließlich mit oder ohne Therapie aus.

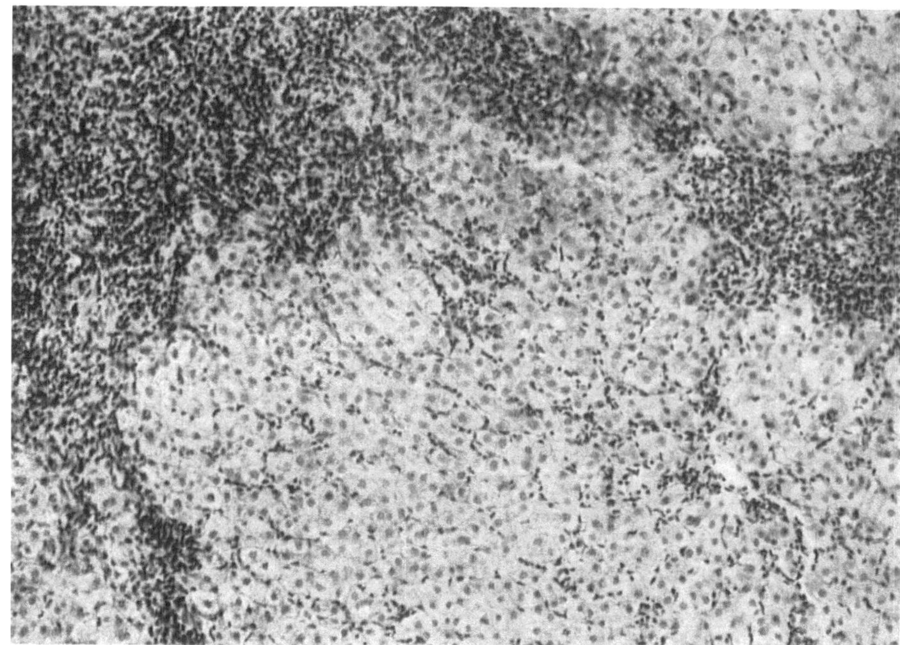

Abb. 56. Hoch aktive chronisch-aggressive Hepatitis, 33 Jahre, ♂. Nach anikterischer Hepatitis schlechtes Allgemeinbefinden, kein Ikterus. γ-Glob 34,6 rel.-%. Mächtige Verbreiterung der konfluierenden, dicht chronisch-entzündlich infiltrierten Portalfelder; Mottenfraßnekrosen. Herd- bis streifenförmige Kupfferzellwucherungen und Rundzellinfiltrate im erhaltenen Parenchym. HE, ×120. (*Wepler*, Kassel)

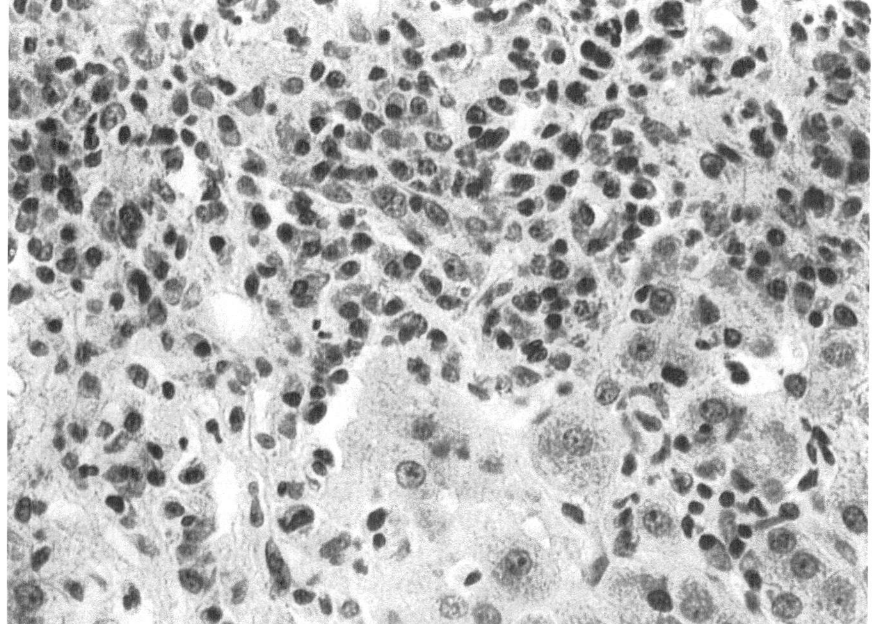

Abb. 57. Hoch aktive chronisch-aggressive Hepatitis (sog. Plasmazellhepatitis). 47 Jahre, ♀. 12. Gelbsuchttag. Bil 7,2 mg-% dR, Thy 19,5 TE, GOT 380,0 mE, GPT 207,5 mE. Parenchym-Bindegewebegrenze infolge Mottenfraßnekrosen völlig unscharf. Fast rein plasmacelluläre Infiltration. HE, ×400

Als Ursache der *chronisch-aggressiven Hepatitis* wird heute von vielen ein Autoaggresionsmechanismus angenommen. Nur bei 25% der Fälle findet sich eine Gelbsuchtkrankheit nach Art einer Virushepatitis in der Anamnese. Was klinisch als akutes ikterisches Krankheitsbild erscheint, entpuppt sich aber bioptisch manchmal schon als chronischer Prozeß. Bei der Mehrzahl der Fälle beginnt die Krankheit schleichend. Es erkranken beide Geschlechter und alle Altersgruppen, eine besondere Häufung ist aber bei jungen Mädchen [13] und bei Frauen in der Menopause [26, 117] festzustellen. Das klinische Kardinalsymptom der chronisch-aggressiven Hepatitis ist die beträchtliche Hypergammaglobulinämie (hypergammaglobulinämische Hepatitis). Die Progression der Hepatitis kann zwar in vielen Fällen medikamentös gebremst werden, wobei sich auch histologisch eine deutliche Abnahme der entzündlichen Aktivität ergibt, auf lange Sicht gehen aber die meisten Fälle unaufhaltsam in Cirrhose über. Dafür darf nicht bei allen Patienten der periportale, entzündlich-nekrotisierende Prozeß allein verantwortlich gemacht werden: Die oft gleichzeitig bestehenden Veränderungen nach Art einer akuten Hepatitis können mit ausgedehnten, läppchenzentralen Parenchymnekrosen einhergehen, wodurch in kurzer Frist eine Zerstörung der Läppchenstruktur und auf ihrer Basis ein knotiger Umbau der Leber bewirkt werden kann (s. S. 215).

Die Bezeichnungen „aktiv-chronische Hepatitis" oder „lupoide Hepatitis" sollten für klinische Syndrome reserviert bleiben und nicht auf ein bestimmtes pathologisch-anatomisches Bild bezogen werden. Diese Syndrome basieren vielfach aber nicht immer auf einer floriden, hochaktiven chronisch-aggressiven Hepatitis und schließen vor allem auch progrediente Cirrhosen ein. Auf der anderen Seite gibt es histologisch schwere chronisch-aggressive Hepatitiden ohne die genannten klinischen Syndrome, ja sogar Fälle, die klinisch und laboratoriumsmäßig fast als „stumm" zu bezeichnen sind.

Nicht immer ist es bei chronischer Hepatitis möglich, aus dem vorliegenden Biopsiezylinder eine verbindliche Diagnose zu stellen. Hier muß mehr als bei den übrigen diffusen Leberkrankheiten in Betracht gezogen werden, daß die Biopsie nicht in jeder Hinsicht für das gesamte Organ repräsentativ sein könnte. Der Untersucher ist deshalb ganz besonders, nicht nur wegen der Wichtigkeit des Zeitfaktors, auf klinische Angaben angewiesen und muß sie bei seiner Entscheidung mitberücksichtigen.

Die *Differentialdiagnose* zwischen chronisch-persistierender und leichter chronisch-aggressiver Hepatitis kann in Grenzfällen schwierig sein. Weiters kann die chronisch-persistierende Hepatitis histologisch nicht sicher von einer regelrecht oder langsam abklingenden akuten Virushepatitis unterschieden werden, bei der nur mehr entzündlich-mesenchymale Restveränderungen bestehen. Auch die Trennung der chronisch-persistierenden Hepatitis von einer deutlich ausgeprägten unspezifisch-reaktiven Hepatitis (s. S. 82) kann unmöglich sein, weil hier nur graduelle und keine prinzipiellen Unterschiede bestehen. In Zweifelsfällen kann die Diagnose erst durch *histologische Verlaufsbeobachtung* gestellt werden und es empfiehlt sich, in der Zusammenfassung des Befundes die vorhandenen Möglichkeiten aufzuzählen, die endgültige Stellungnahme aber erst von einer Rebiopsie nach 3—6 Monaten abhängig zu machen.

Für die Beurteilung der chronisch-aggressiven Hepatitis ist die Feststellung wesentlich, daß die piecemeal-Nekrose [124] eine typische Veränderung dieser

Hepatitisform, aber nicht ihr Charakteristikum darstellt. Dieser Nekrosetyp tritt überall dort auf, wo an der Parenchym-Bindegewebegrenze Leberzellen in Form von Einzel- oder Gruppennekrosen zugrunde gehen. Er kann sich also bei Cholangiolitis, primärer biliärer Cirrhose, portaler Granulomatose und Leukämie ebenso finden wie bei akuter Virushepatitis.

Nicht immer reicht die Biopsie zur Feststellung aus, ob die Läppchenstruktur bereits definitiv zerstört und der Fall damit als frühe Cirrhose aufzufassen ist. Ferner kann es mitunter schwierig bis unmöglich sein, eine chronisch-aggressive Hepatitis von einer chronisch-destruierenden, nicht eitrigen Cholangitis, dem Frühstadium der primären biliären Cirrhose, zu unterscheiden (s. S. 127). Wenn sich die portalen, lymphocytären oder plasmacellulären Infiltrate einwandfrei um Gallengänge konzentrieren und auf Serienschnitten nachzuweisen ist, daß der Gallengang streckenweise degeneriert oder zerstört ist, spricht dies für die destruierende Cholangitis. Allerdings scheinen gelegentlich auch Mischformen vorzuliegen, was bei Zutreffen des Autoimmunkonzeptes heißen würde, daß Autoantikörper sowohl gegen Leberzellen als auch gegen Gallengangsepithel gebildet werden.

Als *chronische Hepatitiden im weiteren Sinn* könnten neben den beiden eben abgehandelten Formen noch die Fettleberhepatitis, die Cholangiohepatitis, die granulomatöse Hepatitis und die unspezifisch-reaktive Hepatitis unter der Voraussetzung aufgefaßt werden, daß sie länger als 1 Jahr andauern (s. später).

C. Andere diffuse Hepatitiden

Neben der Virushepatitis und der chronischen Hepatitis gibt es noch eine ganze Reihe von entzündlichen Leberkrankheiten, die das Organ in diffuser Weise befallen. Wir können dabei auf der einen Seite spezifische und unspezifische, auf der anderen Seite infektiöse, invasive, allergische und toxische Hepatitiden unterscheiden.

Bei den verschiedensten Infektionen kann die Leber miterkranken oder den Hauptsitz der Erkrankung darstellen. Soferne diese Infektionen nicht zu den geläufigen Leberkrankheiten zu zählen sind und deshalb nur Fachinteresse beanspruchen können, sollen sie hier nicht näher besprochen werden. Hierher gehören, nur um einige Beispiele zu nennen, die hepatoadrenalen Nekrosen bei *Herpes simplex-Infektion* und die *Kryptokokken-Hepatitis*, ferner Leberentzündungen bei septischen Zustandsbildern, wie die *eitrige* und *abscedierende Hepatitis* und die *Klostridien-Hepatitis*, die wegen des Zustandes des Patienten oder der Natur der Leberveränderung von vorneherein eine Leberbiopsie verbieten.

Hepatitiden im frühen Kindesalter (s. S. 129) sowie tropische Leberentzündungen (s. S. 104) sollen in den entsprechenden Kapiteln abgehandelt werden. Die Besprechung der Fettleberhepatitis erfolgt in einem eigenen Abschnitt (s. S. 176).

1. Die Hepatitis bei Mononucleosis infectiosa

Der reticuloendotheliale Apparat der Leber ist am Krankheitsbild der infektiösen Mononucleose (Pfeiffersches Drüsenfieber) stets mitbeteiligt, auch wenn keine Gelbsucht auf eine Lebererkrankung hinweist. Die Veränderungen spielen sich fast ausschließlich am mesenchymalen Sektor ab (Abb. 58—60): Die Kupffer-

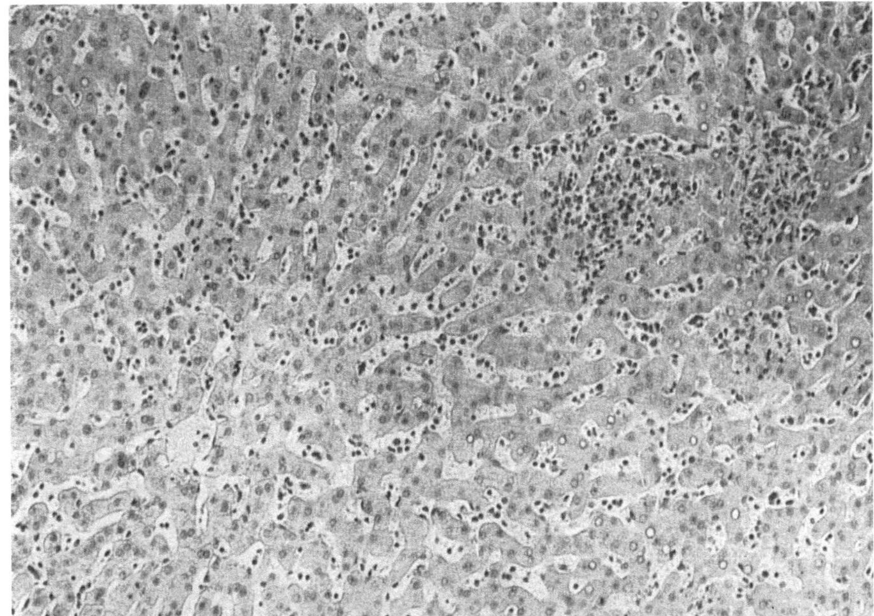

Abb. 58. Mononucleosis infectiosa-Hepatitis, 15 Jahre, ♂, Krankheitsdauer 12 Tage. Kein Ikterus, Lymphknotenschwellung. Leukocytenzahl 11 800, 75% monocytoide Zellen. Paul-Bunnell-Reaktion 1:1024 +. Bil 0,5 mg-%, Thy 4,5 TE, GOT 58,0 mE, GPT 65,0 mE. Übersicht. Zellvermehrung in Sinusoiden und Portalfeld. HE, ×120

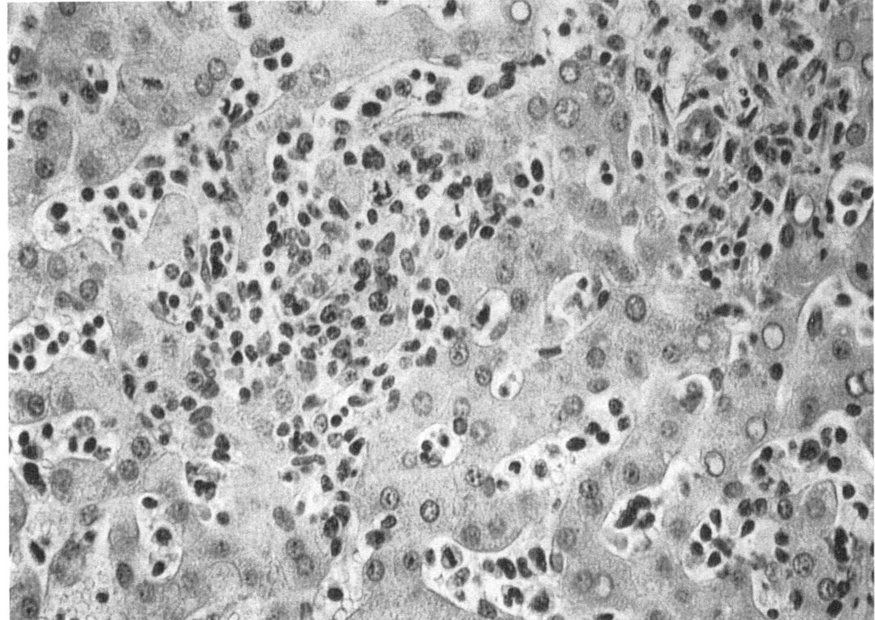

Abb. 59. Detail aus Abb. 58. Sinusoide von mononucleären Zellen mit verschieden geformtem Kern erfüllt. Zahlreiche Mitosen. Größeres, unscharf begrenztes zelliges Knötchen (Mitte links). Anteil eines Portalfeldes (rechte obere Ecke). Lochkerne im periportalen Bereich. HE, ×325

zellen sind aktiviert und vermehrt. Kupfferzellmitosen sind häufig zu beobachten. Innerhalb der Sinusoide finden sich, stellenweise in außerordentlich dichter Lagerung, mononucleäre Elemente von sehr verschiedenem Aussehen und unterschiedlicher Kerngröße. Es sind helle und chromatinreiche, rundliche und eingebuchtete Zellkerne zu beobachten (Abb. 59). Auch hier sind häufig Zellen mit Mitosefiguren festzustellen, atypische Mitosen sind nicht selten. An größeren Zellansammlungen sind immer auch zahlreiche gewucherte Kupfferzellen beteiligt. Sie nehmen offensichtlich den Platz zugrunde gegangener Leberzellen ein (Abb. 59).

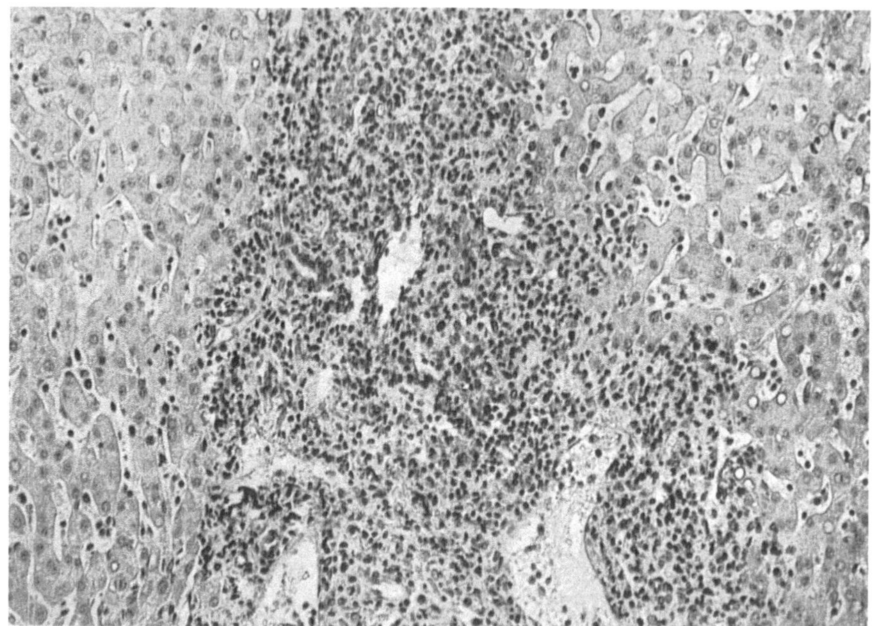

Abb. 60. Der gleiche Fall wie Abb. 58. Verbreitertes und unscharf begrenztes, dicht entzündlich infiltriertes Portalfeld. HE, ×120

Im übrigen erscheint aber das Parenchym am Krankheitsprozeß kaum beteiligt, wenn man von häufigen Leberzellmitosen absieht. Die Portalfelder sind infolge einer dichten, gleichartigen zelligen Infiltration und einer Vermehrung und Schwellung der ortsständigen mesenchymalen Zellen zellreich und verbreitert. Ihre Begrenzung erscheint meist unscharf, da sich die portale Infiltration direkt in die sinusoidalen Zellansammlungen fortzusetzen scheint (Abb. 60).

Die geschilderten Veränderungen sind länger als die im allgemeinen nur mäßiggradige und kurzdauernde Gelbsucht zu beobachten. Mit dem Abklingen der Allgemeinerkrankung schwinden auch die hepatalen Manifestationen, in der Regel ohne irgendwelche Spuren zu hinterlassen.

Die mesenchymalen Veränderungen sind meist ausgeprägter als diejenigen bei beginnender Virushepatitis, können aber manchmal große Ähnlichkeit mit ihr aufweisen (vgl. Abb. 30). Vor Verwechslungen schützt gewöhnlich die differente Klinik. Die Differentialdiagnose gegenüber einer Myelose kann schwierig sein, zumal zu Beginn der Erkrankung auch in klinischer Hinsicht eine Unterscheidung nicht immer leicht fällt.

2. Die Weilsche Krankheit

Die Weilsche Krankheit (Leptospirosis ictero-haemorrhagica; Icterus infectiosus) ist trotz ihrer weiten Verbreitung unter Ratten und vielfältiger Übertragungsmöglichkeit auf den Menschen sehr selten. Nur bei $2/_3$ der Erkrankungsfälle tritt Ikterus von verschiedener Intensität, aber mehrwöchiger Dauer auf. Die früheren Schilderungen des histologischen Bildes, die sich auf Leichenmaterial stützten, sind unterschiedlich und wenig brauchbar. Bioptische Untersuchungen liegen nur wenige vor [54, 123, 138].

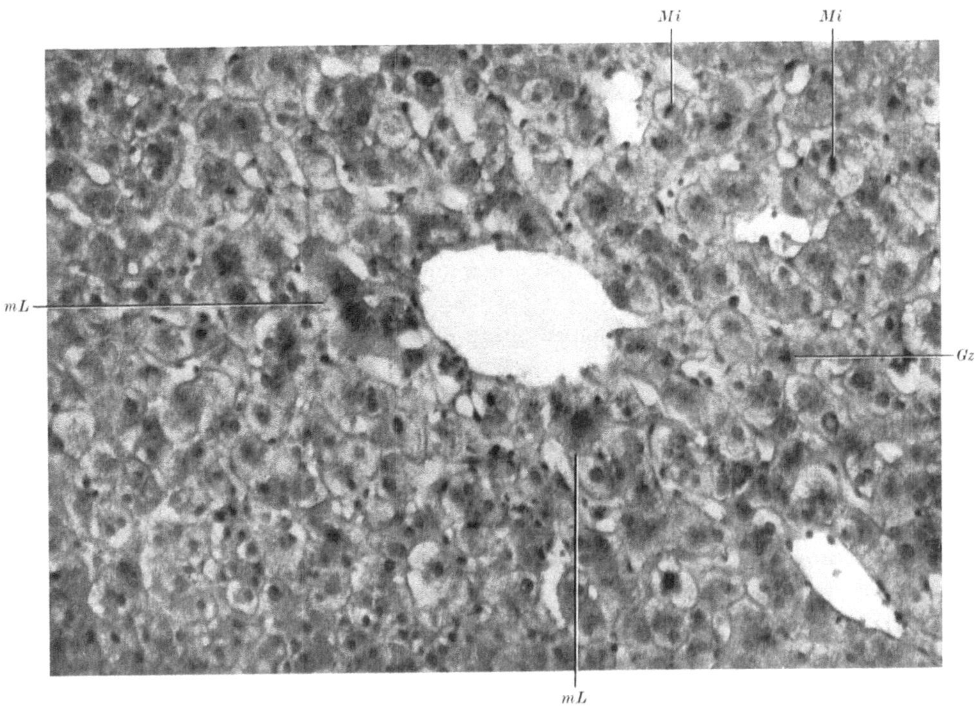

Abb. 61. Weilsche Krankheit, 25 Jahre, ♂, 7. Gelbsuchttag. Bil 44,5 mg-%, GOT 80 mE, alkPh 9,9 mMol E, Rest-N 59 mg-%, Aggl. 1:12800+ (*Haemmerli*, Zürich). Läppchenzentrum (Zentralvene Mitte). Geringgradige Veränderungen. Leberzellen von ungleicher Färbbarkeit und Größe. Leberzellmitosen (*Mi*), Gallezylinder (*Gz*), mehrkernige, mit Gallepigment beladene Leberzellen (*mL*). HE, ×200. (Path. Inst. Kantonsspital Zürich, Nr. 5507/63)

Der auffälligste histologische Befund ist die Geringfügigkeit der Veränderungen, verglichen zur Schwere des Krankheitsbildes: Es finden sich lediglich leichte parenchymatöse Veränderungen in den zentralen und intermediären Läppchenabschnitten. Die Leberzellen erscheinen hier etwas vergrößert und aufgehellt. In der Umgebung der Gallencapillaren führen sie vermehrt Gallepigment. Die Gallencapillaren sind nicht erweitert, beherbergen aber feine Gallezylinder. Onkocytäre Leberzellen sind häufig. Der auffälligste Befund sind die zahlreichen Leberzellmitosen (Abb. 61). Die Kupfferzellen erscheinen kaum beteiligt, die Portalfelder sind unauffällig.

Auch andere, verwandte Krankheiten, wie die Leptospirosis grippotyphosa (Feld-, Schlamm- oder Erntefieber), die Leptospirosis canicola, die Schweine-

hüterkrankheit (Leptospira pomona oder Leptospira mitis) oder das Siebentage-
fieber (Leptospira hebdomadis) können eine ikterische Lebererkrankung hervorrufen.

3. Die Q-Fieber-Hepatitis

Das Q-Fieber, eine grippeähnliche Krankheit, durch eine Rickettsie, die
Coxiella burneti, verursacht, wird gewöhnlich von Rindern auf den Menschen
übertragen, oft auch durch Inhalation von staubförmigem Kot infizierter Zecken.
Im Vordergrund stehen bronchopneumonische Veränderungen, manche Fälle
können aber auch unter dem Bild einer Hepatitis verlaufen [5]. Verläßliche
klinische Unterscheidungsmerkmale gegenüber der Virushepatitis bestehen nicht,
wenn man von den starken Kopfschmerzen absieht, an denen Q-Fieber-Patienten
häufig leiden.

Histologisch wird teils über granulomatöse Veränderungen bei gleichzeitiger
Kupfferzellproliferation berichtet, teils über Zustandsbilder ähnlich einer Virushepatitis und schließlich über herdförmige Parenchymnekrosen mit gemischt-
zelliger Infiltration [21]. Auch tödlich verlaufende, akute Lebernekrosen im
Rahmen einer Q-Fieber-Hepatitis wurden mitgeteilt.

4. Der Arzneimittelikterus vom Hepatitistyp

Während der Behandlung mit verschiedensten Arzneimitteln wurden Hepatitisfälle beschrieben, die zum Teil mit allergischen Manifestationen einhergingen,
sonst aber weder klinisch noch histologisch von einer akuten Virushepatitis zu
unterscheiden waren. In der Zusammenstellung von *Dölle* und *Martini* [43, 44]
werden in diesem Zusammenhang rund 75 Medikamente von differenter chemischer Struktur und unterschiedlichem Indikationsbereich angeführt. Es finden
sich Antirheumatica, Antiepileptica, Antidiabetica, Cytostatica, Tranquilizer,
Muskelrelaxantien, Narkotica und verschiedenste Chemotherapeutica. Häufigkeit
und Schwere der Erkrankung sind verschiedenartig, relativ oft wird über malignen
Krankheitsverlauf berichtet. Für das inzwischen bereits aus dem Handel gezogene
Iproniazid haben wir beispielsweise eine Ikterushäufigkeit von 0,15% errechnet,
die Hepatitis-Letalität betrug mindestens 17%.

Die Pathogenese ist noch nicht geklärt. Die Möglichkeit ist nicht von der
Hand zu weisen, daß es sich bei diesen Fällen um medikamentös aktivierte und
aggravierte Virushepatitiden handelt [172, 188].

5. Die unspezifisch-reaktive Hepatitis

Die unspezifisch-reaktive Hepatitis [129] ist eine häufige Veränderung, die
erst durch die Leberbiopsie aufgedeckt wurde. Wir beobachteten sie in 172 Biopsien, das ist in 3,3% unseres Untersuchungsgutes.

Schon beim ersten Blick ins Mikroskop fällt bei diesen Biopsien auf, daß
,,etwas nicht in Ordnung ist", ohne daß sich dieser Eindruck gleich präzisieren
ließe: Es ist eine leichte, aber doch deutliche Unruhe des histologischen Bildes.
Bemüht man sich, diesen Eindruck zu objektivieren, stellt man fest, daß er vor
allem durch Größenunterschiede der Leberzellen und eine diffuse Vermehrung
von Kupfferzellen bedingt wird. Innerhalb der Sinusoide finden sich reichlicher
kleine Rundzellen als gewöhnlich und Kupfferzellen wie Rundzellen bilden zumeist

kleine, nur innerhalb der Sinusoide gelegene, knötchenförmige Zellansammlungen (Abb. 62). Gelegentlich sind auch typische Retothelknötchen zu beobachten (Abb. 68, 69) (s. S. 88). Die Portalfelder weisen eine chronisch-entzündliche Infiltration verschiedener Dichte auf.

Diese geringfügige, uncharakteristische und vorwiegend mesenchymale Affektion kann durch die verschiedensten extrahepatalen Ursachen hervorgerufen werden, immer handelt es sich aber nur um eine *Mitbeteiligung* der Leber an irgendeinem Krankheitsprozeß. Oft sind es Erkrankungen des Bauchraumes,

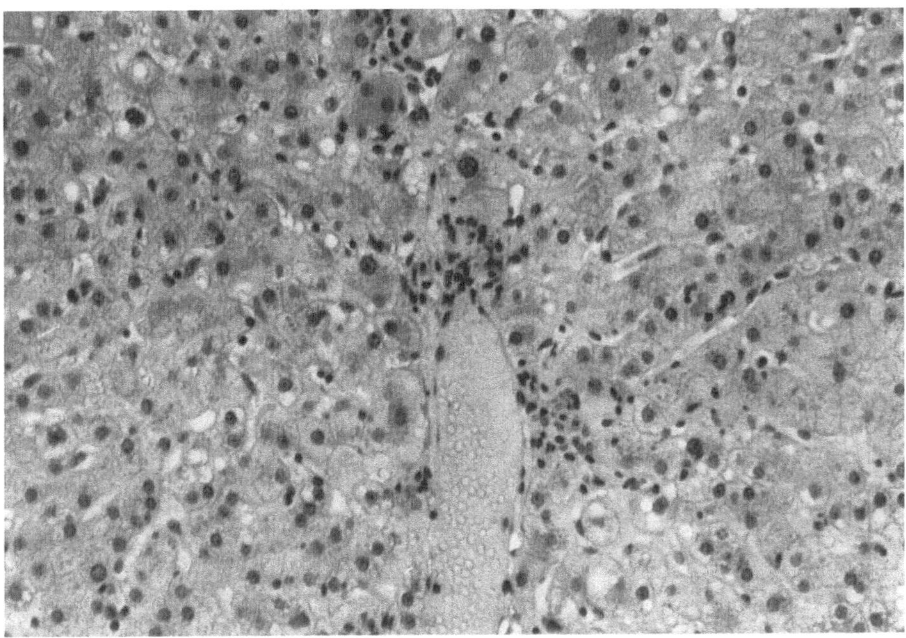

Abb. 62. Unspezifisch-reaktive Hepatitis, 63 Jahre, ♀, chronisches Ulcus duodeni. Kupfferzellaktivierung; kleine, knötchenförmige Zellansammlungen aus gewucherten Kupfferzellen und kleinen Rundzellen in der Umgebung einer Zentralvene. HE, ×200

Gastritiden, Enteritiden, Colitiden oder Ulcera, wobei die Leber offenbar als Filter von Agentien wirkt, die mit dem Pfortaderblut eingeschwemmt werden. Häufig handelt es sich auch um irgendwelche banale (z.B. grippale Infekte), selten auch schwerwiegende Allgemeininfektionen (z.B. Sekundärstadium der Syphilis), die das Organ über die Leberarterie erreichen dürften. In vielen Fällen gelingt es aber auch bei genauester Untersuchung nicht, der Ursache der Veränderung auf die Spur zu kommen.

Bei reaktiven Hepatitiden sind die Beschwerden und klinischen Symptome, die schließlich die Leberbiopsie veranlassen, ebenfalls vage. Die meisten Patienten können keine distinkten Beschwerden anführen — sie sind müde und fühlen sich nicht wohl. Schließlich deckt das Laboratorium verschiedene und stets nur geringe Abweichungen auf, die auf eine Beteiligung der Leber hinweisen: Eine leichte Hyperbilirubinämie, bei der nicht nur die indirekt sondern auch die direkt reagierende Fraktion erhöht gefunden wird und/oder leicht erhöhte Trans-

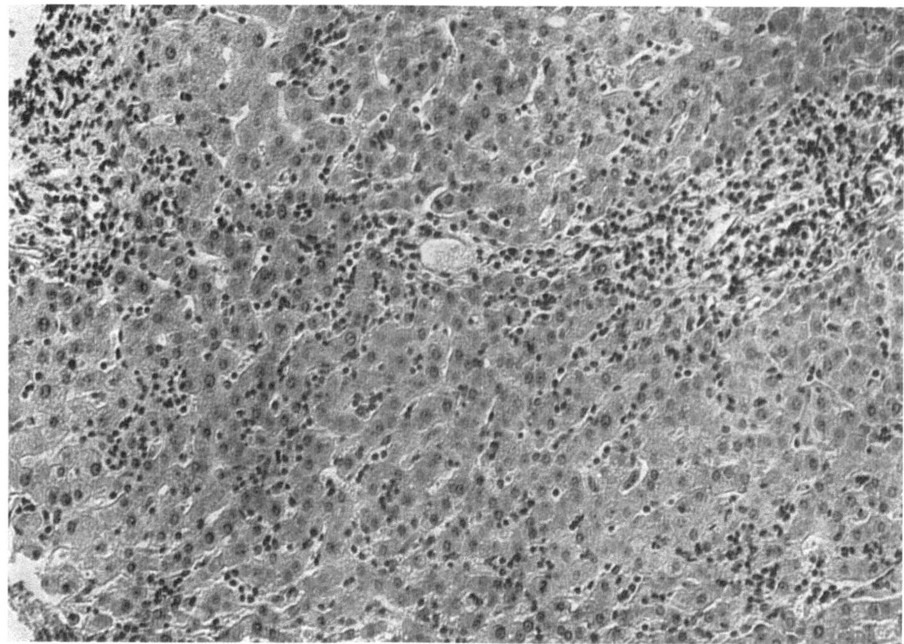

Abb. 63. Lokale, reaktive Hepatitis. Metastasenleber, 39 Jahre, ♀. Kupfferzellaktivierung, kleinrundzellige Infiltration von Sinusoiden und Portalfeldern. HE, × 150

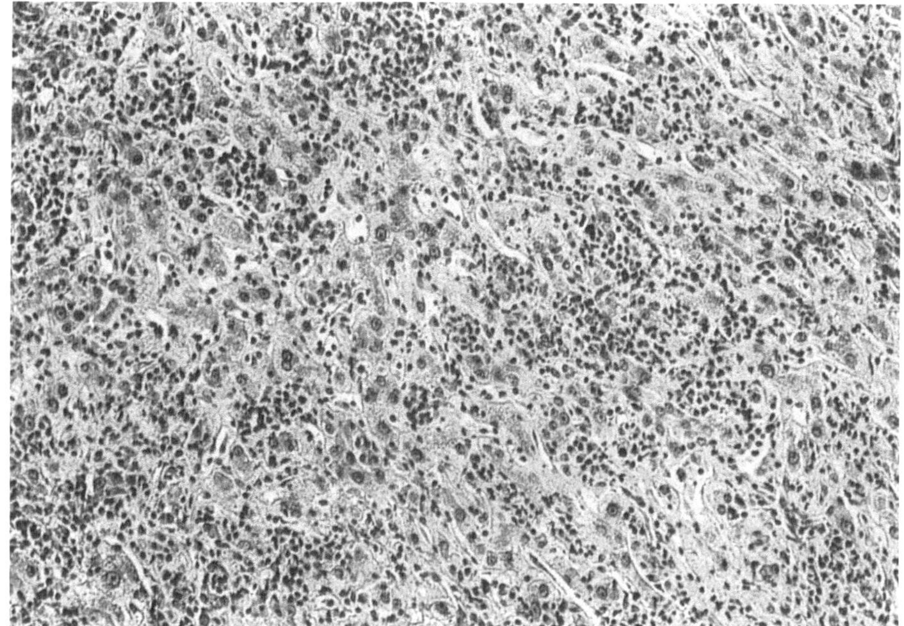

Abb. 64. Die gleiche Patientin wie Abb. 63, 6 Wochen später. Das Parenchym von dichten, knötchenförmigen Infiltraten aus kleinen Rundzellen und segmentkernigen Leukocyten durchsetzt. HE, × 150

aminasen, eine grenzwertig pathologische Bromsulfalein-Clearance und ein vermehrtes Gammaglobulin.

Klinische und morphologische Veränderungen können oft über lange Zeit verfolgt werden, ohne daß ein Fortschreiten des Prozesses festzustellen wäre. In anderen Fällen wieder bildet sich die unspezifisch-reaktive Hepatitis allmählich und vollständig zurück.

Differentialdiagnostisch ist es oft schwierig, eine stärker ausgebildete reaktive Hepatitis von einer abklingenden Virushepatitis oder einer persistierenden Hepatitis auseinanderzuhalten (s. S. 72).

Die *lokale reaktive Hepatitis.* Es ist verständlich, daß das umgebende Lebergewebe auch auf lokale Krankheitsherde reagiert. Solche Veränderungen sind nicht nur um entzündliche Herde, sondern stets auch um Metastasen maligner Geschwülste zu beobachten. Die Reaktion reicht von einer Vermehrung und Aktivierung der Kupfferzellen und einer verschieden dichten Rundzellinfiltration in Sinusoiden und Portalfeldern (Abb. 63) bis zu dichten, unscharf begrenzten, knötchenförmigen intralobulären Zellansammlungen aus Rundzellen, Plasmazellen und zum Teil auch segmentkernigen Leukocyten, die ein deutlich degenerativ geschädigtes Parenchym durchsetzen (Abb. 64).

Wurde die Biopsie bei Verdacht auf Metastasenleber durchgeführt und findet man im Zylinder kein neoplastisches Gewebe, aber derartige entzündliche Reaktionen, kann man mit größter Wahrscheinlichkeit annehmen, daß die Biopsienadel ihr Ziel nur knapp verfehlt hat.

II. Granulomatöse Hepatitiden

Als granulomatöse Hepatitis versteht man eine Leberentzündung, bei der es
zur Ausbildung rundlicher, mehr oder weniger scharf begrenzter Herde von
Granulationsgewebe mit besonderem Aufbau kommt. Die Granulome finden sich
in verschiedener Dichte über das Lebergewebe verstreut und können sowohl
intralobulär als auch portal lokalisiert sein. Wir haben 203 granulomatöse Hepatitiden beobachtet, das sind 4% aller untersuchten Fälle.

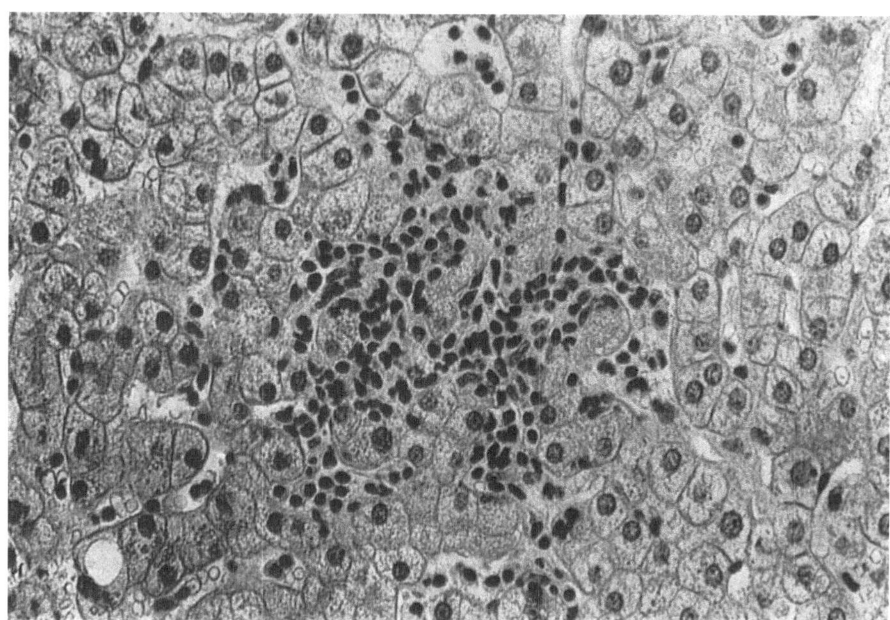

Abb. 65. Chronischer Alkoholiker mit primär chronischer, calcifizierender Pankreatopathie.
Diabetes mellitus, 45 Jahre, ♂. Umschriebene, vorwiegend die Sinusoide ausfüllende Ansammlung kleiner Rundzellen und gewucherter Kupfferzellen. HE, ×325

Spezifische Granulome in dem Sinne, daß Aufbau und Zusammensetzung des
Granuloms die Diagnose mit *Sicherheit* stellen lassen, gibt es nur wenige und
zumeist nur dann, wenn innerhalb des Herdes auch der Erreger nachzuweisen ist,
beispielsweise bei der tuberkuloiden Form der Lepra (Farbabb. IV, S. 63) oder
bei der Schistosomiasis (Abb. 96). Ansonsten sind die sog. spezifischen Granulome für eine bestimmte Krankheit nur mäßiggradig bis weitgehend charakteristisch (Tuberkulose, Sarkoidose). Man trifft aber immer wieder auf Fälle, bei
denen der Ausgangspunkt der Erkrankung auch bei subtilster klinischer Untersuchung nicht gefunden werden kann, sowie auf „spezifisch" anmutende Granulome bei sicher unspezifischen Granulomatosen, wie etwa den medikamentös-

allergischen granulomatösen Hepatitiden. Ferner ist hervorzuheben, daß sich bei spezifischen Krankheiten neben typischen Granulomen auch fast immer uncharakteristische Herde finden (Abb. 65—71, 83). Wenn solche unspezifischen Herde beobachtet werden, müssen unbedingt Serienschnitte angefertigt werden, die dann in manchen Fällen noch die Aufspürung spezifischer Veränderungen und damit eine Wahrscheinlichkeitsdiagnose erlauben.

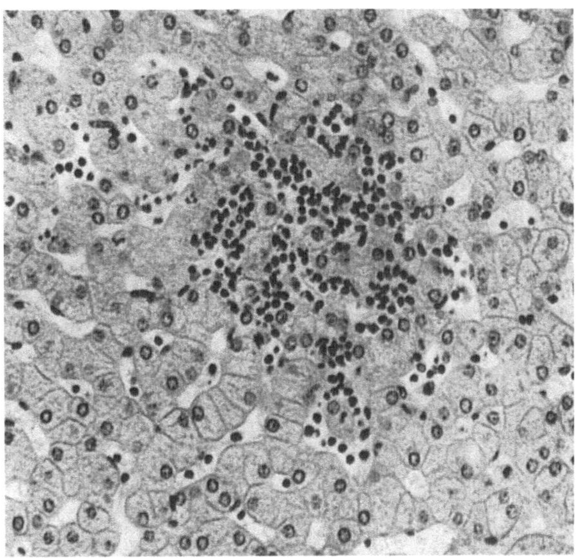

Abb. 66. Ungeklärte Schmerzen im Oberbauch. 29 Jahre, ♀, Probelaparotomie negativ. Größeres, vorwiegend sinusoidales Rundzellinfiltrat bei sonst unauffälligem Parenchym. HE, ×200

A. Die unspezifische granulomatöse Hepatitis

Unspezifische Granulomatosen sind so gut wie immer ein Überraschungsbefund. Die Biopsie wird wegen vager Beschwerden oder mäßig pathologischer Abweichungen der Laboratoriumsbefunde vorgenommen, nicht selten auch, weil man sich nach einer erfolglosen Durchuntersuchung schließlich vom Leberzylinder die Aufklärung des Falles erhofft. Statt dessen setzt dann der histologische Befund zu den bestehenden Fragezeichen noch ein weiteres hinzu.

Unspezifische Granulomatosen sind häufiger als spezifische, dies auch dann, wenn man Verdachtfälle spezifischer Granulomatosen, die klinisch nicht bestätigt werden können, nicht zu den unspezifischen rechnet und die chronisch-destruierende, nicht eitrige Cholangitis, die genau genommen auch eine unspezifische Granulomatose ist, ausklammert (s. S. 122). Wir haben unter 203 Granulomatosen 110 unspezifische beobachtet, das sind 54%. Wie bei allen granulomatösen Hepatitiden zeigt der allgemeine histologische Befund eine unspezifisch-reaktive Hepatitis. Daneben sind aber oft noch weitergehende Veränderungen aufzudecken: Intralobuläre, knötchenförmige Zellansammlungen, die den Spätknötchen der Hepatitis ähneln (vgl. Abb. 45) (s. S. 64), oft auch größere, mehr oder weniger umschriebene, rundliche, vorwiegend in den Sinusoiden lokalisierte Zellansammlungen aus kleinen Rundzellen und gewucherten Kupfferzellen (Abb. 65, 66). Gelegentlich finden sich ferner rundliche, intralobuläre Parenchymnekrosen mit einzelnen, eingestreuten Entzündungszellen (Abb. 67, 83). Schließlich sind Retothelknötchen [70] zu beobachten, scharf begrenzte Konglomerate aus cytoplasmareichen Kupfferzellen, die mit verschieden vielen kleinen Rundzellen durchsetzt sind und maximal erweiterte Sinusoide thrombenartig ausfüllen (Abb. 68, 69). Diese Veränderungen, ein Mittelding zwischen zelligen Knötchen und Granulomen, sollte besser nicht zu den letzteren gerechnet werden, da ihnen ein wesentliches Merkmal, der organisierte Aufbau, mangelt.

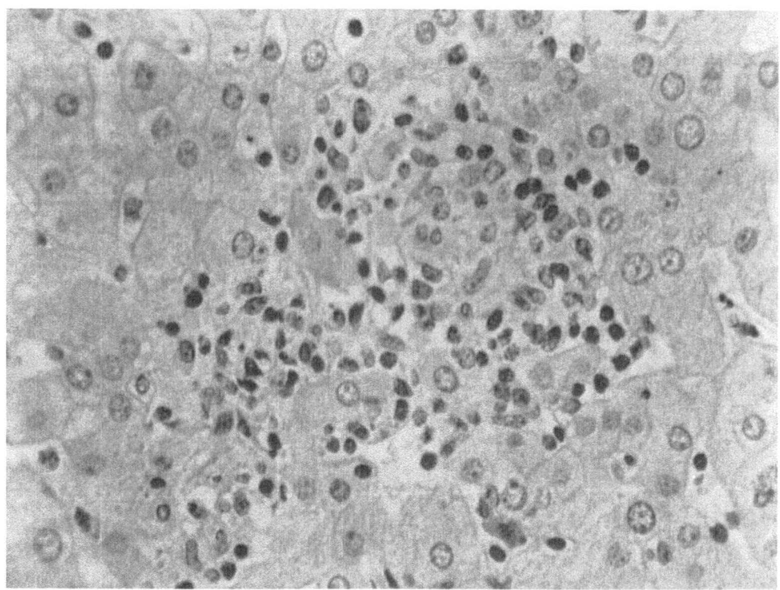

Abb. 67. Lobärpneumonie rechter Unterlappen, 23 Jahre, ♂. Umschriebene Parenchymnekrose mit Kupfferzellwucherung und entzündlicher Infiltration. HE, ×325

Die Granulome selbst sind zumeist nicht zahlreich, nur in dem einen oder anderen Läppchen nachzuweisen. So auffällig sie sind, wenn sie innerhalb des Parenchyms liegen, so schwer oder unmöglich kann es sein, umschriebene Zellansammlungen in den Portalfeldern als unspezifische Granulome anzusprechen. Innerhalb der Läppchen nehmen sie den Platz zugrunde gegangener Leberzellen ein (Abb. 70—72). Zwischen einzelnen versilberbaren Fasern, die offenbar Reste der Gitterfaserstruktur dieses Abschnittes darstellen, findet sich eine dichte Zellansammlung, wobei im Zentrum zumeist epitheloide, cytoplasmareiche Zellen mit hellen, länglichen oder ovoiden Zellkernen nachzuweisen sind, während in der Peripherie kleine Rundzellen vorherrschen, zwischen denen auch einzelne segmentkernige Leukocyten oder Plasmazellen eingestreut sein können. Der Herd wird zumeist von einem Kranz deutlich körnig-acidophiler Leberzellen umgeben.

Die Pathogenese der unspezifischen Granulome ist außerordentlich vieldeutig und im Einzelfall kaum aufzudecken. Nicht nur Bakterien und Viren können über eine Erkrankung der Bauchorgane ins Pfortaderblut oder bei einer Allgemeinerkrankung in den großen Kreislauf gelangen und sich schließlich im

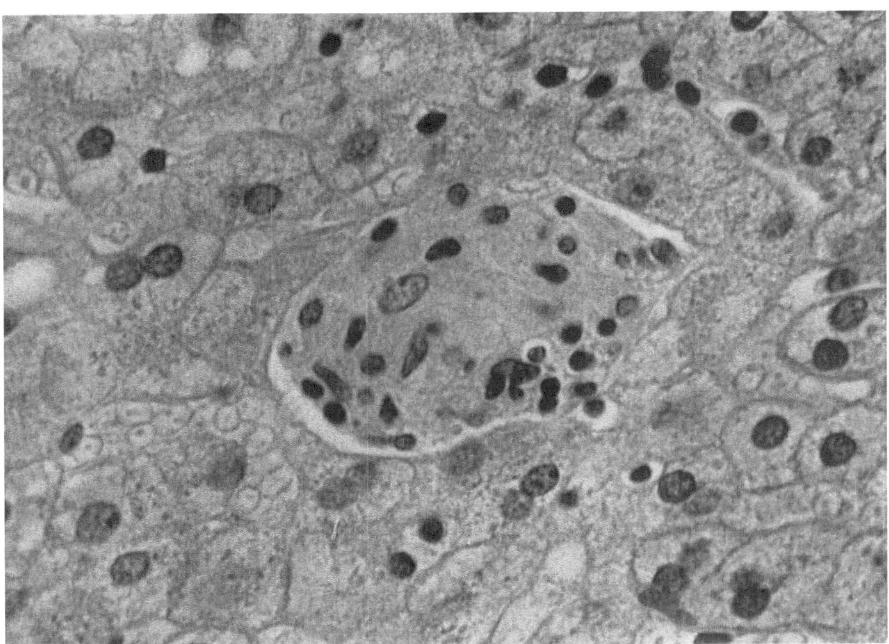

Abb. 68. Sarkoidose, 60 Jahre, ♀, subfebrile Temperaturen. Bil 1,4 mg-%, Thy 2 TE, GOT 24 mE. Retothelknötchen. In ausgeweitetem Sinusoid ein Konglomerat aus cytoplasmareichen Kupfferzellen und wenigen kleinen Rundzellen. HE, ×650

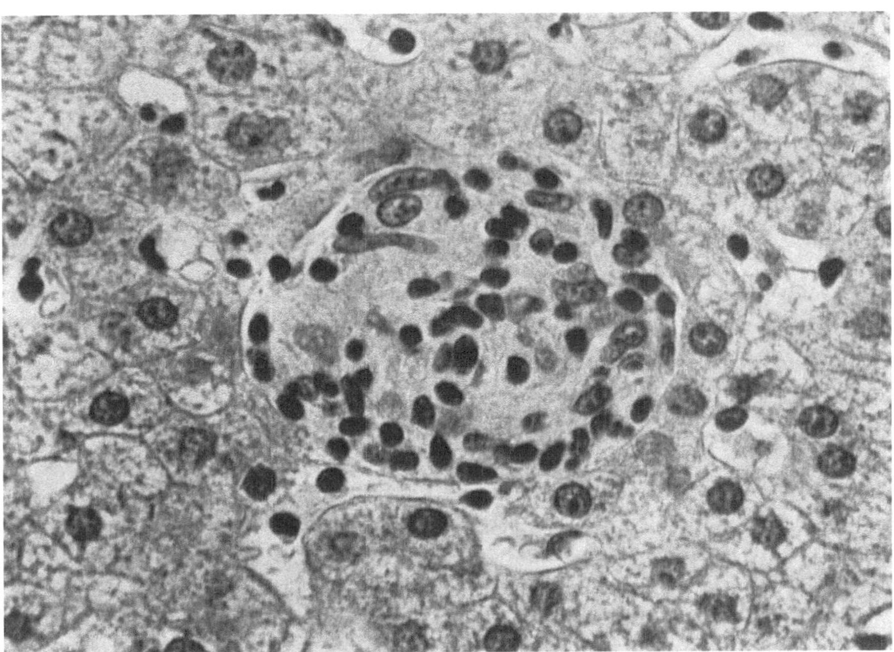

Abb. 69. Sarkoidose, 79 Jahre, ♀ (vgl. Abb. 76). Retothelknötchen mit reichlichem Rundzellgehalt. HE, ×650

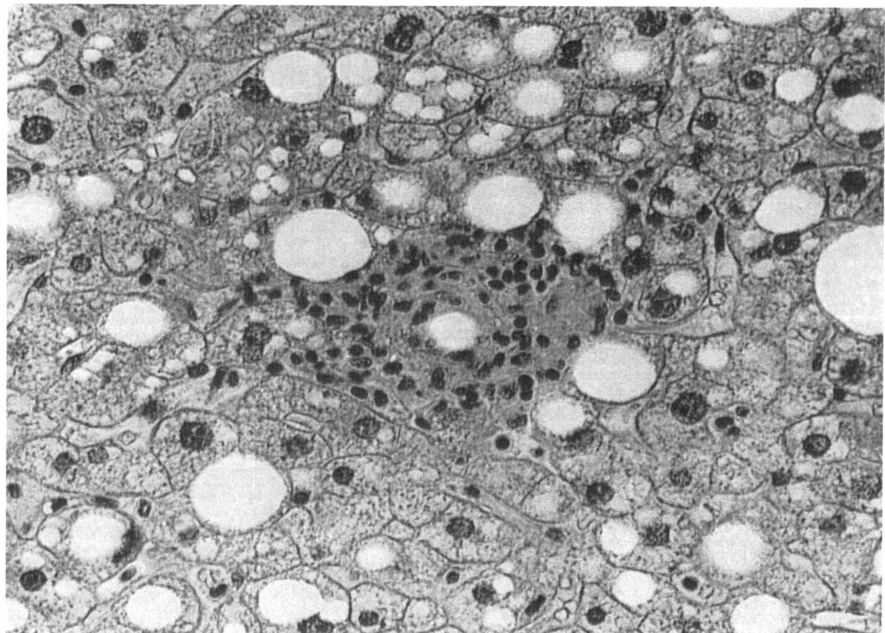

Abb. 70. Fettleber, 72jährige Gastwirtin mit ungeklärter Anämie. Hepatomegalie. Fein- bis grobtropfige Leberzellverfettung. Ansammlung epitheloider Elemente und kleiner Rundzellen um zentrale Aussparung (großes Resorptionsknötchen ?). HE, ×325

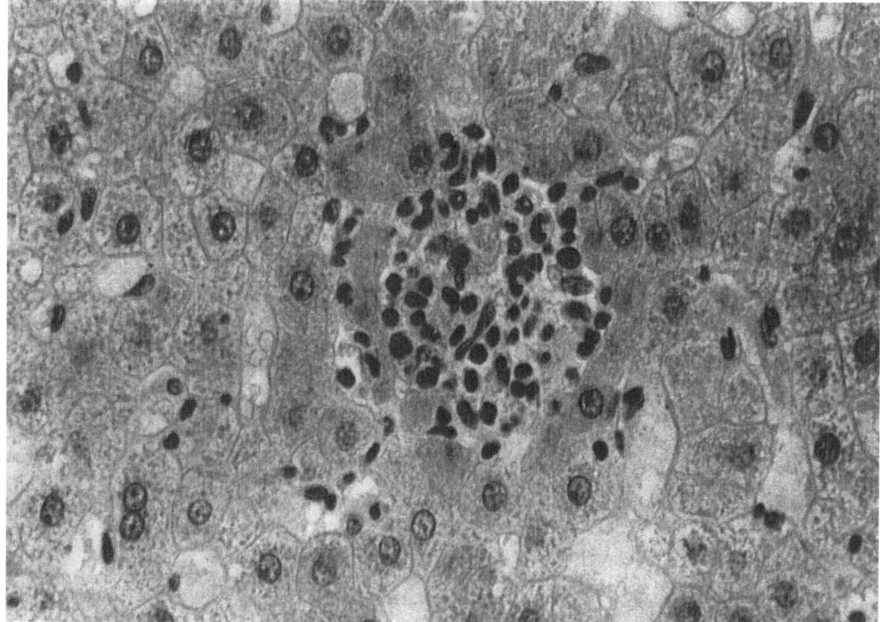

Abb. 71. Schwere Virushepatitis, spätes Rückbildungsstadium, 52 Jahre, ♀. Scharf begrenztes, intralobuläres Knötchen aus kleinen Rundzellen, gewucherten Kupfferzellen und spärlichen segmentkernigen Leukocyten, von einem Kranz acidophiler Leberzellen umgeben. HE, ×400

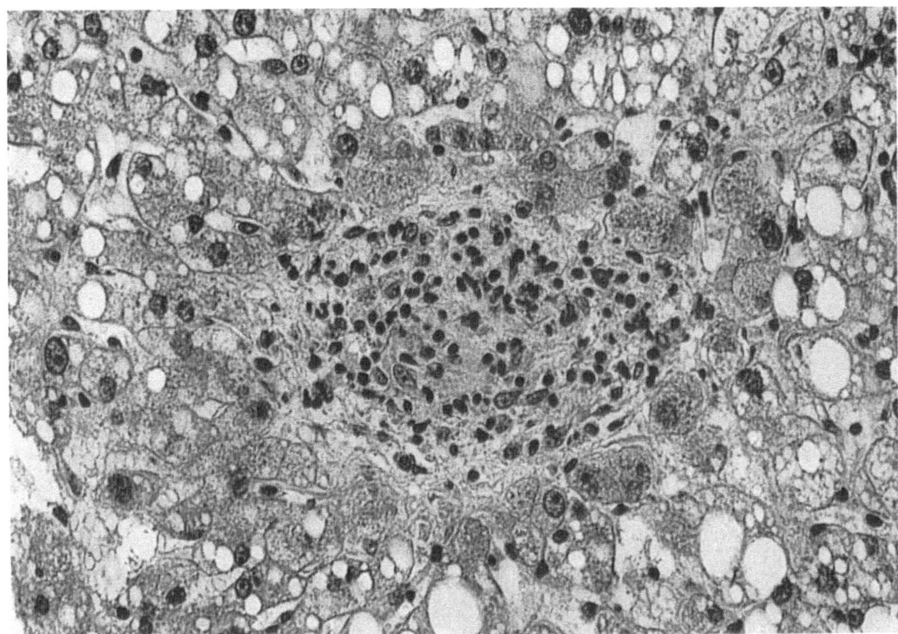

Abb. 72. Abscedierende Halslymphknoten-Tuberkulose, 58 Jahre, ♀. Eiter in Ausstrich und Kultur Tbc +. Scharf begrenztes, kleines Granulom von einem Kranz acidophiler Leberzellen eingefaßt. Wenige Epitheloidzellen im Zentrum, kleine Rundzellen in der Peripherie. Diffuse, fein- bis grobtropfige Leberzellverfettung. HE, ×375

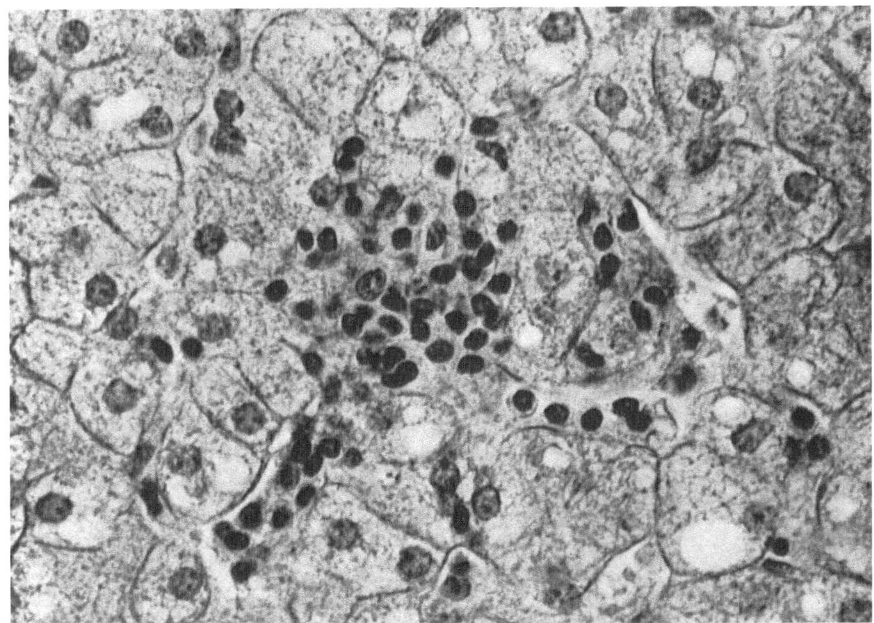

Abb. 73. Erythema nodosum, 40 Jahre, ♀. Subfebrile Temperaturen, unauffällige Laboratoriumstests. Kleines, intralobuläres Knötchen aus mononucleären Zellen. HE, ×500

Leberfilter fangen. Corpusculäre Nahrungsbestandteile bis zu einem Durchmesser von 95 µ können ebenso die Darmwand passieren wie beispielsweise Parasiteneier und auf dem Lymphweg in den großen Kreislauf und damit auch in die Leber gelangen (Persorption [194]). Für Granulombildungen sind ferner allergische Mechanismen verantwortlich zu machen, was sich am Beispiel der medikamentös-allergischen Granulome demonstrieren läßt (s. S. 101).

Da sich aber auch bei spezifischer granulomatöser Hepatitis neben mehr oder weniger typischen Granulomen auch einfach aufgebaute, uncharakteristische Herde finden können, muß bei *jeder* Granulomatose nach einer möglichen spezifischen Ursache geforscht werden (Abb. 73).

B. Tuberkulose

Entgegen einer weitverbreiteten Auffassung gehen floride tuberkulöse Erkrankungen, auch wenn sie ihrem Umfang nach so begrenzt sind wie eine Iridocyclitis, fast immer mit einer hämatogenen tuberkulösen Aussaat einher. *Haex* und *van Beek* [69] konnten in einer eingehenden leberbioptischen Studie bei 189 Organtuberkulosen verschiedenster Lokalisation in 176 Fällen Tuberkel in der Leber nachweisen, das ist in 93%. Sie unterschieden dabei verschiedene Tuberkelformen (Tabelle 12).

Tabelle 12. *Verschiedene Tuberkelformen und ihre Eigentümlichkeiten.*
(Nach *Haex* und *Van Beek* [69])

Durch-messer	Typ	Häufigkeit	Sitz	Riesenzellen	Ver-käsung
0,75 mm	Konglomerattuberkel	sehr selten	Portalfeld	vorhanden	möglich
0,5 mm	Konglomerat- oder Solitärtuberkel	ziemlich häufig	Portalfeld	häufig	möglich
0,25 mm	Solitärtuberkel	häufig	meist Portalfeld	häufig	möglich
0,1 mm	Epitheloidzellige Subtuberkel	sehr häufig	Parenchym	außer-gewöhnlich	0
0,05 mm	Epitheloidzellige Subtuberkel	sehr häufig	Parenchym	0	0

Die Erfahrungen der holländischen Autoren decken sich mit unseren eigenen. Bei $^1/_4$ der von uns beobachteten granulomatösen Hepatitiden oder der Hälfte der spezifischen Granulomatosen handelte es sich um Tuberkulosen. Diese Zahlen sagen nichts über den tatsächlichen Anteil der Tuberkulose an granulomatösen Leberkrankheiten aus, da wir die Biopsie mit gutem Erfolg in den Dienst der Differentialdiagnose gestellt haben, wenn es darum ging festzustellen, ob ein klinisches Krankheitsbild tuberkulöser Ätiologie sei oder nicht, beispielsweise ein Morbus Addison oder eine ungeklärte destruktive Knochen- oder Gelenkerkrankung. Die histologische Diagnose ist mit der Einschränkung zu stellen, daß eine Differentialdiagnose gegenüber einer Sarkoidose in vielen Fällen nicht möglich ist. Große Solitärtuberkel, zentrale Verkäsung, mächtige Langhanssche Riesenzellen (Abb. 74) und der spärliche Gehalt an Gitterfasern sprechen im

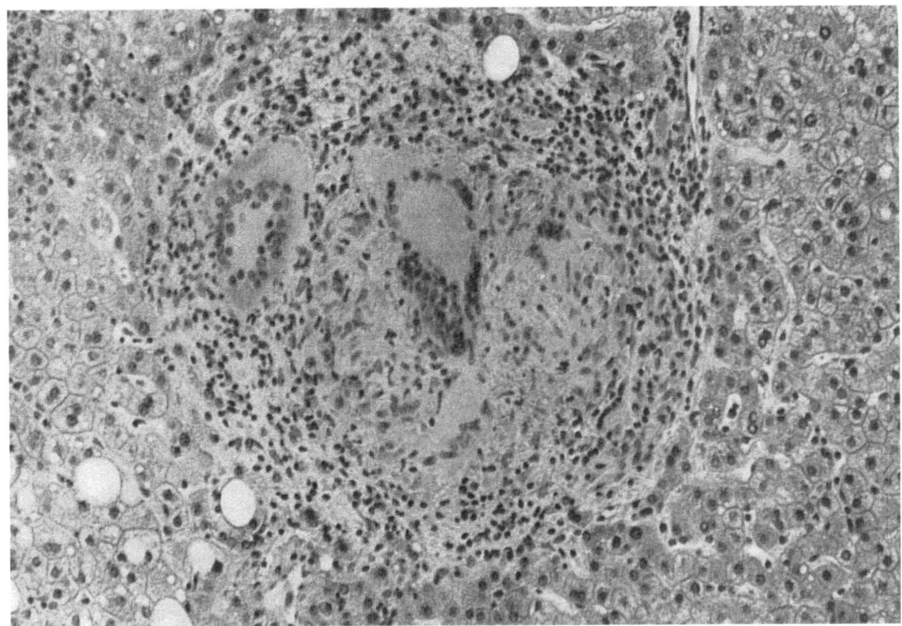

Abb. 74. Hämatogen-streuende Tuberkulose, 66 Jahre, ♀, Diabetes mellitus. Tbc-Tine-Test +, Bil 0,79 mg-%, Thy 2 TE, GOT 28 mE. Portaler Riesenzelltuberkel. HE, ×150

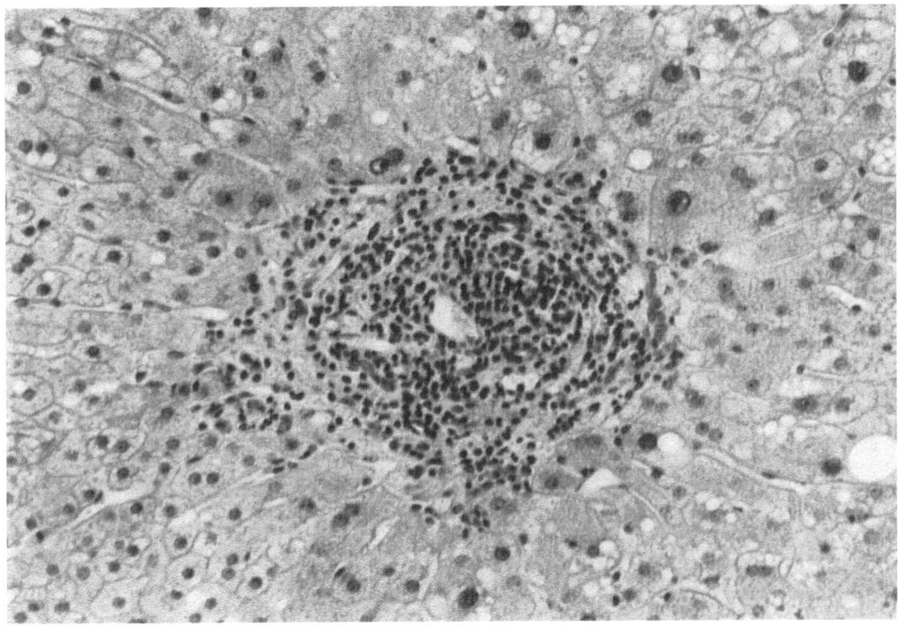

Abb. 75. Abgeheilter miliarer Tuberkel, 55 Jahre, ♂, nach Streptomycin-Rimifon-Therapie. Rundliche, chronisch-entzündlich infiltrierte Narbe. HE, ×200

Sinne der Tuberkulose. In verkästen Arealen sind die Gitterfasern häufig unterbrochen. Im histologischen Schnitt gelingt es selten, Tuberkelbakterien färberisch darzustellen. Etwas häufiger ist es möglich, sie aus Biopsiematerial zu kultivieren. In den dicht gesäten miliaren Nekrosen bei Landouzyscher Typhobacillose sind die Erreger hingegen massenhaft nachzuweisen. Diese Nekrosen sind überdies von reichlich Kerntrümmern und segmentkernigen Leukocyten durchsetzt, eine Veränderung, die gelegentlich auch in verkäsenden Arealen frischer Tuberkel zu beobachten ist.

Lebertuberkel sprechen gut auf tuberkulostatische Therapie an. Nach abgeheilten portalen Tuberkeln finden sich runde Narben mit dichter, chronisch-entzündlicher Infiltration (Abb. 75). Gereinigte intralobuläre Granulome sind im allgemeinen zellarm und zeigen nur an ihrem Rand eine nennenswerte entzündliche Reaktion (vgl. Abb. 79). Schließlich schrumpfen sie zu kleinen, rundlich-herdförmigen Narben.

C. Sarkoidose

Seitdem man gelernt hat, die Sarkoidose (Boecksches Sarkoid) von der Tuberkulose abzutrennen, ist sie keine seltene Krankheit mehr. In 80% der Fälle finden sich granulomatöse Veränderungen in der Leber [80]. In unserem Biopsiematerial stellt die Sarkoidose $^1/_6$ aller granulomatöser Hepatitiden.

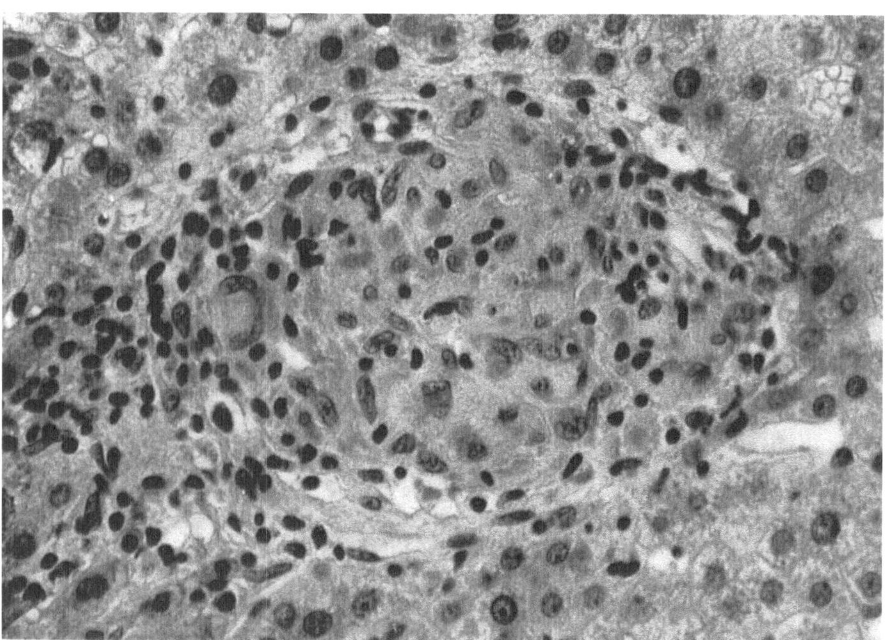

Abb. 76. Sarkoidose (dieselbe Biopsie wie Abb. 69). Epitheloidzelliges Granulom in einem kleinen Portalfeld. HE, ×400

Die Beteiligung der Leber kommt klinisch meist nicht zum Ausdruck. Bei dichter Aussaat der Granulome kann die Leber vergrößert und etwas druck-schmerzhaft gefunden werden. Das Laboratorium deckt einen erhöhten Gamma-

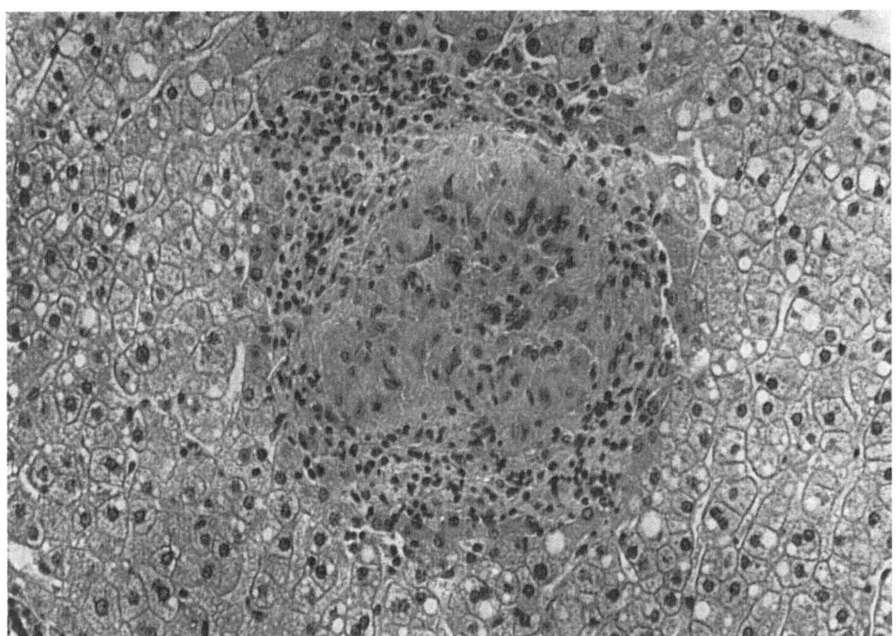

Abb. 77. Mediastinale Sarkoidose, 39 Jahre, ♂, Epitheloidzellgranulom. HE, ×200

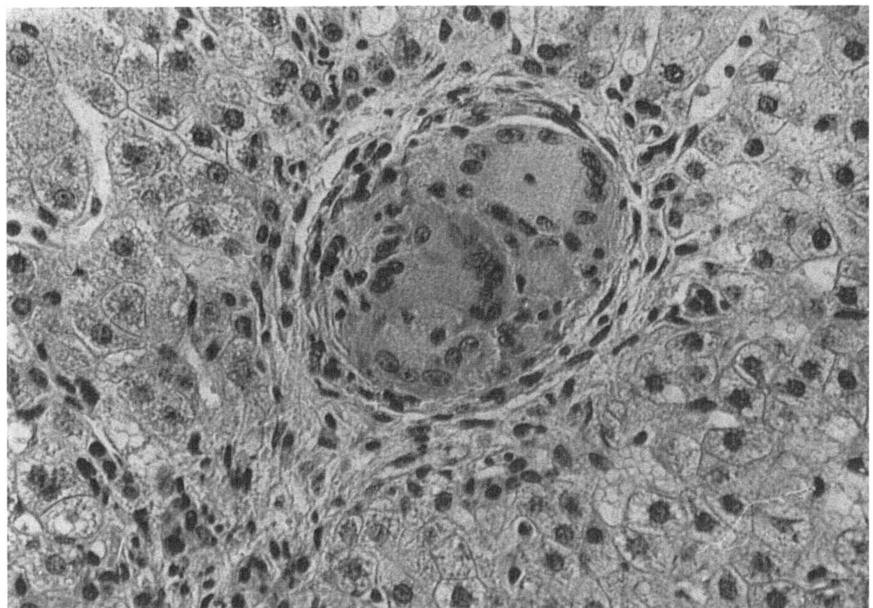

Abb. 78. Cirrhose, Sarkoidose, 58 Jahre, ♀. Kleines Granulom in bindegewebigem Septum. Riesenzellen mit typischer, rosettenförmiger Anordnung der Kerne. HE, ×375

globulinspiegel auf, die Thymoltrübung fällt häufig pathologisch aus, die Transaminasen können mäßig erhöht gefunden werden. Ikterus ist extrem selten und tritt nur bei schwersten Fällen auf.

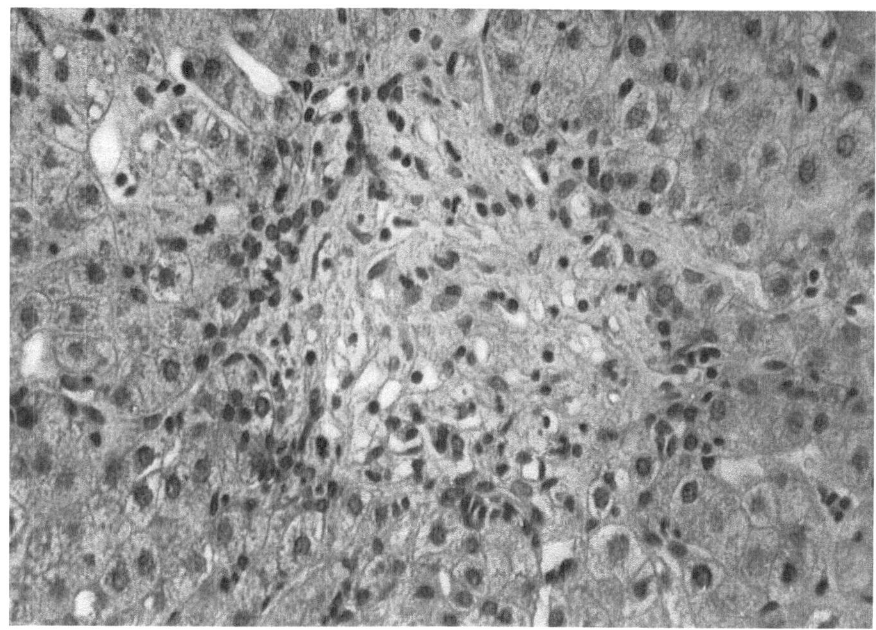

Abb. 79. Der gleiche Fall wie Abb. 78, 2 Jahre später. Intralobuläre Narbe nach abgeheiltem
Granulom. HE, ×375

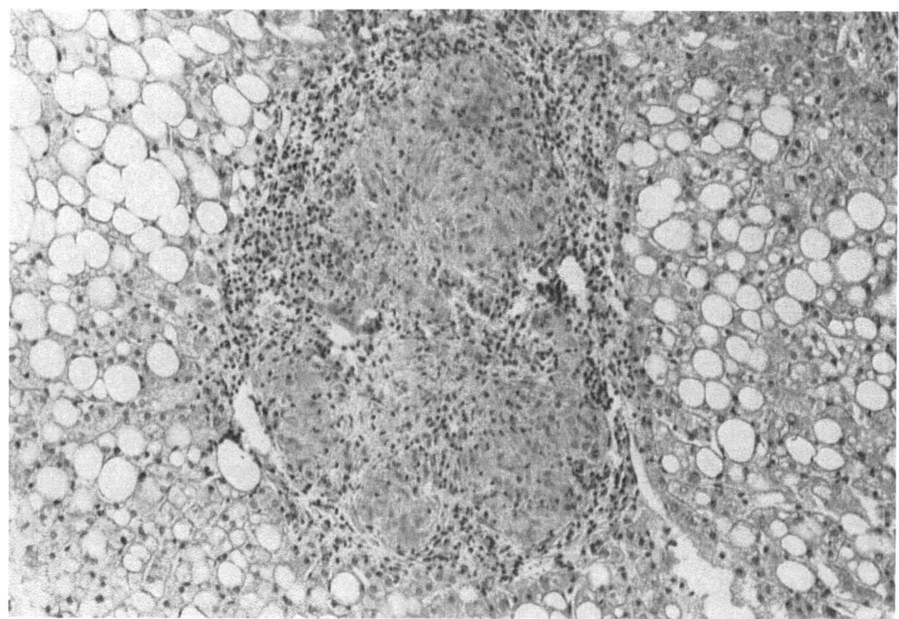

Abb. 80. Mediastinale Sarkoidose, Erythema nodosum. 32 Jahre, ♂, Diabetes mellitus.
Charakteristisches portales Konglomerat von Epitheloidzellgranulomen. Grobtropfige Leberzellverfettung. HE, ×150

Das intralobuläre Sarkoidose-Granulom zeigt zumeist ein rein epitheloidzelliges Zentrum, das von einem schmalen Saum kleiner Rundzellen umgeben
wird (Abb. 76, 77). Finden sich Riesenzellen, sind sie zumeist relativ klein und
zeigen eine recht kennzeichnende rosettenförmige Anordnung der Kerne (Abb. 78).
Die Retikulinfasern sind, im Gegensatz zur Tuberkulose, im Sarkoidose-Granulom
deutlich vermehrt. Häufig sind die Herde in unmittelbarer Nähe der Portalfelder
gelagert. Sehr charakteristisch sind große, portale epitheloidzellige Konglomerat-
tuberkel mit schmalem Lymphocytensaum, die keine Nekrosezeichen aufweisen
(Abb. 80). Neben der obligaten unspezifisch-reaktiven Hepatitis im granulom-
fernen Parenchym können Sarkoidoselebern oft beträchtliche Verfettungsgrade
aufweisen (Abb. 80).

D. Brucellosen

Bei Bangscher Krankheit oder Maltafieber finden sich neben der allgemeinen
Aktivierung des Kupfferzellapparates Granulome, die einigermaßen charakteristisch sind. Sie bestehen häufig aus einem lockeren und uniformen Gefüge eher

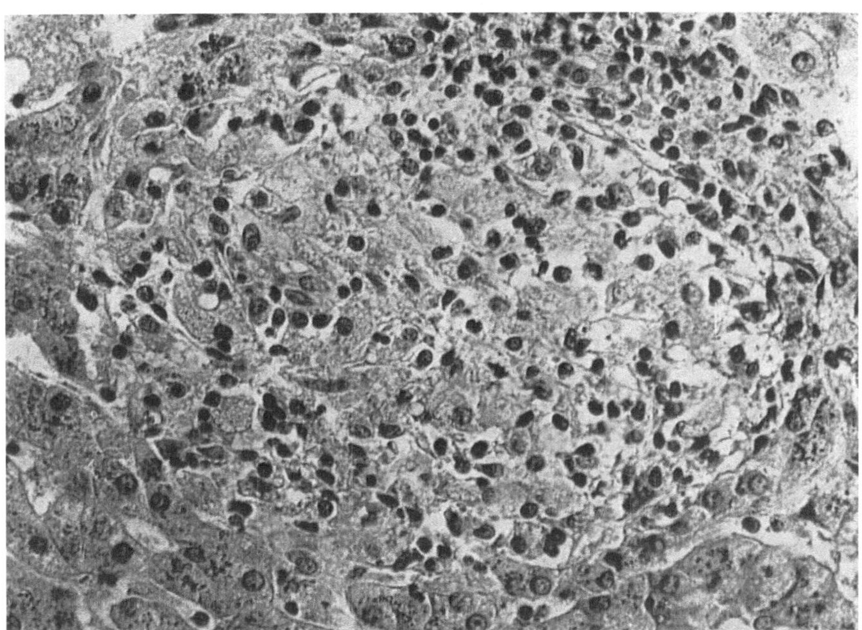

Abb. 81. Bangsche Krankheit, 56jähriger Landwirt mit nachgewiesener Infektion. Typisches
Granulom am Rand eines Portalfeldes, aus rundkernigen epitheloiden Zellen locker auf-
gebaut. Nur vereinzelte kleine Rundzellen eingestreut. Keine Reaktion in der Umgebung.
HE, ×375

kleiner und heller epitheloider Zellen (Abb. 81). Im Gegensatz zu den meisten
anderen spezifischen Granulomen können sich eingestreute Granulocyten oder
eosinophile Leukocyten finden. Ein peripherer Lymphocytenwall fehlt oder ist
nur angedeutet ausgebildet. Die Granulome liegen oft in unmittelbarer Nachbarschaft der Portalfelder. Riesenzellen oder zentrale Verkäsungen werden nur selten
beobachtet.

E. Tularämie

Hier werden herdförmige, bis 2 mm im Durchmesser haltende Coagulationsnekrosen beschrieben, in deren Bereich nur Kerndetritus und verstreute segmentkernige Leukocyten nachzuweisen sind. An ihrem Rand finden sich eine ebenfalls leukocytäre, aber auch kleinrundzellige Infiltration sowie Riesenzellen [129].

F. Syphilitische Gummen

Akute syphilitische, vielfach konfluierende Lebernekrosen erreichen einen Durchmesser von mehreren Zentimetern. An ihren Randpartien findet sich ein Granulationsgewebe mit Fibroblasten, Lymphocyten und Plasmazellen, verhältnismäßig wenigen epitheloiden Zellen und gelegentlich auch Riesenzellen. Im Gegensatz zur Tuberkulose kommt die ursprüngliche Struktur des Nekrosebereiches bei Gitterfaserfärbung noch gut zur Darstellung. In unseren Breiten sind Gummen und ihre Folgen, das Hepar lobatum, durch die Penicillintherapie der Syphilis praktisch vom Sektionstisch verschwunden. Ein bioptischer Nachweis eines Gumma dürfte selbst in den Entwicklungsländern eine Rarität darstellen.

Bei konnataler Syphilis können die Syphilome klein, kreisförmig und in miliarer Aussaat beobachtet werden. Es handelt sich um zumeist leukocytär infiltrierte Parenchymnekrosen.

G. Typhus abdominalis

Der Typhus gehört nicht zum Indikationsbereich der Leberbiopsie. Hier können sich oft ziemlich ausgedehnte Nekroseherde finden, daneben aber auch die bekannten Typhusknötchen, rundliche, intralobuläre Nekroseherde, in deren Bereich eine Wucherung der Kupfferzellen und eine Vermehrung von Gitterfasern stattfindet.

H. Lupus erythematodes

Bei visceralem Lupus erythematodes können sich auch in der Leber herdförmige Veränderungen finden (Abb. 82). Es sind umschriebene Parenchymnekrosen mit einer vorwiegend plasmacellulären Infiltration. An den Rändern der Herde besteht eine Kupfferzellwucherung und finden sich auch segmentkernige Leukocyten und kleine Rundzellen.

J. Andere granulomatöse Hepatitiden

1. Vielgestaltige, herdförmige Veränderungen sind bei der Weber-Christianschen Krankheit, der chronisch-rezidivierenden, fieberhaften, nicht eitrigen Fettgewebeentzündung, festzustellen. Sie wird zu den Kollagenkrankheiten gerechnet. Interessanterweise hat die Miterkrankung der Leber keine Leberzellverfettung zur Voraussetzung. Die Veränderungen erstrecken sich von rundlichen, fokalen Parenchymnekrosen (Abb. 83) über knötchenförmige Kupfferzellwucherungen mit rundzelliger und segmentkernig-leukocytärer Infiltration (Abb. 84) bis zu größeren Granulomen, die sich im Bereich herdförmiger Nekrosen entwickeln und durch eine zentrale Wucherung epitheloider Zellen und eine diffuse leukocytäre Infiltration ausgezeichnet sind (Abb. 85).

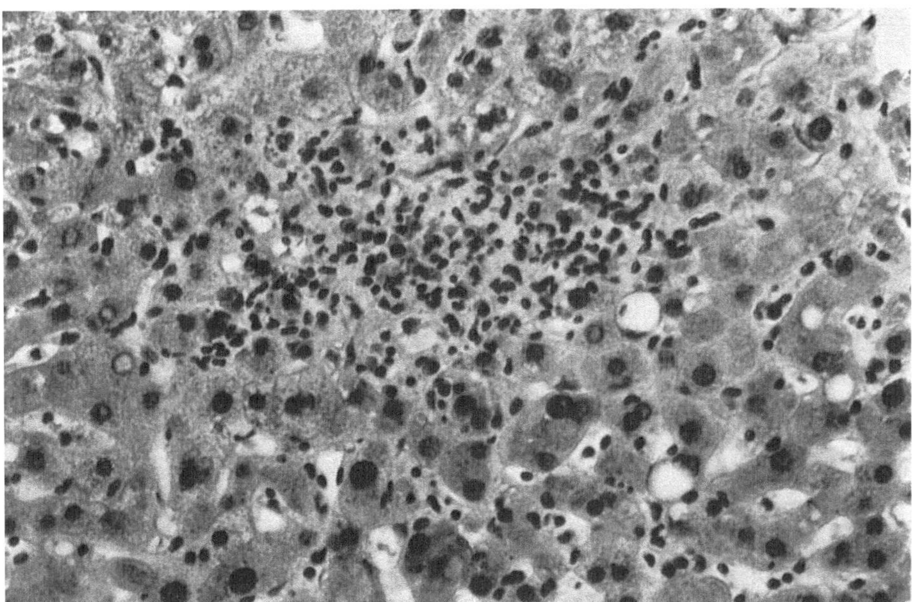

Abb. 82. Lupus erythematodes visceralis, 68 Jahre, ♂, Perikarditis, Gelenkschmerzen. Intralobuläre Parenchymnekrose. Um eine zentrale Ansammlung von Plasmazellen gruppieren sich in unscharfer Begrenzung kleine Rundzellen, segmentkernige Leukocyten und vermehrte Kupfferzellen. HE, ×240

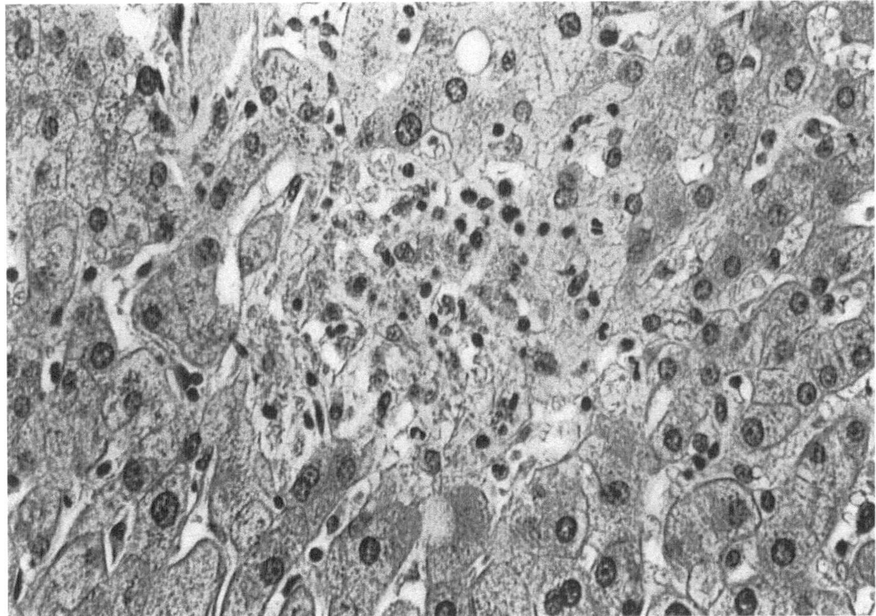

Abb. 83. Weber-Christiansche Krankheit. 52 Jahre, ♂, 20 Tage nach Krankheitsbeginn. Subcutane entzündliche Infiltrate, Diagnose durch Hautstanze gesichert. Fokale Parenchymnekrose. HE, ×375

7*

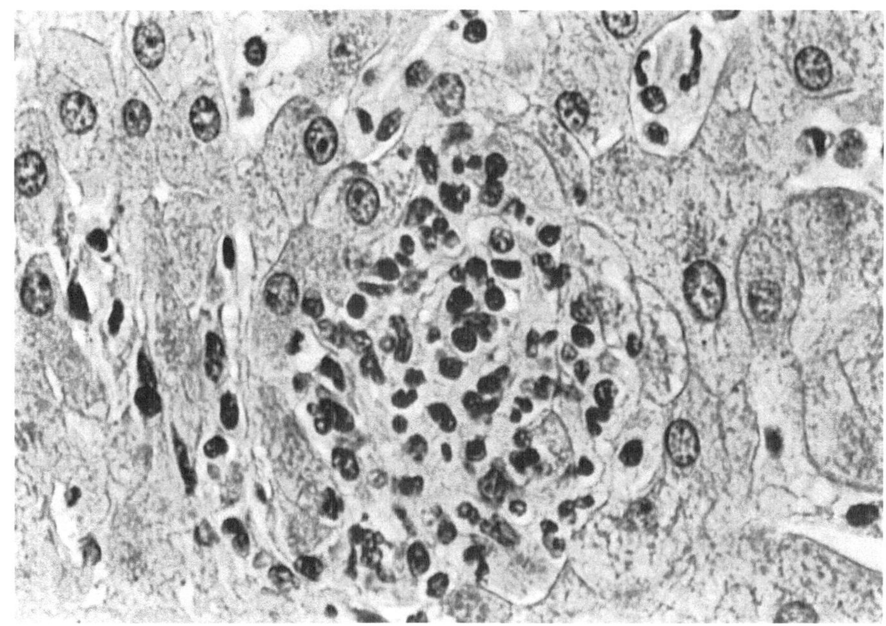

Abb. 84. Die gleiche Biopsie wie Abb. 83. Umschriebenes, intralobuläres Infiltrat aus kleinen Rundzellen und segmentkernigen Leukocyten. HE, ×650

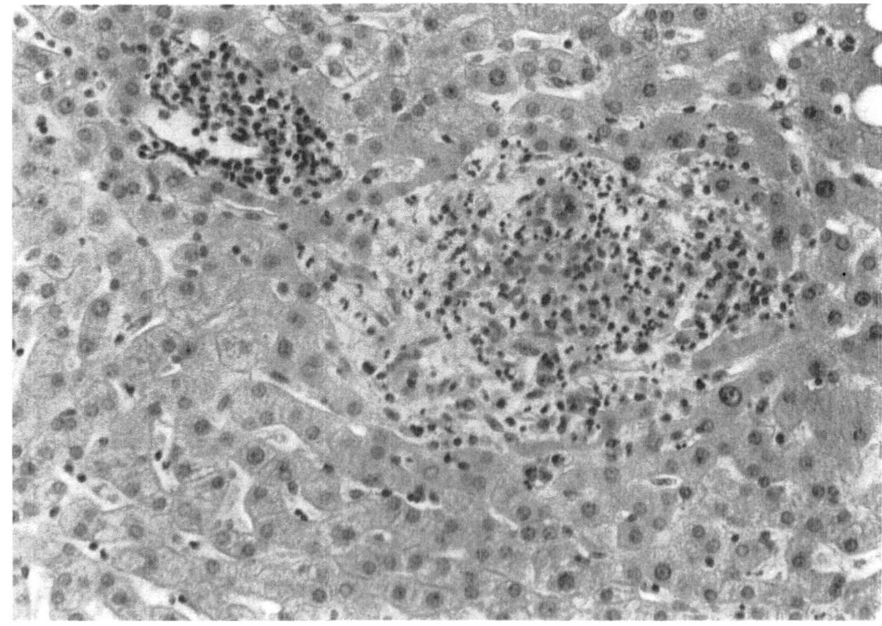

Abb. 85. Die gleiche Biopsie wie Abb. 83. Portalnahes Granulom. Epitheloidzelliges Zentrum, dichte granulocytäre Infiltration. HE, ×200

2. Auch Pilzinfektionen können granulomatöse Veränderungen der Leber hervorrufen. Bei *disseminierter Histoplasmose* ist im allgemeinen auch die Leber befallen. Das meist vergrößerte Organ ist von Granulomen vom Sarkoidosetyp durchsetzt, die aber zentrale Nekrosen aufweisen können. Der Erreger, das Histoplasma capsulatum, ein 2—5 μ im Durchmesser haltender Körper, kann in Kupfferzellen und innerhalb der Granulome nachgewiesen und durch PAS-Färbung dargestellt werden. Die Granulome können fibrös umgewandelt werden, calcifizieren und sogar verknöchern [121].

3. Bei verschiedenen *parasitären Krankheiten* können Eier oder wandernde Larven granulomatöse Veränderungen der Leber bewirken. Hier sind vor allem verschiedene Wurmarten, besonders Ascaris lumbricoides (Spulwurm), Strongyloides stercoralis (Zwergfadenwurm), Fasciola hepatica (Leberegel) und Toxocara (Fadenwurm des Haushundes), aber auch Larven von Anthropoden zu nennen. Es können sich diffuse, portale Infiltrate aus eosinophilen Leukocyten und auch esoninophile Abscesse finden, daneben aber auch tuberkelähnliche Herde aus epitheloiden Zellen, Riesenzellen und eosinophilen Leukocyten, manchmal um eine zentrale Nekrose oder einen kleinen eosinophilen Absceß gruppiert. Gelegentlich gelingt es, in Serienschnitten Wurmeier oder Larven nachzuweisen [129, 141].

4. Bei berufsbedingten *Staubkrankheiten*, wie Asbestose, Berylliose und Silikose kann es auch in der Leber zu hyperergischen Reaktionen mit Bildung sarkoidoseähnlicher Granulome kommen.

5. *Medikamentös-allergische granulomatöse Hepatitiden* werden vor allem nach Sulfonamiden beschrieben [106]. Sie gehen mit Gelbsucht, hohem Fieber und Exanthem einher. Die Aktivität der alkalischen Phosphatase und der Transaminasen ist erhöht, während die Kolloidstabilitätsproben normal ausfallen. Bioptisch finden sich portale entzündliche Infiltrate, die reichlich eosinophile Leukocyten enthalten, daneben Granulome vom Sarkoidosetyp mit Epitheloid- und Riesenzellen.

6. Bei dem weiten Spektrum granulomatöser Leberkrankheiten nimmt es nicht wunder, daß man nicht so selten auf Fälle stößt, die sehr auffällige granulomatöse Veränderungen zeigen, sich aber in keines der angeführten Krankheitsbilder einordnen lassen. Von diesen zur Zeit noch *unbekannten granulomatösen Hepatitiden* ein eindrucksvolles Beispiel:

Es handelte sich um einen 49jährigen, von seiten der Leber bisher immer gesunden Mann, der während einer Großwildjagd in Ostafrika mit Schüttelfrösten und Fieberschüben von ungefährem Tertianatyp erkrankte. Daneben bestanden Gelenkschmerzen, Appetitlosigkeit und Übelkeit. 12 Tage später wurde der Patient ikterisch und gleichzeitig bildete sich eine Kontinua um 38° C aus. Die Laboratoriumsbefunde glichen denen der Virushepatitis. Sämtliche angestellten Agglutinationen, davon auch solche auf Leptospiren, Blut-, Harnund Stuhlkulturen verliefen ebenso negativ wie die Suche nach Malariaplasmodien und Darmparasiten. Am 5. Gelbsuchttag wurde eine Leberbiopsie vorgenommen:

Es fanden sich Allgemeinveränderungen ähnlich einer schweren, nekrotisierenden Virushepatitis mit begleitender Cholangiolitis und grobtropfiger Leberzellverfettung. Daneben war aber das Leberparenchym von Granulomen dicht durchsetzt (Abb. 86), wobei 2 Typen zu beobachten waren: Das Zentrum der Veränderungen schien entweder solide oder es gruppierte sich um einen rundlichen Hohlraum von der Größe einer groben Fettlücke. Die Natur dieses Hohlraumes war nicht näher zu bestimmen. Der zentrale Anteil der Granulome bestand aus einer runden, sehr dichten und scheinbar regellosen Ansammlung von Zellen mit meist

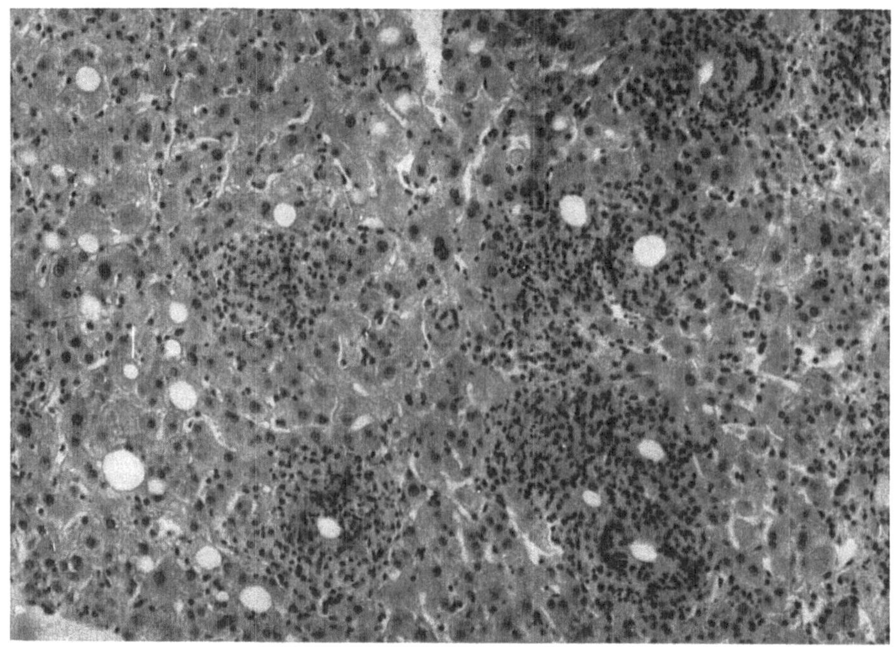

Abb. 86. Unbekannte granulomatöse Hepatitis, klinische Daten im Text. Das Parenchym von Granulomen dicht durchsetzt. HE, ×120

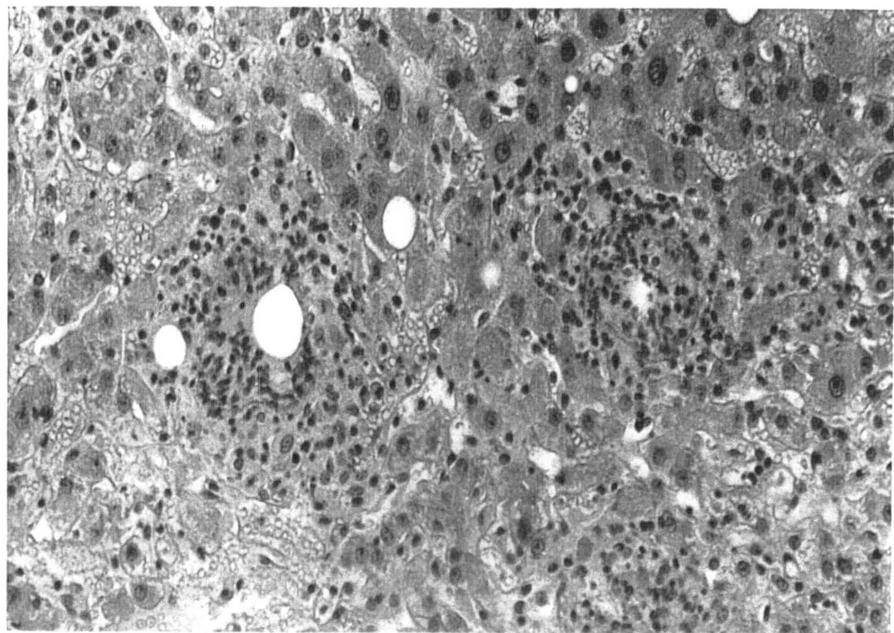

Abb. 87. Die gleiche Biopsie wie Abb. 86. Zwei Granulome, um eine zentrale Aussparung (Fettlücke?) gruppiert. HE, ×200

längsovalen, mäßig chromatinreichen Kernen und acidophilem Cytoplasma. Er war frei von Gitterfasern und erschien peripher von einer zarten, stellenweise aufgesplitterten, acidophilen, nicht versilberbaren Membran umgeben. Außerhalb davon bestand eine Schicht lockerer, epitheloider Zellen, schütter durchsetzt von kleinen Rundzellen (Abb. 87). Gelegentlich fand sich auch eine Langhanssche Riesenzelle. Die Umgrenzung der Granulome besorgten deutlich acidophile Leberzellen.

Das Fieber klang allmählich ab, während die Gelbsucht länger bestand und erst nach 6 Wochen weitgehend abgeblaßt war. Der Patient erholte sich langsam und blieb beschwerdefrei.

Die Biopsie wurde zahlreichen Experten, darunter auch solchen aus Afrika, vorgelegt. Keiner hatte jemals eine ähnliche Veränderung beobachtet. Unsere Vermutung, daß es sich hier um eine noch unbekannte tropische Granulomatose handle, mußten wir später revidieren. Wir beobachteten nämlich noch zwei weitere, voneinander unabhängige Fälle, die niemals in den Tropen gewesen waren und gleichartige Granulome aufwiesen.

III. Tropische Leberkrankheiten

Der Flugverkehr hat die Kontinente so nahe gerückt, daß tropische Leberkrankheiten, die man früher nur vom Hörensagen kannte, auch in klimatisch gemäßigten Zonen beobachtet werden können, sei es bei einem exotischen Gast, sei es bei einem Auslandreisenden, der dieses unerwünschte Souvenir mit nach Hause bringt.

Morphologisch gesehen handelt es sich bei den tropischen Leberkrankheiten um eine heterogene Gruppe. Ein Teil von ihnen, wie beispielsweise die meisten Leberegel-Erkrankungen, sind der bioptischen Diagnostik nicht zugänglich (Ausnahmen davon s. S. 101), andere wieder, wie der tropische Leberabsceß, stellen keine Indikation für eine Leberbiopsie dar. Übrig bleiben diffuse und granulomatöse Hepatitiden. Ihre geographische Zusammenfassung folgt einem alten, mehr oder weniger bewährten Brauch.

A. Diffuse Hepatitiden

1. Gelbfieber

Das Gelbfieber ist eine durch Stechmücken übertragene Viruskrankheit, die nur in den tropischen Zonen von Zentral- und Westafrika, Zentral- und Südamerika heimisch ist. Einzelfälle können auch in Europa durch Verschleppung infizierter Mücken auftreten.

An ein 2—4 Tage anhaltendes, hochfieberhaftes, „virämisches" Vorstadium mit schweren, aber uncharakteristischen infektiösen Allgemeinerscheinungen, reiht sich unter neuerlichem Fieberanstieg das Stadium der toxischen Organschädigung, an dem neben der Niere vor allem auch die Leber beteiligt ist. Die Kranken werden ikterisch, ihre Leber groß und druckschmerzhaft. Bei schweren Fällen besteht eine Coagulopathie, die eine Leberbiopsie verbietet. Das Blut ist leukopenisch, bei Vermehrung monocytoider Elemente und Fehlen eosinophiler Leukocyten. Die Transaminasenaktivität ist stets, bei schweren Fällen in exorbitanter Weise erhöht. Besonders bei Kindern kann Gelbfieber auch abortiv oder anikterisch verlaufen [35].

Pathologisch-anatomisch ist das Gelbfieber durch rote Körper (Councilman bodies) und häufig, aber nicht konstant, durch eine fettige Degeneration der Leberzellen ausgezeichnet. Die Veränderungen sind in der intermediären Läppchenzone am ausgeprägtesten. Die Councilman bodies, von ihrem Beschreiber für Amöben und die Ursache des Gelbfiebers gehalten [38], sind sowohl cellulärer als auch cytoplasmatischer Natur (Abb. 88, 89). Bei leichtem Krankheitsverlauf sind sie nur spärlich nachzuweisen, während sie bei schwerem massenhaft auftreten und um den 8. Gelbsuchttag zu einer Dissoziation des Plattengefüges im intermediären Läppchenbereich führen (Abb. 88).

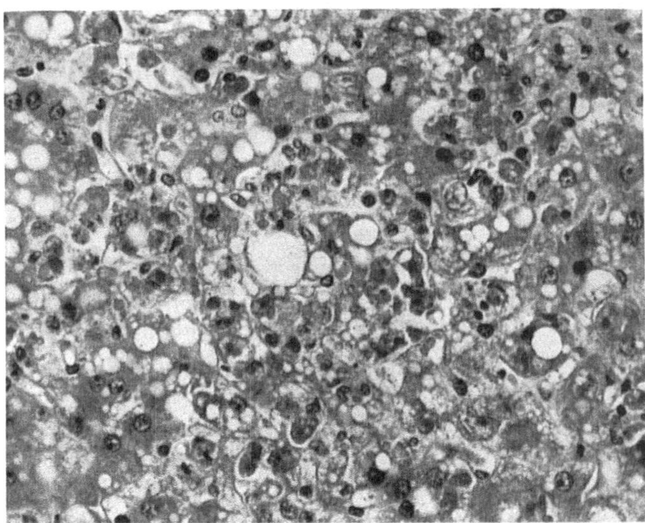

Abb. 88. Gelbfieber (Sektionsmaterial). Feintropfige Leberzellverfettung, keine entzündliche
Reaktion. Weitgehende Dissoziation der Leberzellplatten durch massenhafte Ausbildung von
Councilman-bodies. HE, ×285. (*da Rocha-Lima*, São Paulo)

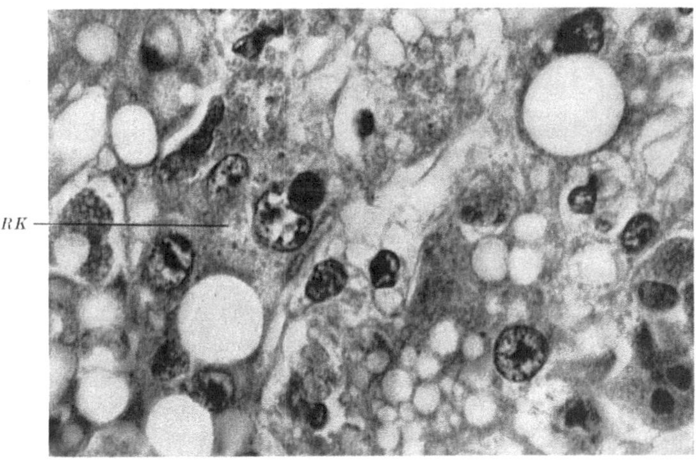

Abb. 89. Der gleiche Fall wie Abb. 88. Fein- und grobtropfige Leberzellverfettung. Intracellulärer roter Körper (Councilman body), den Leberzellkern nierenförmig eindellend (*RK*).
HE, ×800

Mesenchymal-proliferative Veränderungen sind auffallend spärlich und treten
— wenn überhaupt — erst nach der ersten Gelbsuchtwoche auf. Das Gitterfasergerüst bleibt auch bei schweren Fällen intakt, so daß es bei günstigem
Ausgang der Krankheit meist zu einer vollständigen Restitution des Zellplatten-
gefüges kommt. Die Reparationsphase ist durch eine lebhafte mitotische Aktivität
der Leberzellen gekennzeichnet.

2. Rifttal-Fieber

Auch das Rifttal-Fieber ist eine Viruserkrankung, von der besonders junge
Schafe im ostafrikanischen Rift Valley, Kenya, befallen werden. Während die

Krankheit beim Tier tödlich verläuft — es werden konfluierende Lebernekrosen mit reichlich roten Körpern, ähnlich dem Gelbfieber, beschrieben —, ist die Erkrankung des Menschen gutartig, grippeähnlich, mit Fieber von 3—4tägiger Dauer.

3. Malaria

Bei florider Malaria findet sich neben einer unspezifisch-reaktiven Hepatitis eine konstante und außerordentlich kennzeichnende Veränderung: ein besonderes Pigment, das Hämozoin. Es handelt sich um braunschwarze oder schwarze Kügelchen von 1—2 µ Durchmesser, die sich durch ihre chemisch-physikalischen Eigenschaften von Siderin, Melanin und Bilirubin unterscheiden. Obwohl eisenhaltig, geben sie keine histochemische Eisenreaktion.

In Endemiegebieten findet sich Hämozoin bereits in der Leber von Kleinkindern, womit eine stattgefundene Malariainfektion bewiesen ist. In den ersten 4—5 Wochen der Erkrankung sind lediglich hypertrophische, stark in das Lumen der Sinusoide vorspringende Kupfferzellen Träger des Pigments (Abb. 90, 91). Derartig veränderte Zellen können sich auch in die Sinusoide abstoßen. Weitere 4—5 Wochen später scheint das Pigment in den Portalfeldern auf, wo es, oft in Form von Pigmentblöcken, innerhalb von Makrophagen oder auch freiliegend auffällt. Um das 15.—20. Lebensjahr verschwindet das Pigment wieder aus der Leber, um erst im Fall einer massiven Reinfektion neuerlich aufzuscheinen [33]. Hämozoin ist am reichlichsten beim Quartanafieber nachzuweisen. In Leberzellen wird es nie beobachtet.

Bei ausgedehnten zentrolobulären Lebernekrosen, über die nach Schwarzwasserfieber oder massiven Infektionen berichtet wurde, dürfte es sich um eine durch Schock oder Agone bedingte Leberveränderung handeln [129].

4. Leishmaniose

Bei der Leishmaniose (Kala-Azar) handelt es sich um eine Protozoen- (Trypanosomen-)Erkrankung, die durch Sandfliegen übertragen wird. Die Krankheit ist in Indien, Ceylon, am Kaspischen und Schwarzen Meer und in den Mittelmeerländern heimisch. Nach einem wechselnd langen Inkubationsstadium und hohem initialem Fieber von verschiedener Dauer entwickeln sich unter einem undulierenden Fiebertyp ein Leber- und Milztumor, Anämie und Kachexie.

Die Leber- und Milzvergrößerung ist dadurch bedingt, daß das gesamte reticuloendotheliale System von den Parasiten befallen wird. In der Leber werden sowohl Kupfferzellen als auch portale Makrophagen ergriffen. Im mächtig vergrößerten Cytoplasma dieser Zellen können die Parasiten bereits bei HE-Färbung gefunden werden (Abb. 93). Es handelt sich um ovale Gebilde von 2—5 µ Länge und 1,5—2,5 µ Breite von charakteristischer Struktur. Sie besitzen einen relativ großen, peripher-exzentrisch gelagerten Kern (Trophonucleus). Der stabförmige Blepharoblast (Kinetonucleus) kann in histologischen Schnitten kaum ausgemacht werden [192]. Bei kleiner Vergrößerung (Abb. 92) machen die Portalfelder durch den reichlichen Gehalt an Makrophagen und eine dichte kleinrundzellige Infiltration einen kompakten Eindruck. Innerhalb der Läppchen fallen bereits die Streifen und Nester der stark vergrößerten Kupfferzellen auf.

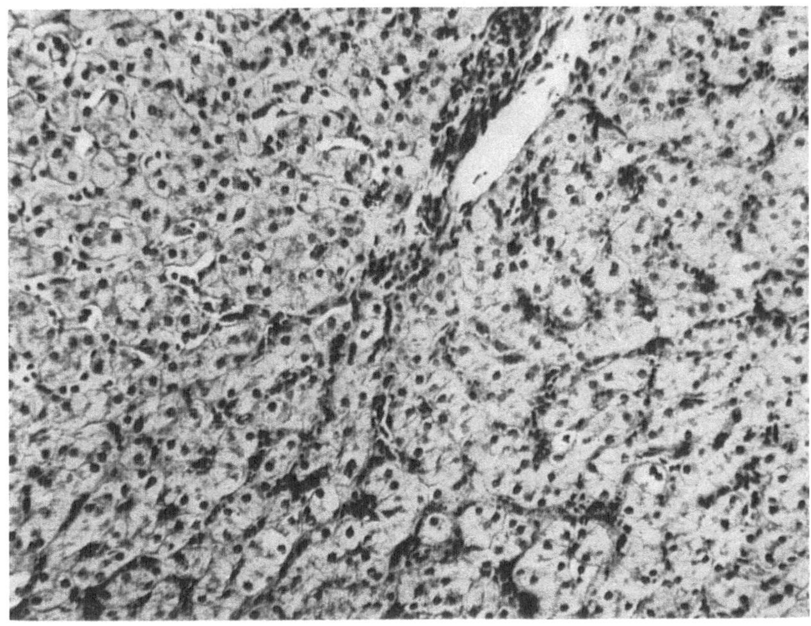

Abb. 90. Malaria, 3 Jahre, ♂. Bei normalem Parenchym Hervortreten der pigmentbeladenen Kupfferzellen. Hämalaun-Eosin, ×150. (*Camain* [33])

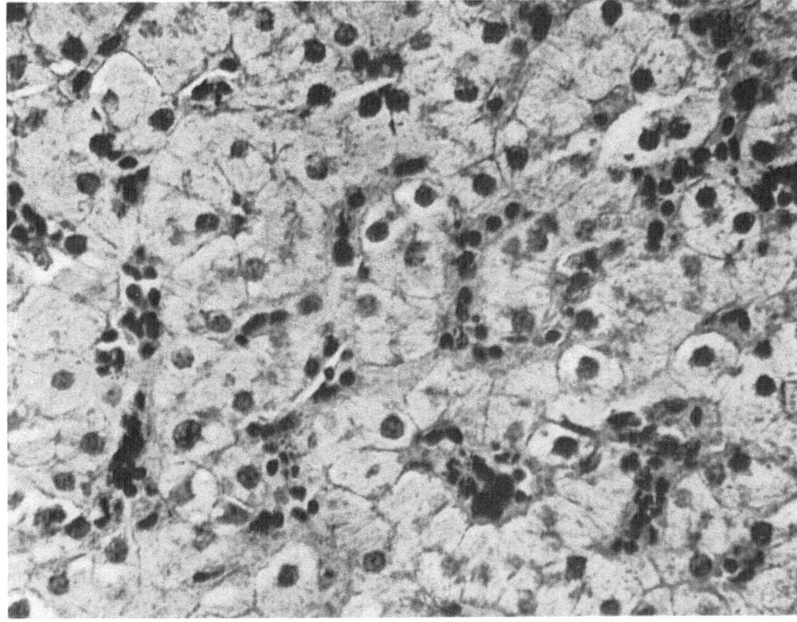

Abb. 91. Die gleiche Biopsie wie Abb. 90. Die hypertrophischen Kupfferzellen mit Hämozoin beladen. Stark vermehrte Einschwemmung kleiner Rundzellen in die Sinusoide. Hämalaun-Eosin, ×375. (*Camain* [33])

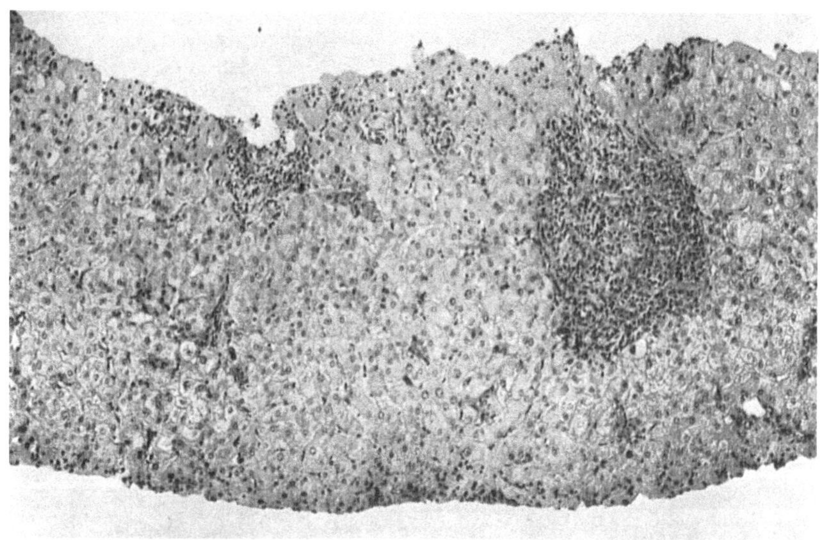

Abb. 92. Viscerale Leishmaniose, 52 Jahre, ♂. Hepatitis mit intralobulären zelligen Knötchen und chronisch-entzündlicher portaler Infiltration. Deutliches Hervortreten der hypertrophischen, von Protozoen erfüllten Kupfferzellen. HE, ×100. (*Verme* [192])

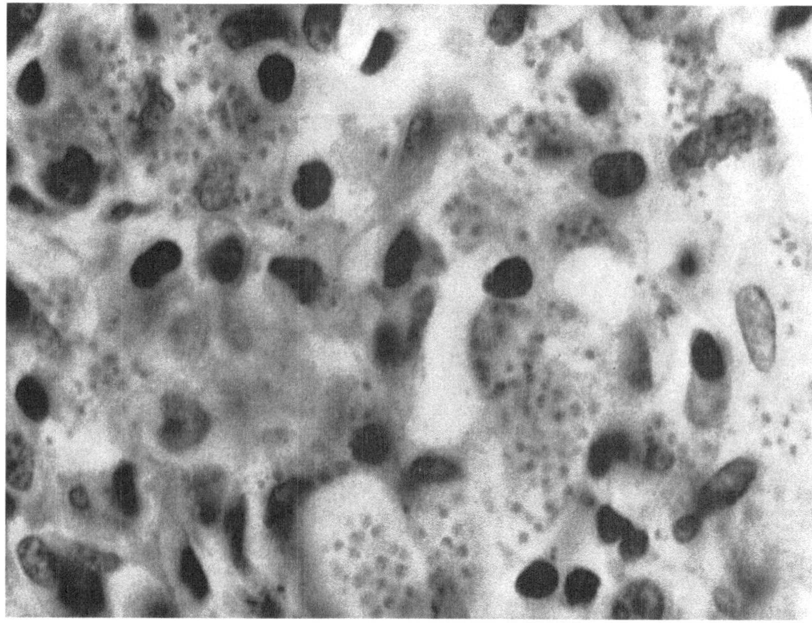

Abb. 93. Die gleiche Biopsie wie Abb. 92. Massenhaft Protozoen im Cytoplasma portaler Makrophagen. HE, ×1000. (*Verme* [192])

5. Amöbenhepatitis

Bei Infektionen mit Entamoeba histolytica wird die Leber zumeist und zwar auf dem Weg über die Pfortader befallen. Der Zeitraum zwischen Darmerkrankung und Leberbefall schwankt zwischen Tagen und Jahren. Klinisch findet sich eine druck- und klopfempfindliche, stark vergrößerte Leber mit Ausbildung eines sog. Riedellappens [46]. Bioptisch ist kein wesentlicher pathologischer Befund zu erheben, so daß die Lebervergrößerung durch ein Ödem bedingt sein dürfte. Amöben lassen sich mit Hilfe der PAS-Färbung relativ gut im Gewebe darstellen, doch gelingt ihr Nachweis nur in Ausnahmefällen.

Die chronische Amöbenhepatitis kann mit diffusen intralobulären und portalen Entzündungserscheinungen, gelegentlich auch Granulombildungen einhergehen und eine portale Fibrose bedingen [46].

Wenn Fieber, Leukocytose, Schüttelfröste und starke Schmerzen auftreten, die in die rechte Schulter ausstrahlen, handelt es sich um einen Amöbenabsceß.

Die Bezeichnung „Amöbenabsceß" ist in zweifacher Hinsicht irreführend: Einerseits handelt es sich um keine leukocytäre Abscedierung, sondern um eine cytolytische Nekrose des Lebergewebes, andererseits ist die verflüssigte Nekrose immer frei von Parasiten. Amöben können nur im noch lebensfähigen Gewebe der Randgebiete gefunden werden. Der Absceß läßt sich bei günstiger Lage punktieren und absaugen (s. S. 1), spricht aber in der Regel ausgezeichnet auf medikamentöse Therapie an.

B. Granulomatöse Hepatitiden

1. Lepra

In den Spätstadien der nodulären Lepra finden sich häufig granulomatöse Veränderungen in der Leber, die als miliare Leprome bezeichnet werden. Die Portalfelder sind aufgetrieben und dicht mit histiocytären Elementen durchsetzt, den Virchowschen Schaumzellen, die bei flüchtiger Betrachtung feintropfig verfetteten Leberzellen ähnlich sehen (Abb. 94). Der rundliche Kern liegt in Zellmitte oder exzentrisch und das Cytoplasma ist von verschieden großen Vacuolen durchsetzt. Die entzündliche Reaktion ist gering, es finden sich lediglich wenige kleine Rundzellen. Gleich zusammengesetzte, scharf begrenzte, rundliche Herde lassen sich auch inmitten des Parenchym feststellen (Abb. 95). Die Kupfferzellen sind zum Teil vergrößert und ebenfalls vacuolisiert. Färbt man den Schnitt mit Carbolfuchsin nach Ziehl-Neelsen, scheinen innerhalb der Vacuolen reichlich rote Stäbchen, das Mycobacterium leprae, auf (Farbabb. IV, S. 63).

Bei der tuberkuliden Form der Lepra finden sich Granulome, die von solchen bei Tuberkulose oder Sarkoidose kaum zu unterscheiden sind, soferne sie keine Bakterien beherbergen [33].

2. Schistosomiasis

Die intestinale Schistosomiasis oder Bilharziosis wird durch Trematoden (Saugwürmer) hervorgerufen. Die Hauptverbreitungsgebiete des Parasiten sind Ostasien, Ägypten, Mittel- und Südamerika. Die geschlechtsreifen Weibchen von Schistosoma japonicum oder Schistosoma mansoni legen ihre Eier in Äste der Mesenterialvenen ab, von wo sie in die Pfortader eingeschwemmt werden können. Die Parasiteneier fangen sich schließlich in feinen Pfortaderästen oder in den Sinusoiden, wo sie mit etwas Glück bioptisch nachzuweisen sind. Es ergeben

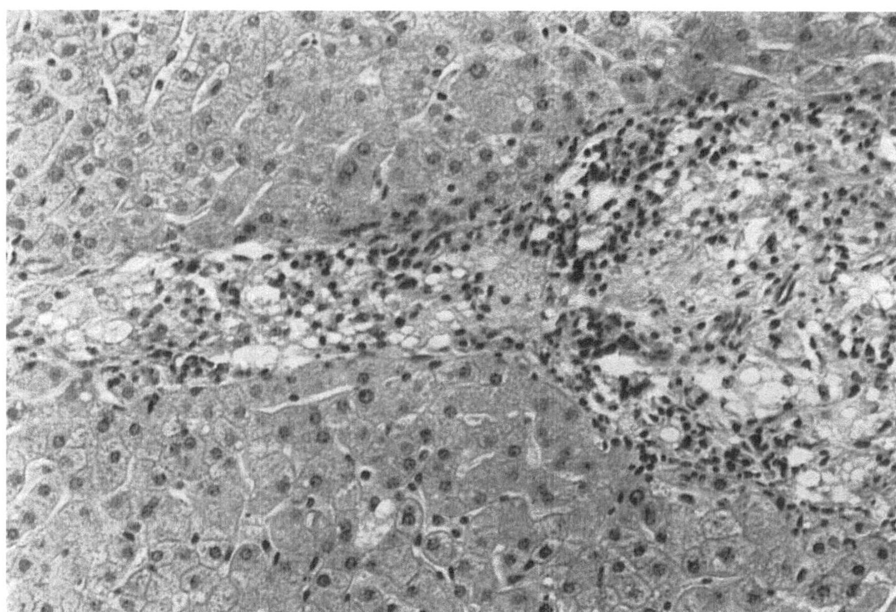

Abb. 94. Tuberkulide Lepra, 49 Jahre, ♀. Vor 11 Jahren nach Aufenthalt in Paraguay erkrankt. Ein mäßig dicht chronisch-entzündlich infiltriertes Portalfeld, von wabigen, wie feintropfig verfetteten Makrophagen durchsetzt (Virchowsche Schaumzellen). HE, ×200

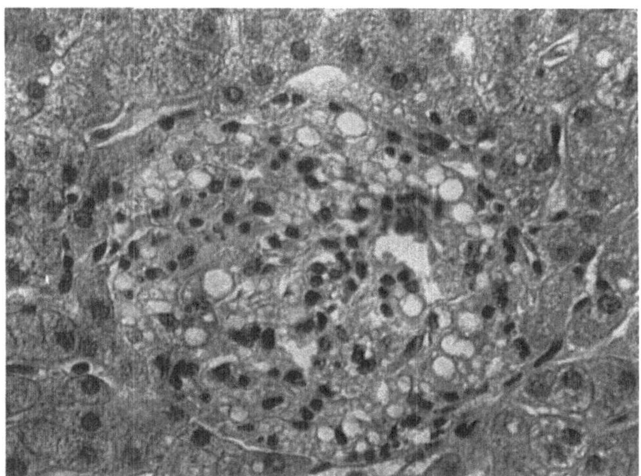

Abb. 95. Die gleiche Biopsie wie Abb. 94 (vgl. Farbabb. IV). Intralobuläres Granulom mit reichlich Virchowschen Schaumzellen. HE, ×375

sich dabei 3 Erscheinungsformen [33]: a) Es können sich Parasiteneier reaktionslos innerhalb von Sinusoiden finden.

b) Um Eier, die in den Portalfeldern zurückgehalten wurden, kann sich eine entzündliche Infiltration aus kleinen Rundzellen, Plasmazellen und eosinophilen Leukocyten ausbilden.

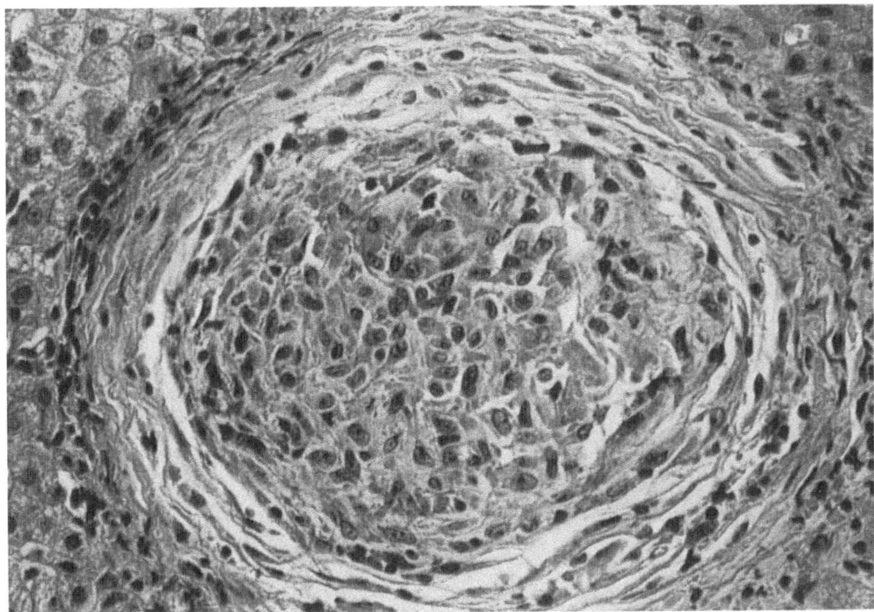

Abb. 96. Schistosomiasis, 56 Jahre, ♂, vor Jahren in Äthiopien gelebt. Zufallsbefund bei Cholecystektomie. Probeexcision. Anschnitt eines Granuloms durch die periphere epitheloidzellige Schicht. Deutliche bindegewebige Kapsel. HE, ×375. (*Thurner*, Salzburg)

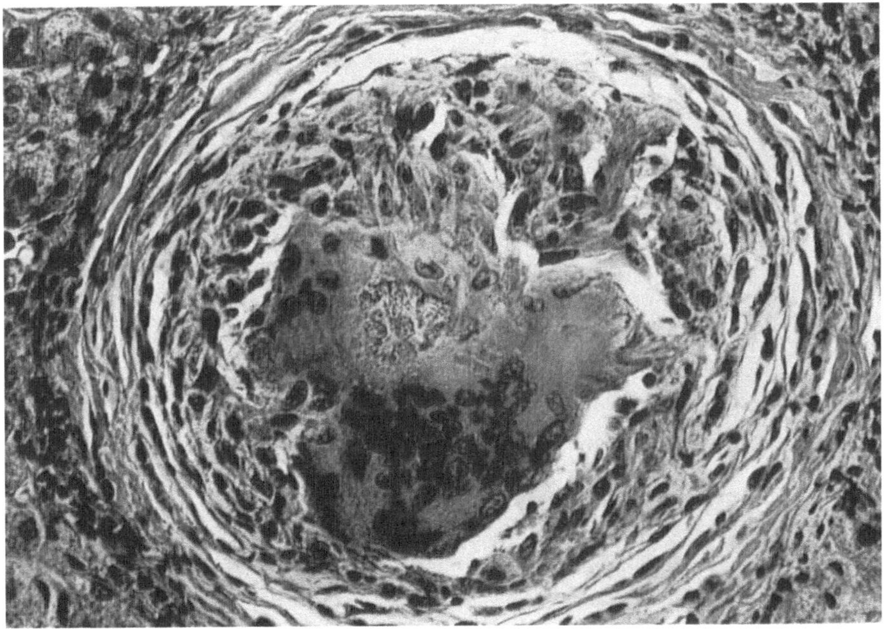

Abb. 97. Der gleiche Fall wie Abb. 96. Inmitten einer vielkernigen Riesenzelle die Reste eines Schistosomaeies. HE, ×375

c) Schließlich können sich sehr typische Granulome entwickeln. Die Parasiteneier, die vielfach schon Abbauveränderungen erkennen lassen, können von bizarren Riesenzellen eingeschlossen werden (Abb. 97) oder sie werden von Epitheloidzellen in breiter Schicht umgeben (Abb. 96). Nach außen wird das Granulom durch eine lamellär geschichtete, bindegewebige Kapsel begrenzt, die entzündlich infiltriert sein kann.

Bei schweren Fällen lösen die portalen Entzündungserscheinungen zuweilen eine mächtige Bindegewebevermehrung aus. Es handelt sich dabei um eine schwere portale Fibrose, die man nach *Symmers* gern als Pfeifenstielfibrose (clay pipestem fibrosis) bezeichnet [163].

IV. Cholestase und Cholangiolitis

Bei Störung des Galleabflusses entsteht das klinisch wie morphologisch weitgehend charakteristische Syndrom der Cholestase (Obstruktions-, Verschluß- oder Stauungsikterus). Wird dieses Zustandsbild durch eine Abflußbehinderung in den großen Gallenwegen hervorgerufen, spricht man von einer *extrahepatischen Cholestase*, und zwar auch dann, wenn das Hindernis intrahepatisch in einem der Ductus hepatici liegt. Bei der *intrahepatischen Cholestase* (cholestatischen Hepatose) wird das klinische und anatomische Bild des Verschlußikterus durch eine Störung der hepatocellulären Gallesekretion hervorgerufen.

Die Cholestasen haben klinisch wie morphologisch gewisse Züge gemeinsam. Klinisch imponieren sie durch eine Gelbsucht, die häufig einen deutlichen Grünstich aufweist (Verdinikterus), wobei die direkt reagierende (konjugierte) Bilirubinfraktion im Serum erhöht ist. Im Harn findet sich reichlich Bilirubin, während bei komplettem Verschlußsyndrom keine Urobilinkörper nachzuweisen sind. Hautjucken ist meist sehr deutlich ausgeprägt. Die Leber ist vergrößert und etwas druckschmerzhaft, biochemisch stehen die stark erhöhten Aktivitäten der gallepflichtigen alkalischen Phosphatase und Leucinaminopeptidase im Vordergrund.

Der Biopsiecylinder fällt meist schon makroskopisch durch eine braungrüne oder grüne Farbe auf, die sich beim Einlegen rasch der Fixierungsflüssigkeit mitteilt. Bei leichter Cholestase, extrahepatischer oder intrahepatischer Provenienz, findet sich bei der histologischen Untersuchung vorzugsweise in den Läppchenzentren eine Erweiterung der Gallencapillaren, die von Gallecylindern erfüllt sind, orangebraunen, bräunlichgrünen bis dunkelgrünen, eiweißreichen Gebilden, die je nach Schnittführung rundlich, stabförmig oder hirschgeweihartig verzweigt erscheinen (Abb. 49, 98, 99, 101, 103, 107). Oft sind Leberzellen um eine derartig erweiterte und gallegefüllte Capillare rosettenförmig angeordnet (Abb. 106). Gestaute Gallencapillaren sind elektronenoptisch durch eine Verplumpung, Abplattung oder das völlige Fehlen von Mikrovilli ausgezeichnet. Im Stauungsbereich führen die Leberzellen gewöhnlich vermehrt Gallepigment, das sich vor allem in der Umgebung der Gallencapillaren anhäuft (Abb. 98).

Ist die Cholestase nur geringfügig, kann sie im HE-Schnitt leicht der Aufmerksamkeit entgehen. Am besten hebt sich Gallepigment von der blaßrosa Gegenfärbung im Berlinerblau- oder Turnbullblaupräparat ab. Nicht nur für Gesamtbilirubin, sondern auch selektiv für die konjugierte Fraktion sind leistungsfähige Spezialfärbungen verfügbar [41].

Neben den geschilderten klinischen und morphologischen Allgemeinsymptomen können Cholestaseformen durch Besonderheiten ausgezeichnet sein, die ihre Abgrenzung ermöglichen.

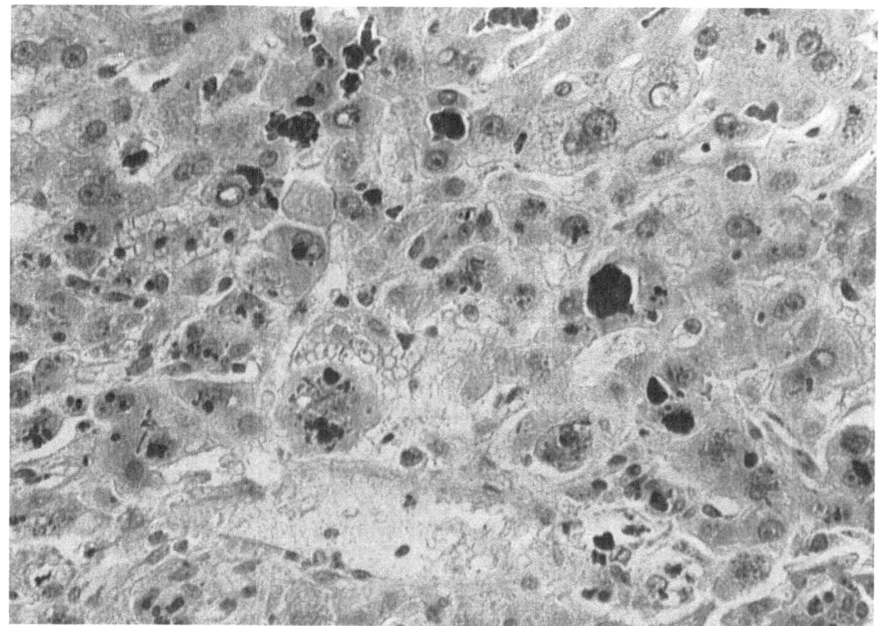

Abb. 98. Pankreaskopfcarcinom, 69 Jahre, ♂, 33. Gelbsuchttag. Schwere Cholestase in einem Läppchenzentrum (Zentralvene längs getroffen, Mitte unten). Vermehrter Gallepigmentgehalt der Leberzellen, große Gallecylinder in erweiterten Gallencapillaren. Mäßige Kupfferzellreaktion. HE, ×376

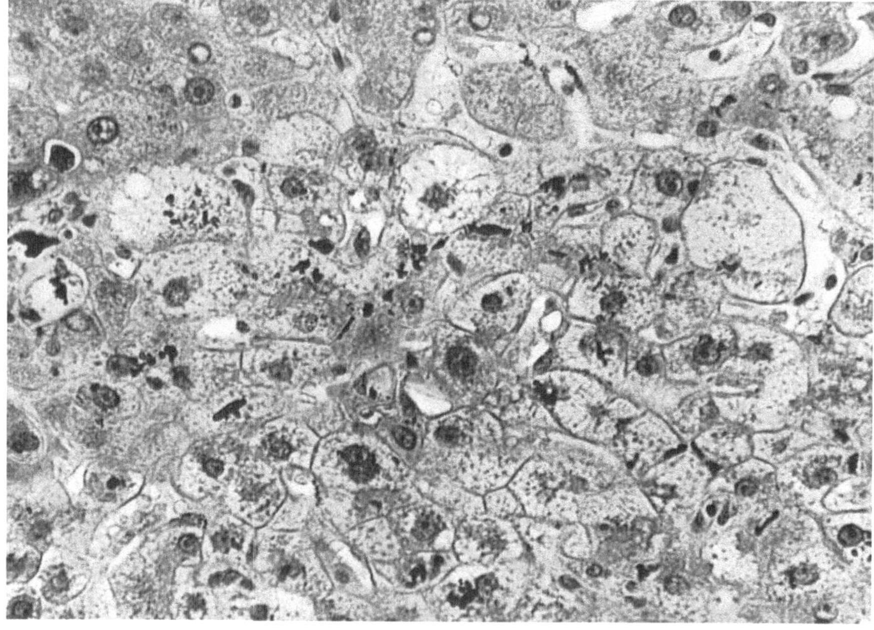

Abb. 99. Die gleiche Biopsie wie Abb. 98. Hydropisch degenerierte, gallepigmentbeladene Leberzellen (sog. fedrige Degeneration). HE, ×375

A. Die extrahepatische Cholestase

Beim kompletten extrahepatischen Gallenwegsverschluß entspricht das histologische Bild nur in den ersten Gelbsuchttagen den eben skizzierten Verhältnissen. Gegen Ende der ersten Gelbsuchtwoche, wenn die Leber bereits stark vergrößert ist und der hohe Galledruck eine Biopsie riskant macht, treten zum Teil kennzeichnende morphologische Veränderungen auf, die beim inkompletten Verschluß erst im Verlauf der zweiten Gelbsuchtwoche oder später zu erwarten sind.

Die Gallecylinder nehmen mächtig an Umfang zu (Abb. 98) und es kommt zu einer Ballonierung der läppchenzentralen Leberzellen, die manchmal acidophil

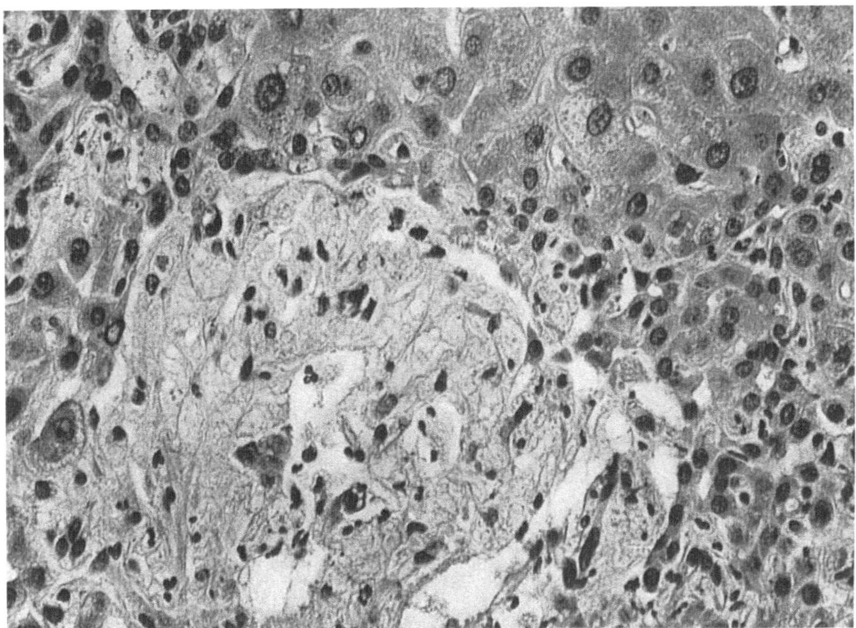

Abb. 100. Die gleiche Biopsie wie Abb. 98. Portaler Pseudoxanthomzellherd. HE, ×325

sind, öfters aber, wohl infolge hydropischer Degeneration, ein feinwabiges Aussehen erhalten. Führen solche Zellen noch Gallepigment in feinverteilter Form, spricht man — nicht gerade sehr glücklich — von einer fedrigen Degeneration (feathery degeneration [196]). *Bianchi* bezeichnet die Veränderung als Netznekrose [22] (Abb. 99). In diesen Abschnitten finden sich Kupfferzellen mit reichlichem, gallig imbibiertem Cytoplasma, das auch größere Gallekörner umschließen kann, die offenbar aus zugrunde gegangenen Leberzellen stammen (Abb. 98). Daneben macht sich, wieder vorwiegend im und um den Cholestasebereich, eine allgemeine Aktivierung der Kupfferzellen bemerkbar, die im Verlauf der zweiten Gelbsuchtwoche zur Ausbildung unscharf begrenzter, herd- und streifenförmiger Wucherungen führt, denen meist auch kleine Rundzellen beigesellt sind (Abb. 101). Zu diesem Zeitpunkt können sich bereits herdförmige Nekrosen degenerativ geschädigter Leberzellen finden. Bei größeren Nekrosen und reichlichem Gallepigmentgehalt der zugrunde gegangenen Leberzellen sind

8*

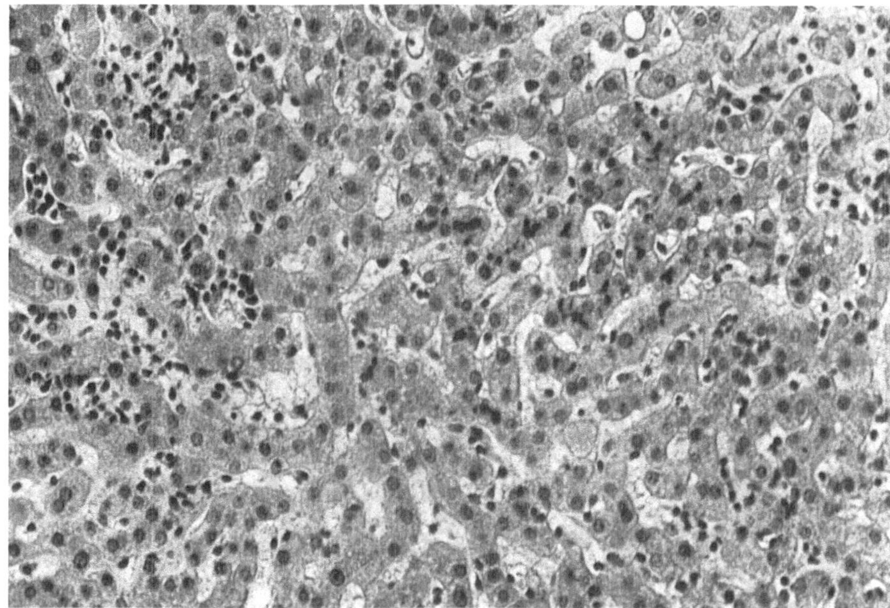

Abb. 101. Pankreaskopfcarcinom, 65 Jahre, ♀, 18. Gelbsuchttag. Bil 7,5 mg-% dR, Thy 0,6 TE, GOT 52 mE, GPT 59 mE, alkPh 118 mE. Mäßige, läppchenzentrale Cholestase mit herd- bis streifenförmiger Kupfferzellwucherung und kleinrundzelliger Infiltration. HE, ×200

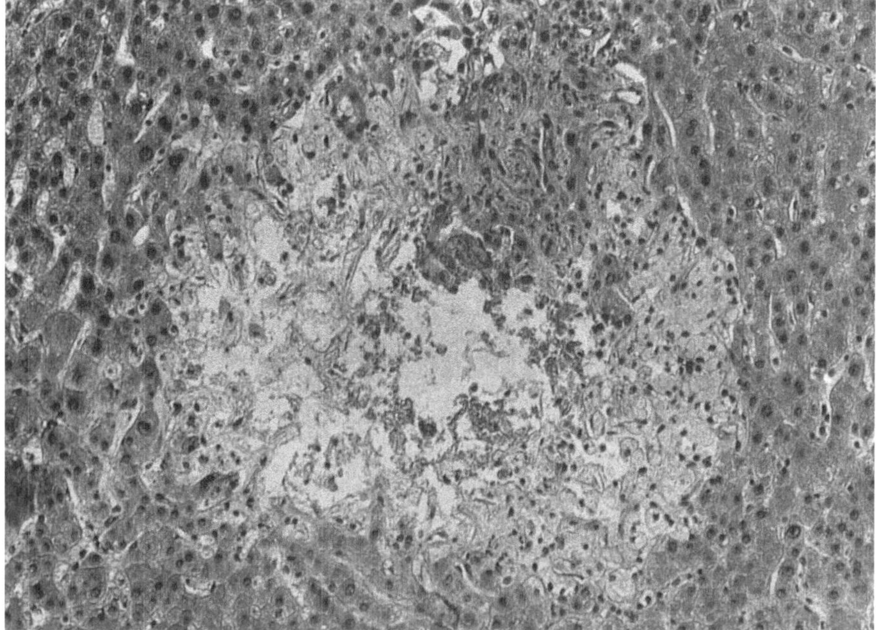

Abb. 102. Carcinom des Ductus hepaticus communis, 67 Jahre, ♂, seit 8 Wochen kompletter Verschlußikterus. Großer, portaler Pseudoxanthomzellherd mit zentraler Nekrose und Galle-see (teilweise herausgelöst). HE, ×120

im Nekrosebereich gelegentlich Galleextravasate, die sog. Galleseen, zu beobachten.

Wenn klinisch das Bild eines Verschlußikterus besteht, die Biopsie aber einen mehr oder weniger normalen Befund ohne Zeichen einer Cholestase bietet, muß an die Möglichkeit einer carcinomatösen Verlegung des *linken* Ductus hepaticus gedacht werden.

Die Gallefüllung portaler Gallengänge ist auch bei Fällen schwerster Cholestase nur selten nachweisbar. Hingegen ist bei $^2/_3$ der Cholestasen eine gleichzeitige *Cholangiolitis* zu bemerken. Dabei finden sich reichlich segmentkernige Leukocyten in direkter Lagebeziehung zu den portalen Gallengängen, nicht nur in ihrer unmittelbaren Umgebung, sondern auch in ihrer Wand und in ihrem Lumen (Abb. 50, 143). In der Regel handelt es sich dabei um den Ausdruck einer mäßiggradigen Cholangitis. Diese selbst zu diagnostizieren, erlaubt die Leberbiopsie nur in den seltenen Gelegenheiten, in denen zufällig auch größere, entzündlich veränderte portale Gallengänge zur Ansicht kommen.

Hochfiebernde Patienten, bei denen eine akute oder sogar purulente Cholangitis vermutet wird, dürfen wegen der Gefahr, infektiöses Material zu verschleppen, nicht punktiert werden.

Bei wochenlang dauerndem komplettem Verschlußikterus können sich in den Portalfeldern umschriebene (Abb. 100), manchmal auch mächtige Herde histiocytärer Pseudoxanthomzellen finden (sog. Galleinfarkte), die zentral nekrotisieren und dann ausgedehnte Galleseen umschließen können (Abb. 102).

Der portale cholangitische Entzündungsprozeß und die cholestatische Parenchymschädigung führt über die reichliche Ausbildung von piecemeal-Nekrosen zum periportalen Abschmelzen des Leberparenchym, woraus sich biliäre Fibrosen und schließlich auch Cirrhosen entwickeln können (s. S. 198 und 219).

B. Die intrahepatischen Cholestasen

Die hepatocelluläre Gallesekretionsstörung, die zur intrahepatischen Cholestase führt, kann sich im Rahmen sehr verschiedenartiger Leberschädigungen infektiöser, toxischer und sogar physiologischer Art abspielen. Ihr näherer Mechanismus ist noch nicht geklärt, doch scheint es wenigstens in einem Teil der Fälle wahrscheinlich, daß sich das Krankheitsbild über eine Sekretionshemmung für Taurocholat entwickelt, das als der wichtigste Wassertransporteur aus der Leberzelle in die Gallencapillare angesehen werden kann [139].

Aus der großen Masse der Fälle gelang es bereits, einige distinkte Krankheitsbilder herauszuarbeiten oder Zustände aufzufinden, die relativ häufig cholestatische Mechanismen auslösen [188]. Der hierher gehörige *cholestatische Typ der Virushepatitis* wurde bereits an anderer Stelle besprochen (s. S. 67).

1. Der cholestatische Typ des Arzneimittelikterus

Ein Arzneimittelikterus kann durch direkt hepatotoxisch wirkende Substanzen (z.B. Chloroform) hervorgerufen werden (s. S. 190) oder durch indirekt hepatotoxische Medikamente bedingt sein. Diese sind dadurch ausgezeichnet, daß sie nur bei einigen wenigen Patienten, dosisunabhängig und mit variabler Latenz eine Leberschädigung hervorrufen, die sich bei erneuter Anwendung des Phar-

Tabelle 13. *Zusammenstellung einiger wichtiger Arzneimittel, die intrahepatische Cholestase hervorrufen können.* (Unter Benützung der Tabellen von *Dölle* und *Martini* [43, 44])

Gruppe	Trivialname oder chemische Bezeichnung	Firmenname	Cholestase	
			rein	entzündlich
1. Antidiabetica	Chlorpropamid	Diabinese		+
	Tolbutamid	Artosin, Rastinon		+
2. Antirheumatica	Phenylbutazon	Butazolidin, Butylonyl		+
3. Chemotherapeutica	Aminosalyl	Aminox, PAS, Pasalon, Pasido		+
	Arsenobenzolderivate	Carbarsone, Mapharsen, Salvarsan	+	+
	Penicillin		+	
	Sulfonamide			+
4. Cytostatica	6-Merkaptopurin	Puri-Nethol		+
	Procarbazin	Natulan		+
5. Diuretica	Chlorothiazid	Chlotride, Diuril, Salisan, Saluric		+
6. Psychosedativa	Chlorpromazin	Hibernal, Largactil, Megaphen, Thorazine		+
	Promazin	Protactyl, Verophen		+
7. Testosteronderivate	Fluoxymesteron	Ultandren	+	
	Methandrostenolon	Dianabol	+	
	Methyltestosteron	Perandren, Testoral	+	
	Norethandrolon	Nilevar	+	
8. Thyreostatica	Methimazol (Thiamazol)	Favistan, Mercazol, Tapazol, Thyocapzol		+
	Methylthiourazil	Metacil, Methicil, Thiomidil		+
	Propylthiourazil	Propycil, Prothyran		+
9. Uricosurica	Cinchophen	Atophan		+
	Demecolcin	Colcemide	+	

makon nur bei einem Teil der Fälle wiederholt und im Tierversuch nicht reproduzierbar ist. Hierher gehören der Arzneimittelikterus vom Hepatitistyp (s. S. 82), die arzneimittelbedingte toxische Lebernekrose (s. S. 188) und die medikamentös bedingten Cholestasen, die das Hauptkontingent der arzneimittelbedingten Leberschäden stellen.

Es handelt sich um Medikamente verschiedenster chemischer Struktur und Wirkungsweise (Tabelle 13). Lediglich für die in Alphastellung substituierten, oral wirksamen anabolen Steroide konnte nachgewiesen werden, daß bestimmte stereochemische Bedingungen für die Auslösung des Krankheitsbildes verantwortlich zu machen sind [96]. Ein initiales Fieber mit morbilliformem oder urticariellem Exanthem und eine beträchtliche Bluteosinophilie, die bis zu 30% betragen kann, weisen in Richtung einer allergischen Ätiologie, gelegentliche familiäre Häufungen sprechen für die Bedeutung genetischer Faktoren.

Bei den meisten Fällen ist die Gelbsucht leicht und dauert im Durchschnitt 2—3 Wochen, in Ausnahmefällen finden sich aber auch monate-, ja jahrelange Krankheitsverläufe, wobei das Krankheitsbild große Ähnlichkeit mit der primären

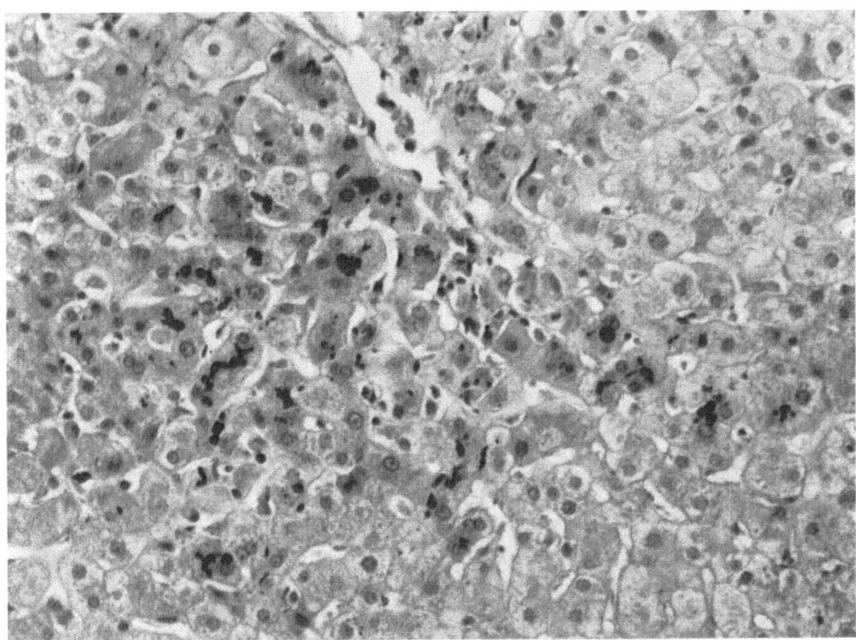

Abb. 103. Arzneimittelikterus bei Neosalvarsanbehandlung, 45 Jahre, ♂. Nach 4. Injektion Schüttelfrost, Fieber, Ikterus, morbilliformes Exanthem. 16. Gelbsuchttag. Zentrolobuläre Cholestase, zahlreiche onkocytäre (dunkle) Leberzellen. HE, ×200

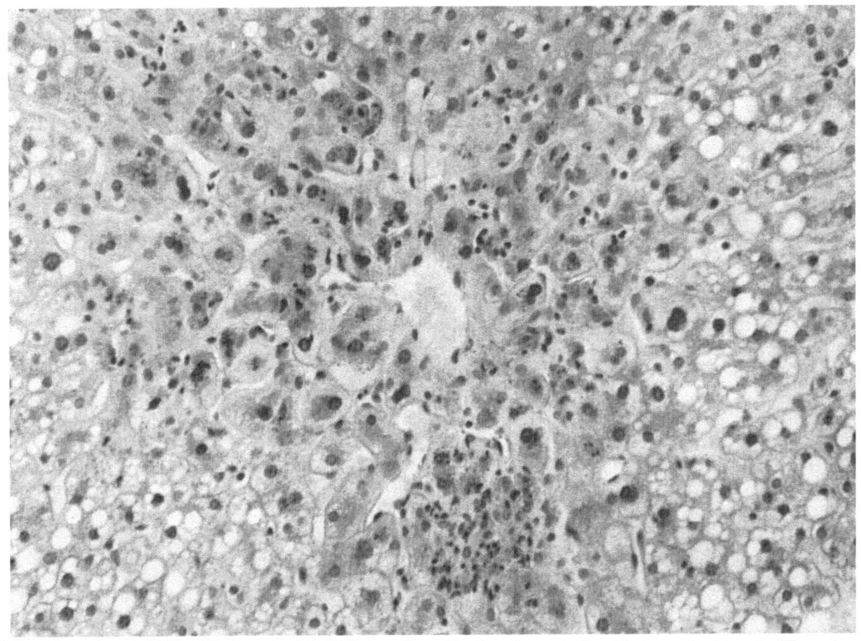

Abb. 104. Arzneimittelikterus, 44 Jahre, ♀, primär chronische Polyarthritis. 1 Monat mit Natulan (Gesamtdosis 4500 mg) behandelt. Eine Woche später Schüttelfrost, Fieber, Ikterus, Hautjucken. alkPh 942 mE, GPT 65 mE, Thy 29,2 TE. Gelbsuchtdauer 1 Monat. Läppchenzentrum. Entzündliche Cholestase, feintropfige Leberzellverfettung. HE, ×150

biliären Cirrhose entwickelt, die tatsächliche Bildung einer Cirrhose aber die große Ausnahme darstellen dürfte [188].

Histologisch lassen sich zwei Spielarten unterscheiden, die *reine Cholestase* (Abb. 103), die dem eingangs skizzierten Bild der leichten Cholestase entspricht und deren typischer Vertreter der Methyltestosteron-Ikterus ist. Das 17α-Methyltestosteron steht durch die fast obligate Auslösung der Leberschädigung allerdings den direkt hepatotoxischen Arzneimitteln nahe. Bei der *entzündlichen Cholestase* (Abb. 104) wird die Gallestauung von proliferativen Veränderungen des Reticuloendothels und Rundzellinfiltraten begleitet.

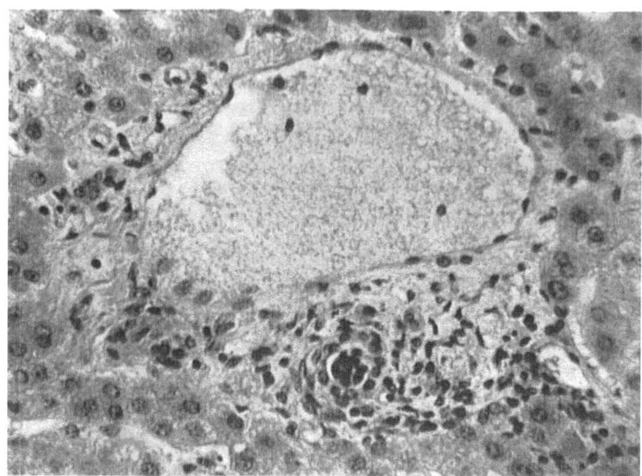

Abb. 105. Arzneimittelikterus, 36 Jahre, ♀, Neoarsphenaminbehandlung bei Lues latens. 11 Tage nach Behandlungsbeginn akute, fieberhafte Erkrankung. 3 Tage später Ikterus (sog. Salvarsan-Frühikterus). 14. Gelbsuchttag (Bluteosinophilie 20%, Bil 11,9 mg-% dR, Chol 598 mg-%, Senkung nach Westergren 126/136 mm). Epithelzylinder in einem Gallengang (Mitte unten), sonst unauffälliges Portalfeld. HE, ×200. [*Ellegast, H.,* u. *H. Thaler:* Dtsch. med. Wschr. **75**, 1713 (1950)]

Sehr charakteristisch ist es, wenn unter der meist nur schütteren entzündlichen Infiltration der Portalfelder zahlreiche eosinophile Leukocyten aufscheinen. Zellzylinder in Gallengängen sprechen für eine reichliche Epithelabschilferung (Abb. 105). Ein typischer Vertreter ist das Chlorpromazin, das mit der relativ großen Häufigkeit von 1,2% entzündliche Cholestasen verursacht [43].

2. Die rekurrierende intrahepatische Schwangerschaftscholestase

Eine Gelbsucht während der Schwangerschaft ist ein seltenes Ereignis, das einmal unter 1500 Graviditäten zu erwarten ist. Für den Großteil der Fälle sind Virushepatitiden, Choledochussteine, einfache Hyperbilirubinämien oder hämolytische Erkrankungen verantwortlich zu machen (Icterus in graviditate). In rund 20% der Fälle liegt jedoch eine schwangerschaftsbedingte Cholestase vor (Icterus e graviditate). Diese durchaus harmlose Erkrankung stellt anscheinend nur eine individuelle Verstärkung cholestatischer Mechanismen dar, die bereits physiologischerweise während der Schwangerschaft zum Tragen kommen. Es handelt sich um eine milde Gelbsucht, die in der Regel von heftigem Hautjucken begleitet wird. Die Erkrankung setzt gewöhnlich erst um die 26. Schwangerschaftswoche ein und bildet sich nach der Entbindung rasch zurück. Bei mehrfachen Schwangerschaften kann sich die Erkrankung wiederholen [68].

Histologisch handelt es sich um eine mäßiggradige Cholestase, bei der oft die alveoläre Umgruppierung der Leberzellplatten auffällt (Abb. 106).

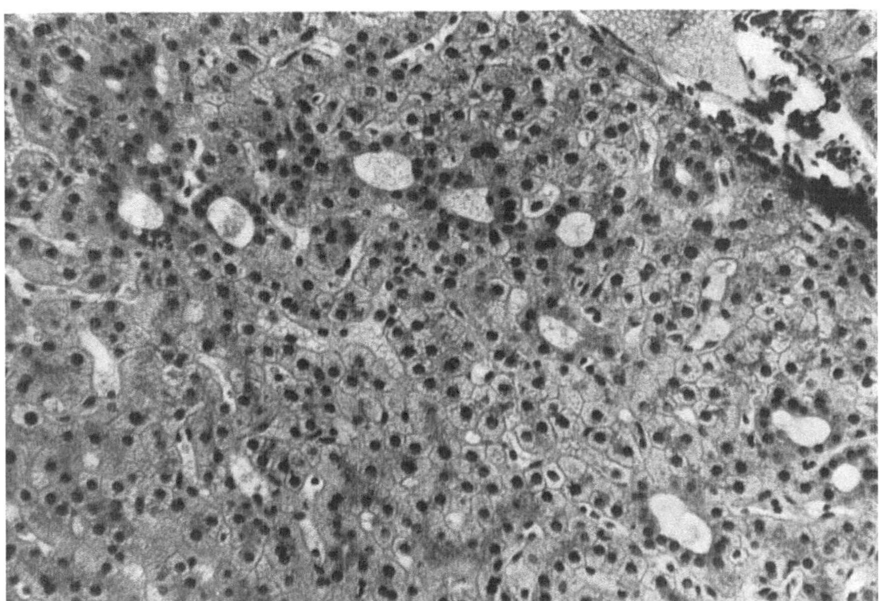

Abb. 106. Rekurrierende intrahepatische Schwangerschaftscholestase. 27 Jahre, ♀, Ikterus und Hautjucken seit 7. Schwangerschaftsmonat. Biopsie 1 Woche nach Spontangeburt bei abklingender Gelbsucht. Alveoläre Umwandlung der Leberzellplatten in der Läppchenperipherie. HE, × 200

3. Die intermittierende intrahepatische Cholestase (Tygstrup's disease)

Es handelt sich hier um ein seltenes Krankheitsbild, das durch Episoden schwerer Gelbsucht und starken Hautjuckens ausgezeichnet ist und häufig auch mit heftigen Oberbauchschmerzen einhergeht, die oft als Pankreatitis fehlgedeutet werden. Die Gelbsucht dauert jeweils mehrere Monate, in einem Fall wurden 27 derartige Gelbsuchtschübe beschrieben. Im Intervall tritt eine vollständige klinische und anatomische Wiederherstellung ein. Die Erkrankung eines Brüderpaares und die Tatsache, daß allein 5 der bisher beschriebenen 23 Fälle auf den Faröer-Inseln beobachtet wurden, spricht für einen genetischen Faktor [191].

Histologisch findet sich eine beträchtliche läppchenzentrale Cholestase. Bei einem von uns beobachteten Fall waren nach längerer Gelbsuchtdauer reaktive Entzündungserscheinungen in den Läppchenzentren und eine eigenartige, sektorenförmig angeordnete, anscheinend hydropische Aufhellung der Leberzellen zu beobachten.

4. Die Fettleber mit Cholestase

Auch im Rahmen einer Fettleber kann sich eine intrahepatische Cholestase entwickeln [11, 98]. Wer über ein großes Biopsiematerial an Fettlebern verfügt,

hat nicht selten Gelegenheit, Fälle zu beobachten, bei denen neben der Fetteinlagerung Zeichen der Cholestase nachzuweisen sind (Abb. 107). Leichte Fälle
können sich völlig gesund fühlen, im Serum wird jedoch das direkt reagierende
Bilirubin etwas erhöht gefunden. Deutlich ikterische Fälle tragen typischen
Verschlußcharakter und können an kolikartigen Schmerzen im Oberbauch
leiden [98].

Unter 1036 Fettlebern konnten wir 16 Fälle mit Cholestase nachweisen (1,5%).
Die Cholestase zeigt keine Relation zur Schwere und Art der Verfettung.

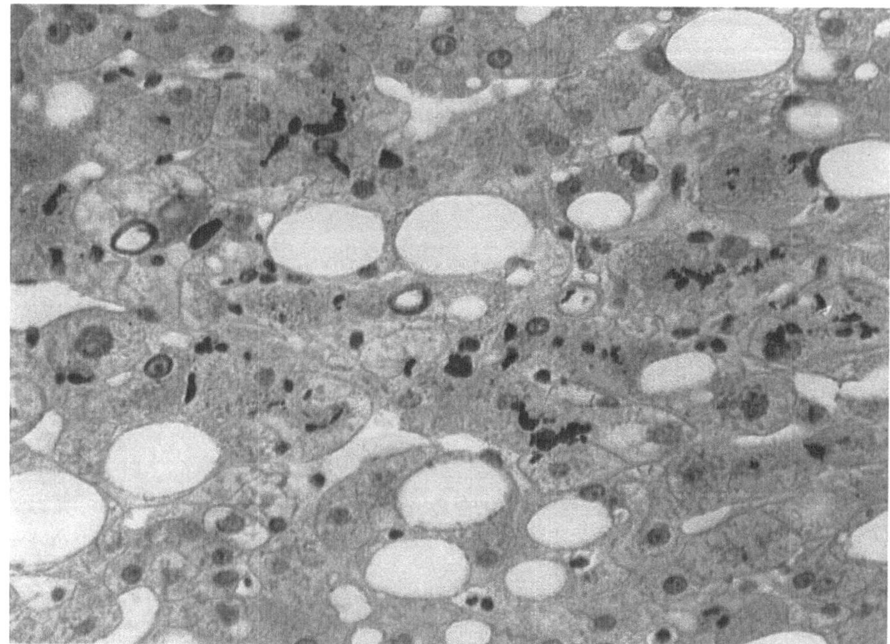

Abb. 107. Fettleber mit Cholestase. 68jähriger Diabetiker, seit 3 Tagen Gelbsucht.
Bil 10,8 mg-% dR, GOT 40,5 mE, alkPh 4,8 mMol E. HE, ×325

5. Die benigne postoperative intrahepatische Cholestase

Auch nach größeren chirurgischen Eingriffen, vornehmlich solchen im Bauchraum, kann eine Cholestase auftreten. Diese Fälle sind weder durchgeführten
Bluttransfusionen noch der angewandten Narkose anzulasten. Die Gelbsucht ist
das einzige klinische Zeichen der hepatischen Störung, tritt meist schon am
1. oder 2. postoperativen Tag auf und klingt längstens innerhalb von 2 Wochen
wieder ab.

Histologisch finden sich lediglich Zeichen der Cholestase, entzündliche Veränderungen fehlen ebenso wie Manifestationen einer parenchymatösen Leberschädigung [145].

C. Die chronisch-destruktive, nicht eitrige Cholangitis

Die Frühstadien der primären biliären Cirrhose sind erst vor etwas mehr als
10 Jahren bekannt geworden [3]. Es handelt sich um eigenartige und weitgehend
charakteristische entzündliche Veränderungen im Bereich der interlobulären

Gallengänge. Nur gelegentlich hat man bei einer Leberbiopsie das Glück, typische Veränderungen zu treffen, so daß zur Sicherung der Diagnose eine Probeexcision aus der Leber vorzuziehen ist.

Die Krankheitsbezeichnung enthält bereits die wesentlichen Fakten [137]. Im Frühstadium findet sich eine dichte, gemischt lymphocytär-plasmacelluläre, manchmal aber auch rein plasmacelluläre Infiltration, die sich um intrahepatische Gallengänge gruppiert, deren Epithel hyperplastisch oder aber zum Teil nekrotisch sein kann (Abb. 108). Stellenweise können die Gallengänge überhaupt zer-

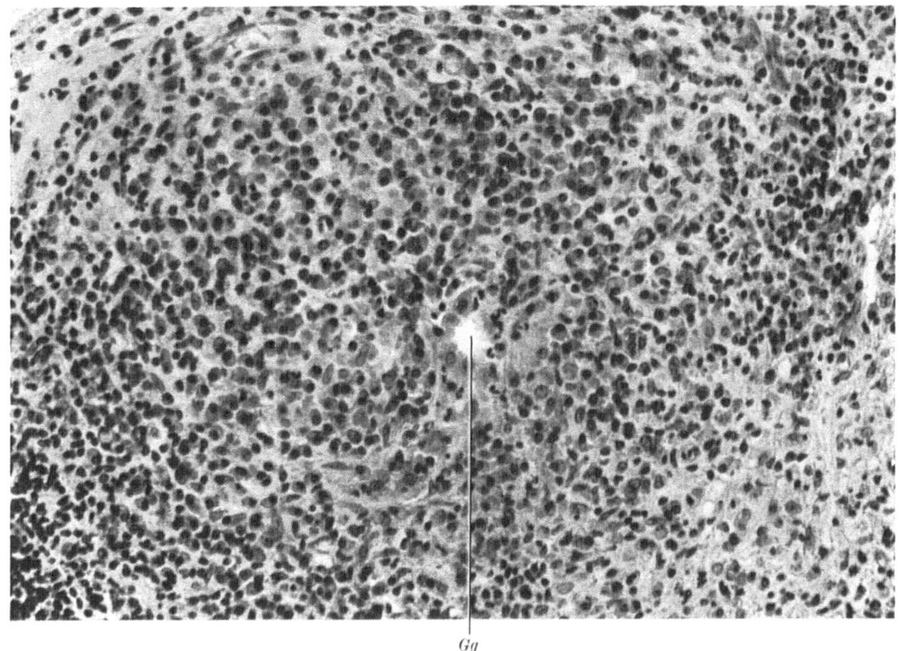

Abb. 108. Chronisch-destruktive, nicht eitrige Cholangitis. 40 Jahre, ♀, kein Ikterus Bil 0,88 mg-%, Thy 12 TE, γ-Glob 3 g-%. Portaler Gallengang (*Gg*) mit teilweise zerstörter Wand, von einem dichten plasmacellulären Infiltrat umgeben. HE, ×200

stört oder atrophiert sein. Genaue Aussagen über ihren Zustand lassen sich meist erst auf Grund größerer Schnittserien machen. Manchmal finden sich typische Lymphfollikel mit Keimzentren, gelegentlich auch Granulome aus epitheloiden Zellen und Langhansschen Riesenzellen, die geschädigte Gallengänge umschließen können. Selten sind derartige Granulome auch intralobulär zu beobachten. Die allgemeinen Leberveränderungen entsprechen einer reaktiven Hepatitis. Cholestasezeichen werden auffälligerweise häufig vermißt [141], obwohl die Patienten deutlich ikterisch sind. Sie leiden außerdem an schwerem Hautjucken, biochemisch sind stark erhöhte Cholesterin- und Blutlipidspiegel sowie hohe Aktivitäten der alkalischen Phosphatase bemerkenswert.

Bei Fortschreiten der Erkrankung bilden sich diese sehr kennzeichnenden Läsionen um die Gallengänge zurück und machen uncharakteristischen Veränderungen Platz, wie man sie auch bei vielen anderen entzündlichen portalen Affektionen antreffen kann. Manchmal sind ausgedehnte duktuläre Wucherungen zu beobachten und es findet sich eine entzündliche Infiltration wechselnder Dichte, an der auch segmentkernige Leukocyten beteiligt sein können. Gelegentlich sind Gruppen von Pseudoxanthomzellen zu beobachten. Cholestatische Veränderungen sind, wenn vorhanden, nun vorwiegend periportal lokalisiert. Hier gehen auch degenerativ geschädigte, gallebeladene Leberzellen zugrunde (Mottenfraßnekrosen).

Auf Grund dieses läppchenperipheren, parenchymatösen Abbauprozesses resultieren verbreiterte und irregulär gestaltete Portalfelder sowie eine völlig unscharfe Parenchym-Bindegewebegrenze [141].

Mit Zunahme der portalen Fibrosierung kommt es zu immer zahlreicheren Ausfällen portaler Gallengänge, was wieder eine Zunahme der periportalen Cholestase zur Folge hat. Unter stetiger Vergrößerung der Portalräume auf Kosten des Parenchym bildet sich schließlich eine primäre biliäre Cirrhose aus (s. S. 218). Durch Immunfluorescenz-Tests lassen sich mitochondriale Antikörper nachweisen, wodurch die Annahme, daß es sich hier um eine Autoimmunkrankheit handle, wesentlich gestützt wird [45].

In manchen Fällen können die geschilderten, verschiedenen Stadien der chronisch-destruktiven, nicht eitrigen Cholangitis nebeneinander bestehen und dadurch auch im späteren Verlauf der Krankheit die Diagnose erleichtern.

D. Die primäre sklerosierende Cholangitis

Die sehr seltene primäre sklerosierende Cholangitis [150] ist eine sklerosierende und stenosierende Entzündung, die im allgemeinen bestimmte Abschnitte der

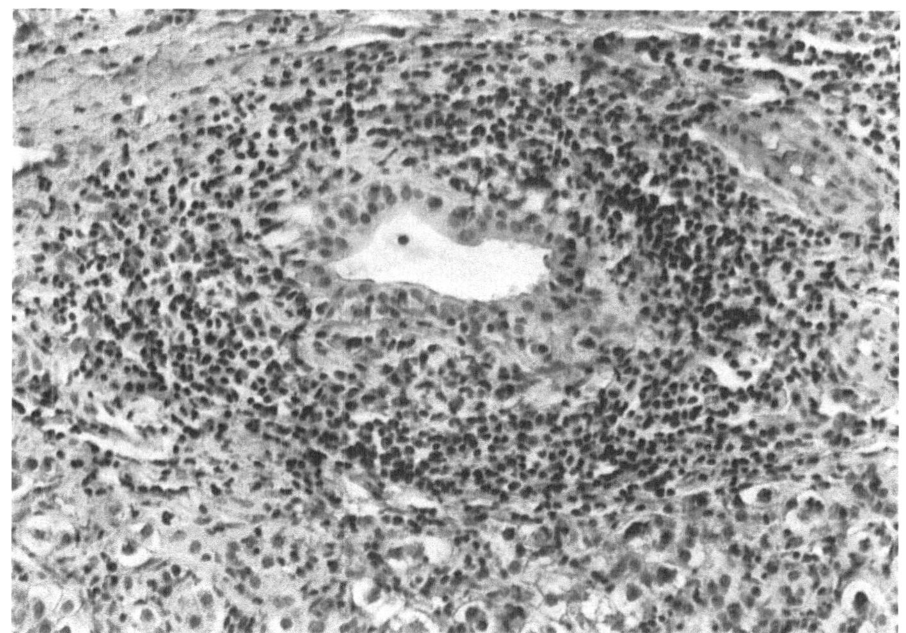

Abb. 109. Primäre sklerosierende Cholangitis, 54 Jahre, ♀, Probeexcision, Krankheitsdauer 7 Monate. Ikterus von Verschlußcharakter, Fieber. Operationsbefund: Gallenblase und Choledochus unauffällig, Ductus hepaticus communis und beide Ductus hepatici durch Narbengewebe mächtig wandverdickt und fast verschlossen. — Größerer portaler Gallengang von einer dichten plasmacellulären und kleinrundzelligen Infiltration umgeben. HE, ×120. (*Böhmig, Fritsch, Obiditsch-Mayer, Paumgartner* [28])

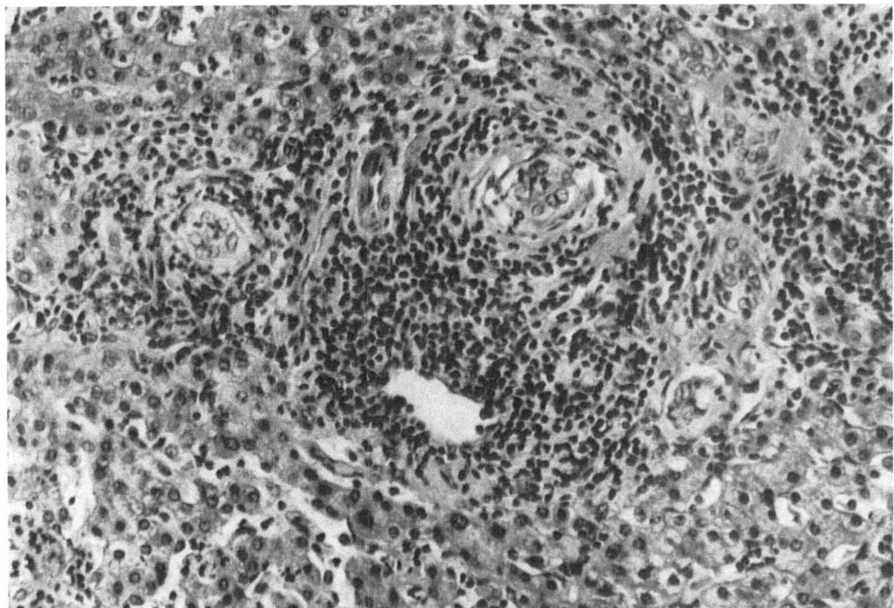

Abb. 110. Die gleiche Probeexcision wie Abb. 109. Interlobuläre Gallengänge, teils von einer dichten kleinrundzelligen Infiltration, teils von wenigen konzentrischen Bindegewebelamellen umgeben. HE, ×120

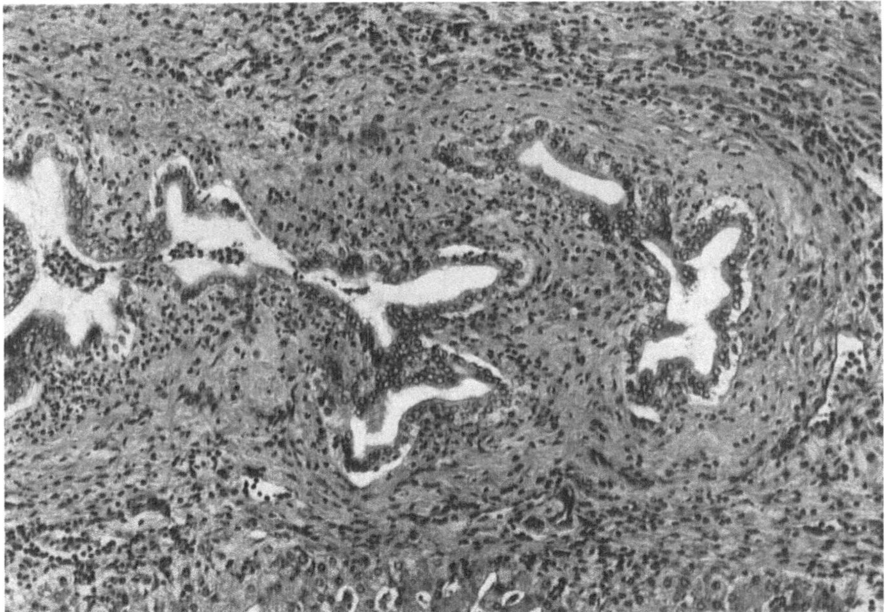

Abb. 111. Die gleiche Probeexcision wie Abb. 109. Großer, varicös ausgeweiteter Gallengang, von konzentrisch geschichtetem Bindegewebe eingescheidet. HE, ×120

großen Gallenwege befällt. Viele Fälle sind mit Colitis ulcerosa vergesellschaftet, manche gehen mit idiopathischen Fibrosen anderer Körperabschnitte einher oder haben Eingriffe an den Gallenwegen in ihrer Anamnese. Bei dem nicht unbeträchtlichen Rest der Fälle läßt sich aber keine mögliche Krankheitsursache ermitteln. Bei wenigen Fällen besteht eine gleichzeitige Sklerosierung der intrahepatischen Gallenwege [28, 190], wobei die Meinung vorherrscht, daß es sich dabei um ein Aufsteigen der Läsion aus den großen Gallengängen handle.

Die Veränderungen werden mit größerer Wahrscheinlichkeit in einer Probeexcision aus der Leber als in einer Biopsie entdeckt. Histologisch findet sich eine plasmacelluläre und lymphocytäre Infiltration um die interlobulären Gallenwege, die große Ähnlichkeit mit den Veränderungen bei chronisch-destruktiver, nicht eitriger Cholangitis haben (Abb. 109). Diese entzündliche Phase wird von der Ausbildung konzentrischer, peribiliärer Bindegewebelamellen gefolgt (Abb. 110), die schließlich in einer peribiliären Fibrose endet, wobei die betroffenen Gallengänge entweder obliterieren oder bizarre, varicöse Erweiterungen aufweisen (Abb. 111). Extrahepatische Fälle enden zumeist, intrahepatische immer als biliäre Cirrhose.

E. Die Differentialdiagnose der Cholestasen

Die Differentialdiagnose der verschiedenen Formen von Cholestase stellt für den histologischen Untersucher ein ebenso schwieriges wie besonders verantwortungsvolles Gebiet dar, da die Veranlassung der Biopsie bereits der Wunsch ist, chirurgische von internen Fällen abzugrenzen [36]. Die Schwierigkeit der Materie bringt es mit sich, daß Fehlbeurteilungen bei manchen Cholestaseformen die Regel darstellen, wobei nach kritischer Wertung der heute zur Verfügung stehenden diagnostischen Möglichkeiten niemandem ein Vorwurf gemacht werden kann. So gibt es beispielsweise keinen Fall von intermittierender intrahepatischer Cholestase, der nicht laparotomiert wurde. Bei Besprechung der Differentialdiagnose des cholestatisch-cholangiolitischen Typs der Virushepatitis wurde bereits auf diese Probleme eingegangen (s. S. 72).

Für eine *extrahepatische Cholestase* spricht vor allem die Schwere der Gallestauung (Abb. 98). Nekroseareale, Pseudoxanthomzellherde und Galleseen sind weitere, gewichtige Argumente in dieser Richtung, aber für die Diagnose nicht erforderlich. Vermutet der Untersucher ein extrahepatisches Abflußhindernis, sollte er sich nicht mit der Schilderung des histologischen Befundes begnügen, sondern dem behandelnden Arzt seine Ansicht mitteilen und nötigenfalls auf eine Operation drängen. Bei Kindern ist dies manchmal erforderlich, da extrahepatische Cholestasen in dieser Altersstufe zwar vorkommen, aber ungewöhnlich sind.

Die Differentialdiagnose zwischen einem benignen und malignen Gallenwegsverschluß ist eine Frage der Anamnese und Symptomatik und nicht der bioptischen Histologie. Die Entscheidung ist von zweitrangiger Bedeutung, da sie die Indikationsstellung zur Laparotomie nicht berührt und die Antwort mit Sicherheit erst am Operationstisch gegeben werden kann.

Die Diagnose einer kurzdauernden oder bereits abklingenden extrahepatischen Cholestase kann auf Grund der Biopsie allein schwierig oder unmöglich sein, da der geringe Grad der Cholestase alle Möglichkeiten offen läßt. Die Kenntnis der klinischen Daten ist hier von besonderer Wichtigkeit. Eine gleichzeitige Cholangiolitis spricht eher im Sinne des Verschlusses.

Bei länger dauernden extrahepatischen Verschlüssen tritt durch die sekundäre Parenchymschädigung eine Erhöhung der Transaminasenaktivität ein, so daß ähnliche Befunde wie beim cholestatisch-cholangiolitischen Typ der Virushepatitis resultieren. Die Grenze verwischt sich jedoch nicht nur am klinischen Sektor. Auch das histologische Bild wird bei langer Krankheitsdauer infolge degenerativ-nekrotisierender Parenchymprozesse und reaktiv-entzündlicher Vorgänge am Mesenchym zunehmend ähnlicher, so daß ohne Kenntnis von Vorgeschichte und Vorbefunden eine Entscheidung kaum zu treffen ist und manchmal auch mit dieser Hilfe nicht gelingt. Dies gilt besonders für langdauernde, inkomplette Verschlüsse.

An einen *Arzneimittelikterus* soll bei entsprechender Exposition gedacht werden, wenn die Cholestase nur mäßige Grade erreicht und eine portale Eosinophilie besteht. Fehlt diese und handelt es sich obendrein noch um ein Medikament, das diese Störung nur ausnahmsweise verursacht, kann die Diagnose unmöglich werden, besonders dann, wenn die initiale Fieberzacke, das einleitende Exanthem und die Bluteosinophilie fehlten oder nicht beobachtet wurden. In Fällen unklarer, leichter Cholestase sollte jedenfalls immer an den Arzneimittelikterus als mögliche Ursache gedacht werden. Da man gewohnt ist, bei Auftreten einer Gelbsucht alle nicht lebensnotwendigen Medikamente abzusetzen, wird in therapeutischer Hinsicht zumeist ohnehin das Richtige getan, auch wenn die Ursache nicht erkannt wurde. Auf jeden Fall empfiehlt es sich, solange sich die Gelbsucht in mäßigen Grenzen hält, mit einschneidenden Maßnahmen 3 Wochen zuzuwarten, da die meisten medikamentös bedingten Ikterusfälle in diesem Zeitraum abzublassen beginnen.

Die *rekurrierende intrahepatische Schwangerschaftscholestase* kann, wenn man das Krankheitsbild kennt, kaum fehlgedeutet werden. Der Beginn um das dritte Trimester der Gravidität, das starke Hautjucken bei sonst ungestörtem Wohlbefinden, gegebenenfalls die bioptisch nachzuweisende leichte Cholestase, sind charakteristisch genug.

Beim ersten Schub einer *intermittierenden intrahepatischen Cholestase* kann die Laparotomie nicht durch die bioptische Diagnostik, sondern nur dann verhindert werden, wenn durch eine laparoskopische Cholecysto-Cholangiographie oder transhepatische Cholangiographie ein Abflußhindernis ausgeschlossen wird.

Die Kenntnis des Krankheitsbildes der *benignen postoperativen intrahepatischen Cholestase* erscheint für Chirurgen wie behandelnden Internisten besonders wichtig, da sie hilft, gefährliche und unnötige Relaparotomien zu vermeiden.

Die Diagnose einer *chronisch-destruktiven, nicht eitrigen Cholangitis* ist mittels Leberbiopsie kaum zu stellen und auch bei ausreichend großen Probeexcisionen aus der Leber nur im Anfangsstadium der Erkrankung leicht. In späteren Stadien kann die Diagnose histologisch kaum mehr gesichert werden, es sei denn, daß da und dort noch typische Infiltrate um geschädigte Gallengänge nachzuweisen sind. Ansonsten ist die Kenntnis der klinischen Daten unbedingte Voraussetzung. Eine sichere Abgrenzung fortgeschrittener Fälle gegenüber der chronisch-aggressiven Hepatitis kann unmöglich sein (s. S. 78).

Floride Stadien der *intrahepatischen primären sklerosierenden Cholangitis* sind von der chronisch-destruierenden, nicht eitrigen Cholangitis kaum histologisch zu trennen. Es wäre zu überlegen, inwieweit bei beiden Krankheiten das gleiche pathogenetische Prinzip wirksam ist. Eine Differenzierung erfolgt am besten durch die Probelaparotomie, die ohnehin zum Ausschluß eines Gallenwegcarcinoms erforderlich ist.

V. Leberkrankheiten des frühen Kindesalters

Die Leber des Neugeborenen unterscheidet sich etwas von derjenigen des Erwachsenen. Die Leberzellplatten sind zumeist zwei Zellagen dick und ihre radiäre Ausrichtung gegen die Zentralvene ist noch wenig ausgeprägt. Die Leberzell- und Kerngröße ist auffallend gleichmäßig. In der Umgebung der meist sehr kleinen, reaktionslosen Portalfelder weisen die Leberzellen vielfach Lochkerne auf, eine Veränderung, die sich auch noch bei älteren Kindern häufig findet. Hepatale Blutbildungsherde sind beim reifen Neugeborenen entweder nicht mehr nachweisbar oder spärlich und verschwinden innerhalb der ersten Lebenswochen. Die Zweischichtigkeit der Leberzellplatten bleibt jedoch bis zum 5. oder 6. Lebensjahr erhalten, um erst dann der endgültigen, eine Zellage dicken Plattenstruktur Platz zu machen.

Die Leber im frühen Kindesalter reagiert anders als die des Erwachsenen, so daß es angezeigt erscheint, die durchaus heterogenen Erkrankungen dieser frühkindlichen Periode gemeinsam zu besprechen. Es sind vor allem 2 Reaktionsformen, die diese Sonderstellung begründen.

1. Die Leber des Neugeborenen reagiert auf Krankheitsreize verschiedenster Art mit *Leberriesenzellen*. Viele sind auch heute noch der Ansicht, daß deren Nachweis bereits die Diagnose einer frühkindlichen Hepatitis, der sog. Riesenzellhepatitis, bedeute. Diese Auffassung ist irrig und eine stetige Quelle von Fehldiagnosen. Riesenzellen lassen sich ebenso bei anderen frühkindlichen entzündlichen Leberkrankheiten nachweisen, wie etwa der konnatalen syphilitischen interstitiellen Hepatitis [129], der konnatalen Toxoplasmose-Hepatitis oder septischen Krankheitsbildern [65], ferner beispielsweise bei Gallengangsatresien und Speicherkrankheiten (Abb. 115, 120, 131).

2. Im frühen Kindesalter greift die *Blutbildung* im Rahmen erhöhter Belastungen relativ rasch wieder auf die Leber zurück. Dieser Vorgang ereignet sich um so leichter, je jünger das Kind ist.

A. Die Leber des unreifen Neugeborenen

Schon physiologischerweise, besonders aber als Zeichen der Unreife oder als Rückschlag in die hepatale Hämatopoese können sich in frühkindlichen Lebern Blutbildungsherde finden (Abb. 112, 113). Sie liegen vorzugsweise innerhalb erweiterter Sinusoide. Die Blutbildungsherde sind in der Regel scharf begrenzt und setzen sich vorwiegend aus Zellen der roten, weniger der weißen Reihe zusammen. Megakaryocytäre Elemente sind außerordentlich selten zu beobachten. Dies, das Überwiegen der roten Vorstufen und der im allgemeinen streng herdförmige Charakter der frühkindlichen Blutbildung unterscheidet die Veränderung von der myeloiden Metaplasie des Erwachsenen.

Die hepatale Blutbildung zeigt sich im peripheren Blut durch das Aufscheinen von kernhaltigen Erythrocyten und von Myelocyten.

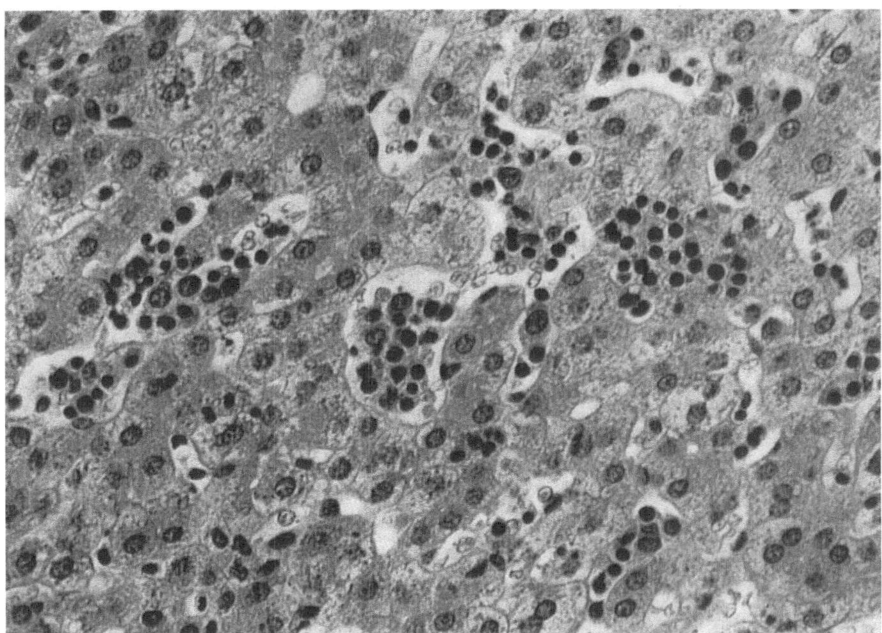

Abb. 112. Gallengangshypoplasie, 8 Wochen, ♂. Multiple Blutbildungsherde. HE, ×375

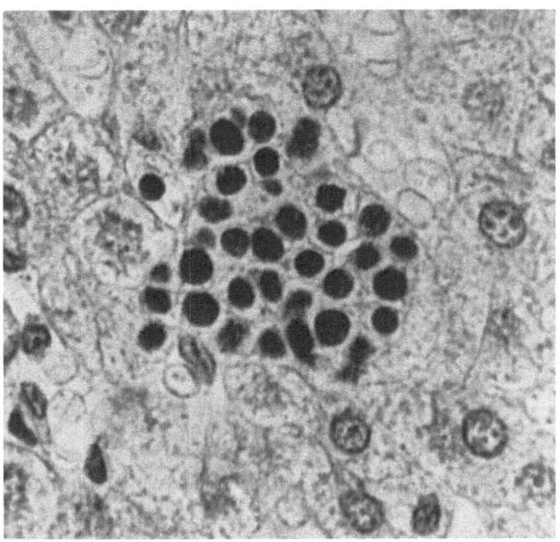

Abb. 113. Der gleiche Fall wie Abb. 112, 19 Tage später. Blutbildungsherd. HE, ×650

B. Die frühkindliche Hepatitis (sog. Riesenzellhepatitis)

Die frühkindliche Hepatitis (neonatale oder konnatale Hepatitis) wird heute zumeist durch eine diaplacentare Übertragung des Hepatitisvirus von der Mutter auf den Fetus erklärt. Hierfür sprechen positive Übertragungsversuche auf Freiwillige, sowohl von der klinisch gesunden Mutter als auch vom erkrankten Neugeborenen [162]. Außerordentlich ähnliche Krankheitsbilder können aber bei vielen anderen frühkindlichen Infektionen mit Leberbeteiligung nachgewiesen

werden, so z.B. bei konnataler Infektion mit Toxoplasmose (s. S. 137), Cyto-
megalievirus (s. S. 135) oder Rötelnvirus. Die ikterische Erkrankung kann schon
in den ersten Lebenstagen — also bedeutend früher als der Ikterus bei Gallengangsatresie — beginnen und Wochen bis Monate andauern. Die Letalität ist
hoch und beträgt 25%, der Tod tritt vielfach erst nach monatelangem Verlauf
und Ausbildung einer Cirrhose durch gastrointestinale Blutung oder im Coma
hepaticum ein.

Die histologische Diagnose einer frühkindlichen Hepatitis darf nicht auf Grund
der zahlreichen Riesenzellen gestellt werden, wenn sie auch die auffallendste
Veränderung sind. Ähnlich wie bei der Virushepatitis der Erwachsenen stützt
sich die Diagnose auf läppchenzentrale Parenchymausfälle, Kupfferzellwucherungen, rote Körper, portale Zellproliferationen und entzündliche Infiltration
(Abb. 114, 116). Cholestatische Phänomene sind oft zu beobachten, ebenso auch
hepatale Blutbildungsherde.

Die Leberriesenzellen sind anscheinend kurzlebige Gebilde, da man oft die
verschiedenen Phasen ihres Unterganges beobachten kann. Die Nekrobiose der
meist acidophilen Riesenzellen wird durch ein Zusammensintern von Pigment-
körnchen in Zellmitte eingeleitet, um die sich die zahlreichen pyknotischen Kernreste gruppieren (Abb. 115). Dann zerfällt die Zelle schollig, worauf eine Invasion
segmentkerniger Leukocyten stattfindet, die möglicherweise die Phagocytose des
Zerfallmaterials zu besorgen haben. Ähnliche leukocytäre Reaktionen auf eine
Nekrobiose von Leberzellen werden uns noch bei der Fettleberhepatitis (s. S. 178)
und dem Leberzelluntergang im Rahmen von Operationen begegnen (s. S. 193).

Der Ausfall so großer Elemente wie der Riesenzellen läßt ein großes, ent-
parenchymisiertes Areal zurück. Bei schwerer frühkindlicher Hepatitis mit massen-
hafter Ausbildung von Riesenzellen wird die Läppchenarchitektur durch diesen
Vorgang rasch zerstört und es resultiert eine Cirrhoseform, bei der das erhaltene
Parenchym nur mehr aus kleinen und kleinsten Leberzellgruppen besteht (Abb.
117). Da es sich auch bei den noch erhaltenen Leberzellen vielfach um Riesenzellen
handelt, ist verständlich, daß der Parenchymzerfall rasch fortschreitet und oft
im Coma hepaticum endet.

1. *Die hereditäre Riesenzellhepatitis mit rekurrierender Cholestase.* Dieses
eigenartige Krankheitsbild wurde in Norwegen bei 16 miteinander verwandten
Personen beschrieben [1]. Die Patienten sind von Geburt an ikterisch, die erste
Gelbsuchtperiode kann bis zum 6. Lebensjahr andauern. Die Sterberate ist während dieser Zeit hoch, da infolge von Steatorrhoe ein Malabsorptionssyndrom
und eine Coagulopathie besteht. Nach Abklingen der Gelbsucht entwickeln sich
die Kinder normal, leiden aber auch als Erwachsene an cholestatischen Episoden.
Ein konstantes Symptom sind Beinödeme. Der älteste beobachtete Fall war
32 Jahre alt.

Histologisch findet sich bei allen, auch den erwachsenen Patienten ein Bild,
das der sog. Riesenzellhepatitis entspricht.

2. Bei *Erwachsenen* wurden Veränderungen nach Art einer Riesenzellhepatitis
nach PAS-Behandlung beschrieben [129]. Außerdem können sich extrem selten
als Überraschungsbefund und ohne erkennbare Ursache mächtige, läppchenzentral
angeordnete, vielkernige Riesenzellen finden. Wir konnten zweimal eine derartige
Beobachtung machen.

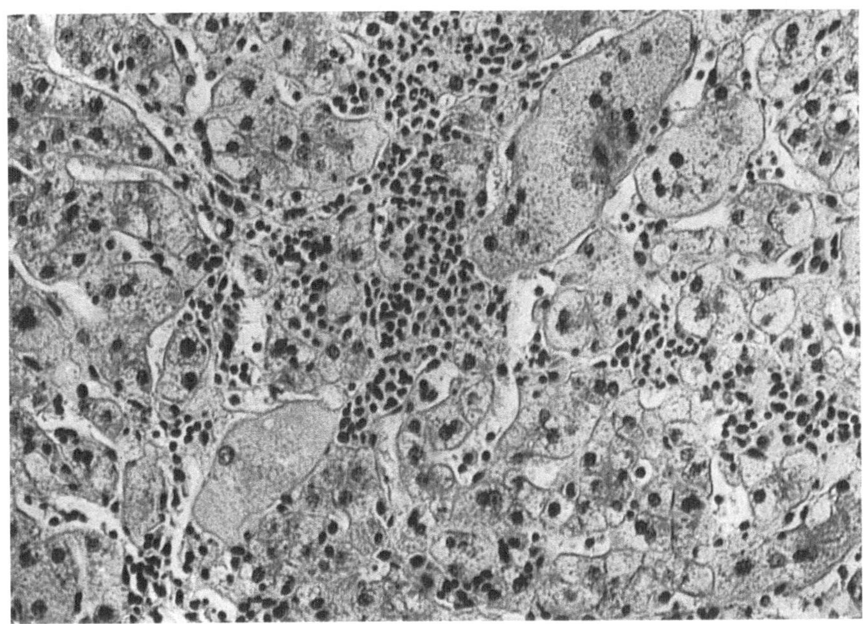

Abb. 114. Frühkindliche Hepatitis im Abklingen, 3 Monate, ♀, mit 3 Wochen Ikterus, Hämatemesis. 10 Wochen nach Höhepunkt der Gelbsucht. Bil 1,6 mg-%, Thy 4,3 TE, GOT 44,5 mE, GPT 21,2 mE. Neben erhaltenen Leberriesenzellen granulocytäre Infiltrate anstelle zugrunde gegangener Elemente. HE, ×200

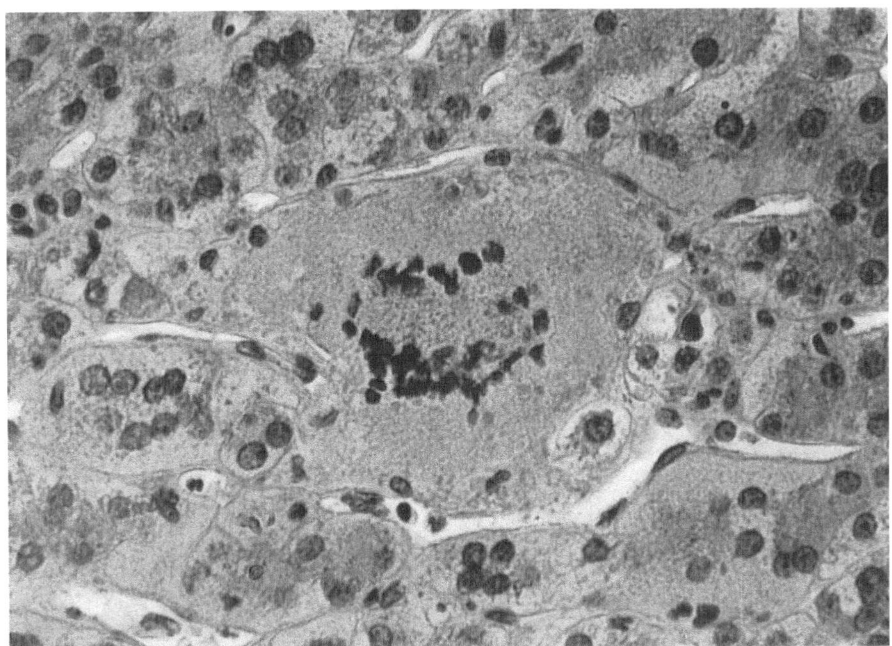

Abb. 115. Cirrhose bei kompletter Gallengangsatresie, 7 Monate, ♂. Nekrobiose einer Riesenzelle. Gallepigmentkörner und pyknotische Kerne sintern im Zentrum der Zelle zusammen (vgl. Abb. 120). HE, ×400)

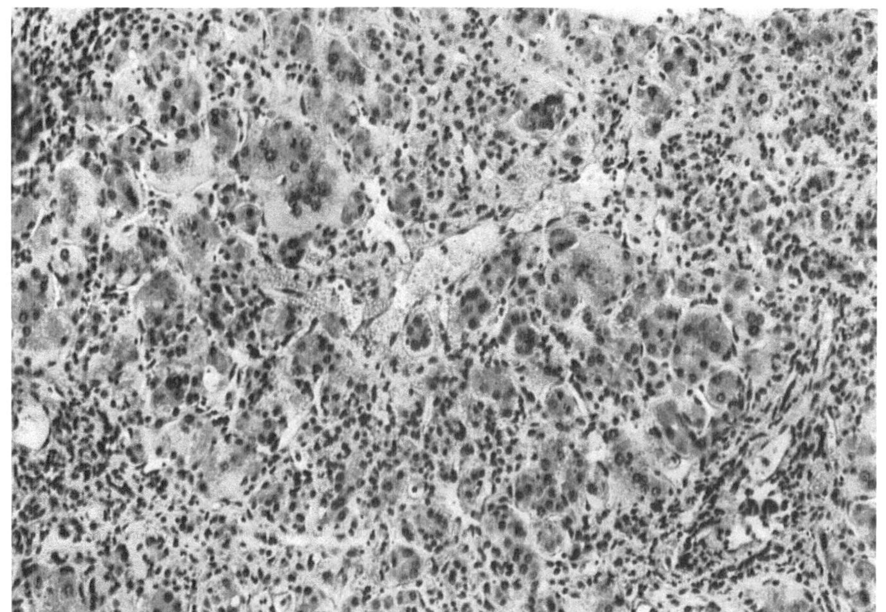

Abb. 116. Frühkindliche (konnatale) Hepatitis. $2^{1}/_{2}$ Monate, ♂, Ikterus seit Geburt; Hepatosplenomegalie, Ascites. Bil 30,8 mg-% dR, Thy 1,0 TE, GOT 314 mE, GPT 336 mE, Chol
509 mg-%. Läppchenzentrum (Zentralvene Bildmitte). Auflösung der Leberzellplattenstruktur
durch Einzelnekrosen von Leberriesenzellen. Die entepithelisierten und kollabierten Areale
teils von segmentkernigen Leukocyten, teils von kleinen Rundzellen infiltriert. HE, ×120

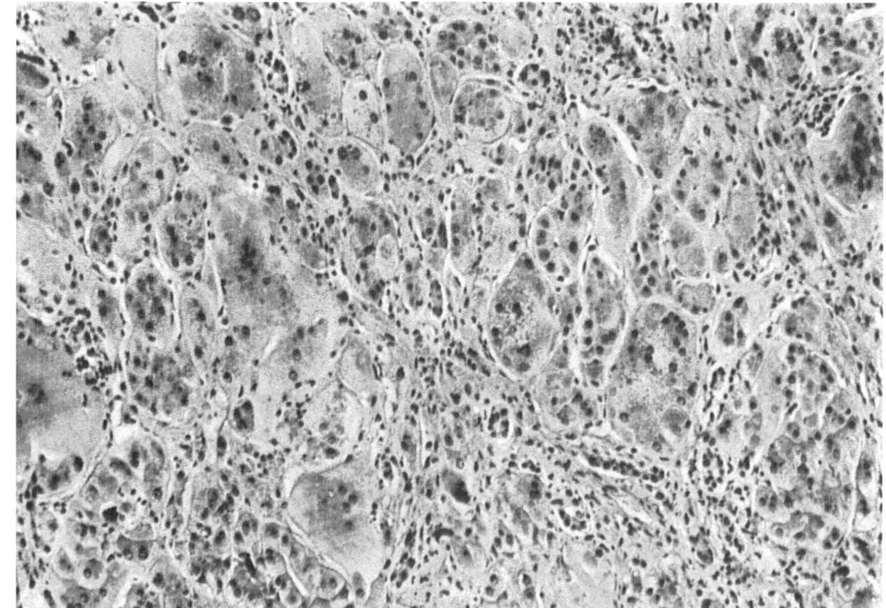

Abb. 117. Der gleiche Fall wie Abb. 116, 6 Wochen später. Bil 15,6 mg-%, Thy 1,1 TE,
GOT 327 mE, GPT 448 mE, Chol 342 mg-%. Cirrhose mit zahlreichen Leberriesenzellen.
Das erhaltene Parenchym besteht aus kleinen und kleinsten Zellgruppen, es wirkt „wie
zerhackt". HE, ×150

C. Das Syndrom der eingedickten Galle

Der mehr oder weniger physiologische Neugeborenenikterus pflegt am 3. Tag aufzutreten und wenige Tage später wieder abzuklingen. Wenn sich der Neugeborenenikterus über Wochen hinzieht, spricht man von einem *Icterus prolongatus*. Bei Frühgeborenen ist dieser Zustand meist ohne Bedeutung, bei reifen Neugeborenen bereitet er jedoch diagnostische Schwierigkeiten, da an eine Erkrankung der Leber oder an anatomisch bedingte Störungen des Galleabflusses gedacht werden muß. In manchen Fällen kann der Icterus prolongatus mit Hilfe

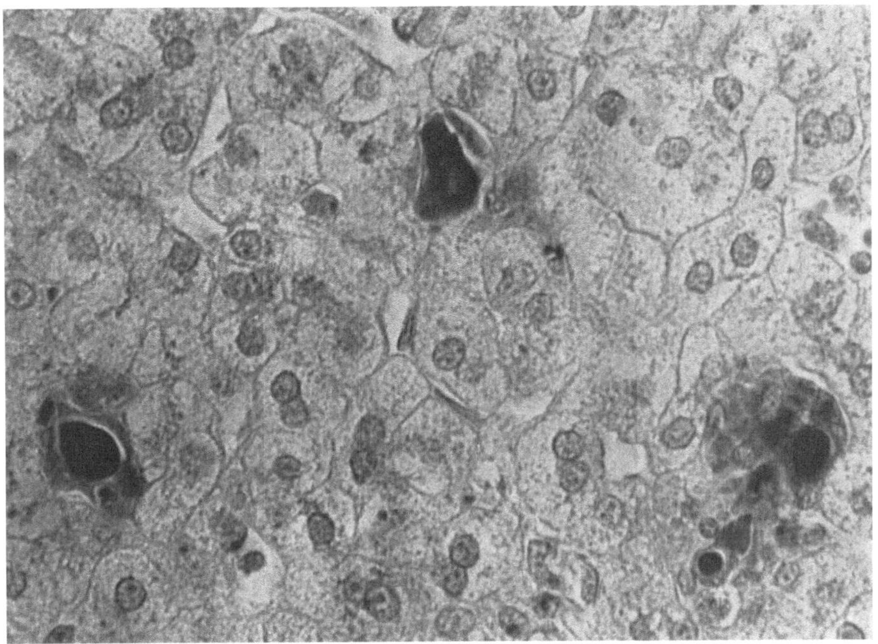

Abb. 118. Syndrom der eingedickten Galle, 8 Wochen, ♂, Zustand nach Nabelblutung. Ikterus seit 2. Lebenswoche. Bil 3,6 mg-% dR, Thy 0,9 TE, GOT 91 mE, GPT 50 mE. Im perisinusoidalen Raum gelegene, mächtige, hyperchrome Gallethromben, von siderinspeichernden Kupfferzellen umgeben. BB, ×200

der Leberbiopsie als Folge des harmlosen Syndrom der eingedickten Galle (inspissated bile syndrome) geklärt werden. Die Veränderung tritt besonders dann auf, wenn ein Übermaß an Gallefarbstoff zur Ausscheidung angeboten wird, wie bei hämolytischen Zuständen infolge von Blutgruppen-Inkompatibilität.

In solchen Fällen sieht man in einer sonst unauffälligen Leber im Parenchym verteilte, mächtige, hyperchrome Gallepfröpfe, die zum Teil die Gallencapillaren gesprengt haben müssen, da sie sich häufig, von Kupfferzellen umgeben, im perisinusoidalen Raum finden (Abb. 118). Wenn hämolytische Vorgänge das Krankheitsbild hervorgerufen haben, ist eine gleichzeitige Siderose der Kupfferzellen zu beobachten.

D. Die kongenitale Gallengangsatresie

Nicht wenige Fälle von Icterus prolongatus entpuppen sich leider als Atresie (Aplasie), seltener als Hypoplasie der Gallenwege. Wir hatten Gelegenheit, 20 Fälle

bioptisch zu untersuchen. Die Leberbiopsie kann und soll natürlich nicht die Probelaparotomie ersetzen. Es ist aber für die Wahl der operativen Maßnahmen wesentlich zu wissen, ob das Gallenwegssystem auf portaler Ebene erhalten ist und
darüber hinaus, in welchem Zustand sich die Leber befindet. Die günstigen Fälle,
bei denen sich die Atresie nur auf die extrahepatischen Gallenwege oder auf Teile
von ihnen beschränkt, sind leider extrem selten: In unserem Krankengut bestand
in allen Fällen eine komplette Atresie der äußeren Gallenwege, meist kombiniert
mit einer Aplasie, seltener einer Hypoplasie des intrahepatischen Gallengang-

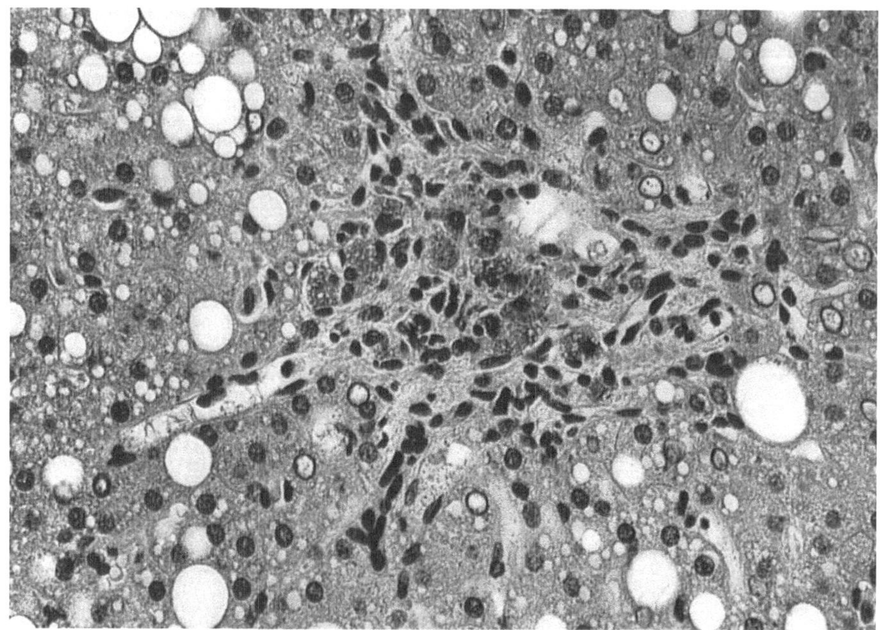

Abb. 119. Intrahepatische Gallengangshypoplasie, 2jähriger retardierter Knabe, zeitweise
ikterisch. Kleines Portalfeld, das lediglich stummelförmige Ductuli beherbergt. Ceroidspei-
chernde Makrophagen. Fein- bis grobtropfige Leberzellverfettung, Lochkerne. HE, ×120

systems, beginnend bei den interlobulären Gallengängen. Viele Autoren sind der
Ansicht, daß es sich bei der Gallengangsatresie um keine genetisch bedingte
Mißbildung, sondern um eine Folge intrauteriner Infektion handle.

Bei der histologischen Untersuchung finden sich zahlreiche Leberriesenzellen
in den Läppchenzentren, die reichlich feinkörniges Gallepigment beherbergen.
Daneben sind Gallecylinder in ausgeweiteten Gallencapillaren zu beobachten,
jedoch nie so zahlreich, als man erwarten würde. Die Kupfferzellen sind vermehrt und aktiviert, sie enthalten zum Teil ebenfalls Gallepigment, das aus
zugrunde gegangenen Riesenzellen stammen könnte (Abb. 115). In den Sinusoiden
sind segmentkernige Leukocyten vermehrt zu beobachten, die sich häufig auch
herdförmig im Gewebe ansammeln, offenbar anstelle von Riesenzellnekrosen.
Intralobuläre Gallengänge sind auch bei intrahepatischer Atresie immer wieder
zu beobachten. In späteren Stadien können sich pigmentbeladene Phagocytennester innerhalb der Läppchen oder in den Portalfeldern finden. Im portalen

Bereich sind auch bei sonst kompletter Aplasie der intrahepatischen Gallenwege stummelförmige Zwischenstücke (Ductuli) feststellbar (Abb. 119).

Durch den Zerfall geschädigter Leberzellen und das Fehlen einer reparatorischen Regeneration bilden sich bald *Cirrhosen* aus, deren Parenchym-Bindegewebegrenze infolge des stetigen Fortschreitens des Prozesses unscharf ist (acholangische biliäre Cirrhose). In den bindegewebigen Bereichen können sich massenhaft duktuläre Wucherungen, aber keine größeren Gallengänge finden (Abb. 120).

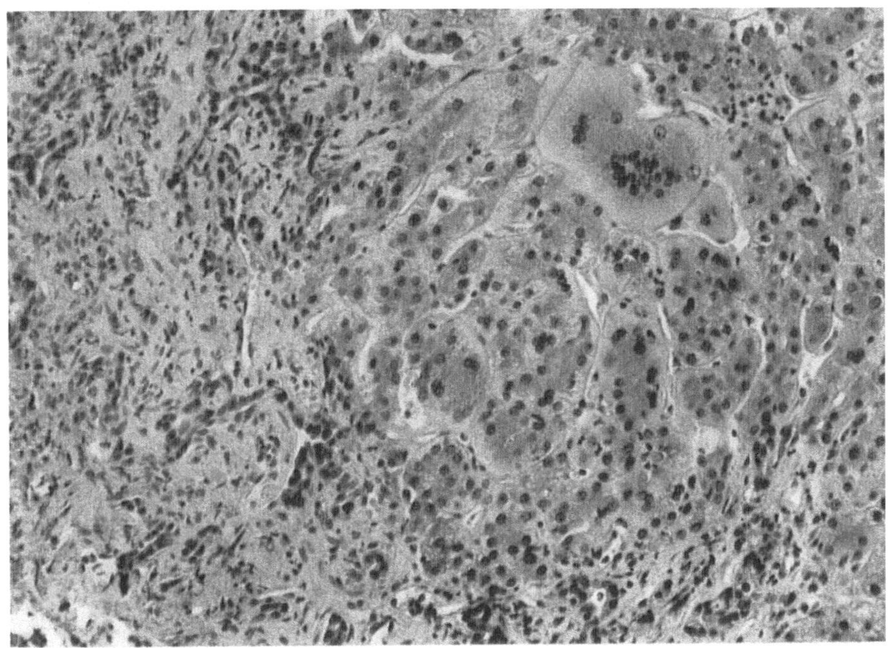

Abb. 120. Cirrhose bei kompletter Gallengangsatresie (vgl. Abb. 115). In den bindegewebigen Arealen finden sich lediglich duktuläre Wucherungen. HE, ×150

E. Das Crigler-Najjar-Syndrom

Der kongenitale, familiäre, nicht hämolytische Ikterus mit Kernikterus wird durch einen Fermentdefekt, das Fehlen der Glucuronsäuretransferase, hervorgerufen. Es handelt sich um ein autosomal-recessives Erbleiden. Das sich immer mehr anhäufende, nicht konjugierte Bilirubin führt früh zum Kernikterus und Tod des Kindes.

Wie wir uns an einem Fall überzeugen konnten, ist die Leber morphologisch unauffällig.

F. Die Cytomegalie-Hepatitis

Das außerordentlich weit verbreitete Speicheldrüsenvirus kann bei intrauteriner oder postnataler Infektion eine generalisierte Erkrankung von Neugeborenen oder Säuglingen hervorrufen. Nach diaplacentarer Infektion handelt es sich meistens um frühgeborene und schwächliche Kinder, die manchmal schon

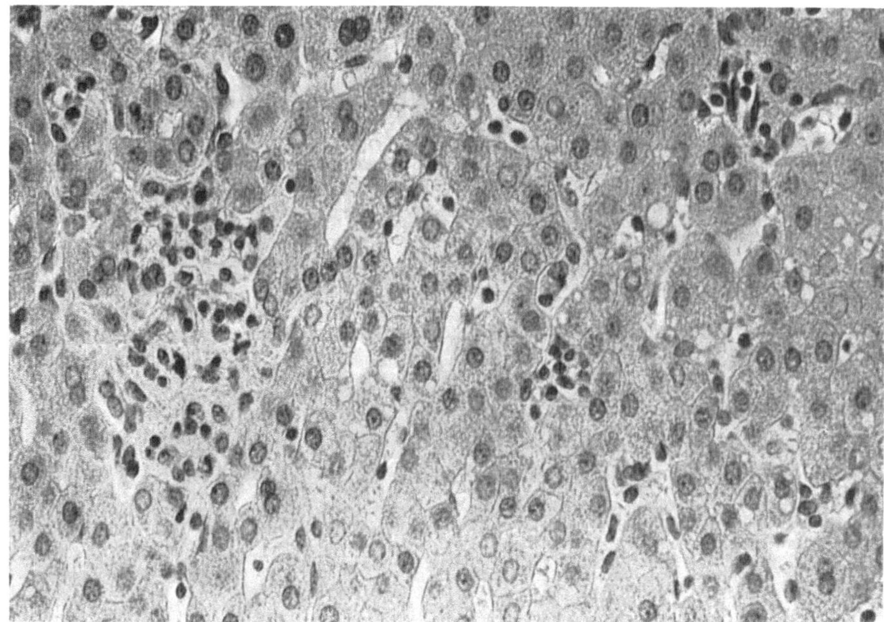

Abb. 121. Cytomegalie-Hepatitis, 2 Monate, ♀, kongenitales Vitium. Ikterus seit Geburt.
Bil 16,0 mg-% dR, Thy 0,5 TE, GOT 125 mE, GPT 143 mE, alkPh 71 mE, Chol 400 mg-%.
Unspezifische Leberveränderungen. Verschieden große, intralobuläre Knötchen aus gewucher-
ten Kupfferzellen und kleinen Rundzellen. HE, ×325

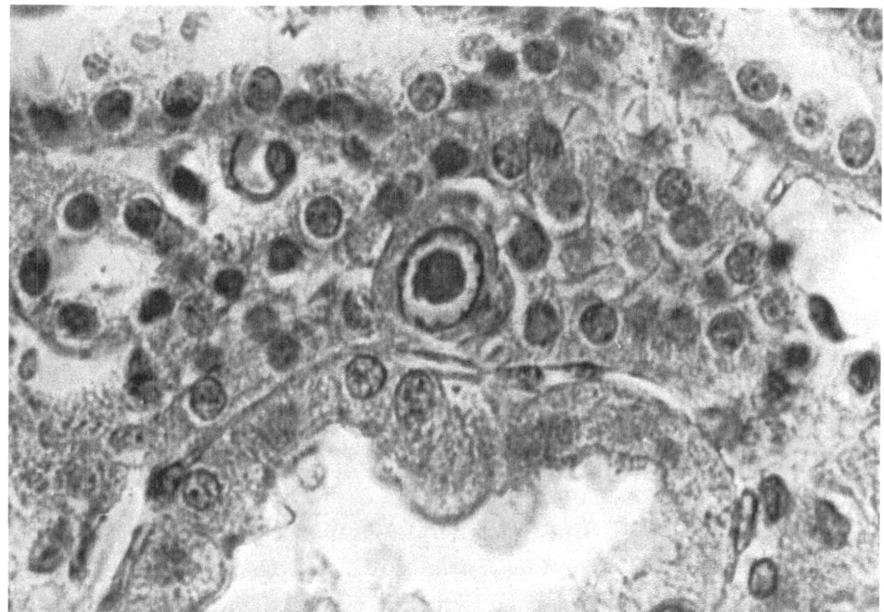

Abb. 122. Der gleiche Fall wie Abb. 121, Nierenbiopsie. Cytomegaliezelle im Tubulusepithel.
HE, ×800

mit Gelbsucht zur Welt kommen, sonst in den ersten Lebenstagen an schwerer Gelbsucht mit Hepatosplenomegalie erkranken. Thrombopenische Purpura und hämolytische Anämie sind häufig.

Bei einem einschlägigen Fall konnten wir in der Leber nur intralobuläre zellige Knötchen verschiedener Größe nachweisen, die anscheinend vorwiegend intrasinusoidal gelegen waren und überwiegend aus gewucherten Kupfferzellen bestanden, zwischen die kleine Rundzellen und vereinzelte segmentkernige Leukocyten eingestreut waren (Abb. 121). In den Portalfeldern bestand eine uncharakteristische, chronisch-entzündliche Infiltration. Typische Cytomegaliezellen fanden sich jedoch neben Veränderungen, die an eine schwere Pyelonephritis erinnerten, in den Tubuli der Nieren (Abb. 122). Es handelt sich um stark vergrößerte Zellen, die einen mächtigen Kern beherbergen, der in seinem Zentrum, von einem hellen Hof umgeben, einen großen, acidophilen Einschluß aufweist (,,Eulenauge"). Cytomegaliezellen können gelegentlich auch in der Leber nachgewiesen werden, und zwar sowohl im Parenchym als auch in den Gallengängen [73]. Bei pränataler Infektion kann die Lebererkrankung als Riesenzellhepatitis verlaufen [197]. Auch bei ungeklärten chronischen Leberkrankheiten größerer Kinder, die mit Hepatomegalie einhergingen und sogar bei chronischen und akuten Hepatitiden von Erwachsenen wurde auf Grund positiver Virusbefunde eine Cytomegalie als Ursache angeschuldigt.

G. Die Toxoplasmose-Hepatitis

Die Durchseuchung der Bevölkerung mit Toxoplasmose, einer Anthropozoonose, ist außerordentlich hoch. Das Toxoplasma gondii, ein Protozoon, ist $2-7\,\mu$ groß. Bei Übertragung auf den Fetus, soferne sie in der zweiten Hälfte der Schwangerschaft erfolgt, ist das Kind in hohem Maße gefährdet. Die Häufigkeit der konnatalen Toxoplasmose beträgt glücklicherweise weniger als $1^0/_{00}$ aller Graviditäten. Die meist frühgeborenen, schwachen Kinder können schwerste Hirnschäden aufweisen und dazu ein septisches Krankheitsbild mit intensivem Ikterus und Hepatomegalie bieten [189]. Die Leberentzündung verläuft, wie andere Erkrankungen dieses Lebensalters, als Riesenzellhepatitis.

Bei Kindern jenseits des Säuglingsalters und auch bei Erwachsenen kann es zu mehr oder weniger isolierten Organerkrankungen kommen, darunter auch zur Hepatitis. Die Erkrankung hat gewisse Ähnlichkeit mit der Virushepatitis des Erwachsenen (Abb. 123): Es finden sich läppchenzentrale Nekrosen verschiedener Ausdehnung, die jedoch stärker entzündlich infiltriert sind, als man es bei einer Virushepatitis zu sehen gewohnt ist. Bei den infiltrierenden Zellen handelt es sich um kleine Rundzellen und Plasmazellen, daneben aber auch um segmentkernige Leukocyten. Diese Zellen finden sich neben aktivierten und vermehrten Kupfferzellen reichlich innerhalb der Sinusoide. Auch in den Portalfeldern besteht eine gemischte entzündliche Infiltration. Acidophile Einzelnekrosen von Leberzellen nach Art roter Körper sind gelegentlich zu beobachten. Die ausgedehnten Parenchymnekrosen können eine Zerstörung der Läppchenarchitektur und damit einen cirrhotischen Umbau der Leber zur Folge haben. Toxoplasmen konnten in der akuten Krankheitsphase mittels Immunofluorescenz sowohl in Nekrosearealen als auch in Leberzellen und Kupfferzellen nachgewiesen werden [193].

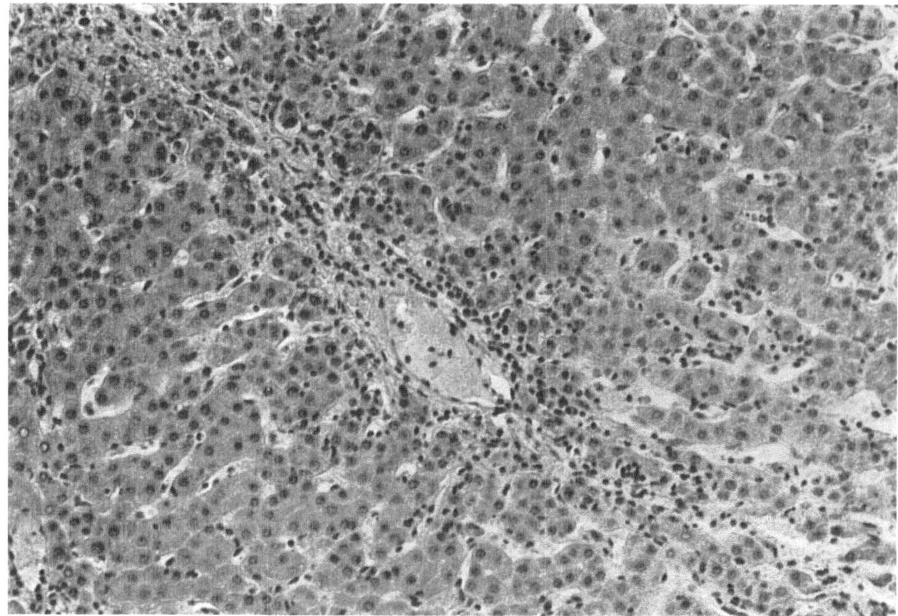

Abb. 123. Toxoplasmose-Hepatitis, 4 Jahre, ♀, Hepatomegalie. Sabin-Feldman 1 : 1,048,576+,
Bil 1,3 mg-%, Thy neg., GOT 180 WE, GPT 200 WE (*Krepler*, Wien). Schräggetroffenes
Läppchenzentrum. Umschriebene, zentrolobuläre Entepithelisierungszone mit kleinrundzelliger Infiltration. Vermehrte lymphocytäre Einschwemmung in die Sinusoide, Aktivierung
der Kupfferzellen. HE, ×150

H. Die interstitielle syphilitische Hepatitis

Eine beträchtliche Vergrößerung der Leber, meist bei fehlendem Ikterus,
ist die wichtigste Manifestation der Viscerallues überlebender Neugeborener.
Histologisch findet sich eine diffuse, intralobuläre Fibrose. Das reichliche kollagene
Bindegewebe, das von kleinen Rundzellen, seltener segmentkernigen Leukocyten
durchsetzt ist, umschließt einzelne Leberzellen und dissoziierte Bruchstücke von
Leberzellplatten, wobei zahlreiche Leberzellen zu vielkernigen Riesenzellen umgestaltet sind. Außerdem sind neben reichlichen Blutbildungsherden kleine miliare
Gummen zu beobachten. Bei Silberimprägnierung ist das Treponema pallidum
sowohl in Gummen als auch im interstitiellen Bindegewebe nachzuweisen.

J. Die histologische Differentialdiagnose der Leberkrankheiten
des frühen Kindesalters

Der Icterus prolongatus der Neugeborenenperiode ist eine der schwierigsten
Kapitel der pädiatrischen Diagnostik. Klare, in einer bestimmten Richtung zu
verwertende Aussagen erlaubt die Leberbiopsie nur beim Syndrom der eingedickten Galle und beim Crigler-Najjar-Syndrom. Bei der Gallengangsatresie und
den verschiedenen frühkindlichen Hepatitiden kann die Biopsie infolge der mono-
tonen Reaktionsweise der frühkindlichen Leber in vielen, aber durchaus nicht
in allen Fällen eine brauchbare Hilfe sein. Gerade hier ist aber eine Differentialdiagnose von besonderer Bedeutung, da die Entscheidung zwischen chirurgischem

Vorgehen und konservativer Therapie liegt. Erscheint eine Biopsie für die Stellung der Diagnose unerläßlich, soll sie so früh als möglich durchgeführt werden, da die histologische Diagnose mit zunehmender Krankheitsdauer immer schwieriger wird.

Zur Diagnose der intrahepatischen Gallengangsatresie sind genügend große Biopsiecylinder erforderlich, um möglichst viele und repräsentative Portalfelder zur Ansicht zu bringen. Wenn in keinem von ihnen interlobuläre Gallengänge, aber die charakteristischen, kurzen und stummelförmigen Ductuli gefunden werden, kann die Diagnose einer intrahepatischen Gallengangsatresie als gesichert gelten. Diagnostische Hilfen, vor allem für die Diagnose der extrahepatischen Atresie, sind deutliche Zeichen der Cholestase bei mäßiggradiger Riesenzellbildung.

Für eine frühkindliche Virushepatitis spricht, wenn neben ausgedehnter Riesenzellbildung auch die übrigen degenerativ-nekrotisierenden und entzündlich-proliferativen Zeichen dieser Leberkrankheit feststellbar sind. Auch bei relativ charakteristischen Fällen darf jedoch nie vergessen werden, daß sehr ähnliche histologische Veränderungen durch andere Infektionskrankheiten hervorgerufen werden können. Die klinischen Untersuchungen sollten stets so weit ausgedehnt werden, daß auch die anderen ätiologischen Möglichkeiten in den Kreis der Diagnostik einbezogen werden.

VI. Speicher- und Stoffwechselkrankheiten

A. Die Fettleber

Unter Fettleber versteht man einen erhöhten Fettgehalt des Organs, der sich in einer deutlichen, histologisch nachweisbaren Ablagerung von Fetttropfen in den Leberzellen äußert. Schon in der normalen Leber findet sich chemisch extrahierbares Fett, das 4—8% ihres Trockengewichtes ausmacht. Es handelt sich um essentielles Strukturfett, das mit den üblichen histologischen Methoden nicht nachweisbar ist. Steigt der Fettgehalt über 8% des Trockengewichtes an, wird das Fett in Form von Tropfen sichtbar. Dabei handelt es sich fast ausschließlich um Neutralfett.

Die Fettleber ist eine überaus häufige Stoffwechselstörung. Unter 5122 bioptisch untersuchten Patienten fanden wir sie 1036mal, das ist in 20,2% aller Biopsien. Dieser Prozentsatz steht gut mit den Ergebnissen anderer Autoren im Einklang.

Für die Entstehung einer Fettleber sind grundsätzlich 4 Möglichkeiten denkbar:

1. Vermehrte Fettsynthese.
2. Verminderter Fettabbau.
3. Vermehrter Fettantransport.
4. Verminderter Fettabtransport.

Tatsächlich entfalten alle Schädlichkeiten, die zu einer Fettablagerung in der Leberzelle führen, ihre Wirkung auf einem oder mehreren dieser Wege. Als hauptsächlichste Ursache der Fettleber kann der chronische Alkoholismus gelten, der in den meisten Statistiken vom Diabetes mellitus gefolgt wird. Es besteht jedoch Grund zur Annahme, daß der entscheidende ätiologische Faktor weniger in der diabetischen Stoffwechselstörung als in der Überernährung der Altersdiabetiker zu suchen ist. Die Unterernährung im weitesten Sinn scheint in zivilisierten Staaten als Malabsorption und Kachexie bei konsumierenden Krankheiten auf, während sie in den Entwicklungsländern als Fehl- oder Mangelernährung eminente Bedeutung besitzt. Diverse seltene Ursachen wie beispielsweise die essentielle Hyperlipämie oder medikamentöse Schädigungen (z. B. Corticoide), spielen zahlenmäßig keine Rolle, sind aber von großem theoretischem Interesse. Nicht unbeträchtlich ist schließlich die Gruppe kryptogener Fettlebern, zu deren Abklärung unser gegenwärtiges Wissen noch nicht ausreicht. In unserer Statistik scheint diese Gruppe mit 12% auf [178]. Über die biochemischen Mechanismen, die bei den verschiedenen Fettleber-Ursachen eine Rolle spielen, bestehen bereits sehr detaillierte Vorstellungen [183].

Man hat früher streng zwischen einer fettigen Infiltration und einer fettigen Degeneration der Leber unterschieden, eine Trennung, auf die heute nur mehr wenig Wert gelegt wird, die aber zweifellos ihre Daseinsberechtigung hat und auch behalten wird [183].

1. Die fettige Infiltration

Bei fettiger Infiltration (Verfettung Typ A nach *Hartroft* [75], Steatosis hepatis) findet die Fettablagerung im unstrukturierten Cytoplasma, dem Hyaloplasma, statt. Das vermehrte Leberzellfett scheint zuerst in *feinen Fetttropfen* auf, die in Paraffinschnitten, die einer Alkoholfixierung unterworfen wurden, der Aufmerksamkeit leicht entgehen, da hier der Fettgehalt nur auf Grund der rundlichen Aussparungen erschlossen werden kann, die sich nach der Fettextraktion ergeben. Einen besseren und vor allem verläßlicheren Überblick gewähren Fettfärbungen in Gefrierschnitten (Farbabb. V, S. 149).

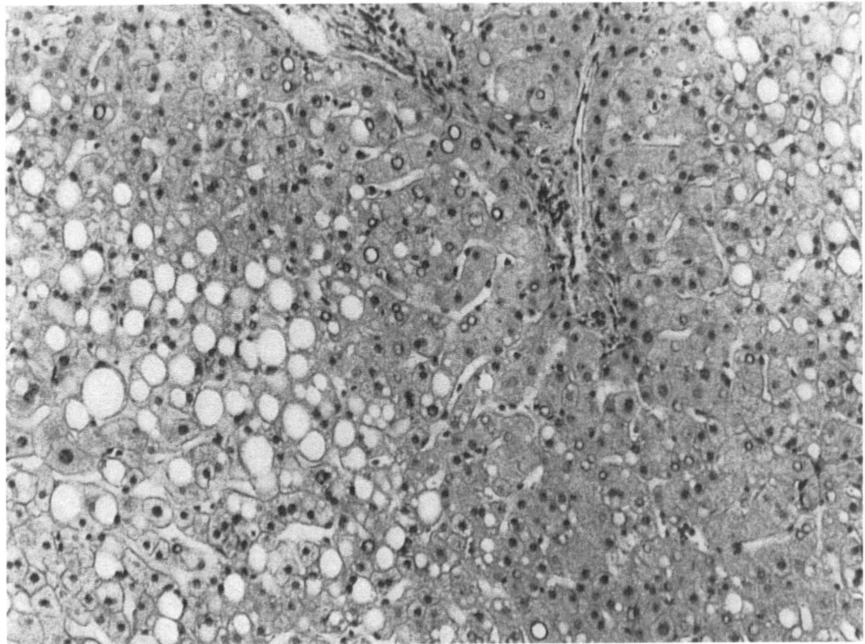

Abb. 124. Diabetes mellitus, 60 Jahre, ♀, seit 17 Jahren Insulintherapie. BSP 10,8%. Zonale grobtropfige Fettleber. Lochkerne in der Läppchenperipherie. HE, ×120

Bei einer ausschließlich feintropfigen Fettinfiltration handelt es sich um eine rasch reversible Störung, die vielfach noch nahe dem physiologischen Bereich liegt. Die im Hyaloplasma gelagerten und von keiner Membran umschlossenen Fetttropfen haben die Tendenz, zu immer größeren Tropfen zusammenzufließen, bis die Leberzelle schließlich von einem *groben Fetttropfen* eingenommen wird, der den Zellkern sichelförmig an den Rand drängt. Nehmen die Fetttropfen weiter an Größe zu und liegen grobtropfig verfettete Leberzellen dicht beisammen, kann schließlich die dünne, trennende Membran einreißen, wodurch *Fettcysten* entstehen, die je nach Zahl der beteiligten Zellen zwei oder mehrere plattgedrückte Zellkerne an der Peripherie des Fetttropfens aufweisen. Die Fettcysten spielen bei der Fettleber des Menschen eine geringere Rolle als bei der experimentellen Fettleber der Ratte [74].

Auf die Lokalisation der Fetteinlagerung wurde früher besonderes Augenmerk gerichtet und man unterschied läppchenzentrale, intermediäre und läppchenperiphere Verfettungen. Es hat sich jedoch herausgestellt, daß die Position der Verfettung in verschiedenen Leberarealen großen Schwankungen unterworfen ist. so daß es sich als günstiger herausgestellt hat, von einer *disseminierten Verfettung* zu sprechen, wenn nur da und dort, im Läppchen verstreut, eine verfettete Leberzelle aufscheint (vgl. Abb. 139), von einer *zonalen Verfettung*, wenn größere Gruppen von Leberzellen in bestimmten Bezirken oder Sektoren des Läppchens verfettet sind (Abb. 124, 125) und von einer *diffusen Verfettung*, wenn mehr oder weniger das gesamte Parenchym Fettlücken aufweist (Abb. 126) [177].

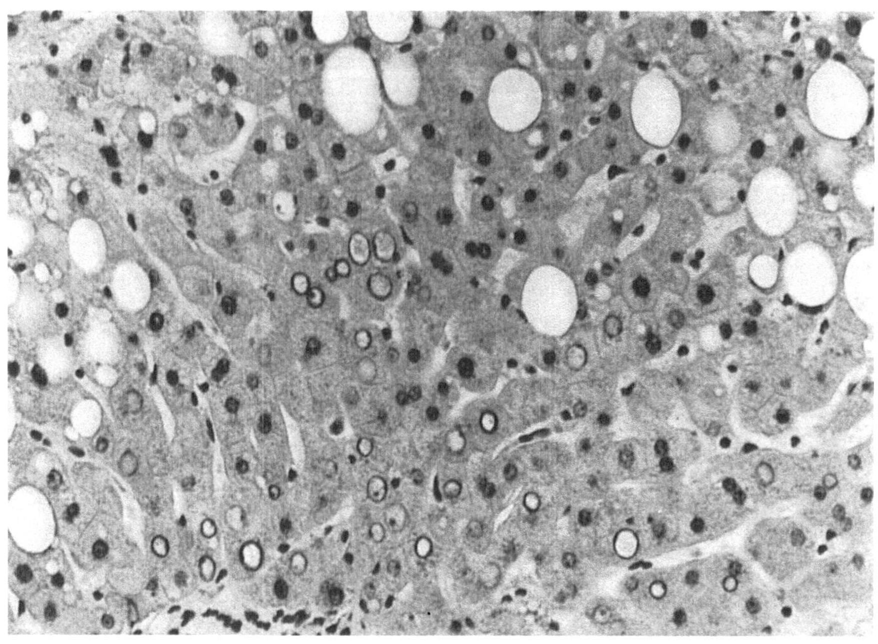

Abb. 125. Stark adipöser, chronischer Alkoholiker, seit 11 Jahren gut eingestellter Diabetes mellitus, 62 Jahre. Zonale grobtropfige Fettleber, portalnahe Lochkernbildung (das Portalfeld am unteren Bildrand angeschnitten). HE, ×200

Die Art, Schwere und Lokalisation der Verfettung erlaubt keinen Rückschluß auf die auslösende Ursache. Bei latentem oder manifestem Diabetes finden sich neben verschiedenen Graden der Verfettung sehr häufig Lochkerne und zwar in charakteristischer Weise in der Umgebung der Portalfelder (Abb. 124, 125). Wir haben bereits ausgeführt, daß die Lochkernbildung kein Charakteristikum der diabetischen Stoffwechselstörung ist, sondern bei den verschiedensten Krankheitsbildern und vor allem auch bei stoffwechselgesunden Kindern festzustellen ist (s. S. 128). Die Lochkernbildung ist nur eine scheinbare und dadurch bedingt, daß das eingelagerte Kernglykogen herausgelöst ist oder sich bei den gebräuchlichen Färbemethoden nicht darstellt (Abb. 128).

Ein Schulbeispiel einer Fettleber durch Mangelernährung ist der *Kwashiorkor* der Entwicklungsländer. Er tritt dann auf, wenn Kleinkinder wegen einer neuerlichen Schwangerschaft abgestillt werden müssen und nun mit einer calorisch zwar ausreichenden, aber extrem eiweißarmen Kost ernährt werden. Der Leberzelle fehlt es an Trägerprotein, um das Fett, das aus den reichlich zugeführten

Kohlenhydraten synthetisiert wird, wieder ausschleusen zu können. Die Folge ist eine schwerste, diffuse Fettleber.

Bei kompletter Nahrungskarenz kommt es hingegen zu keiner Leberzellverfettung, da die Fettsynthese völlig sistiert. Durch Eiweißabbau entsteht lediglich eine Atrophie des Organs (braune Atrophie, s. S. 150).

Die unkomplizierte Fettleber macht ihrem Träger keine oder nur geringe Beschwerden, bedingt durch die obligate Größenzunahme des Organs. Auch bei schwerer diffuser Leberverfettung fallen die meisten Laboratoriumstests normal

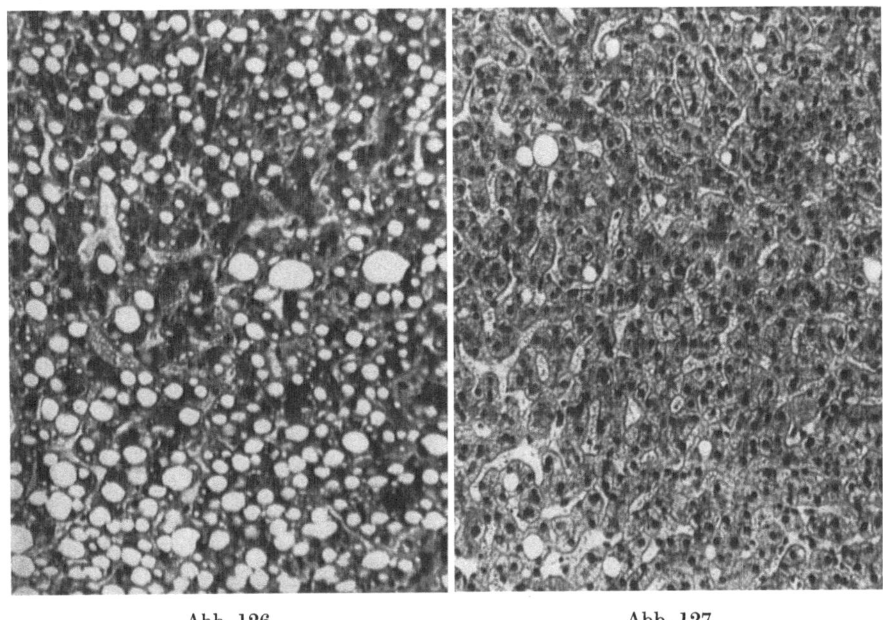

Abb. 126Abb. 127

Abb. 126 und 127. Chronischer Alkoholismus, 32 Jahre, ♂. Diffuse grobtropfige Fettleber (links). Die Leber nach einmonatigem Alkoholentzug ohne sonstige Behandlung (rechts). HE, ×50 (*Thaler* [177])

oder nur leicht pathologisch aus. Diese auffallende Tatsache erklärt sich dadurch, daß Triglyceride eine völlig inerte Verbindung sind, die in der Leberzelle lediglich ein räumliches Problem darstellen, die enzymatischen Reaktionen aber nicht behindern. Nur die Bromsulfaleinclearance wird häufig pathologisch gefunden, als Folge des behinderten sinusoidalen Blutdurchflusses. In vielen Fällen wird die Hepatomegalie zufällig anläßlich einer ärztlichen Untersuchung entdeckt.

Da die klinischen Befunde nicht mehr als die Vermutungsdiagnose einer Fettleber erlauben, ist ein sicherer Nachweis ausschließlich durch die Leberbiopsie möglich. Sie ist oft auch deshalb indiziert, weil sich hinter einer klinisch vermuteten und für harmlos gehaltenen Fettleber ernstzunehmende Veränderungen, eine Fettleberhepatitis (s. S. 176) oder sogar eine Lebercirrhose (s. S. 216), verbergen können.

Die unkomplizierte Fettleber ist eher eine Störung als eine Krankheit, nicht viel mehr als ein metabolisches Abstellgleis. Sie ist in erstaunlich kurzer Zeit rückbildungsfähig, wenn es gelingt, die verursachende Noxe auszuschalten (Abbildung 126, 127).

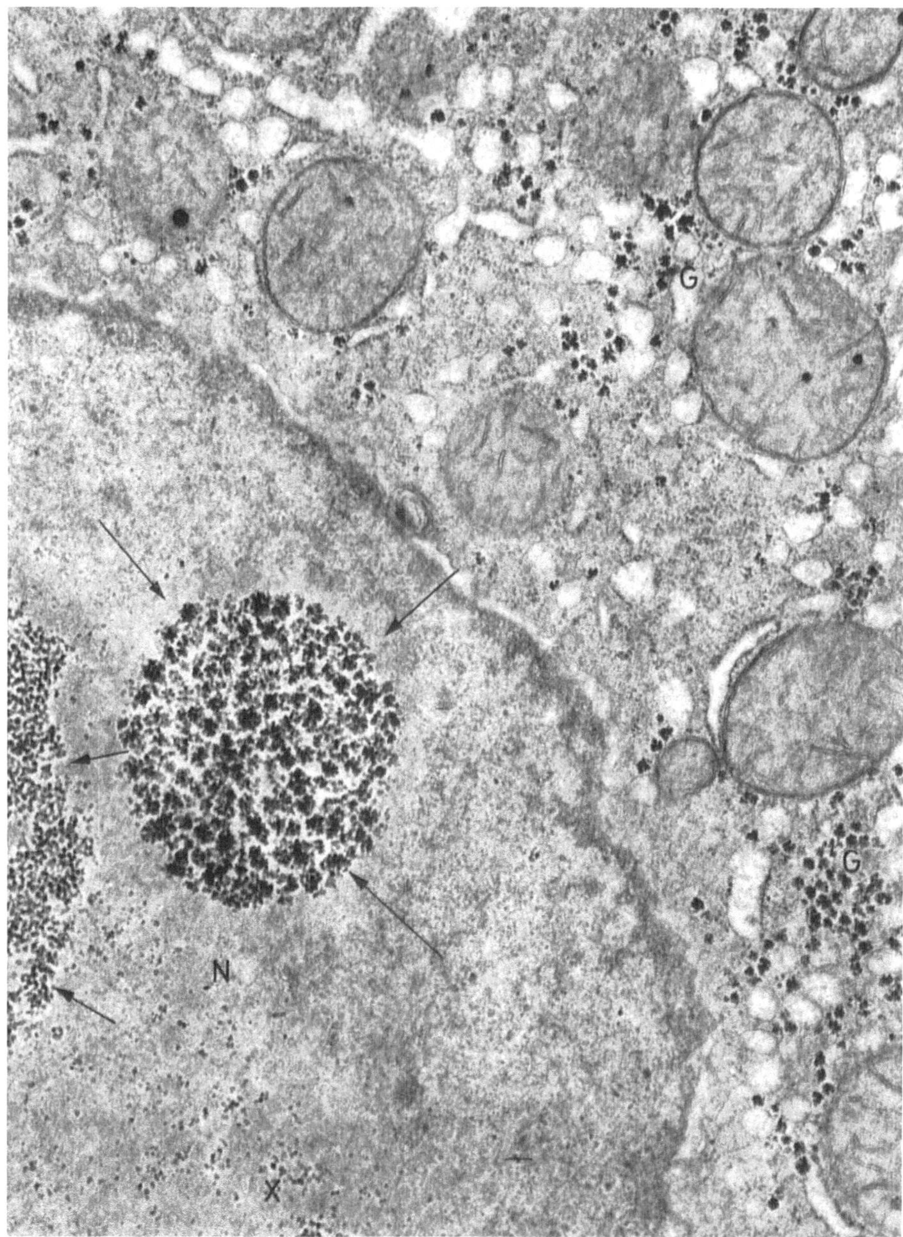

Abb. 128. Diabetes mellitus, 50 Jahre, ♂, beginnende Lochkernbildung. Kleine Glykogen-
partikel, teils diffus im Kernplasma zerstreut (×), teils dichter gelagert (→). Herdförmig
angeordnetes, aggregiertes Glykogen (——→), cytoplasmatisches Glykogen (*G*), Zellkern (*N*).
× 30000. (*Hübner* [79])

Die histologische Schätzung des Fettgehaltes wurde in den letzten Jahren
häufig dazu verwendet, die lipolytische Wirkung verschiedener Medikamente in
der Leber zu belegen. Wie wir uns in vergleichenden chemischen und histologischen

Untersuchungen überzeugen konnten, erlaubt die histologische Methode zwar einen orientierenden Überblick, für statistische Berechnungen über Änderungen des Fettgehaltes der Leber ist sie aber zu ungenau [19], dies auch dann, wenn objektive Zählverfahren [99] angewendet werden. Der Grund ist verständlich, da eine Zählmethode nur die Anzahl der Fetttropfen, nicht aber ihre Volumina ermitteln kann. Die Volumina zweier Kugeln verhalten sich wie die dritten Potenzen ihrer Radien. Fettlebern mit gleich großer Anzahl von Fetttropfen können deshalb in ihrem Fettgehalt um ein Vielfaches differieren. Darüber hinaus werden feintropfige Verfettungen, die den Fettgehalt der Leber wesentlich beeinflussen können, bei histologischer Schätzung oder Auszählung nicht erfaßt.

2. Die fettige Degeneration

Bei der fettigen Degeneration, die *Hartroft* den Typ B nennt, handelt es sich um eine morphologisch differente Läsion, die bedeutend seltener anzutreffen ist.

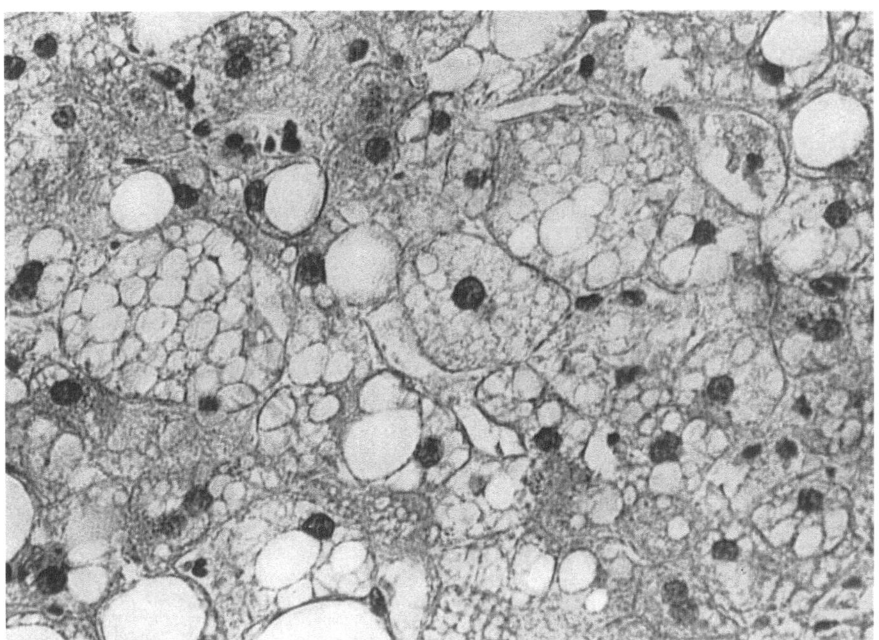

Abb. 129. Sehr adipöse Diabetikerin, 45 Jahre. Fettig infiltrierte Leberzellen (Typ A) mit groben Fetttropfen und peripher gedrängtem Kern, sowie fettig degenerierte Leberzellen (Typ B) mit feinen, nicht zusammenfließenden Fetttropfen und zentral verbleibendem Kern. HE, ×650

Das Cytoplasma ist von feinen Fetttropfen angefüllt, die jedoch niemals zusammenfließen. Der oft hyperchrome Zellkern verbleibt in der Zellmitte, die Gestalt der Zelle bleibt im großen und ganzen erhalten (Abb. 129, 156). Die Elektronenmikroskopie erklärt die Ursache dieses Phänomens: Die Fetttropfen liegen nicht, wie bei der fettigen Infiltration, frei im Hyaloplasma, sondern sind in erweiterten Zisternen des endoplasmatischen Reticulum fixiert [75].

Die fettige Degeneration ist häufig reversibel, wie aus Tierversuchen bekannt ist, wenn sie auch unter besonderen Voraussetzungen den vollständigen funktionellen Ausfall der betroffenen Leberzellen herbeiführen kann. Selbst bei der foudroyant zum Tode führenden Schwangerschaftsfettleber (s. S. 188) kommt es auch nach langer Krankheitsdauer zu keinen Parenchymnekrosen. Die fettige Degeneration nach Tetrachlorkohlenstoff-Vergiftung wird hingegen von Nekrosen gefolgt (s. S. 190).

Eine lichtoptische Unterscheidungsmöglichkeit zwischen funktionstüchtigen und funktionslosen fettig degenerierten Leberzellen gibt es nicht. Auf jeden Fall muß die Läsion ernster bewertet werden als die harmlose Fettinfiltration.

B. Die Glykogenosen

Die Glykogenspeicherkrankheiten sind durch Glykogenablagerungen vorwiegend in der Leber, aber auch in anderen Organen ausgezeichnet. Neben der

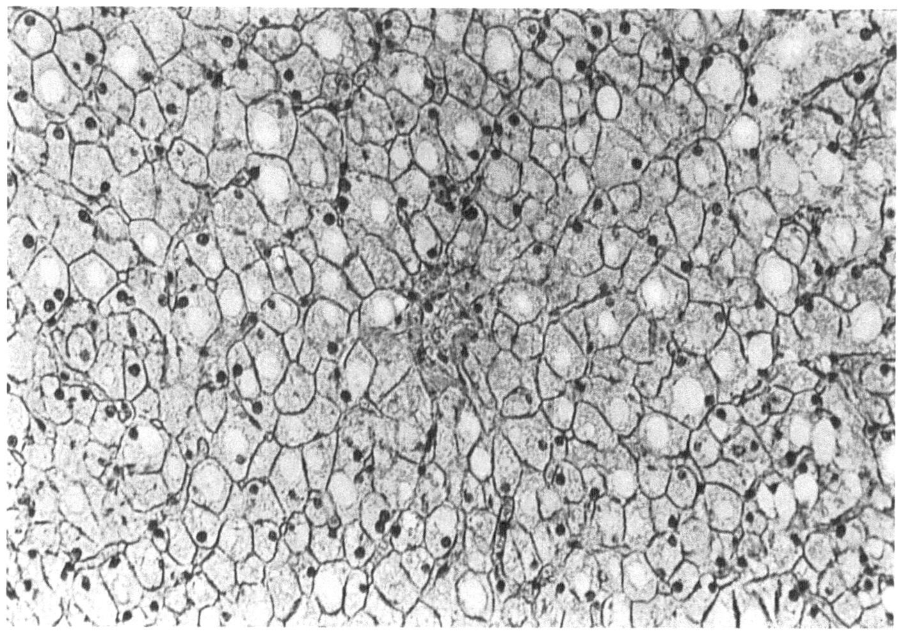

Abb. 130. Glykogenose Typ I, 2 Jahre, ♂. Glykogenreiche, pflanzenzellartige, zum Teil grobtropfig verfettete Leberzellen. Einengung der Sinusoide. HE, ×200

klassischen hepato-renalen Form, dem Morbus v. Gierke, dem ein Mangel an Glucose-6-Phosphatase zugrunde liegt, wurden bisher 5 weitere Glykogenosen mit andersartigen, differenten Enzymdefekten beschrieben: Typ II ist die bösartige, generalisierte Form, die zumeist innerhalb des ersten Lebensjahres zum Tode führt. Von den außerordentlich seltenen Typen III—VI ist Typ IV hervorzuheben, bei dem es wahrscheinlich durch Mangel an Verzweigungsenzym („brancher"-Enzym) zu einer abnormen Glykogenstruktur kommt. Die Krankheit geht mit Ikterus, splenomegaler Cirrhose und Ascites einher. Bei Typ VI besteht durch den Mangel an Leberphosphorylase eine isolierte Hepatomegalie [91].

Die häufigste und damit klinisch bedeutsamste Störung ist die v. Gierkesche Krankheit. Das klinische Leitsymptom ist die Hepatomegalie, die vorwiegend durch den abnormen Glykogengehalt der Leber bedingt wird. Normalerweise schwankt der Glykogengehalt beim nüchternen Erwachsenen zwischen 1,3 und 3,3% [20]. Beim Morbus v. Gierke ist er auf 8—15% erhöht.

Histologisch ergibt sich dadurch ein sehr charakteristisches Bild: Die Leberzellen sind hell und groß, polygonal gestaltet und lassen die Zellgrenzen besonders deutlich erkennen. Bei Routinefärbungen erinnern sie deshalb an Pflanzenzellen (Abb. 130, Farbabb. VI, S. 149). Infolge der gleichzeitigen Fettstoffwechselstörung, die sich auch klinisch in einer Hyperlipidämie äußert, besteht außerdem in vielen Fällen eine grobtropfige Leberverfettung, die dann eine exzentrische Position des Zellkernes bedingt (Abb. 130). Die Vergrößerung der Leberzellen führt zu einer beträchtlichen Einengung der Sinusoide, die erst bei genauer Betrachtung zu erkennen sind.

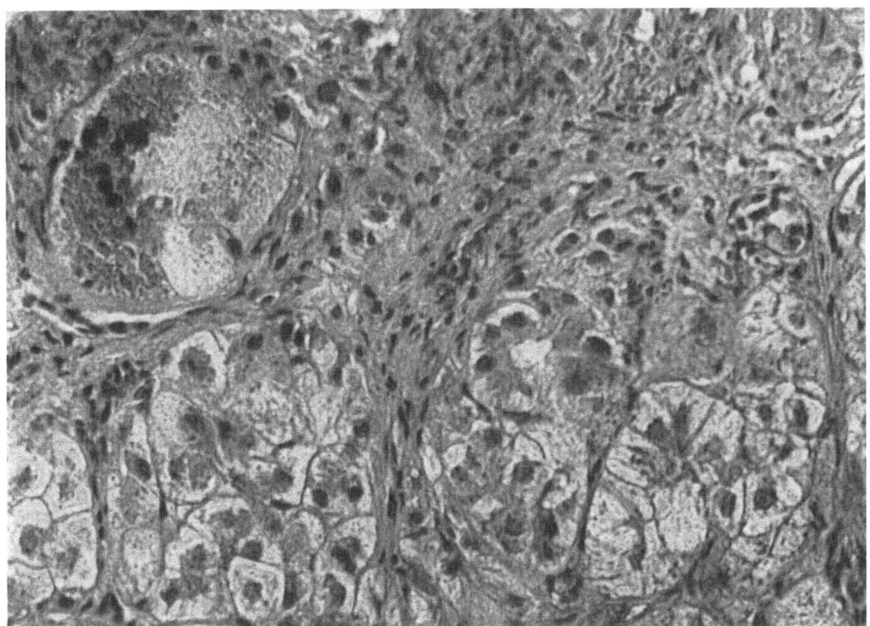

Abb. 131. Cirrhose bei Glykogenose mit Riesenzellbildung. 7 Monate, ♀, wechselnd intensiver Ikterus seit Geburt, Hepatosplenomegalie, Entwicklungsrückstand. Blutzucker 40 mg-% (*Berger*, Innsbruck). HE, ×325

Die Fragilität der glykogenbeladenen Zellen bedingt häufig Artefakte (s. S. 45) (Abb. 25), die mit Nekrosen oder einem frischen narbigen Umbau verwechselt werden können. Bei älteren Kindern sind manchmal portale Fibrosen zu beobachten (Farbabb. VI. S. 149), Cirrhosen sind bei der v. Gierkeschen Krankheit ausgesprochen selten, bei der Glykogenose Typ VI jedoch die Regel (Abb. 131).

C. Die Lipoidosen

Bei den Lipoidspeicherkrankheiten werden auf Grund zur Zeit noch ungeklärter Enzymdefekte bestimmte Lipoide im reticulohistiocytären System abgelagert, wodurch bei den meisten Lipoidosen auch die Leber als Speicherorgan in Erscheinung tritt.

1. Die Gauchersche Krankheit

Bei dieser Stoffwechselstörung wird Kerasin, ein Sphingolipoid aus der Gruppe der Glykolipide und der Untergruppe der Cerebroside, gespeichert. Es handelt sich um ein familiäres, wahrscheinlich recessives Erbleiden, das bei der jüdischen Rasse gehäuft aufzutreten scheint. Die *infantile akut generalisierte Form* ist bösartig und führt oft noch im Säuglingsalter unter schwersten zentralnervösen Ausfallserscheinungen zum Tode. Die *chronische Form* ist nicht zu selten. Ihr führendes Symptom sind der gewaltige Milztumor und die thrombocytopenische hämorrhagische Diathese. Die Diagnose läßt sich leicht aus der Leberbiopsie stellen. Der Kerasingehalt der stets vergrößerten Leber kann 12% des Trockengewichtes und auch mehr betragen.

Histologisch finden sich zwischen unauffälligen Leberzellen die charakteristischen Gaucherzellen, die stellenweise die Sinusoide auszufüllen scheinen und auch die Portalfelder, einzeln oder in Gruppen, dicht durchsetzen (Farbabb. VII, S. 149). Es handelt sich um große Elemente, die im HE-Präparat einen blaßrosa, bei Mallory-Färbung einen blaßgraublauen Farbton annehmen. Eine besonders deutliche Anfärbung erzielt man mit Sudan III. Das Cytoplasma der Gaucherzellen erscheint knittrig, der Zellkern liegt exzentrisch. Mehrkernige Elemente sind nicht ungewöhnlich.

In seltenen Fällen führt die Krankheit zur Ausbildung einer Cirrhose (Farbabb. VII, S. 149).

2. Die Niemann-Picksche Krankheit

Die Sphingomyelinlipoidose manifestiert sich stets schon im Säuglingsalter und geht mit Hepatomegalie und Ascites einher. Die Speicherung ist nur anfänglich auf das reticulohistiocytäre System beschränkt und greift später auf andere Mesenchymzellen, schließlich sogar auf die Leberzellen über. Der Sphingomyelingehalt kann 25—30% des Trockengewichtes der Leber betragen. Der Tod tritt in der Regel nach dem 2. Lebensjahr ein [91].

Die typischen Speicherzellen, die Pickzellen, die das Parenchym durchsetzen, unterscheiden sich durch ihre Struktur und ihr färberisches Verhalten von den Gaucherzellen. Sie sind mit groben Lipoidgranula angefüllt, die bei Alkoholfixierung extrahiert werden, wodurch die Pickzellen ein schaumiges Aussehen erhalten. Bei Routinefärbung heben sie sich nur schlecht von den Leberzellen ab, während sich im PAS-Präparat ein guter Kontrast zu den glykogenhaltigen Leberzellen ergibt [141]. Die Speicherzellen können nach der spezifischen Methode von *Smith* und *Dietrich* selektiv dargestellt werden.

3. Die generalisierte Gangliosidose

Die Krankheit beginnt sich bereits im frühen Säuglingsalter zu manifestieren und hat durch die Retardierung der statischen und geistigen Entwicklung, Skeletdeformitäten und Hepatomegalie Ähnlichkeiten mit der Pfaundler-Hurlerschen Krankheit. Die Speicherzellen erinnern an Pickzellen. Es handelt sich sowohl um Leberzellen als auch Kupfferzellen, die gespeicherte Substanz ist aber ein Gangliosid. Die betroffenen Kinder sterben im 1. oder 2. Lebensjahr [91].

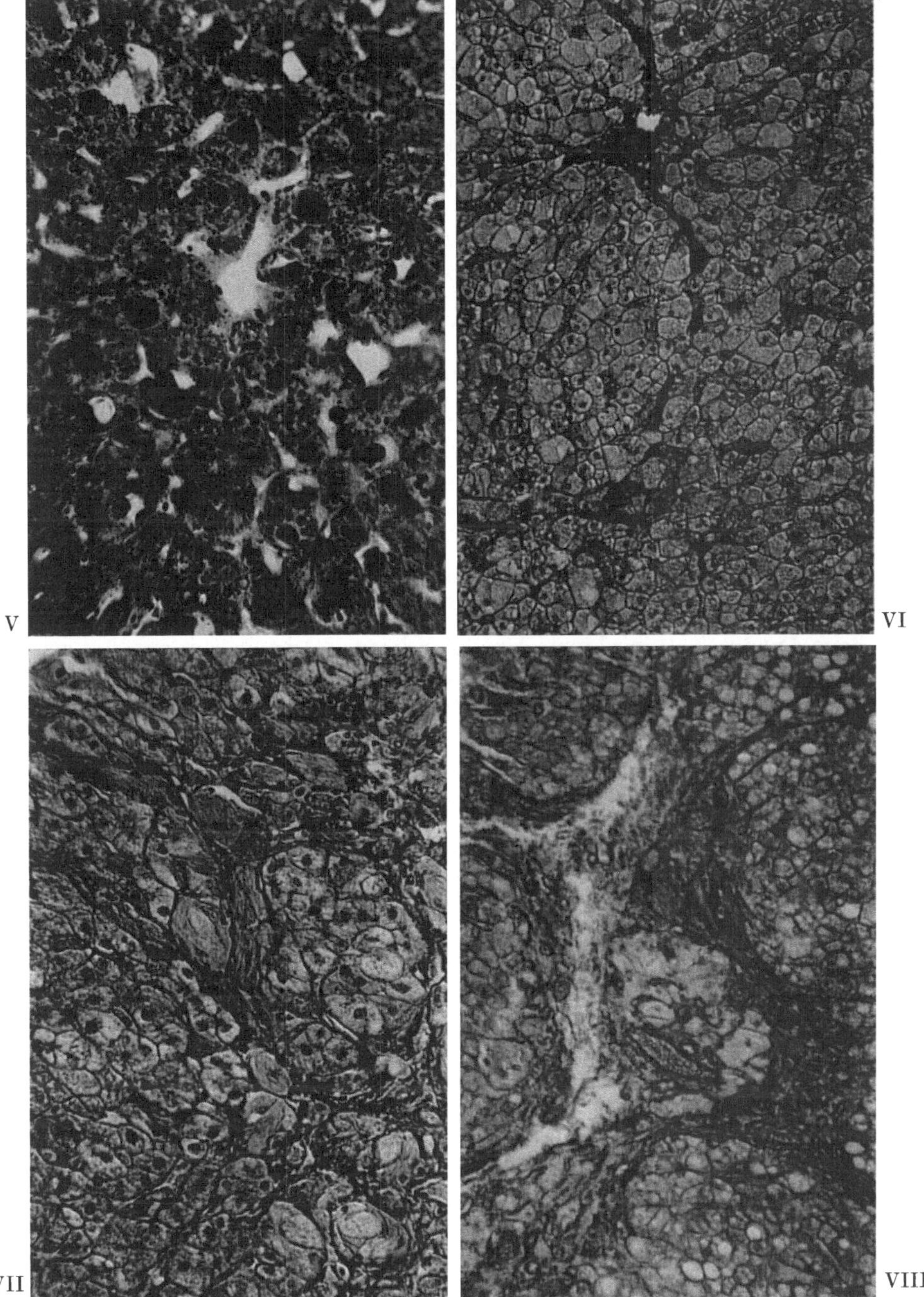

Farbabb. V. Fettleber, 52 Jahre, ♀, insulinbehandelter Diabetes mellitus. Gefrierschnitt, Sudan, ×130

Farbabb. VI. Glykogenose, 5 Jahre, ♂. Beginnende Fibrosierung. Mall, ×100

Farbabb. VII. Gauchercirrhose, 7¹/₂ Jahre, ♀. Gaucherzellen im Parenchym und Portalfeld. Mall, ×200

Farbabb. VIII. Pfaundler-Hurlersche Krankheit, 6 Jahre, ♀. Portale Fibrose. Speicherzellen in Bildmitte und links unten. Mall, ×130

D. Die Pfaundler-Hurlersche Krankheit

Die Lipochondrodystrophie (Dysostosis multiplex, Gargoylismus) kann durch
die abnorme Gangliosidspeicherung im Gehirn zu den Lipoidosen gerechnet werden. In Leber, Milz und anderen Organen wird jedoch ein heparinartiges Mucopolysaccharid, das Heparitin, gestapelt. Das gut wasserlösliche Mucopolysaccharid
kann sowohl in Leberzellen als auch Kupfferzellen nachgewiesen werden [141].
In Portalfeldern wird es von Makrophagen gespeichert, die vielfach in Nestern
beisammenliegen (Farbabb. VIII, S. 149).

E. Die Pigmentleber

Die Eigenschaft der Leberzelle, zelleigenes Material zu Pigmentkörnern zu
verarbeiten, ihre Fähigkeit, durch Pinocytose zellfremde körpereigene Pigmente
und körperfremde Pigmente aufzunehmen, und schließlich die phagocytäre Eigenschaft der Kupfferzellen führen dazu, daß eine Fülle von Pigmenten entsteht,
während der Passage beobachtet werden kann oder gestapelt wird.

1. Die Lipofuscinose

Beim Lipofuscin (Lipochrom, Abnützungspigment) handelt es sich um gelbbraune Pigmentkörner wechselnder Größe, die in der Leber des Neugeborenen
oder in neugebildeten Leberzellen fehlen, die aber mit zunehmendem Lebensalter
ein physiologisches Produkt darstellen. Das Lipofuscin setzt sich aus ungesättigten
Fettsäuren, Proteinen und hydrolytischen Enzymen zusammen [62]. Lipofuscin
entsteht aus Zellbestandteilen, die bei der Bildung autophagischer Vacuolen aus
dem Cytoplasmaverband ausgesondert und von einer einfachen Membran umgeben werden. Es scheint sich bei dem Pigment um ein Material zu handeln,
das für die Zelle nicht vollständig abbaubar ist [79]. Ein Verschwinden echter
Lipofuscingranula wäre nur über eine Ausschleusung in die Gallencapillaren
denkbar.

Lipofuscin scheint stets in den Läppchenzentren auf und wird in der Leberzelle zwischen Zellkern und Gallencapillare abgelagert (Abb. 132), wodurch sich
in den Zellplatten charakteristische zentroaxiale Pigmentstraßen ergeben (Abbildung 133). Im Alter, bei Hunger oder Kachexie tritt Lipofuscin stärker in
Erscheinung (,,braune Atrophie‘‘). Die Bezeichnung ,,Abnützungspigment‘‘ hat
daher ihre Berechtigung. Lipofuscin besitzt eine gelbbräunliche Eigenfluorescenz.
Bei HE-Färbung kann es einer flüchtigen Betrachtung entgehen, in den blassen
Berlinerblauschnitten sticht es durch seine Eigenfarbe deutlich hervor.

2. Die Siderose

Die normale Leber enthält ungefähr 300 mg Eisen. Ein vermehrter Eisengehalt, der mit den üblichen histochemischen Methoden dargestellt werden kann
(z. B. Berlinerblau-, Turnbullblaufärbung), wird als Siderose bezeichnet. Der früher
verwendete Name ,,Hämosiderose‘‘ sollte besser vermieden werden, da sich das
vermehrte Eisen nicht immer vom Hämeisen herleitet. Eisen kann in der Leber
in zweifacher Weise abgelagert werden: als Ferritin und als Siderin. In beiden
liegt es in dreiwertiger Form vor.

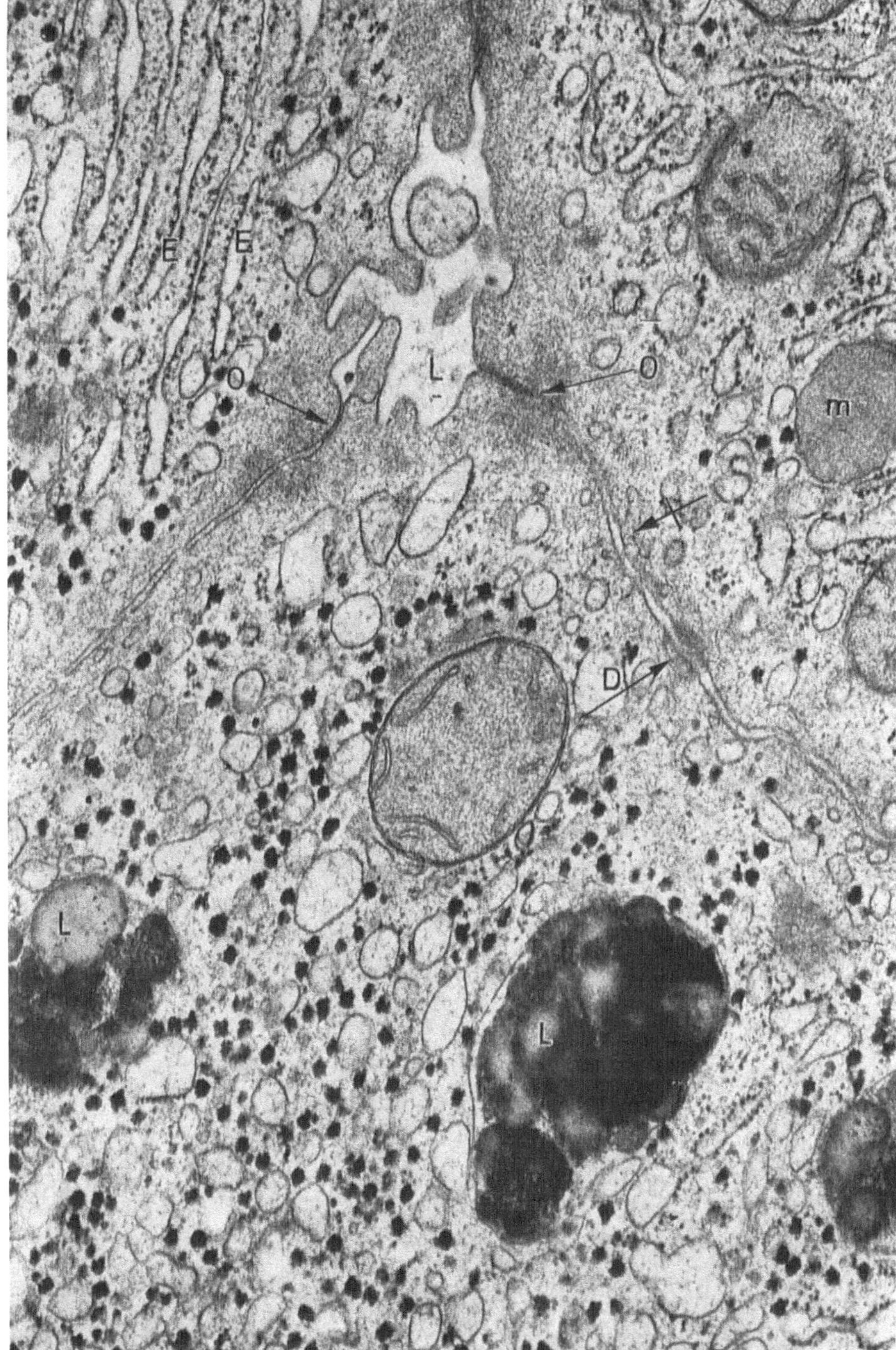

Abb. 132. Lipofuscinablagerung, 56 Jahre, ♀. Ausschnitt aus der Nähe einer Gallencapillare, deren Lumen (*L*) von drei Leberzellen gebildet wird. Die Zellmembranen treten bei „*O*" dicht aneinander (zonula occludens), weichen dann auseinander (↔, zonula adhaerens) und sind bei „*D*" durch ein Desmosom verbunden. Lipofuscinkörper (*L*), Ergastoplasma (*E*), Mikrokörper (*m*). ×35000. (*Hübner* [79])

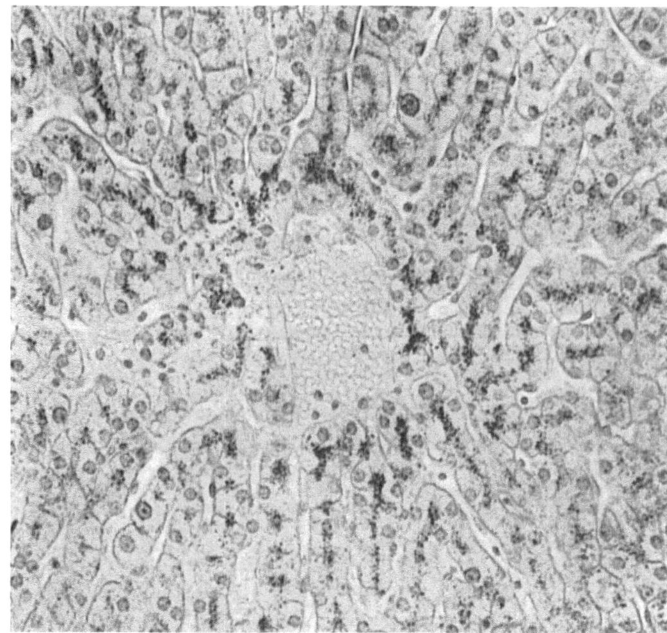

Abb. 133. Lipofuscinose, abgemagerte Neurasthenikerin, 59 Jahre. Läppchenzentrum. Das Pigment in den Leberzellen in zentroaxialen Straßen angeordnet. BB, ×200

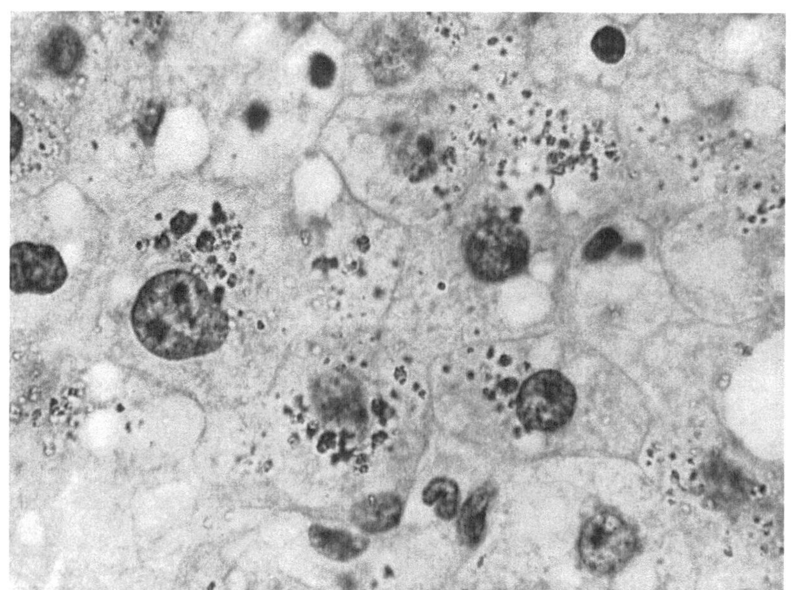

Abb. 134. Siderose der Leberzellen (Metastasenleber bei Ovarialcarcinom), 62 Jahre, ♀. HE, ×850

Abb. 135. Hämochromatose (Bronzediabetes), 45 Jahre, ♀. Im Cytoplasma einer Leberzelle strahlendichte, sehr feingranulierte Körper (→) (Siderosomen). Geschichtete, strahlendichte Massen in Vacuolen eingeschlossen (—•). Gleichartiges Material im Lumen der Gallencapillare (oben). Zellkern (*N*), Ergastoplasma (*E*). ×11400. (*Hübner* [79])

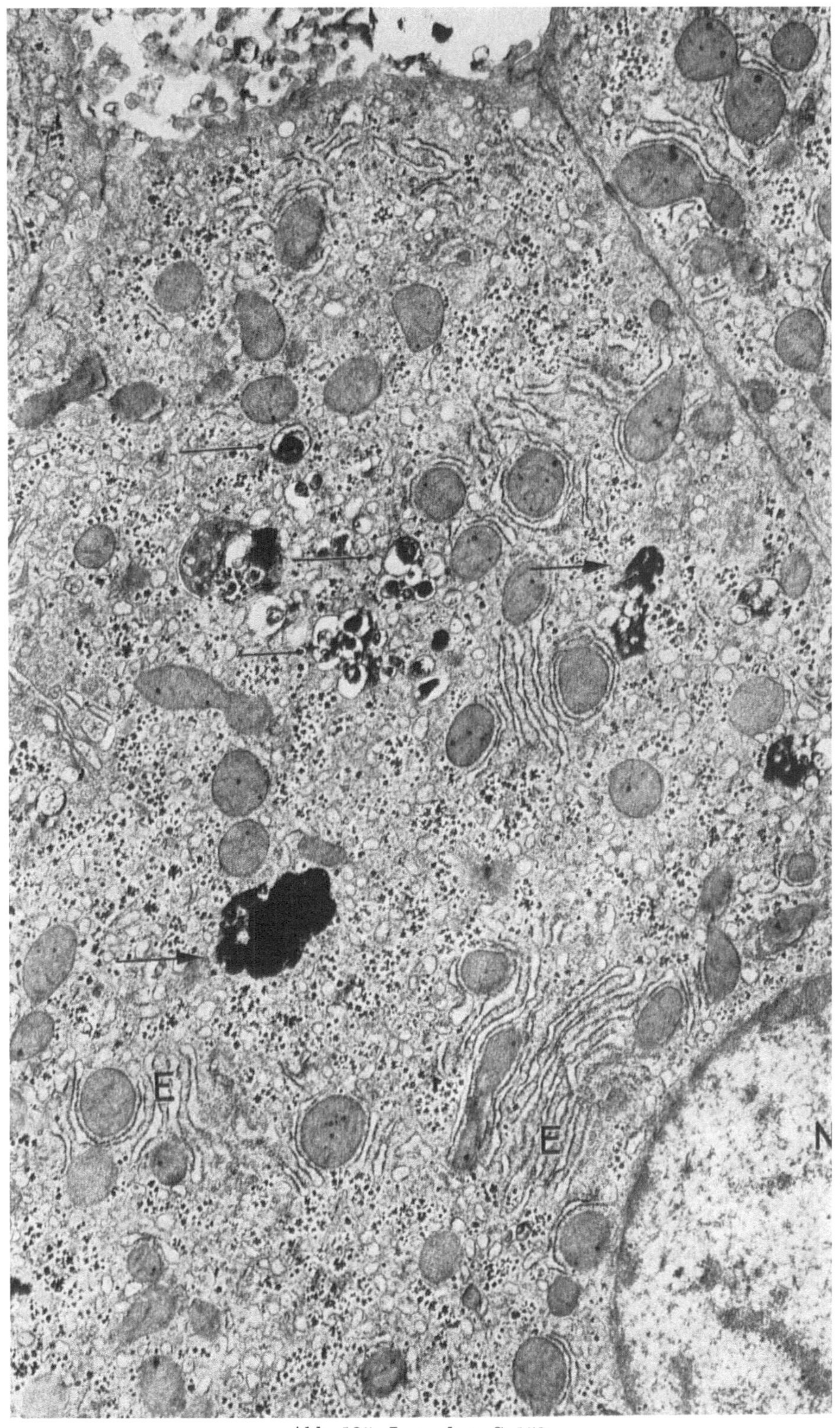

Abb. 135. Legende s. S. 152

Bei *Ferritin* handelt es sich um eine leicht mobilisierbare Fraktion, die dem Stoffwechsel bei Bedarf sofort zur Verfügung steht. Es besteht aus Eisenhydroxyd-Phosphatkomplexen, den Micellen, die an ein spezifisches Trägereiweiß, das Apoferritin, gebunden sind, dem die Rolle zufällt, die Kondensation der Eisenmicellen zu verhindern und die Zellstrukturen vor der starken Eiweißaffinität des Eisens zu schützen [61]. Ein Ferritinmolekül enthält 23% Eisen, das sind rund 4000 Atome.

Das große Ferritinmolekül (Molekulargewicht 860000) erscheint elektronenoptisch als Quadrat von 50—60 Å Seitenlänge, das an seinen Ecken Eisenmicellen trägt. Ferritin gibt im Lichtmikroskop erst eine positive Eisenreaktion, wenn die Zahl seiner im Cytoplasma verteilten Moleküle pro μ^3 auf über 2500 steigt [142]. Das Cytoplasma der betreffenden Zelle, Leberzelle oder Kupfferzelle erhält dann je nach der Konzentration einen diffusen, hellblauen bis dunkelblauen Farbton (Farbabb. I, IX, S. 63 und 157) [182].

Wenn mehr Eisen von der Zelle aufgenommen wird, als durch Apoferritin gebunden werden kann, wird das Überschußeisen als *Siderin* abgelagert und zwar in Form von Siderosomen, von einer einfachen Membran umschlossenen Pigmentkörpern. Der Eisengehalt des Siderin ist signifikant höher als derjenige des Ferritin und beträgt im Durchschnitt 35%. Vielfach lassen sich im Siderin kondensierte Ferritinmoleküle nachweisen [142]. Die organische Trägersubstanz besteht aus Proteinen, Mucopolysacchariden und Lipiden und ist durch eine hohe Affinität zu Schwermetallen ausgezeichnet [61]. Siderin ist keine Schlackensubstanz wie Lipofuscin, sondern wird bei Bedarf mobilisiert, jedoch weniger leicht als Ferritin.

Im Lichtmikroskop imponiert Siderin als verschieden große, stark lichtbrechende Körner (Abb. 134) von goldbrauner Eigenfarbe, die in Kupfferzellen beiderseits des Zellkernes, in Leberzellen, ebenso wie Lipofuscin, zwischen Zellkern und Gallencapillare abgelagert werden (Abb. 135), so daß sich im Zellverband wieder das Bild der Pigmentstraßen ergibt (Abb. 136). Im Gegensatz zum Lipofuscin wird Siderin zuerst in der Läppchenperipherie und hier wieder besonders um die Portalfelder gespeichert (Abb. 23). Bei stärkerer Siderose werden eisenhaltige Pigmentgranula auch von portalen Mesenchymzellen aufgenommen. Neugebildete Leberzellen sind auch bei schwersten Siderosen pigmentfrei.

Die mannigfachen Ursachen der Siderose sind ohne Anspruch auf Vollständigkeit in Tabelle 14 zusammengestellt. Die gewebemäßige Verteilung und Lokalisation des Siderin läßt gewisse Rückschlüsse auf die Ursache der Eisenstoffwechselstörung zu (Tabelle 15).

Findet sich Eisenpigment ausschließlich in Kupfferzellen, ist diese Veränderung mit großer Wahrscheinlichkeit durch Hämolyse, intravenöse Eisentherapie oder Bluttransfusionen entstanden. Für die abklingende Virushepatitis ist die Eisenspeicherung in Nestern intralobulärer Phagocyten und portaler Makrophagen sehr kennzeichnend (Farbabb. I und II, S. 63). Häufig handelt es sich um ein Mischpigment. Neben Siderin wird das sog. Ceroid, eine Kombination aus Lipofuscin und anderen cellulären Abbauprodukten, gestapelt. Handelt es sich um schwerste Siderosen von Parenchym und Kupfferzellen, sind aber die bindegewebigen Areale pigmentfrei oder pigmentarm, ist auch bei Vorliegen einer Cirrhose eine Hämochromatose auszuschließen (Farbabb. XVII, S. 221).

Tabelle 14. *Häufige Ursachen der hepatalen Eisenspeicherung.* (Nach *Thaler* [182])

Siderosen:

a) endogen
1. Hämolytische Anämien
2. Perniziöse Anämie
3. Sideroachrestische Anämie
4. Thalassaemia major
5. Thrombocytopathien
6. Leukämien
7. Malaria
8. Septikämien
9. Venöse Stauung
10. Chronischer Alkoholismus
11. Fettstoffwechselstörungen
12. Portocavale Shunts

13. Chronische Hämodialyse
14. Hepatische Porphyrie
15. Chronische Pankreatitis
16. Unterernährung, Hunger
17. Mangelernährung
18. Folsäuremangel
19. Genetisch bedingte Eisenresorptionsstörung (familiäre Hämosiderose)

b) exogen
20. Enterale Eisenzufuhr
21. Parenterale Eisenzufuhr
22. Bluttransfusionen

Primäre idiopathische Hämochromatose

Genetisch bedingte Eisenresorptionsstörung

Tabelle 15. *Lokalisation und Ausmaß der hepatalen Eisenspeicherung unter verschiedenen Bedingungen.* (Nach *Thaler* [182])

Krankheit oder Ursachen	Leber-zellen	Kupffer-zellen	Portales Mesenchym	Gallen-gänge
Hämolytische Zustände, Transfusionen, etc.	+	+++	+	±
Virushepatitis	(+)	++	+	−
Fettleber, Cirrhose, Porphyrie, Hunger	++	+	+	±
Primäre idiopathische Hämochromatose	+++	++	+++	++

Die Siderose ist eine sehr häufige Störung, die wir in unserem Untersuchungs-gut 392mal, das ist in 7,5% der Fälle, beobachten konnten. Sie ist bei der Por-phyria cutanea tarda in 95% der Fälle nachzuweisen und begleitet häufig Cirr-hosen und Fettlebern, vor allem solche, die durch chronischen Alkoholismus bedingt werden. Die allgemeine Siderosehäufigkeit in Fettlebern beträgt 57,7% [42]. Siderinablagerungen sind nicht selten ein unerwarteter bioptischer Befund, für den es keine vernünftige Erklärung zu geben scheint. In solchen Fällen muß nach einer verborgenen chronischen Eisenzufuhr geforscht werden, wie sie bei-spielsweise durch Verwendung eiserner Kochtöpfe erfolgen kann [111]. Sie kann aber auch Ausdruck einer *familiären Siderose* sein, eines präklinischen Stadium der primären idiopathischen Hämochromatose. In dieser Hinsicht besonders verdächtig sind Siderosen, die bei Jugendlichen oder noch menstruierenden Frauen festgestellt werden.

3. Die Hämochromatosen

Nach der ersten Beschreibung durch *Trousseau* (1865) hat *v. Recklinghausen* die Bezeichnung Hämochromatose geprägt und gleichzeitig die klassische Sym-ptomentrias: Hepatomegalie, Melanodermie und Diabetes mellitus beschrieben (Bronzediabetes, Bronzecirrhose). Heute wird zwischen zwei verschiedenen Formen von Hämochromatose unterschieden.

Die *primäre idiopathische Hämochromatose* ist eine genetisch bedingte Speicherkrankheit mit dominantem, autosomalem Gen und variabler Expressivität, bei der ein Defekt der enteralen Eisenresorption vorliegt, der aber beim männlichen Geschlecht erst nach Beendigung der Wachstumsperiode, bei Frauen fast immer erst in der Menopause zur manifesten Erkrankung führt [146, 203]. Da für diese klassische Form der Hämochromatose feststeht, daß das aufgestapelte Eisenpigment kein Hämeisen ist, hat *Kalk* die Bezeichnung „Siderophilie" vorgeschlagen.

Bei der *sekundären Hämochromatose* wird das Vollbild der Krankheit durch chronisch enterale Eisenzufuhr, durch zahlreiche Bluttransfusionen oder durch

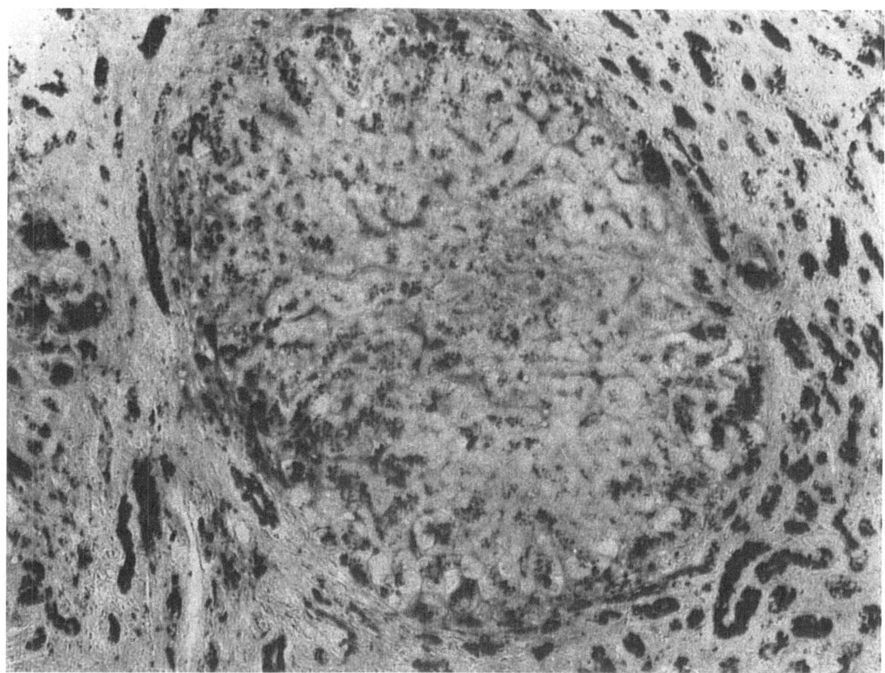

Abb. 136. Cirrhose bei Hämochromatose (Bronzediabetes), 54 Jahre, ♂. Serumeisen 254 µg-%, Eisenbindungskapazität 35 µg-%. Pseudolobulus. Die Siderinablagerung im Epithel der Ductuli steht im Vordergrund. HE, ×120. (*Schnack* [146])

andere schwerwiegende Ursachen (s. Tabelle 14) hervorgerufen. Als Schulbeispiel gilt die Bantuhämochromatose [29], eine Kombination von chronischem Alkoholismus, Eiweißmangelernährung und erhöhter Eisenzufuhr, vor allem bedingt durch die dort übliche Herstellung alkoholischer Getränke in eisernen Gefäßen. Die tägliche enterale Eisenzufuhr kann bei den Bantus 100 mg betragen. Von *Macdonald* wird die Existenz einer primären idiopathischen Hämochromatose bestritten und das Krankheitsbild ganz allgemein auf erhöhte Eisenzufuhr bei gleichzeitiger Mangelernährung zurückgeführt [111]. Die erhöhte Eisenresorption

Farbabb. XI und XII. Hämochromatose, 51 Jahre, ♂, präcirrhotisches Stadium. Parenchymareal mit schwerer degenerativer Schädigung: Siderinkugeln, diffuse cytoplasmatische Siderose, hydropische Degeneration. HE, ×250. BB, ×200

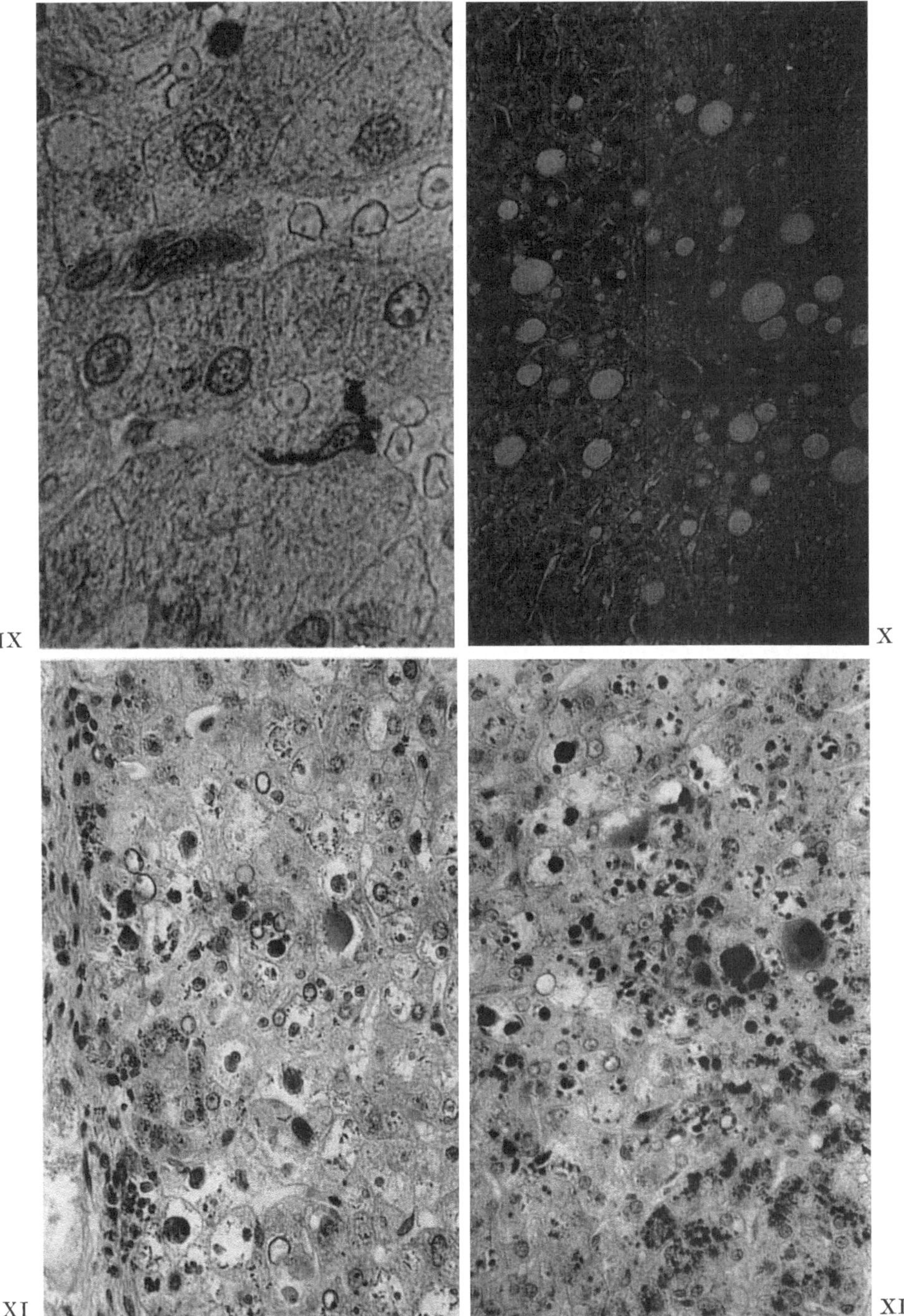

Farbabb. IX. Porphyria cutanea tarda, 60 Jahre, ♂. Kupferzellsiderose, diffus (oben), körnig (unten). BB, ×800

Farbabb. X. Hämolytische Anämie, 67 Jahre, ♀. Kupfferzellsiderose, läppchenzentrale grobtropfige Steatose. BB, ×130

Legenden zu Farbabb. XI und XII s. S. 156

bei primärer Hämochromatose, das gleichzeitige Vorkommen bei eineiigen Zwillingen und das Auftreten von Siderosen bei jugendlichen Angehörigen von Hämochromatosefamilien ist jedoch auf diese Weise schwer zu erklären. Zudem bestehen gewisse morphologische Unterschiede zwischen den beiden Hämochromatoseformen.

Die Hämochromatose besitzt kein histologisches Merkmal, das bei einer Cirrhose mit Siderose, wie sie beispielsweise bei chronischen Alkoholikern oft gefunden wird, nicht auch festgestellt werden könnte. *Die Diagnose der Hämochromatose gründet sich damit lediglich auf quantitative Unterschiede.*

Bei voll entwickelter Hämochromatose zeigt die Leberbiopsie eine Pigmentcirrhose, die bereits bei HE-Färbung unverkennbar ist und bei Eisenfärbung ein immer wieder eindrucksvolles Bild bietet (Abb. 136): Die Leberzellplatten werden von dichten, dunkelblauen, zentralen Pigmentstraßen durchzogen, Kupfferzellen und intralobuläre Phagocytennester sind mit Siderin vollgepfropft. Die gegenüber gewöhnlichen Cirrhosen mit Siderose differentialdiagnostisch wesentliche Veränderung betrifft die bindegewebigen Areale. Hier wird Siderin von Fibrocyten, Endothelien und Makrophagen gespeichert und findet sich auch in groben Schollen anscheinend extracellulär innerhalb von Gewebespalten. Sehr charakteristisch ist die starke Beladung der Gallengangsepithelien mit Eisenpigment (Abb. 136) (Tabelle 15).

Beim Vergleich der primären idiopathischen Hämochromatose mit der Bantuhämochromatose ergibt sich ein Unterschied in der Pigmentbeladung der verschiedenen Gewebe: Während bei der primären Hämochromatose die Ablagerung im Parenchym im Vordergrund steht, bevorzugt die Läsion bei den Bantus Kupfferzellen und portale Makrophagen [29].

Da die Pigmentcirrhose nur einen Teil des Krankheitsbildes der Hämochromatose ausmacht, kann der Histologe ohne Kenntnis der Klinik nur eine „Pigmentcirrhose vom Ausmaß wie bei Hämochromatose" diagnostizieren.

Durch die Leberbiopsie können nun auch nicht zu selten schwerste Pigmentlebern mit noch erhaltener Leberarchitektur beobachtet werden, bei denen es sich möglicherweise um präcirrhotische Vorstadien einer Hämochromatose handelt. In einem Fall ließ sich diese Entwicklung durch Serienbiopsien belegen (s. unten). Insgesamt haben wir 49 Fälle beobachtet, bei denen das Ausmaß der Eisenpigmentspeicherung an eine Hämochromatose mit — vereinzelt auch ohne — Cirrhose denken ließ.

Die Entwicklung von Cirrhosen aus Siderosen setzt eine leberschädigende Wirkung des eingelagerten Eisenpigments voraus. Bei parenteraler Eisenbelastung in steigenden Dosen konnte im Tierversuch tatsächlich eine signifikante und dosisabhängige Veränderung von Gewebeenzymen der Leber gefunden werden, die im Sinne eines verstärkten glykolytischen Abbaues und einer Schädigung des oxydativen Stoffwechsels gedeutet werden muß [109].

Dementsprechend konnten wir bei einer klinisch typischen Hämochromatose, die jedoch noch keine Lebercirrhose aufwies, 1 Jahr nach der ersten Leberbiopsie flächenhafte, degenerativ-nekrotisierende Parenchymveränderungen beobachten, die offenkundig durch die extrem hohe Eisenspeicherung verursacht wurden (Farbabb. XI, XII, S. 157) [182].

In den zum Teil bereits dissoziierten Leberzellen dieser Abschnitte fanden sich mächtige Siderinkugeln oder zahlreiche, besonders grobe Granula. Das Cytoplasma dieser Elemente erschien zum Teil diffus dunkelblau, während andere ein aufgehelltes Cytoplasma wie bei hydropischer Degeneration erkennen ließen. Bei einer weiteren bioptischen Kontrolle nach Jahresfrist bestand bereits das typische histologische Bild einer Pigmentcirrhose.

Die mittlere Biopsie hatte also anscheinend zufällig den nekrotischen Schub gezeigt, der die schwere präcirrhotische Hämochromatose in eine Pigmentcirrhose überführte.

Bei Eisenentzugtherapie, die am einfachsten mit Aderlässen durchgeführt wird, kommt es bei Hämochromatosen zu erstaunlichen klinischen Besserungen, denen bioptisch eine deutliche Abnahme des Sideringehaltes entspricht.

4. Die hepatische Porphyrie

Von Porphyria cutanea tarda konnten wir 110 Fälle bioptisch untersuchen. Es erkranken vorwiegend Männer. Das vollentwickelte Krankheitsbild ist klinisch vor allem durch eine Photosensibilität der Haut mit Blasenbildung an belichteten Körperstellen und einer Ausscheidung von Uroporphyrin im Harn gekennzeichnet.

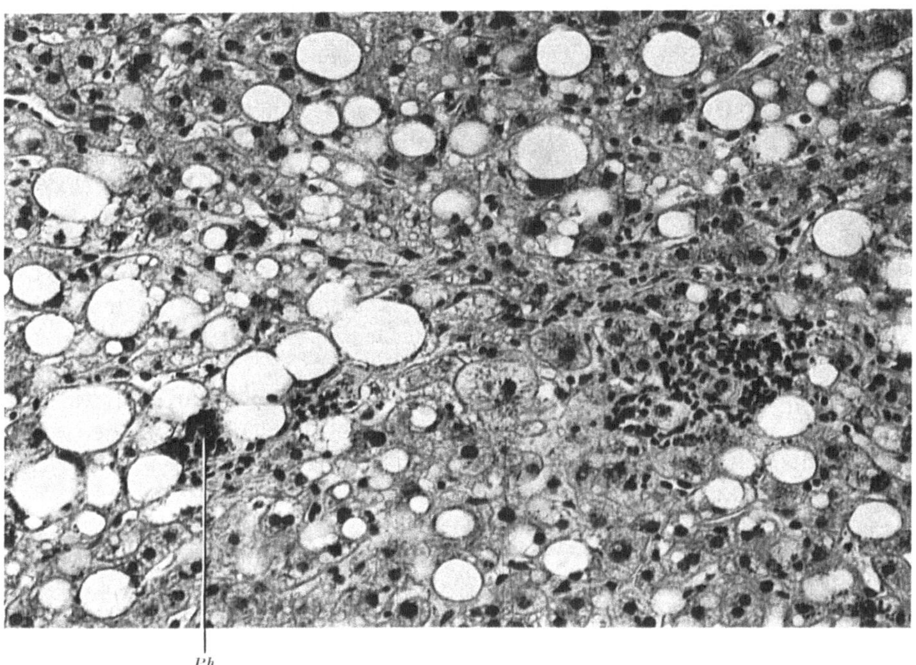

Abb. 137. Porphyria cutanea tarda, 62 Jahre, ♂, chronischer Alkoholiker. Typische Hautveränderungen, Rotfluorescenz des Biopsiezylinders. Fein- bis grobtropfige Leberzellverfettung, Siderose, Nester siderinspeichernder Phagocyten (*Ph*), reaktive Hepatitis. HE, ×200

Die meisten Kranken (90% unserer Fälle) sind Alkoholiker, bei rund 40% besteht eine Lebercirrhose [164].

Uroporphyrin, das sich bei hepatischer Porphyrie sowohl in Leberzellen als auch in anderen Epithelien, aber auch mesenchymalen Geweben, in feinster Verteilung nachweisen läßt, ist durch eine charakteristische flamingofarbene bis orangerote Eigenfluorescenz gekennzeichnet, die im Ultraviolettlicht unschwer festgestellt werden kann. Da es viele subklinische Fälle von hepatischer Porphyrie gibt, die keine Hautsymptome aufweisen, empfiehlt es sich, jede Leberbiopsie am besten gleich mit dem Schälchen, in das sie ausgespritzt wurde, unter die UV-Lampe zu stellen.

Bei Uroporphyrin handelt es sich um kein Pigment, es kann deshalb auch nicht lichtoptisch nachgewiesen werden. Porphyrin wird außerdem durch die üblichen Fixierungsmethoden rasch zerstört, so daß ein Nachweis im Schnitt nicht mehr gelingt, es sei denn in Kryostatschnitten [89].

Warum die Porphyria cutanea tarda trotzdem unter den Pigmentlebern abgehandelt wird, hat einen anderen Grund: Die Leber dieser Kranken bietet eine sehr charakteristische Kombination von Veränderungen, nämlich von zonaler grobtropfiger Leberzellverfettung, mäßiggradiger Siderose (Farbabb. IX, S. 157) und unspezifisch-reaktiver Hepatitis (Abb. 137). Diese Konstellation muß immer an die Möglichkeit einer hepatischen Porphyrie denken lassen. Bei eingesandtem Untersuchungsgut, das der UV-Licht-Probe nicht unterzogen wurde, sollte der behandelnde Arzt auf diese Möglichkeit aufmerksam gemacht werden. In nicht wenigen der von uns untersuchten Fälle konnte auf diese Weise noch nachträglich die Diagnose mit Hilfe der Harnuntersuchung gestellt werden.

Die Porphyria cutanea tarda spricht ebenfalls gut auf Eisenentzug an.

5. Die familiäre chronische idiopathische Gelbsucht

Dieses zuerst von *Sprintz* und *Nelson* entdeckte Krankheitsbild [159], das aber zumeist nach den nächsten Beschreibern als Dubin-Johnson-Syndrom bezeichnet wird, ist durch eine leichte, intermittierende Gelbsucht charakterisiert, bei der sowohl das konjugierte, als auch das unkonjugierte Bilirubin vermehrt gefunden wird. Ferner bestehen gelegentlich kolikartige Schmerzen im rechten Oberbauch und Müdigkeit während der Gelbsuchtperioden. Im übrigen sind die Patienten vollkommen gesund und leistungsfähig. Die Gallenblase kann zumeist nicht röntgenologisch dargestellt werden. Die an sich seltene Krankheit wird häufig bei mehreren Geschwistern gefunden. Eine gleichartige Störung wurde als Spontanmutation bei Corridaleschafen, einer neuseeländischen Rasse, beobachtet.

Das Wesen der Krankheit besteht offenbar in einem genetisch bedingten funktionellen Defekt der Leberzelle, der eine herabgesetzte Ausscheidungsfähigkeit für verschiedene Stoffe zur Folge hat. Es handelt sich um Bilirubin, andere Farbstoffe, Röntgenkontrastmittel und zahlreiche Medikamente, die sichtlich alle denselben Ausscheidungsweg benützen.

Morphologisch ist die Krankheit durch ein eher grobkörniges Pigment von brauner bis dunkelbrauner Eigenfarbe charakterisiert, das dem Biopsiezylinder bereits makroskopisch eine schiefergraue Farbe verleiht. Im Hinblick darauf wurde die Krankheit auch als „black liver jaundice" oder als maurohepatischer Ikterus bezeichnet. Das Pigment wird in den Läppchenzentren (Abb. 138), wieder in zentroaxialer Anordnung, abgelagert (Abb. 139). Es ist eisenfrei und melaninähnlich. Im übrigen ist die Leber stets unauffällig.

Die Störung ist harmlos. Die Patienten sind nur durch die Symptomentrias: Ikterus, Oberbauchschmerz, fehlende Darstellbarkeit der Gallenblase und die

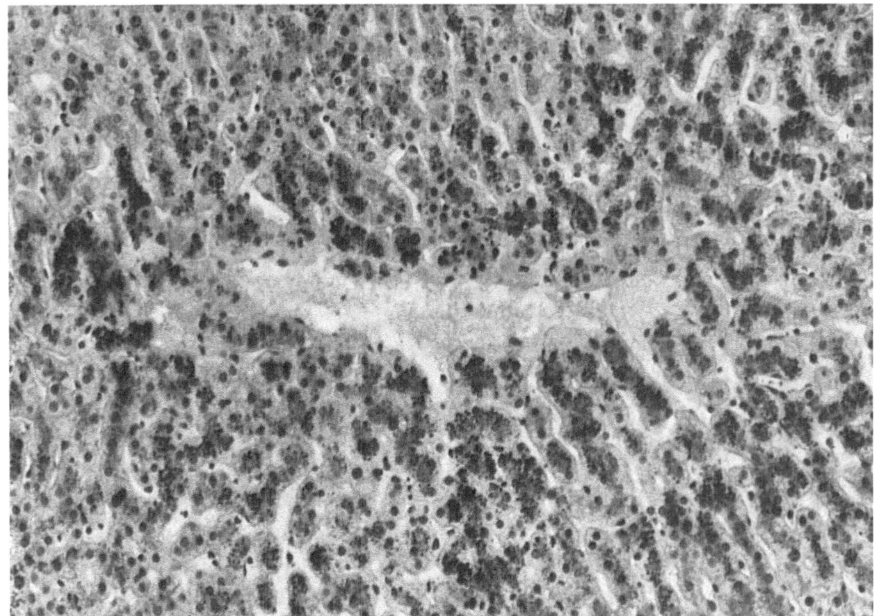

Abb. 138. Dubin-Johnson-Syndrom, 60 Jahre, ♂, seit 21 Jahren ikterisch. BSP 56%, Gallenblase röntgenologisch nicht darstellbar. Läppchenzentrum längs, Massive Speicherung eines grobkörnigen Pigmentes. HE, ×150

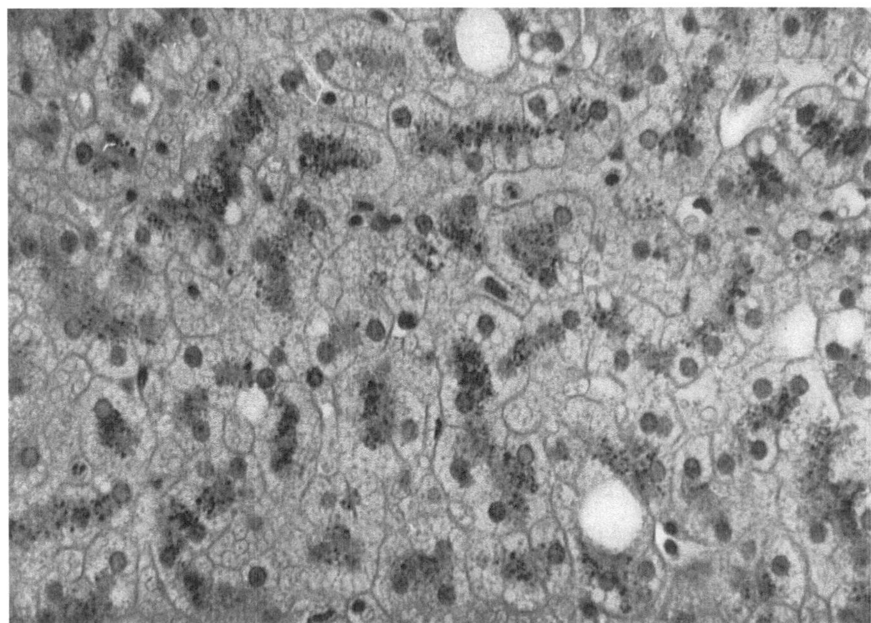

Abb. 139. Dubin-Johnson-Syndrom, 20 Jahre, ♂. Innerhalb von 5 Jahren dreimal ikterisch (als Hepatitisfall fehlgedeutet). Bil 3,1 mg-%, GOT 6,0 mE, Gallenblase röntgenologisch nicht darstellbar. Detail aus einem Läppchenzentrum. Zentroaxiale Pigmentstraßen. Disseminierte grobtropfige Leberzellverfettung. HE, ×200

deshalb häufig durchgeführten chirurgischen Interventionen gefährdet. Von histologischer Seite werden stärker ausgeprägte Lipofuscinosen oft als Dubin-Johnson-Syndrom verkannt. Reichliches Lipofuscin kann der Biopsie makroskopisch eine bräunliche, niemals aber grauschwarze Farbe verleihen. Unter dem Mikroskop sind die Lipofuscingranula viel heller und niemals so dicht gesät wie das Dubin-Johnson-Pigment (vgl. Abb. 133 und 138, 139).

Das schon vor dem Dubin-Johnson-Syndrom beschriebene *Rotor-Syndrom* ist klinisch mit der familiären chronischen idiopathischen Gelbsucht identisch, unterscheidet sich aber von ihr histologisch durch das Fehlen einer Pigmenteinlagerung.

6. Exogene Pigmente

Körperfremde Pigmente können, soweit sie nicht von der Leberzelle aufgenommen und in die Gallencapillaren geschleust werden, von reticulo-histiocytären Elementen gespeichert werden.

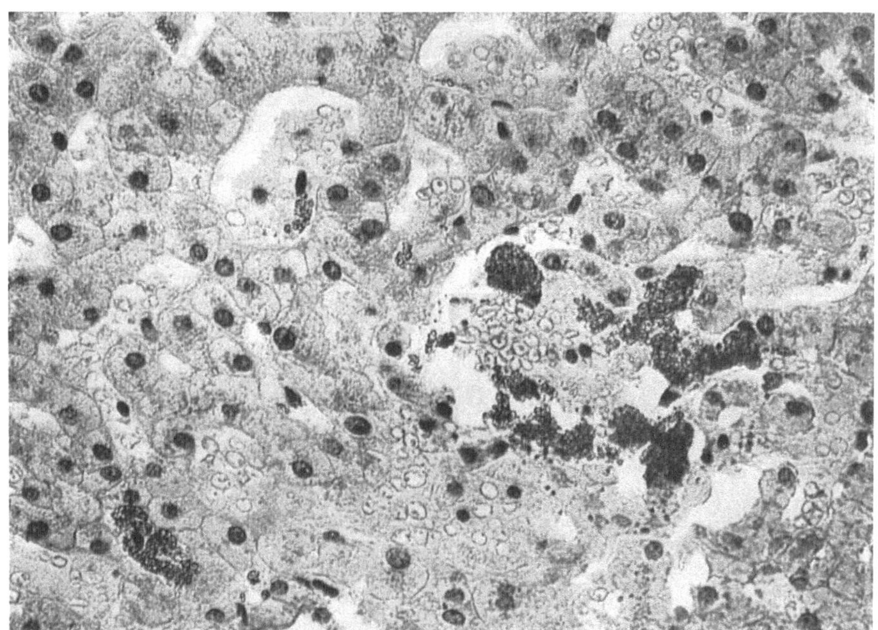

Abb. 140. Thorotrastleber, 42 Jahre, ♀. Epileptikerin, mehrfach arteriographiert. Läppchenzentrum (Zentralvene Mitte rechts). Pigmentspeicherung in Endothelien und Kupfferzellen. Einzelne Pigmentkörner in benachbarten Leberzellen. HE, ×325

a) Die Thorotrastleber. Das bekannteste exogene Pigment, Thorotrast, hat es zu trauriger Berühmtheit gebracht. Bei Thorotrast handelt es sich um eine Lösung von Thoriumdioxyd. Vom Standpunkt der Röntgenologie ist es ein ausgezeichnetes Kontrastmittel, das vor allem für Arteriographien verwendet wurde. Nach intravasaler Anwendung wird es im reticuloendothelialen System, vorwiegend von Leber und Milz, gespeichert. Thorium ist ein radioaktives Metall von astronomisch langer Halbwertszeit, von dem keine nennenswerte Ausscheidung erfolgt. Das umgebende Gewebe steht deshalb auf Lebenszeit unter einer gleichmäßigen

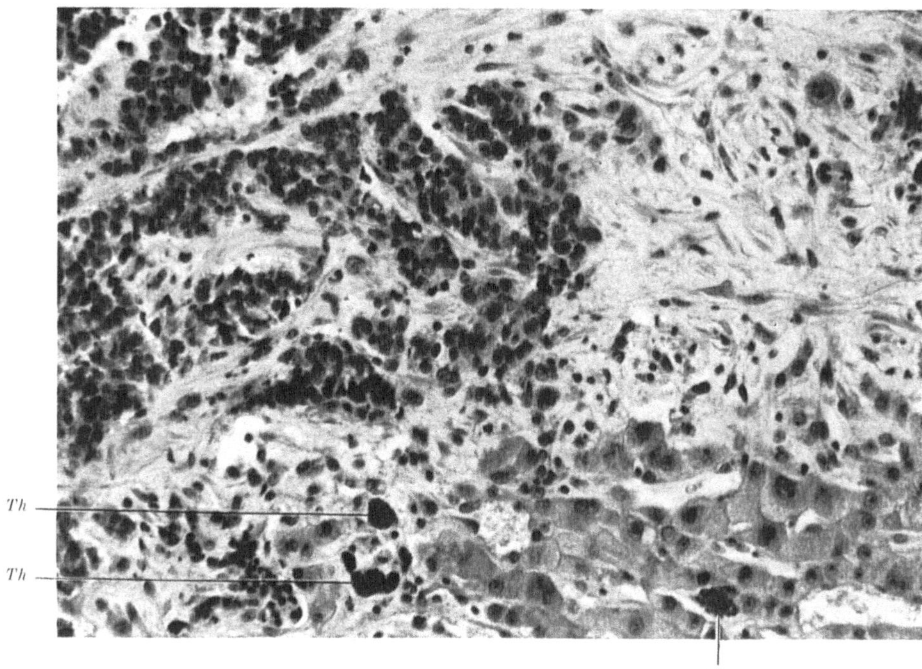

Abb. 141. Thorotrastleber mit Formationen eines kleinzelligen, soliden Carcinom. Thorotrast-speichernde Kupfferzellen (*Th*). 69 Jahre, ♂, vor 26 Jahren nach Schädeltrauma Arteriographie mit Thorotrast. HE, ×200

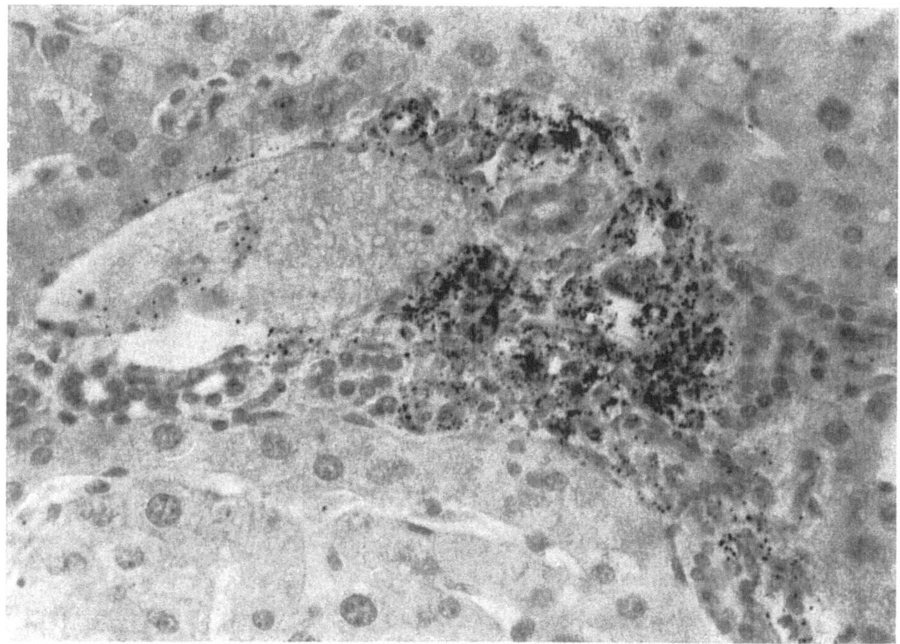

Abb. 142. Argyrose, 59 Jahre, ♀. Colitis ulcerosa, 23 Jahre lang mit Targesineinläufen behandelt. Das Pigment, feinste schwarze Körner, wird fast ausschließlich in mesenchymalen Elementen der Portalfelder gespeichert. BB, ×120

11*

Strahlenbelastung, die nach einer Latenzzeit von 15—20 Jahren zu malignen Geschwülsten führen kann, die ihren Ausgang zumeist von der Leber nehmen.

Die Radioaktivität von Leber und Milz wird zumeist anläßlich von Röntgenuntersuchungen des Oberbauches entdeckt. Thorotrast wird hauptsächlich von Kupfferzellen und portalen Makrophagen gespeichert, einzelne Granula können sich aber auch in Leberzellen finden. Das Pigment hat eine mittlere Körnchengröße und ist von gelblichgrauer Eigenfarbe, die an russischen Kaviar erinnert. Neben Zellen, die nur wenige Granula beherbergen, finden sich immer wieder Gruppen von Kupfferzellen oder Makrophagen, deren aufgetriebener Zelleib mit Pigment vollgepfropft ist (Abb. 140).

Unter drei Thorotrastlebern, die wir bioptisch untersuchen konnten, fand sich einmal gleichzeitig ein kleinzelliges, solides Carcinom (Abb. 141).

b) Die Argyrose. Bei Argyrose nach chronischem Abusus silberhaltiger Medikamente findet sich nicht nur die eigentümliche silbergraue Verfärbung der Haut, sondern auch eine Pigmentspeicherung in der Leber. Das außerordentlich feinkörnige, schwarze Pigment ist weniger in Kupfferzellen als in mesenchymalen Elementen der Portalfelder zu beobachten (Abb. 142).

F. Die Wilsonsche Krankheit

Der Morbus Wilson (hepatolentikuläre Degeneration) ist eine genetisch bedingte Kupferstoffwechselstörung, die auf der Unfähigkeit beruht, normale Mengen von funktionstüchtigem Trägereiweiß, dem Cäruloplasmin, zu synthetisieren [24]. Das nur locker an Albumin gebundene Kupfer gelangt in vermehrtem Umfang ins Gewebe. Das Leberkupfer pro Gramm Trockengewicht, das normalerweise weniger als 100 µg ausmacht, kann auf über 500 µg erhöht sein.

Die *Frühdiagnose* der Krankheit ist von entscheidender Bedeutung, da eine zeitgerecht einsetzende Therapie die irreversiblen cerebralen und hepatalen Veränderungen verhindern kann. Die Frühdiagnose wird durch den Nachweis der charakteristischen biochemischen Veränderungen (erniedrigte Serumkonzentration von Cäruloplasmin und Kupfer, Nachweis der Kuprurie und eventuell einer Aminoacidurie) gesichert. Auch die Leberbiopsie kann in den Dienst der Frühdiagnose gestellt werden, da sie eine ungefähre chemische Beurteilung des Leberkupfergehaltes erlaubt [105]. Eine histologische Frühdiagnose gibt es hingegen zur Zeit noch nicht. Das Gewebekupfer wird erst bei fortgeschrittenen Wilson-Fällen histochemisch nachweisbar, wenn es einen sehr hohen Spiegel erreicht hat. Als allgemeine histologische Frühkriterien wurden Lochkerne, feintropfige Leberzellverfettung und Lipofuscineinlagerung genannt [140]. Diese Veränderungen sind jedoch zu uncharakteristisch, um ihnen einen diagnostischen Wert zubilligen zu können: Bei Kindern, die das Patientengut für die Frühdiagnose darstellen, sind Lochkerne und feintropfige Leberzellverfettung eine alltägliche Erscheinung und der Lipofuscingehalt von Lebergewebe ist nichts Außergewöhnliches. Eine histologische Frühdiagnose aus der Leberbiopsie ist deshalb zur Zeit noch ein unerfüllter Wunschtraum.

Die formale Pathogenese der Wilson-Cirrhose ist noch nicht bekannt. *Scheuer* [141] glaubt, daß sich die Cirrhoseentwicklung auf ähnliche Weise wie bei chronisch-aggressiver Hepatitis (s. S. 215) vollziehe. Die rasche Entwicklung der Cirrhose scheint jedoch eher für einen postnekrotischen Typ zu sprechen. In diese

Richtung weist fernerhin, daß auch in Wilson-Cirrhosen noch schwere degenerativ-nekrotisierende Parenchymprozesse ablaufen. Die Veränderungen in den Leber-zellen gleichen dabei dem sog. alkoholischen Hyalin der Fettleberhepatitis (vgl. Farbabb. XIII, XIV, S. 181).

Während im allgemeinen bei der hepatolentikulären Degeneration die Sym-ptome der Hirnschädigung im Vordergrund stehen und die Lebererkrankung latent bleibt, kann sie bei Kindern gelegentlich das Bild beherrschen und im Coma hepaticum zum Tode führen.

G. Die einfache Hyperbilirubinämie

Die einfache Hyperbilirubinämie (Cholémie simple familiale Gilbert, Icterus juvenilis intermittens Meulengracht) ist eine häufige, familiäre Krankheit, an der ungefähr 1% der Bevölkerung leidet [25]. Männer sind 4mal häufiger als Frauen befallen, das Manifestationsalter liegt um das 18. Lebensjahr. Während der leichten Gelbsuchtschübe bestehen uncharakteristische Allgemeinbeschwerden, vor allem Müdigkeit. Die Vermehrung von indirekt reagierendem Bilirubin im Serum ist der einzige pathologische Laboratoriumsbefund. Die völlig gutartige, ihrer Natur nach noch ungeklärte Bilirubinstoffwechselstörung, die von den Franzosen sehr treffend als „plus jaune que malade" charakterisiert wurde, wird aber nur zu häufig als ernst zu nehmende Leberkrankheit verkannt.

Die Klinik der einfachen Hyperbilirubinämie ist zur Stellung der Diagnose völlig ausreichend, doch ist die Leberbiopsie in vielen Fällen notwendig, um Ärzten oder den meist schon neurotisierten Patienten die Harmlosigkeit des Zustandes zu beweisen.

Die Biopsie liefert ein völlig regelrechtes histologisches Bild. Eine Besonder-heit, die uns bei den 148 Fällen, die wir zu begutachten Gelegenheit hatten, immer wieder aufgefallen ist, sind die zahlreichen intralobulären Gallengänge, die man beim Gesunden selten in solcher Häufigkeit antrifft (Abb. 19, 20).

H. Die cystische Fibrose (Mucoviscidose)

Die cystische Fibrose ist eine genetisch bedingte Krankheit, von der mehr als ein Tausendstel der Neugeborenen befallen ist. Die führenden Symptome sind Fettstühle und rezidivierende Lungenerkrankungen mit ihren Folgen. Eine Frühmanifestation ist der Meconiumileus. Die Mucoviscidose ist eine System-erkrankung der exkretorischen Drüsen, die einen abnorm zähflüssigen Schleim produzieren, der die Ausführungsgänge der Drüsen bzw. der Bronchien verstopft und dadurch zu ihrer fibrösen Veröddung und cystischen Umwandlung führt (angeborene cystische Pankreasfibrose) oder die Ausbildung zylindrischer Bronchi-ektasien veranlaßt.

In 1—2% der Fälle ist auch die Leber befallen. Diese hepatale Form der Mucoviscidose könnte auch bei den intrahepatischen Cholestasen abgehandelt werden: Offenbar auf Grund des gestörten Galleflusses tritt eine Cholangiolitis auf, wobei die leukocytäre Infiltration besondere Tendenz zeigt, auf die Läppchen-peripherie überzugreifen (Abb. 143). Der entzündliche Prozeß bewirkt ein Ab-schmelzen des periportalen Parenchym. Sein Platz wird von Bindegewebe und zahlreichen Gallengangsregeneraten eingenommen. Der fortschreitende, läppchen-

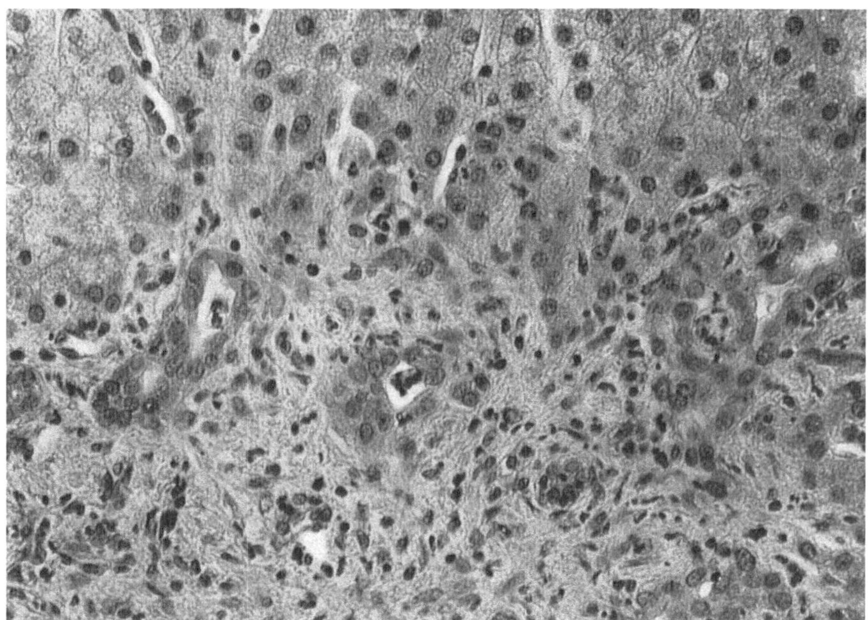

Abb. 143. Cirrhose bei cystischer Fibrose (Mucoviscidose). 6 Jahre, ♂, cystische Pankreas-
und Lungenfibrose. Bil 1,4 mg-%, Thy 1,9 TE, GOT 31,5 mE, GPT 38,0 mE, BSP 13%.
Unscharfe Parenchym-Bindegewebegrenze, Mottenfraßnekrosen. Granulocytäre Reaktion im
Bereich der ausgeweiteten, teilweise schleimgefüllten Ductuli. HE, ×150

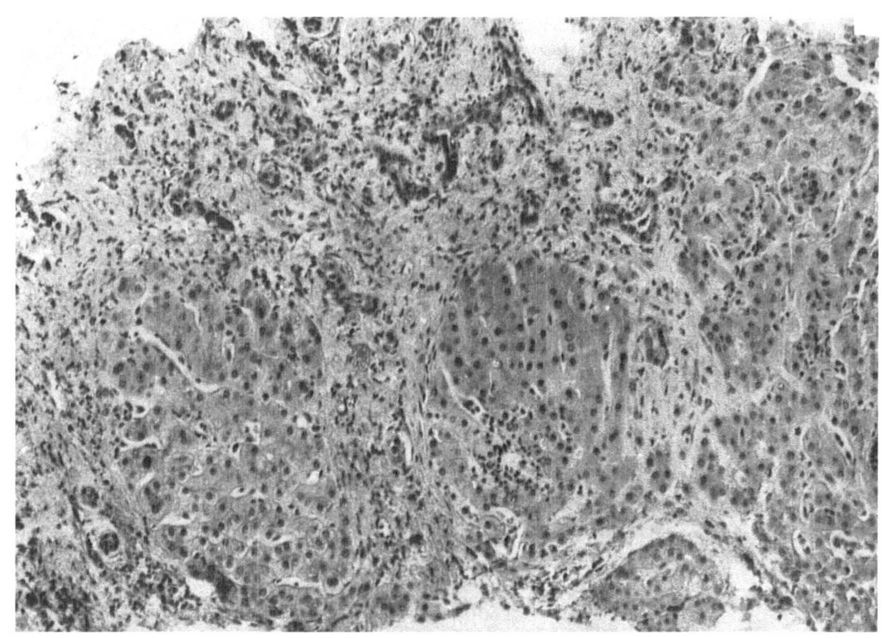

Abb. 144. Die gleiche Biopsie wie Abb. 143. Übersicht. HE, ×120

periphere Parenchymschwund führt allmählich zu einem Zusammenfließen der vergrößerten Portalfelder und schließlich zur bindegewebigen Isolierung von Parenchyminseln und damit zur biliären Cirrhose (Abb. 144).

J. Die Amyloidosen

Die Amyloidosen sind in ihrer Pathogenese noch nicht völlig geklärte Stoffwechselkrankheiten. Es wird zwischen einer primären und einer sekundären Amyloidose unterschieden.

1. Die *primäre Amyloidose* ist selten und entwickelt sich bei Plasmocytomen ohne erkennbare Ursache. Es werden vor allem mesodermale Strukturen ergriffen.

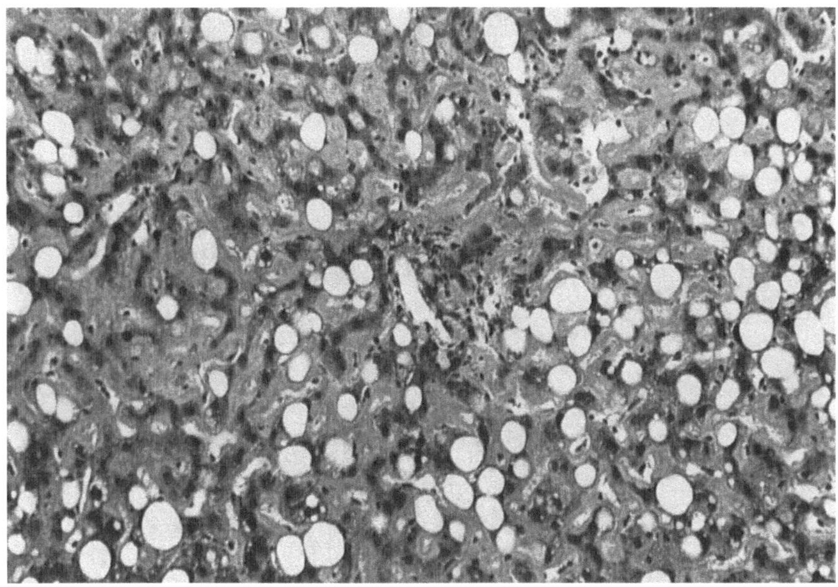

Abb. 145. Sekundäre Amyloidose mit diffuser, grobtropfiger Leberzellverfettung. 65 Jahre, ♂, Hepatomegalie. HE, ×120

In parenchymatösen Organen sind fast ausschließlich Gefäße betroffen. Da die färberischen und auch andere physikalische Eigenschaften der primären Amyloidose einige Verschiedenheiten zur sekundären aufweisen, wird auch häufig von einem Paramyloid gesprochen. Bei rund 60% der Fälle sind Veränderungen in der Leber nachzuweisen. Fast ausschließlich sind die Leberarterien und ihre Äste befallen, eine Veränderung, die keine klinischen Symptome bewirkt [130].

Die primäre Amyloidose entgeht oft der leberbioptischen Untersuchung [160], weil zumeist keine repräsentativen arteriellen Gefäße im Lebercylinder zu beobachten sind. Die Veränderung, die als acidophile Homogenisierung der Arterienwand oder nur eines Wandsektors imponiert, kann ferner übersehen oder als Hyalinisierung mißdeutet werden, besonders dann, wenn es sich um idiopathische Fälle handelt oder der Untersucher nicht auf das mögliche Vorliegen eines Plasmocytom aufmerksam gemacht wurde.

2. Die *sekundäre Amyloidose*, bei der die Leber in 80% der Fälle beteiligt ist, wird nicht so selten beobachtet. In unserem Untersuchungsgut schien sie 14mal

auf. Chronische Eiterungen, primär-chronische Polyarthritis, Lupus erythematodes, chronische Tuberkulose, Lues, Malaria, Lymphogranulom und verschiedene maligne Tumoren sind die häufigsten Ursachen. Der führende klinische Befund ist die harte, große Leber, die bei entsprechender Grundkrankheit immer eine Bennholdsche Kongorotprobe veranlassen sollte.

Der Biopsiezylinder fällt bereits durch seine Steifheit und blasse Farbe auf. Die Veränderungen sind, dünne Schnitte und gute Färbung vorausgesetzt, bereits im HE-Präparat nicht zu übersehen (Abb. 145): Die Leberzellplatten sind von einem blaßrosa, homogen bis leicht faserig erscheinenden Material eingescheidet, von dem sich die viel intensiver färbbaren Leberzellen deutlich abheben. Bei leichtem Befall findet sich Amyloid nur stellenweise, besonders in den intermediären Läppchenbezirken. Bei fortgeschrittener Amyloidose sind alle Läppchenabschnitte betroffen, die Leberzellplatten atrophisch, verschmälert, manchmal stellenweise bereits geschwunden. Die Sinusoide sind hochgradig eingeengt. Elektronenoptisch imponiert Amyloid als ein dichtes, feinfaseriges Material, das in den Disseschen Räumen abgelagert wird. Portale Gefäße sind nur bei einem Teil der Fälle miterkrankt. Amyloid kommt bei Kongorotfärbung gut und selektiv zur Darstellung.

Leichte Fälle können einer flüchtigen Betrachtung entgehen. Die sekundäre Amyloidose hat nur bei HE-Färbung mit der *perisinusoidalen Fibrose* (Capillarisierung) (s. S. 195) eine gewisse Ähnlichkeit, wie sie vorwiegend nach längerdauernder Leberstauung zu beobachten ist (Abb. 181). Die Fibrose bevorzugt jedoch die Läppchenzentren und die perisinusoidalen Ablagerungen geben sich bei Bindegewebefärbungen als kollagene Fibrillen zu erkennen, beispielsweise bei Mallory-Färbung als dunkelblaue, dicke und grobgewellte Fasern.

VII. Zirkulations- und Gefäßkrankheiten

A. Die akute Stauungsleber (Stauungshyperämie)

Bei Rechtsherzschwäche, die durch verschiedenste kardiale oder extrakardiale Faktoren bedingt sein kann, teilt sich die Einflußstauung binnen kurzem der Leber mit, die durch ihre Lage in dieser Hinsicht besonders anfällig ist: Die Ostien der Lebervenen liegen unmittelbar vor der Einmündung der unteren Hohlvene in den rechten Vorhof. Zudem ist das schwammig-weiche Lebergewebe, das normalwereise einen Blutgehalt von 35% aufweist, in der Lage, vermehrte Blutmengen bis zu 70% seines Gesamtgewichtes aufzunehmen und damit das rechte Herz zu entlasten. Zu den primären kardialen Symptomen addieren sich deshalb bald die Zeichen der Stauungsleber:

Die sich rasch vergrößernde Leber verursacht eine Spannung der Kapsel und damit Spontanschmerzen. Die Leber ist vergrößert, derber und stark druckempfindlich. Bei schwerer Leberstauung entsteht ein leichter Ikterus, der anfangs eine Folge der stauungsbedingten hypoxämischen Hämolyse und damit durch eine Erhöhung des indirekt reagierenden Bilirubin bedingt ist. Später, wenn die Stauung zu Parenchymnekrosen geführt hat, steigt auch die direkte Bilirubinfraktion an und es findet sich eine erhöhte Aktivität der Transaminasen.

Bei leichter Leberstauung (Stauung I. Grades, Stadium der Anschoppung) findet sich eine Erweiterung und pralle Blutfülle der Sublobularvenen, Zentralvenen und läppchenzentralen Sinusoide (Abb. 146). Wird die Herzschwäche nicht bald behoben, bewirkt der Druck der gestauten Sinusoide eine Verschmälerung der Leberzellplatten (vgl. Abb. 148) und schließlich gehen die Leberzellen der gestauten Abschnitte zugrunde, wobei neben der Druckwirkung auch die hypoxische Schädigung der Leberzellen eine Rolle spielt. Es resultieren läppchenzentral gelegene, entepithelialisierte Herde, in deren Bereich eine starke Blutfülle herrscht und die Gitterfaserstrukturen der früheren Sinusoide zum Teil noch schattenhaft zu erkennen sind (Abb. 147). Typisch an diesen Nekrosezonen ist das Fehlen jeder entzundlich-proliferativen Reaktion, was sie von der „roten Atrophie" bei hepatitischen Lebernekrosen unterscheidet. Hält die Stauung weiter an, vergrößert sich die zentrale Nekrose durch zungenförmige Ausläufer, die der am schlechtesten versorgten Zone 3 nach *Rappaport* folgen und schließlich die Läppchenperipherie erreichen, wo sie sich mit den Ausläufern der Nachbarläppchen vereinigen (Stauungsbrücken, Stadium der cyanotischen Atrophie, Stauung II. Grades). Bei chronischer Leberstauung entwickeln sich schließlich Fibrosen und Cirrhosen (s. S. 200 und 220).

Eine leichte Stauungsleber ist ein häufiger Nebenbefund in Biopsien von älteren, ernstlich kranken Patienten. In unserem Krankengut haben wir 111 Stauungslebern verschiedenen Grades gefunden. Von vielen Autoren wird die Stau-

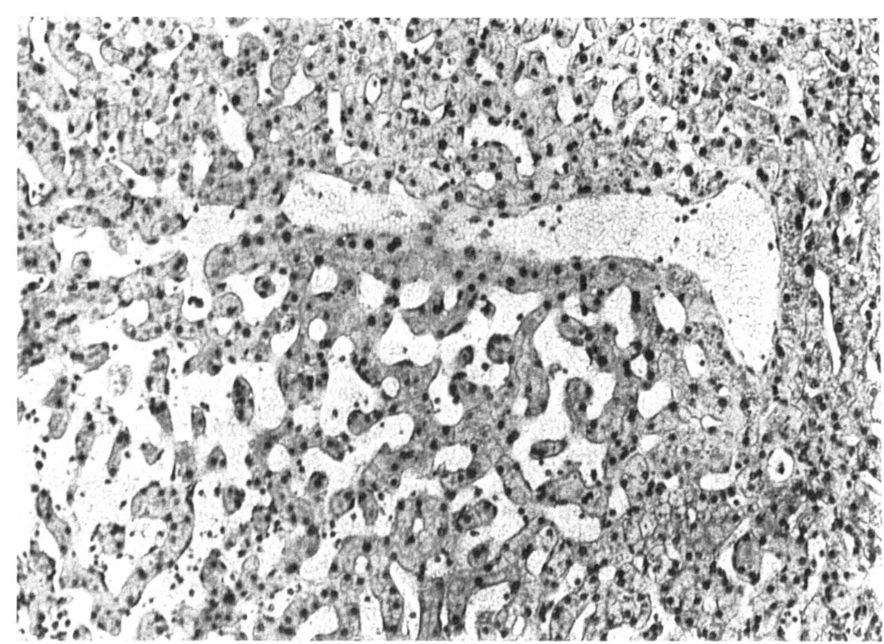

Abb. 146. Akute Stauungsleber (Stadium der Anschoppung). 73 Jahre, ♀, dekompensierte arteriosklerotische Myokardiopathie. Zentralvene längs, in eine Sublobularvene einmündend. Ausweitung und strotzende Blutfülle dieser Gefäße und der benachbarten Sinusoide. HE, × 120

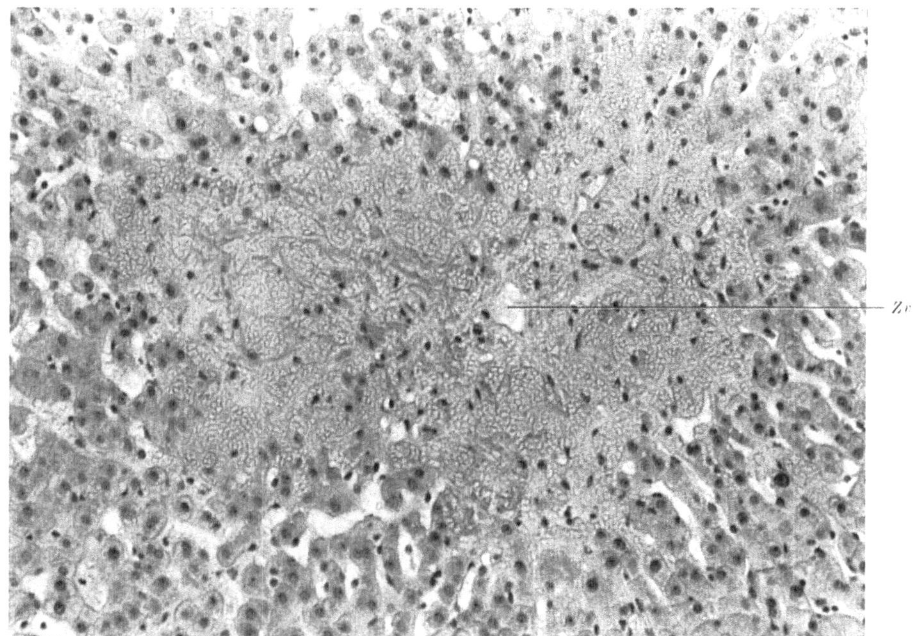

Abb. 147. Stauungsnekrose (Stadium der cyanotischen Atrophie). 41 Jahre, ♂, Mitralvitium in Rekompensation. Bil 1,01 mg-%, GOT 22,5 mE, GPT 11,2 mE. Ausgedehnte zentrolobuläre Nekrose mit Erythrocytenextravasaten. Zentralvene (Zv). Teilweise Zerstörung der Gitterfaserstruktur. HE, × 150

ungsleber aus theoretischen Vorstellungen heraus als Kontraindikation gegen die Leberbiopsie angeführt, eine Ansicht, die durch die praktische Erfahrung nicht bestätigt wurde.

B. Das Budd-Chiari-Syndrom

Der erste Fall einer Lebervenenthrombose wurde 1842 von *Lambron* beschrieben, zwei weitere hat *Budd* hinzugefügt [31], bei denen die Thrombosierung durch Leberabscesse verursacht worden war. Über 50 Jahre später faßte *Chiari* [34a] 10 Fälle zusammen, die seiner Meinung nach ein fest umrissenes Krankheitsbild boten, nämlich eine primäre, selbständige Phlebitis der großen Leber-

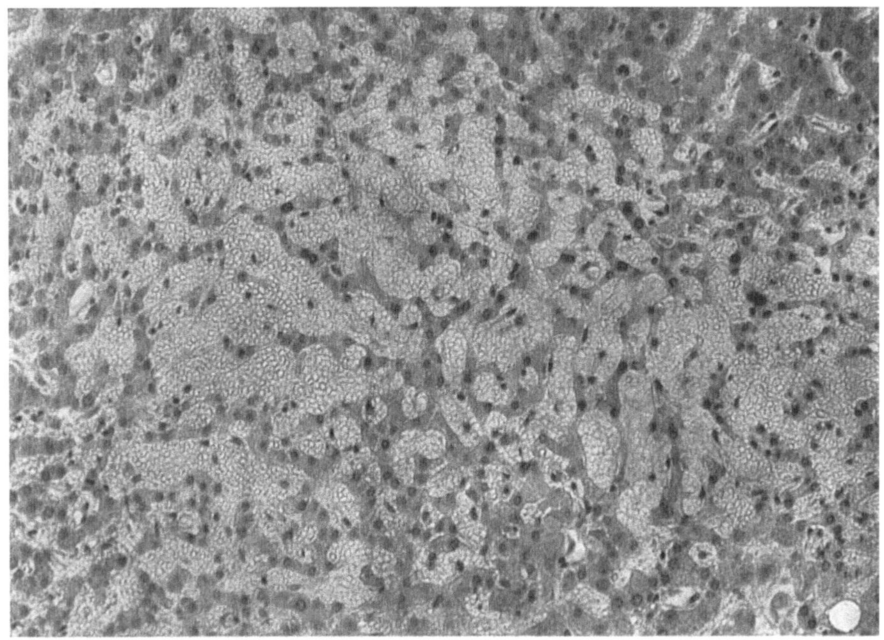

Abb. 148. Budd-Chiari-Syndrom. 44 Jahre, ♂, mit ungeklärter Hepatomegalie, nach portocavalem Shunt beschwerdefrei. Mächtige sinusoidale Stauung mit Atrophie bzw. Schwund von Leberzellplatten. HE, × 150

venen mit erst sekundärer Thrombosierung. Die Existenz dieser *Endophlebitis obliterans hepatica* ist später oft in Zweifel gezogen worden, aber nunmehr durch die Entdeckung der Venenverschlußkrankheit (s. S. 173) theoretisch sichergestellt. Die Endophlebitis obliterans hepatica, eine ausschließlich anatomische Diagnose, hat damit als Chiarische Krankheit zu gelten, während die übrigen Zustände, die zu einem Verschluß der Lebervenen führen, als Budd-Chiari-Syndrom bezeichnet werden sollten [179]. Dazu gehören auch alle nur klinisch oder bioptisch diagnostizierten Krankheitsbilder, bei denen die Art des Lebervenenverschlusses nicht feststeht.

Der akute Verschluß verläuft dramatisch und erinnert in seiner Symptomatik, heftigen Schmerzen im Oberbauch und Schock, an ein akutes Abdomen. Es

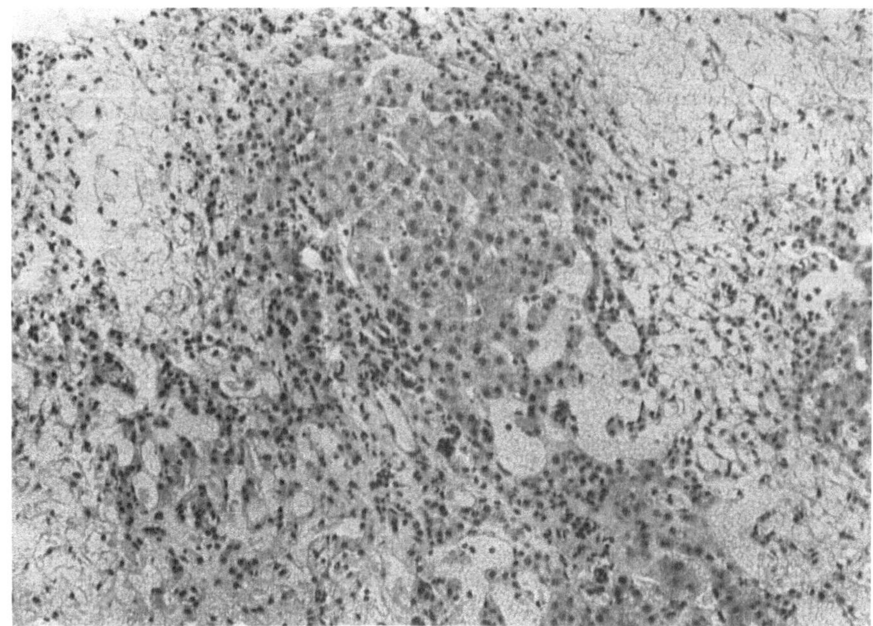

Abb. 149. Chronisches Budd-Chiari-Syndrom mit Zerstörung der Läppchenarchitektur. 59 Jahre, ♀. Vergrößerung und Abrundung der erhaltenen Leberzellinseln. HE, ×120

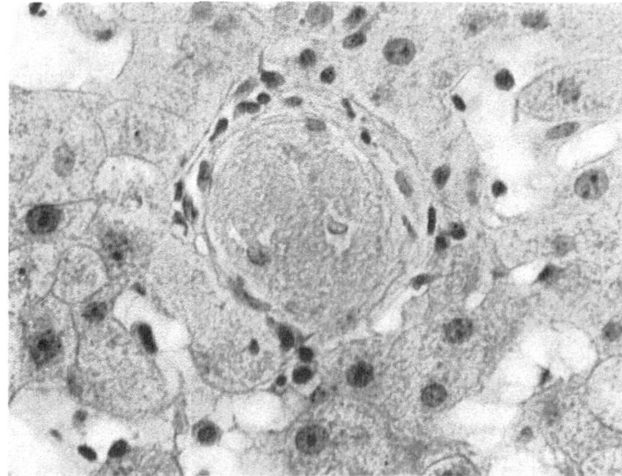

Abb. 150. Verschlußikterus mit eitriger Cholangitis, 75 Jahre, ♀. Thrombosierte Sublobularvene. HE, ×325

entwickelt sich in kurzer Zeit ein manchmal sanguinolenter Ascites mit einem Ödem der unteren Körperhälfte. Ein Ikterus ist außergewöhnlich. Der Tod tritt meistens durch Leberversagen ein.

Bei chronisch-schleichender Lebervenenthrombose verläuft die Krankheit in 80% der Fälle symptomlos. Die Hepatomegalie ist ein konstantes, ein Ascites ein häufiges Symptom. Bei längerer Krankheitsdauer ist ein Kollateralkreislauf stets ausgebildet.

Die endgültige Diagnose, früher nur am Sektionstisch möglich, kann heute mit Hilfe der Leberbiopsie zu Lebzeiten erfolgen, was um so wesentlicher ist, als die Patienten einer Shuntoperation zugeführt und auf diese Weise wieder völlig rehabilitiert werden können. Wir haben bisher 10 Fälle von Budd-Chiari-Syndrom, einen akuten und neun chronische, bioptisch diagnostiziert.

Die histologische Untersuchung deckt eine Stauungshyperämie in der Leber auf, jedoch von einem Ausmaß, wie man es bei kardialer Stauung selten findet (Abb. 148, 149). In fortgeschrittenen Stadien können nur mehr Portalfelder mit einem schmalen Parenchymsaum nachweisbar sein, die wie Inseln in einem Blutsee liegen. Nur selten hat man das Glück, im Biopsiezylinder eine thrombosierte Zentral- oder Sublobularvene zu finden (Abb. 150). Trotzdem läßt die Befundkombination: Fehlen einer kardialen Insuffizienz oder Einflußstauung bei schwerster Stauungsleber, die Diagnose stellen.

C. Die Venenverschlußkrankheit (veno-occlusive disease)

Im Jahre 1951 wurde fast gleichzeitig aus Südafrika [151] und Jamaika [78] über ein eigenartiges Krankheitsbild berichtet, das durch eine chronische Vergiftung mit pflanzlichen Alkaloiden hervorgerufen wird und eine pathogenetisch und morphologisch abgegrenzte Untergruppe der Chiarischen Krankheit darstellt. Für die Vergiftung sind vor allem Senecioarten (Kreuzkraut) verantwortlich zu machen, die, unabsichtlich über eine Verunreinigung von Getreide oder in Unkenntnis ihrer Giftwirkung als sog. Buschtee verabreicht, wirksam werden.

In Jamaika waren besonders Kleinkinder betroffen. Die Erkrankung beginnt mit Bauchschmerzen, Meteorismus, Erbrechen und Durchfällen, eventuell Fieber. Diese Initialsymptome werden bald von Lebervergrößerung und Ascites gefolgt. Ikterus wird im allgemeinen vermißt. Ungefähr die Hälfte der Betroffenen übersteht die Krankheit mit völliger klinischer Wiederherstellung. Akut Vergiftete können innerhalb weniger Tage sterben, chronische Fälle den aufgetretenen Leberveränderungen nach Wochen bis Jahren erliegen.

Histologisch ist die Krankheit durch Veränderungen an den Zentralvenen, Sublobularvenen und mittleren Lebervenen charakterisiert und deshalb auch der bioptischen Diagnostik zugänglich. Bereits am 3. Krankheitstag kommt es innerhalb dieser Gefäße zur Ausbildung zarter Fasern, die das Lumen einengen oder verschließen können (Abb. 151) [161]. Die Wand der Gefäße ist verdickt, fragmentiert und fibrinös imbibiert, auch in ihrer Umgebung finden sich fibrinöse Exsudate. Thrombosen sind kein wesentlicher Faktor, kommen aber vor. Einengung und Verschlüsse der kleinen Lebervenen führen zu einer mächtigen sinusoidalen Stauung und ihren Folgen.

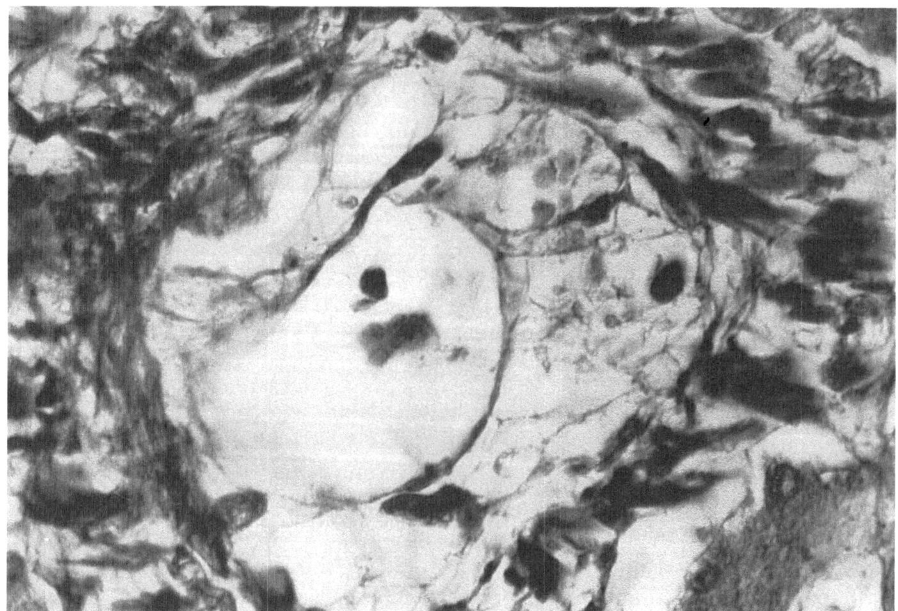

Abb. 151. Venenverschlußkrankheit. Lumen einer Zentralvene durch ein faseriges Netzwerk teilweise verschlossen. Masson-Trichrom, ×800. (*Stirling, Brass, Urquhart* [161])

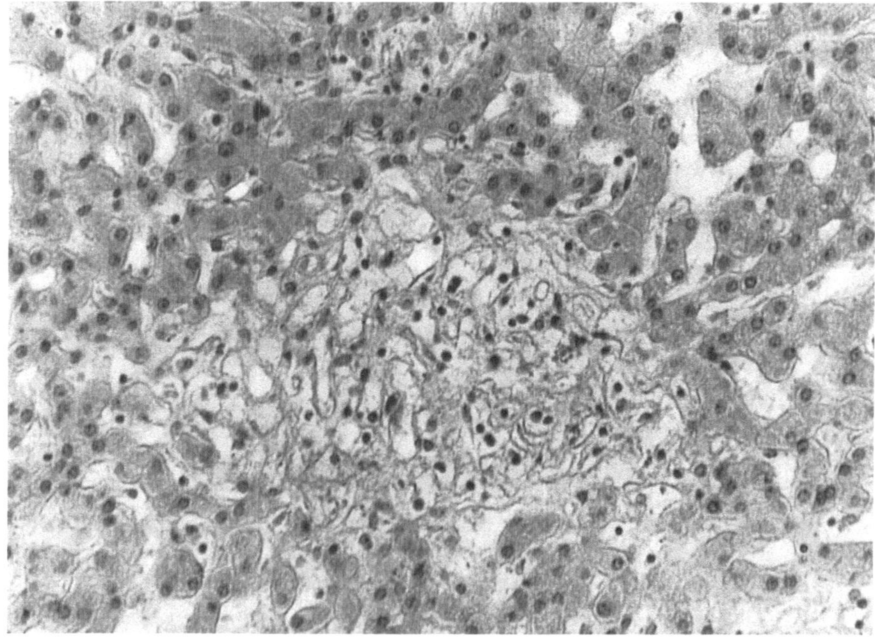

Abb. 152. Anämischer Infarkt bei Cirrhosis carcinomatosa, 56 Jahre, ♂. Umschriebenes, entepithelisiertes Areal mit erhaltener Gitterfaserstruktur. HE, ×200

D. Die Pfortaderthrombose

Unterbindung oder Verschluß der Pfortader (prähepatischer Block) bleibt beim Menschen ohne nachteilige Folgen für Struktur und Funktion der Leber. Diese Tatsache ist für die Differentialdiagnose gegenüber Cirrhose oder Budd-Chiari-Syndrom (hepatischer und posthepatischer Block) von wesentlicher Bedeutung. Ergibt die Biopsie bei Patienten mit großem Milztumor und hepatofugalem Kollateralkreislauf ein unverändertes Lebergewebe, ist damit die Diagnose eines Pfortaderverschlusses gesichert.

E. Anämische Infarkte

Wird die Arteria hepatica nach Abgang der Arteria gastroduodenalis unterbunden oder durch Krankheitsprozesse akut verschlossen, folgt unweigerlich eine totale Lebernekrose. Ebenso rufen Verschlüsse von Ästen der Leberarterie anämische Infarkte des nachgeschalteten Abschnittes hervor. Derartige Veränderungen sind an sich selten und dementsprechend in Leberbiopsien nur ausnahmsweise zu beobachten. Am ehesten finden sie sich als Nebenbefund bei malignen Geschwülsten der Leber (Abb. 152). Histologisch imponieren anämische Infarkte als scharf begrenzte, reaktionslose, entepithelisierte Herde mit erhaltener Gitterfaserstruktur.

VIII. Toxische Leberschäden

Die zentrale Stellung der Leber im Stoffwechsel des Organismus konfrontiert sie ständig mit den verschiedensten Substanzen, die in ihr zum Teil ab- und umgebaut, zum Teil aber nur „entgiftet" werden, wie unser teleologisch ausgerichtetes Denken es so gerne ausdrückt. Tatsächlich dienen diese verschiedenartigen Reaktionen jedoch vor allem dazu, lipoidlösliche Verbindungen wasserlöslich und damit ausscheidungsfähig zu machen [186]. Dadurch ist die Leber aber auch besonders exponiert und verschiedene toxische Substanzen entfalten gerade in diesem Organ ihre schädlichen Wirkungen. Bei einer Reihe von Giften liegen die Zusammenhänge klar zutage, bei anderen ist der Mechanismus der Schädigung so kompliziert, daß selbst die Berechtigung, resultierende Leberschäden in diesem Kapitel abzuhandeln, fraglich erscheint. Dies gilt vor allem für die im folgenden zu besprechende Fettleberhepatitis.

A. Die Fettleberhepatitis

Wir haben bereits die fettige Infiltration der Leber als eine durchaus harmlose Erscheinung kennengelernt. Schon in dieser gewöhnlichen Fettleber können fokale entzündliche Veränderungen ablaufen. Es handelt sich um kleine, intralobuläre, zellige Knötchen im Verfettungsbereich (Abb. 153), die sich vorwiegend um grobe Fetttropfen gruppieren (Abb. 154). Die Zellansammlungen bestehen fast ausschließlich aus gewucherten Kupfferzellen und kleinen Rundzellen. Möglicherweise handelt es sich dabei um *Resorptionsknötchen*. Auch eine mäßiggradige chronisch-entzündliche Infiltration der Portalfelder ist bei einer Fettleber nichts Außergewöhnliches. Alle diese Befunde sind unspezifisch und ohne weitergehende Bedeutung.

Das große Aufheben, das man von der Fettleber macht, wäre nicht gerechtfertigt, wenn nicht zuweilen in ihr noch andere, ernster zu nehmende Krankheitsprozesse ablaufen würden. Es handelt sich um schwere, entzündlich-nekrotisierende Parenchymschäden, die offenbar nicht durch Art und Ausmaß der Verfettung beeinflußt werden, aber durch die gleiche Noxe bedingt sein dürften, die bereits die Steatose bewirkte [127, 178, 183].

Der Krankheitsprozeß wird im angloamerikanischen Schrifttum als „alcoholic hepatitis" bezeichnet [14]. Da es sich bei den meisten Kranken um chronische Alkoholiker handelt, ist dieser Ausdruck für sehr viele der Fälle zutreffend, aber nicht für alle: Selten können völlig gleichartige Veränderungen auch in Fettlebern von Personen gefunden werden, die nachweislich keinen Alkohol trinken. Wir ziehen deshalb als übergeordneten Begriff die von uns vorgeschlagene unpretentiöse Bezeichnung „Fettleberhepatitis" (steatotische Hepatitis) vor [177].

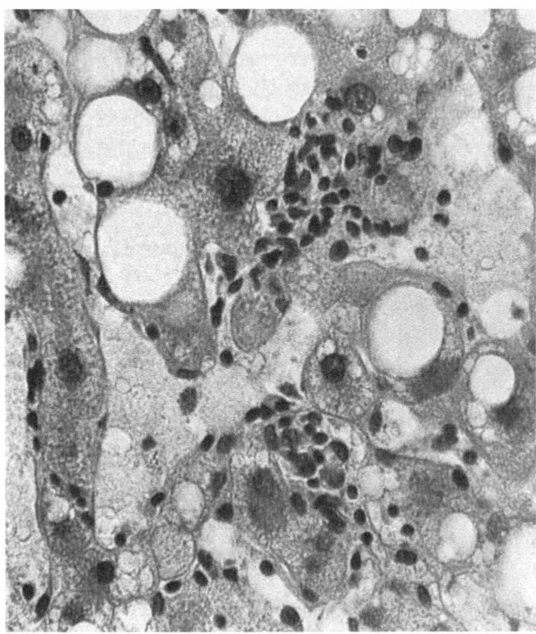

Abb. 153. Fettleber bei chronischem Alkoholismus und Diabetes mellitus, 73 Jahre, ♂. Grobtropfige Fettleber, Resorptionsknötchen. HE, ×325. (*Thaler* [177])

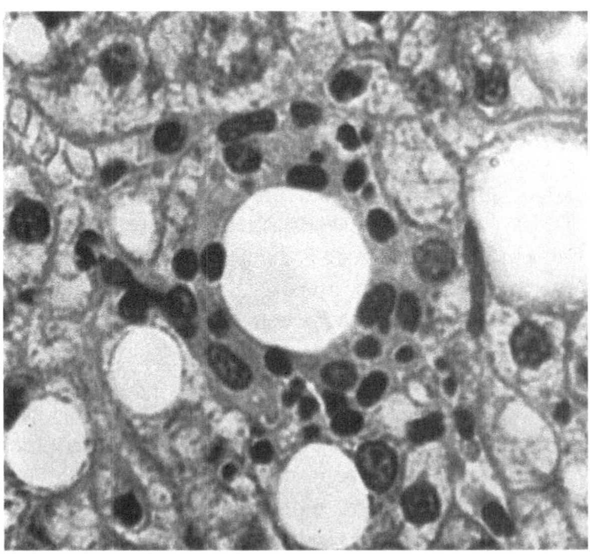

Abb. 154. Fettleber bei chronischem Alkoholismus, 42 Jahre, ♀. Resorptionsknötchen um einen groben Fetttropfen. HE, ×800. (*Thaler* [177])

Die äußeren Entstehungsbedingungen sind am besten beim Alkohol erforscht. Ein Mann von 70 kg Körpergewicht kann innerhalb von 24 Std mit Hilfe der in der Leber lokalisierten Alkoholdehydrogenase ungefähr 170 g reinen Alkohol metabolisieren. Bei einem durchschnittlichen täglichen Alkoholkonsum von 200 g reinem Alkohol tritt nach einer mittleren Latenzzeit von 11,9 ± 5,2 Jahren eine alkoholische Hepatitis zur Fettleber hinzu [103]. Die kritische Dosis beim chronischen Alkoholismus dürfte jedoch niedriger und zwar bei einer Tagesdosis um 160 g reinem Alkohol liegen [122, 125].

Die Fettleberhepatitis ist kein seltenes Ereignis. In 1358 Fettlebern haben wir sie 203mal gefunden, das ist in 15% [187]. Die Fettleberhepatitis kann chronisch oder akut verlaufen.

1. Die chronische Verlaufsform

In über 80% der Fälle verläuft die Erkrankung schleichend und von den Patienten, die sich bei bestem Wohlbefinden glauben, unbemerkt. Sind subjektive Symptome vorhanden, decken sie sich mit denen einer gewöhnlichen Fettleber. Die Hepatomegalie ist auch hier das Leitsymptom. Die Laboratoriumsproben machen es aber bereits wahrscheinlich, daß eine ernste Störung vorliegt. Oft fallen drei oder mehr der angestellten Tests pathologisch aus und zwar nicht nur grenzwertig, sondern deutlich. Die Aktivität der Transaminasen ist im allgemeinen erhöht, die Werte bewegen sich meist zwischen 40 und 100 mE/ml. Das letzte Wort hat auch hier die Leberbiopsie zu sprechen [178].

Als leichteste Veränderung findet sich relativ selten eine umschriebene, vom übrigen Parenchym scharf abgesetzte hydropische Aufhellung größerer Leberzellgruppen, die als „hépatite alcoolique stéatosique à cellules claires" bezeichnet wurde (Abb. 155) [4]. Im allgemeinen sind die Leberzellschäden schwererer Natur [127, 174, 177]. Herdförmig, meist im Läppchenzentrum (Abb. 156, 159), aber auch intralobulär (Abb. 161) oder periportal, finden sich kleine Gruppen oder begrenzte Areale degenerierender Leberzellen. Es kann sich um eine fettige (Abb. 156), hydropische (Abb. 164) oder acidophile Degeneration handeln. Meist finden sich diese Degenerationsformen und die im folgenden zu besprechende im bunten Durcheinander.

Die auffallendste und kennzeichnendste Veränderung ist das *sog. alkoholische Hyalin* [114]. Es ist für die Fettleberhepatitis außerordentlich charakteristisch, findet sich selten aber auch bei nicht alkoholbedingten Fällen, was die zusätzliche Verwendung des Wortes „sogenannt" erforderlich macht. Man versteht unter dieser Veränderung bandförmige, oft hirschgeweihartig verzweigte, gelegentlich auch klumpige, stärker lichtbrechende und deutlich acidophile Massen, die im Cytoplasma, meist in Kernnähe, aufscheinen (Abb. 157, 158, Farbabb. XIII, S. 181). Die Mallory-Färbung erleichtert ihre Auffindung durch eine metachromatische, leuchtende Rotfärbung (Farbabb. XIV, S. 181). Häufig kombiniert sich die Einlagerung sog. alkoholischen Hyalins mit hydropischer Degeneration. Leberzellen, die diese Gebilde beherbergen, locken segmentkernige Leukocyten an, die dann die veränderten Zellen wallartig umgeben (Abb. 157). Diese Reaktion ist so charakteristisch, daß man bei Fettlebern, die im Parenchym Leukocytenansammlungen aufweisen (Abb. 158), nur innerhalb der Infiltrate nach sog.

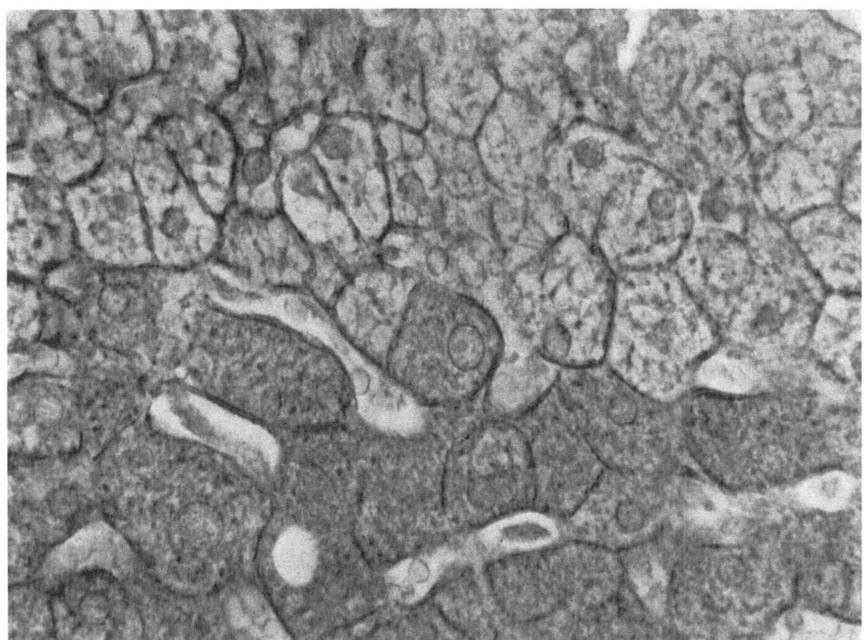

Abb. 155. ,,Hépatite alcoolique stéatosique à cellules claires". 56jähriger magenresezierter chronischer Alkoholiker. γ-Glob 27 rel.-%. HE, ×500

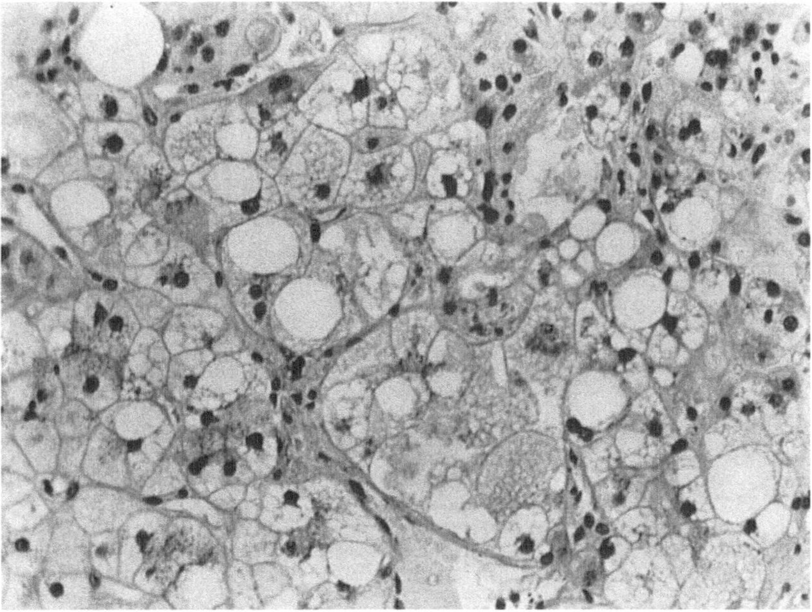

Abb. 156. Fettleberhepatitis, 35 Jahre, chronischer Alkoholiker. 12 kg Gewichtsabnahme, Gelbsucht seit 4 Wochen. Bil 9,4 mg-% dR, Thy 14 TE, A/G 0,7. Die Zentralvene (unterer Bildrand) durch vergrößerte, teils grobtropfig verfettete, teils fettig degenerierte Leberzellen deformiert. Fokale Parenchymnekrosen. HE, ×250. (*Thaler* [177])

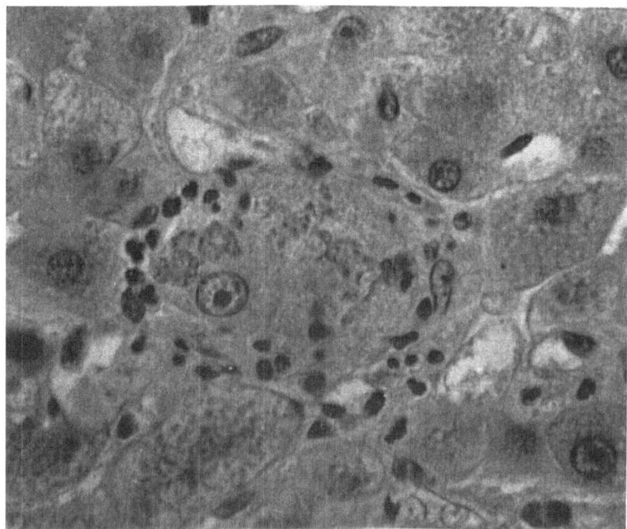

Abb. 157. Fettleberhepatitis in progredienter, feinknotiger Cirrhose, 45 Jahre, chronischer Alkoholiker. Ikterus, Ascites. Zwei Leberzellen mit sog. alkoholischem Hyalin, von einem Granulocytenwall umgeben. HE, ×500

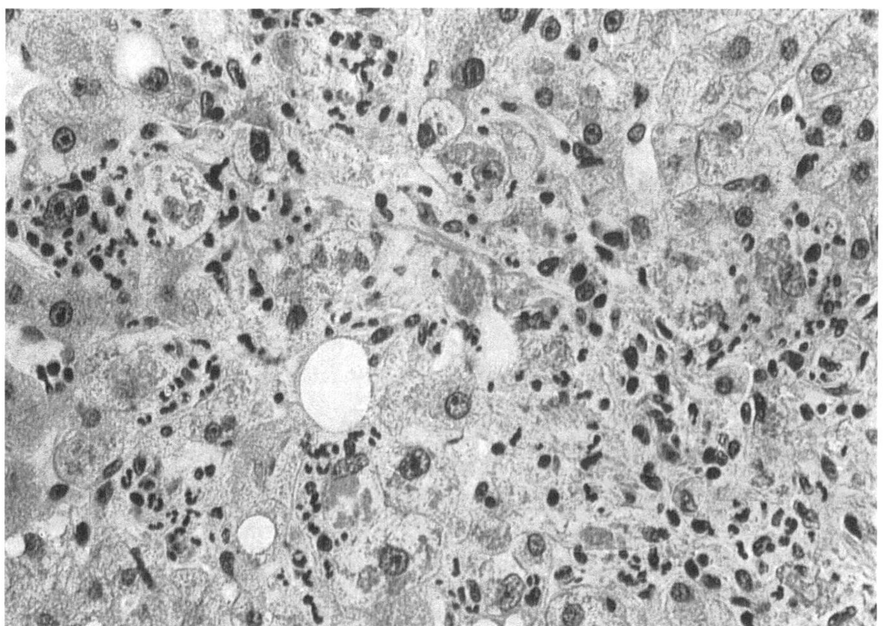

Abb. 158. Fettleberhepatitis, 56jähriger chronischer Alkoholiker. Degenerativ geschädigtes Parenchymareal. Zahlreiche Leberzellen mit sog. alkoholischem Hyalin und umgebender granulocytärer Infiltration. Ausbildung entepithelisierter Zonen (rechts unten). HE, ×325

alkoholischem Hyalin zu suchen braucht und es auch stets findet. Möglicherweise als Vorstufe der Bildung von sog. alkoholischem Hyalin können aufgehellte Leberzellen betrachtet werden, deren Cytoplasma acidophil-tropfig entmischt

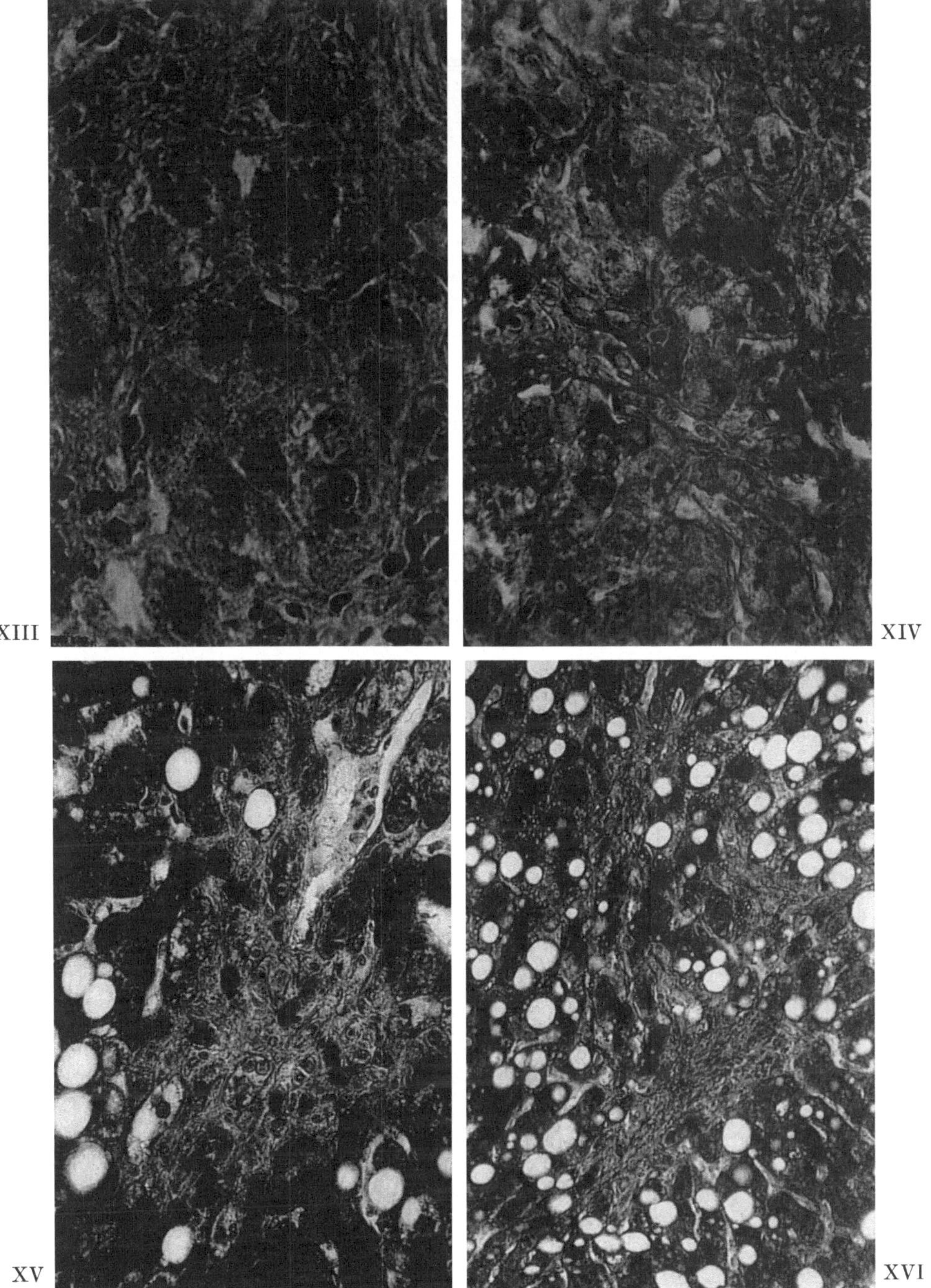

Farbabb. XIII und XIV. Fettleberhepatitis in Cirrhose, 44jähriger chronischer Alkoholiker. Sog. alkoholisches Hyalin. HE, ×500. Eall, ×400

Farbabb. XV. Fettleberhepatitis, 45jährige Gastwirtin, chronischer Alkoholismus. Läppchenzentrale Nekrose und Leberzelldegeneration. Mall, ×200

Farbabb. XVI. Fettleberhepatitis, 69jähriger chronischer Alkoholiker. Intralobuläre Narbenfelder. Mall, ×130

12b   Thaler, Leberbiopsie

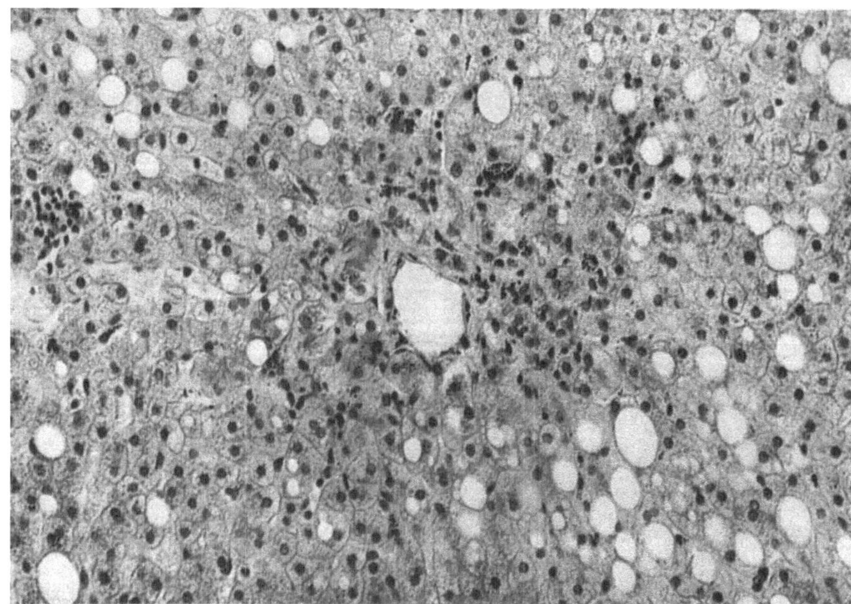

Abb. 159. Fettleberhepatitis, 52jähriger schwerer Alkoholiker. Hepatomegalie, kein Ikterus, subjektives Wohlbefinden. Um die Zentralvene (Bildmitte) eine begrenzte, entepithelisierte Zone mit mäßiger Kupfferzellreaktion. Kupfferzellsiderose, zonale grobtropfige Fettinfiltration. HE, ×200. (*Thaler* [177])

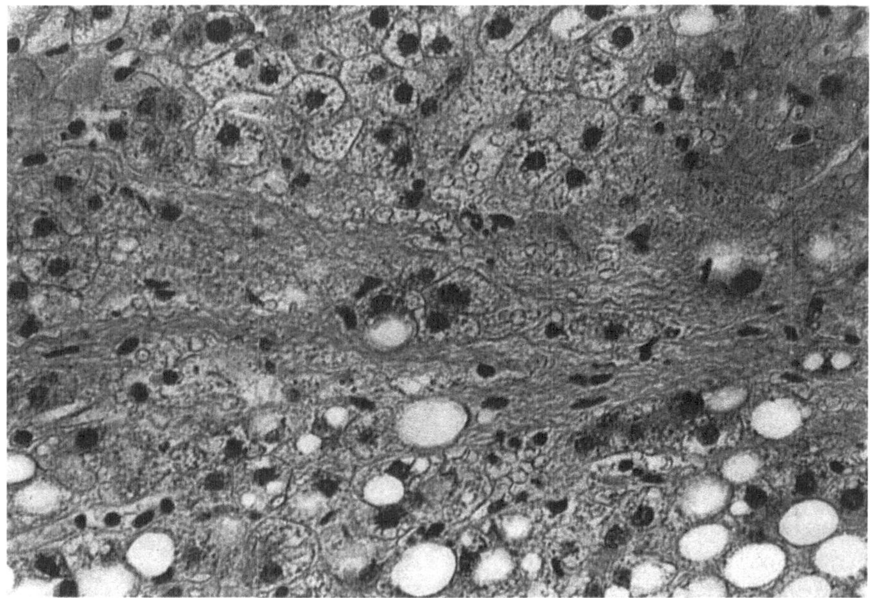

Abb. 160. Porphyria cutanea tarda, 62 Jahre, ♂, kein Alkoholiker. Laboratoriumstests im Normbereich. Kollabierte, bandförmige, intralobuläre Nekrosezone ohne entzündliche Reaktion. Grobtropfige zonale Fettleber. HE, ×325. (*Thaler* [174])

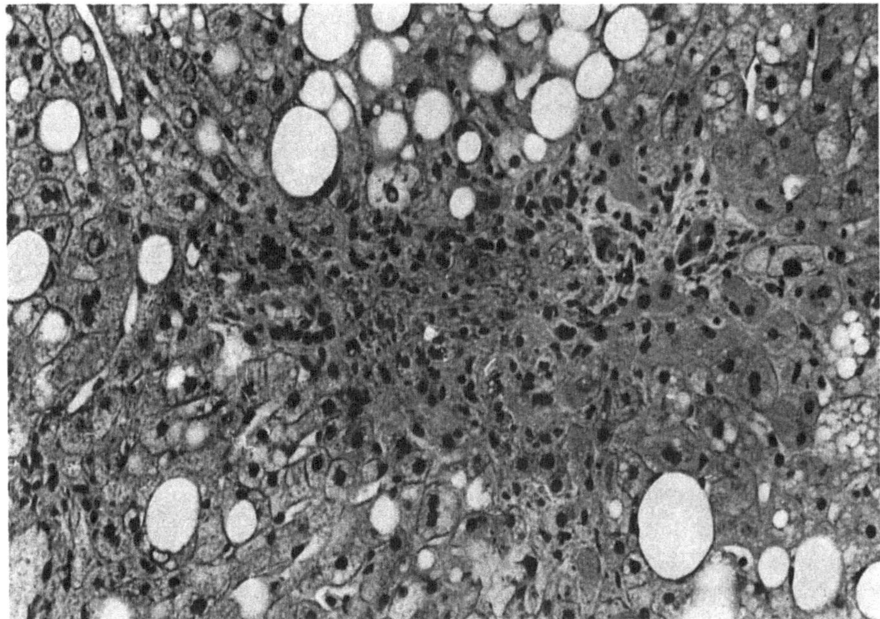

Abb. 161. Fettleberhepatitis, 62jähriger Diabetiker, seit 2 Jahren keinen Alkohol getrunken.
Frischere, intralobuläre Narbe mit mäßiggradiger, chronisch-entzündlicher Infiltration. Zonale
grobtropfige Parenchymverfettung. HE, ×200. [*Thaler, H.:* Rev. int. Hépat. 18, 171 (1968)]

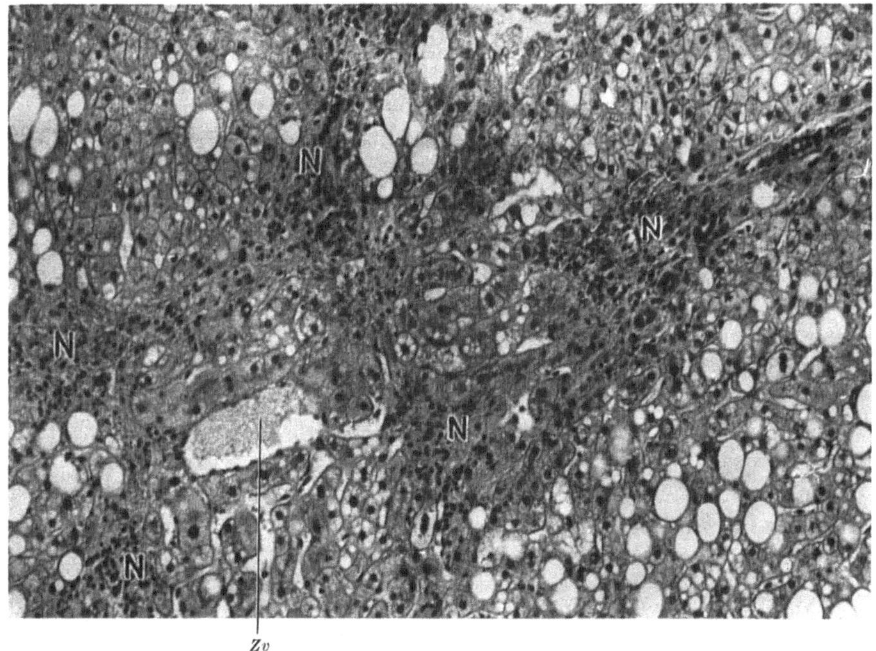

Abb. 162. Die gleiche Biopsie wie Abb. 161. Zentralvene (*Zv*). Zahlreiche, untereinander
konfluierende, bindegewebige Narben (*N*) mit chronisch-entzündlicher Infiltration. Zonale
Parenchymverfettung. HE, ×120

erscheint. Nach elektronenoptischen Befunden zu schließen, scheint es sich beim sog. alkoholischen Hyalin um Kondensation und Abbau verschiedenster cytoplasmatischer Bestandteile zu handeln [131]. Zellen, die diese eigenartigen Massen enthalten, sind irreversibel geschädigt. Gelegentlich findet sich nach ihrem Zerfall freigesetztes sog. alkoholisches Hyalin inmitten von Zelldetritus oder Leukocyten.

Außerhalb der degenerativ geschädigten Areale ist das Parenchym zwar zum Teil verfettet, sonst aber, ebenso wie der Kupfferzellapparat, unauffällig. Die Portalfelder zeigen ebenfalls, abgesehen von einer wechselnd dichten aber meist nur mäßiggradigen chronisch-entzündlichen Infiltration, keine Besonderheiten. Eine intrahepatische Cholestase, die schon bei gewöhnlicher Fettleber beobachtet werden kann (s. S. 121), kann sich gelegentlich auch bei Fettleberhepatitis finden.

Im Bereich des degenerativ geschädigten Parenchym bilden sich umschriebene entepithelisierte Areale, die meist nur eine geringe entzündlich-proliferative Reaktion erkennen lassen. Sie beschränkt sich zumeist auf eine schüttere, kleinrundzellige Infiltration der Nekroseränder, wo gelegentlich auch eine geringfügige Schwellung und Vermehrung von Kupfferzellen beobachtet werden kann. Hier können auch noch degenerierende Leberzellen beobachtet werden (Abb. 163, 164, Farbabb. XV, S. 181).

Solange die schädigende Noxe weiterhin auf die Leber einwirkt, kommt es zu keiner Reparation der Nekrosebezirke, sondern sie werden in bindegewebige Narben umgewandelt, die auch späterhin auffallend reaktionsarm bleiben (Abb. 160, Farbabb. XVI, S. 181). Im Lauf der Zeit reihen sich frische Nekrosen an ältere Narben, die dann das Lebergewebe immer dichter durchsetzen (Abb. 162). Der Vorgang endet in einem Zeitraum, der meist weniger als 1 Jahr beträgt, mit einer irreparablen Zerstörung der Leberarchitektur (s. S. 216).

2. Die akute Verlaufsform

Bei weniger als 20% der Fälle, ausschließlich chronischen Alkoholikern, nimmt die Hepatitis einen akuten Verlauf. Die meist heruntergekommenen und abgemagerten Patienten leiden vielfach an Übelkeit und Durchfällen. Unter zunehmendem, selten hochgradigem Ikterus treten häufig Ascites und Beinödeme auf. Die Transaminasenaktivitäten liegen hoch und können auch 600 mE/ml überschreiten. Die Thymoltrübung bleibt, im Gegensatz zur Virushepatitis, meist im Normbereich. Auch bei akuter Fettleberhepatitis gibt es Fälle, die trotz schwerster Leberschädigung klinisch abortiv verlaufen (Abb. 163).

Ist die Erkrankung mit einer Hyperlipidämie oder Hypercholesterinämie sowie einer hämolytischen Anämie kombiniert, spricht man von einem Zieve-Syndrom [207]. In diesen Fällen steigt neben der direkten auch die indirekte Bilirubinfraktion im Serum an. Die direkte Bilirubinerhöhung ist nicht nur durch die Parenchymnekrosen, sondern häufig auch durch ein gleichzeitig bestehendes Cholestasesyndrom bedingt.

Histologisch ist die akute Verlaufsform durch ausgedehnte Parenchymnekrosen gekennzeichnet, die sich auf zwei verschiedenen Wegen ausbreiten können [184, 187].

Beim *zentrolobulären Nekrosetyp* treten umfängliche Nekrosen im Läppchenzentrum auf, die in ihrer Ausdehnung denen bei schwersten Formen der Virus-

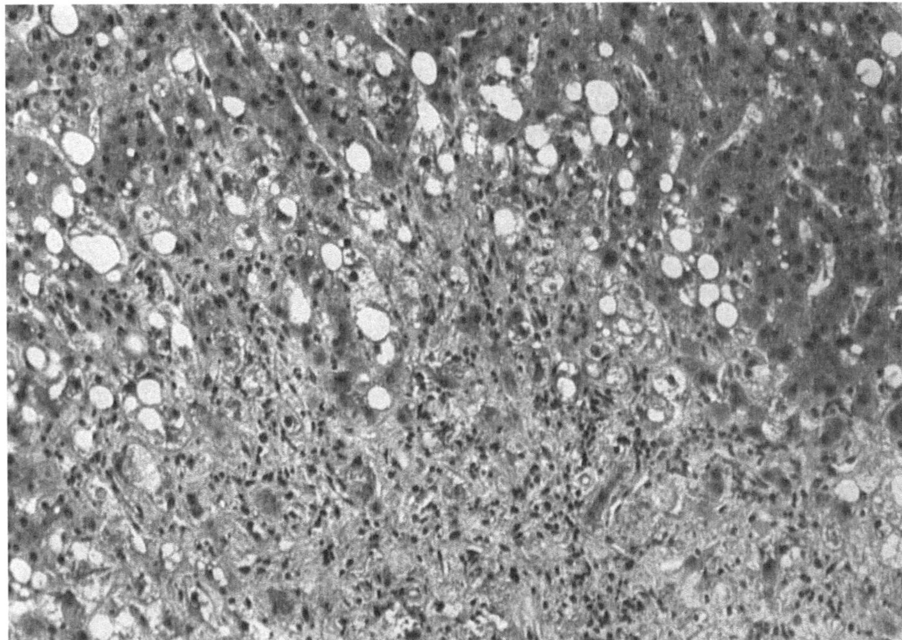

Abb. 163. Fettleberhepatitis, 43jährige schwere Alkoholikerin. Seit 6 Monaten gastrointestinale Störungen, flüchtiger Ikterus von dreitägiger Dauer (Bil 2,85 mg-% dR). Ausgedehnte läppchenzentrale Parenchymnekrose mit mäßiggradiger entzündlicher Infiltration. Hydropische Degeneration und Verfettung von Leberzellen am Nekroserand. Außerhalb davon intaktes Parenchym. HE, ×120. (*Thaler* [177])

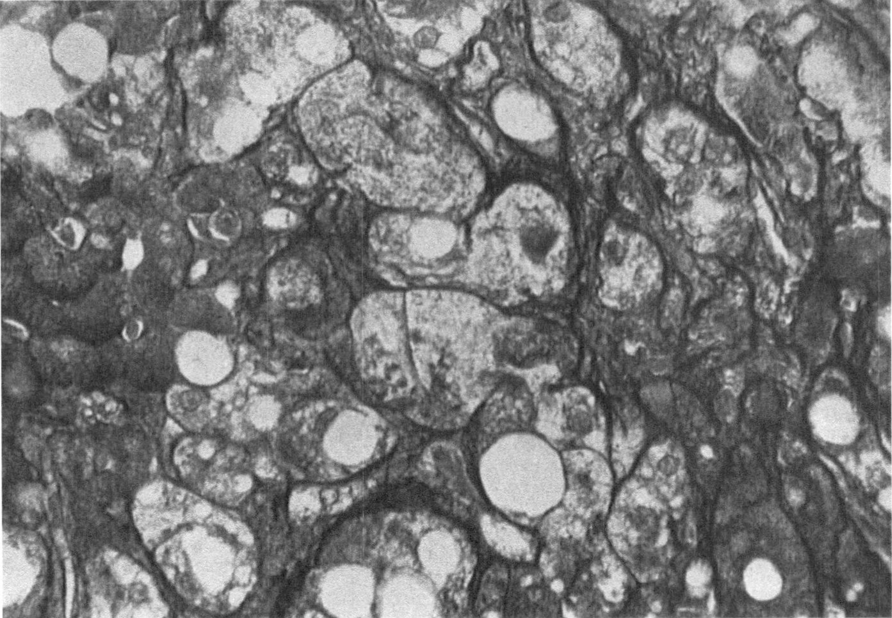

Abb. 164. Die gleiche Biopsie wie Abb. 163. Hydropisch degenerierte, zum Teil verfettete Leberzellen am Nekroserand. Kollagenisierung von Gitterfasern. Mall, ×325. (*Thaler* [177])

hepatitis entsprechen (Abb. 163). Die Nekrosen können auch mit zungenförmigen Ausläufern bis an die Läppchenperipherie heranreichen und sich dort mit den Nekrosen der Nachbarläppchen vereinigen. Erhalten bleiben nur periphere Leberzellinseln (Abb. 165). Auch im Bereich dieser ausgedehnten Nekrosen ist das geringe Ausmaß der mesenchymalen Reaktion bemerkenswert.

Beim *diffusen Nekrosetyp* verteilen sich Degeneration und Parenchymausfall über das gesamte Parenchym, wodurch es zu einer völligen Auflösung der Zell-

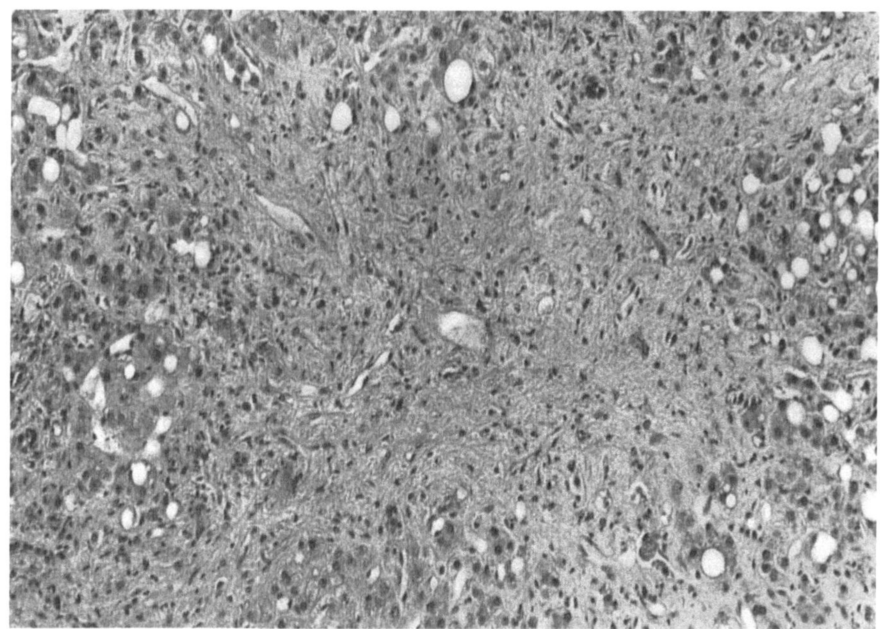

Abb. 165. Fettleberhepatitis, 43jähriger chronischer Alkoholiker. Ikterus, Ascites, Hepatosplenomegalie. Bil 4,8 mg-% dR, Thy 1,1 TE, GOT 10 mE, GPT 22 mE, γ-Glob 42,1 rel.-%, BSP 25%. Ausgedehnte kollabierte zentrolobuläre Parenchymnekrose mit zungenförmigen Ausläufern bis an die Läppchenperipherie (Zentralvene Mitte). Keine wesentlich entzündliche Reaktion. Grobtropfige Verfettung der isolierten, läppchenperipheren Parenchyminseln. HE, ×120. [*Thaler, H.:* Rev. int. Hépat. 18, 171 (1968)]

plattenstruktur kommt und nur einzelne Leberzellen oder Leberzellgruppen erhalten bleiben (Abb. 166).

Die Fettleberhepatitis kommt zum Stillstand, wenn es gelingt, die verursachende Noxe auszuschalten. Am eindrucksvollsten kann diese Tatsache an chronischen Alkoholikern demonstriert werden, wenn von seiten des Patienten Einsicht und guter Wille besteht. Schon nach wenigen Tagen gewinnt die Leber ihre regeneratorische Kraft zurück. Man kann dann Formationen kleiner Leberzellen mit chromatinreichem Kern und deutlich basophilem Cytoplasma beobachten, die in die Nekroseareale einwachsen (Abb. 167). Wenn der Nekroseprozeß zu einer Zerstörung der Läppchenstruktur geführt hat, ist eine Wiederherstellung der ursprünglichen Architektur nicht mehr möglich und es entsteht eine alkoholische Cirrhose (s. S. 216).

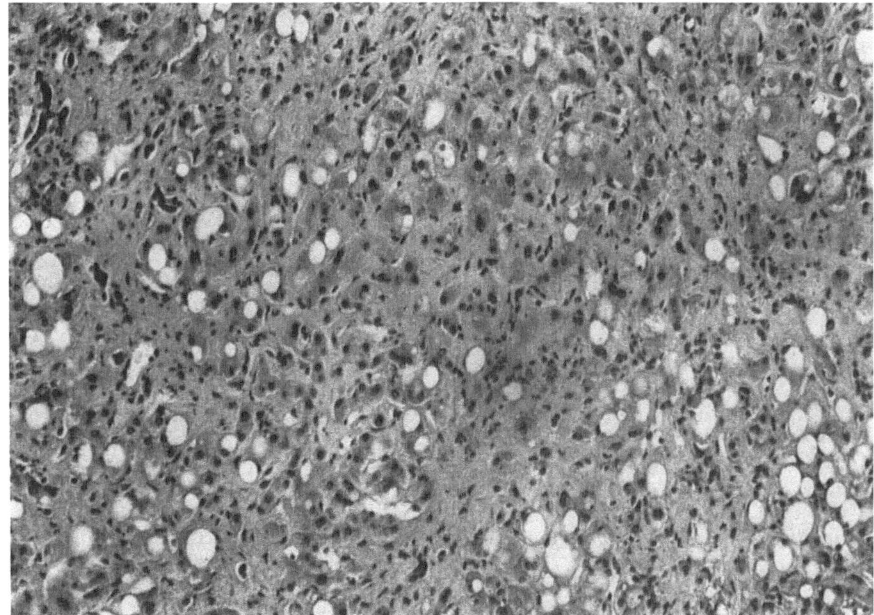

Abb. 166. Fettleberhepatitis, 46jährige chronische Alkoholikerin. Hepatosplenomegalie, Ikterus, Ascites, Pankreatitis. Bil 7,8 mg-%, Thy 3,7 TE, GOT 57 mE, GOT 22 mE. Diffuse Parenchymdegeneration bewirkt komplette Auflösung der Leberzellplattenstruktur. HE, ×120. [*Thaler, H.:* Rev. int. Hépat. 18, 171 (1968)]

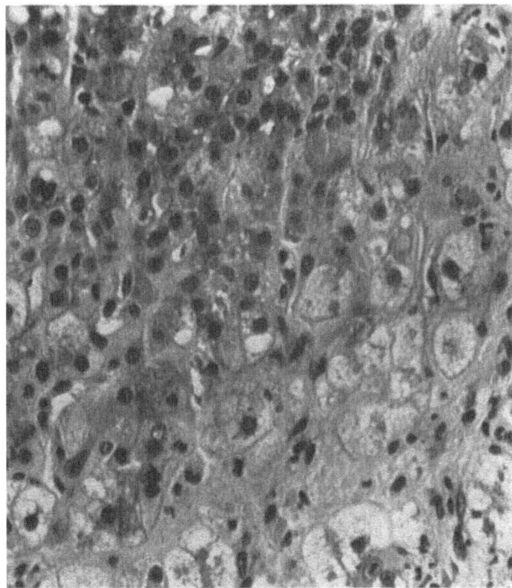

Abb. 167. Fettleberhepatitis. Die gleiche Biopsie wie Abb. 156. 5tägige Alkoholkarenz. Zahlreiche junge (kleine, basophile) Leberzellen inmitten eines Bereiches schwerer Parenchymdegeneration. HE, ×275. (*Thaler* [177])

B. Die akute Schwangerschaftsfettleber

Die akute Schwangerschaftsfettleber ist eine seltene Krankheit [153]. Die Patientinnen, die sich fast durchwegs im 3. Trimester der Gravidität befinden, erkranken außerordentlich dramatisch. Nach einem Vorstadium von wenigen Tagen, das mit Erbrechen und Schmerzen im Oberbauch einhergeht, folgen Gelbsucht, Coma hepaticum und Tod kurz hintereinander.

Die histologische Untersuchung zeigt überraschenderweise eine erhaltene Läppchenarchitektur ohne Parenchymnekrosen. In den zentralen und intermediären Läppchenpartien sind die Leberzellen im Sinn einer fettigen Degeneration verändert (s. S. 145), in der Läppchenperipherie erscheinen sie normal. Gelegentlich sind zentrolobuläre Gallecylinder zu beobachten. Eine entzündliche Reaktion fehlt oder ist minimal [85].

Bei vielen Fällen besteht der Verdacht, daß die Krankheit durch intravenöse Gaben von Tetracyclinen ausgelöst wurde [148].

C. Die Eklampsieleber

Bei der Eklampsie wird das Krankheitsbild durch die renale und zentralnervöse Symptomatik beherrscht. Tritt Gelbsucht hinzu, ist die Prognose im allgemeinen ernst zu stellen.

Die Beteiligung der Leber ist weder obligat noch adäquat: Sie kann bei schwersten Fällen fehlen und bei Präeklampsien nachzuweisen sein. Die Veränderungen sind vorwiegend im periportalen Parenchym lokalisiert. Bei leichten Fällen findet sich lediglich eine Ausfällung von Fibrin in den perisinusoidalen Räumen, die stellenweise sehr massiv sein kann (Abb. 168, 169). Ist die Leberbeteiligung schwererwiegend, kommt es im Bereich der fibrinösen Abscheidungen zu acidophilen Parenchymnekrosen und häufig auch zu Blutungen. Diese meist hämorrhagischen Nekrosen können größere Läppchenareale oder sogar das Gebiet mehrerer Läppchen umfassen. Eine entzündliche Reaktion wird charakteristischerweise immer vermißt.

D. Die akuten toxischen Lebernekrosen

Akute toxische Lebernekrosen können sich als Folge medikamentöser Therapie, gewerblicher Vergiftungen und Pilzvergiftungen ereignen.

1. Direkt hepatotoxische Arzneimittel

Direkt hepatotoxische Medikamente rufen bei allen exponierten Personen dosisabhängige und im Tierversuch reproduzierbare Leberschädigungen hervor, die nach einer bestimmten, meist kurzen Latenzzeit konstante und relativ charakteristische morphologische Veränderungen verursachen [43]. Hierher gehören Pharmaka, die den Leberzellstoffwechsel meist in globaler Form hemmen, sowohl durch Schädigung des rauhen endoplasmatischen Reticulum die Synthese von Proteinen und Enzymen stören, als auch die Mitochondrien angreifen und damit die Energieproduktion zum Erliegen bringen [154]. Da der Zusammenhang zwischen Pharmakon und Leberschädigung meist offenkundig ist und die hepatotoxische Wirkung auch im Tierversuch bewiesen werden kann, werden diese Medikamente kaum mehr angewendet und die strengen Prüfbestimmungen vor

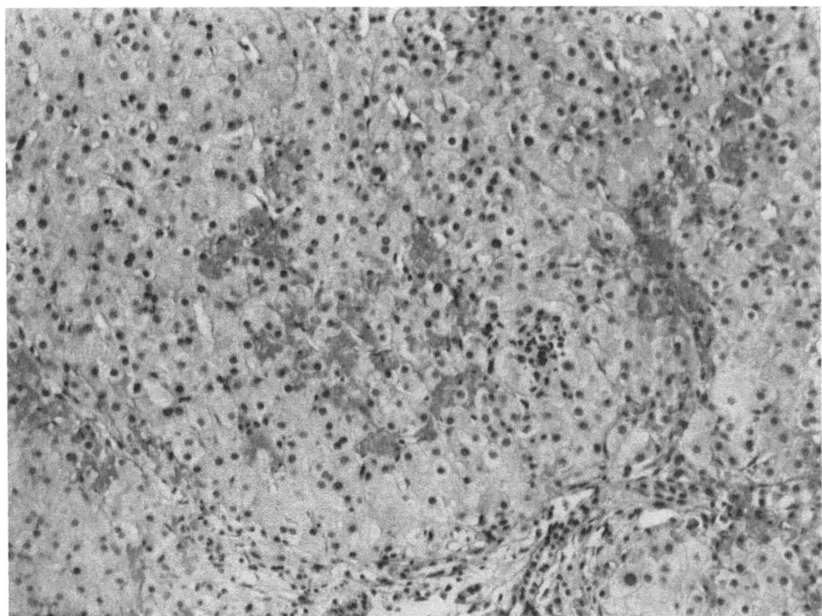

Abb. 168. Eklampsie, 27 Jahre, ♀, 1. Gravidität. In 30. Schwangerschaftswoche Ikterus von wenigen Tagen Dauer. Allgemeine Ödeme, RR 180/100, Albuminurie 14⁰/₀₀ Esbach. Keine Krämpfe. Bil 3,2 mg-% dR, GOT 129 mE, GPT 100 mE. Biopsie 6 Tage nach Abklingen der Gelbsucht (*Haemmerli*, Zürich). Übersicht. Fleckförmige Ablagerung von Fibrinmassen. HE, ×100. (Path. Inst. Kantonspital Zürich, Nr. 3593/68)

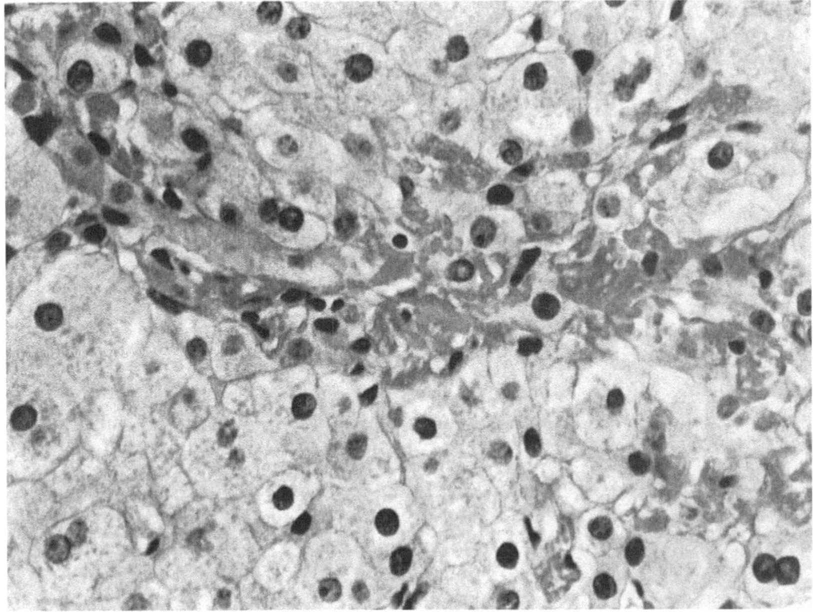

Abb. 169. Gleiches Areal wie Abb. 168 in stärkerer Vergrößerung. Fibrin im perisinusoidalen Raum abgelagert. Verkleinerung, Abrundung und angedeutete Dissoziation der Leberzellen dieses Bereiches. HE, ×400

der Neuzulassung eines Arzneimittels schließen künftige Überraschungen auf diesem speziellen Sektor weitgehend aus.

Hierher gehören Medikamente, die überhaupt oder in speziellen Anwendungsformen nur mehr historische Bedeutung haben, so das Chloroform, der Tetrachlorkohlenstoff (der als Antihelminthicum verwendet wurde) und die Gerbsäure in ihrer Anwendung bei Verbrennungen und als Zusatz zu Bariumeinläufen (Dosisabhängigkeit!).

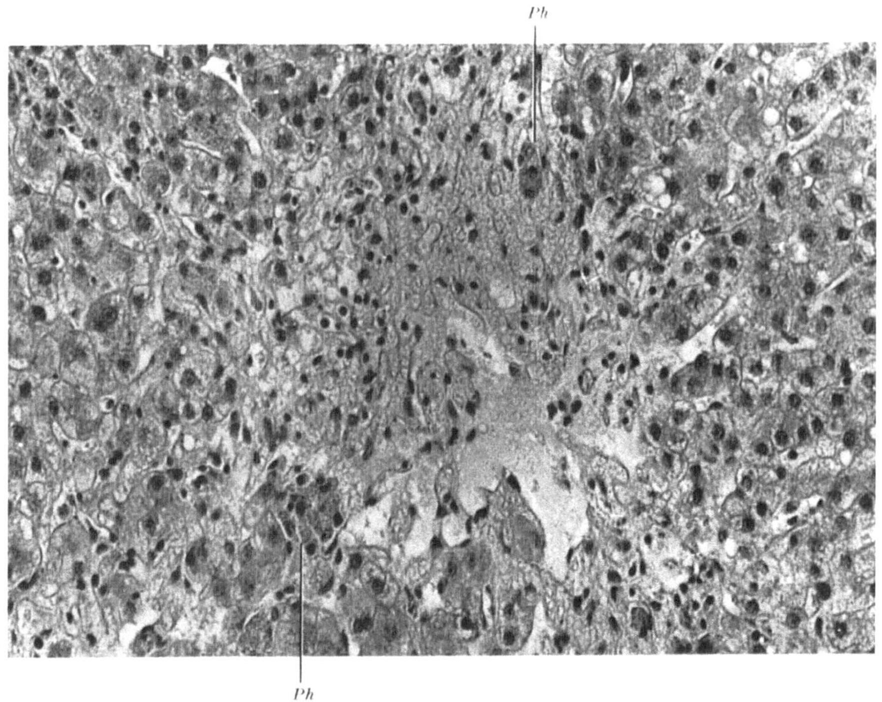

Abb. 170. Arzneimittelbedingte toxische Lebernekrose, 59jährige Epileptikerin. Äthadiontherapie durch 5 Jahre (250 mg täglich). Wechselnder Subikterus seit 4 Wochen. Bil 1,35 mg-%, Thy 3 TE, GOT 15,7 mE, GOT 13,5 mE, alkPh 36 mE. Läppchenzentrale Parenchymnekrose mit Erythrocytenextravasaten und Nestern pigmentspeichernder Phagocyten (*Ph*). Geringfügige entzündliche Reaktion. HE, $\times 200$

Die beststudierte Substanz, die im Tierversuch ausgiebigste Verwendung findet, ist der *Tetrachlorkohlenstoff* (CCl_4). Er bewirkt schon 30 min nach der Applikation eine Mitochondrienanschwellung und eine Zerstörung des rauhen endoplasmatischen Reticulum. Lichtoptisch zeigt sich die Schädigung zuerst in einer feinkörnigen Entmischung des Cytoplasma der läppchenzentralen Leberzellen, die nach einer feintropfigen Verfettung schließlich unter mächtiger hydropischer Aufblähung ihres Zelleibes zugrunde gehen, wodurch zentrolobuläre Nekrosen entstehen, deren Ausdehnung von der zugeführten Dosis des Giftes abhängig ist.

Interessanterweise können sich toxische Lebernekrosen auch nach Medikamenten ereignen, denen keine direkt hepatotoxische Wirkung im landläufigen Sinn nachgesagt werden kann. Nach Bromcarbamiden, leichten Schlafmitteln, konnten derartige Veränderungen beobachtet werden, wenn sie in Suicidabsicht in 20—40facher Überdosierung eingenommen wurden [199]. Gleichartige Läsionen sahen wir nach langdauerndem Gebrauch des Antikonvulsivum Äthadion, einem Oxazolidon (Dimedion, Petidion).

Das klinische Bild ist wenig eindrucksvoll. Vagen abdominellen Beschwerden, einem leichten Ikterus und nur mäßig pathologischen Laboratoriumsproben stehen jedoch ausgedehnte zentrolobuläre Parenchymnekrosen gegenüber. In ihrem Bereich sind zahlreiche Nester ceroidspeichernder Phagocyten, aber keine wesentliche entzündliche Reaktion festzustellen (Abb. 170). Die Ähnlichkeit mit den Veränderungen bei Knollenblätterpilzvergiftung ist auffällig.

2. Gewerbliche Vergiftungen mit Leberbeteiligung

Auch unter den gewerblichen Vergiftungen mit Leberbeteiligung steht der Tetrachlorkohlenstoff an erster Stelle, der als Fleckputzmittel bei der Trockenreinigung und als industrielles Lösungsmittel verwendet wird. Das Einatmen von Dämpfen, die sich bei der Trockenreinigung von Kleidern ergeben, ist für gewöhnlich unerheblich. Vergiftungen ergeben sich im allgemeinen nur bei gewerblichen Unfällen [158].

Die klinischen Symptome sind Kopfschmerzen, Übelkeit und Schwindel, nach stärkerer Einwirkung können auch kolikartige Bauchschmerzen und Verwirrtheitszustände auftreten. Symptomatisch steht die Nierenschädigung mit Oligurie bis Anurie im Vordergrund. Ikterus tritt erst einige Tage nach der Gifteinwirkung auf. Ein eigener Fall, eine leichte Tetrachlorkohlenstoffvergiftung, zeigte histologisch nur eine läppchenzentrale, reversible, feintropfige Leberzellverfettung.

Andere organische Lösungsmittel, wie Tetrachloräthan, Äthylendichlorid und Methylchlorid rufen ähnliche klinische und morphologische Erscheinungen wie der Tetrachlorkohlenstoff hervor.

3. Die Knollenblätterpilzvergiftung

Nach Genuß des Knollenblätterpilzes (Amanita phalloides), dessen wesentlicher Giftstoff das α-Amanitin ist, treten nach einer Latenzzeit von 2—24 Std Übelkeit, Erbrechen, Bauchschmerzen und Durchfälle auf. Die ersten Zeichen einer Leberschädigung folgen am 3.—4. Krankheitstag. Nur bei einem Teil der Fälle besteht Gelbsucht, die Leber ist stets vergrößert und druckschmerzhaft, an pathologischen Laboratoriumstests sind vor allem die verlängerte Prothrombinzeit, die durch den Abfall der hepatalen Gerinnungsfaktoren bewirkt wird, und hohe Transaminasenaktivitäten hervorzuheben [102].

36 Std nach der Vergiftung finden sich noch keine Leberveränderungen. Um den 5. Krankheitstag treten läppchenzentrale, hämorrhagische Nekrosen auf, die wieder durch eine minimale entzündliche Reaktion auffallen. Im Nekroseareal finden sich Nester ceroidspeichernder Phagocyten, an den Nekroserändern hydropisch degenerierte Leberzellen zwischen locker eingestreuten mononucleären Elementen (Abb. 171).

Wird die Vergiftung überlebt, wachsen in der Erholungsphase kleine, basophile Leberzellen in das Nekroseareal ein, in dem sich nun auch einige Plasmazellen finden können. Vereinzelte degenerierende Leberzellen sind auch noch in der Rückbildungsphase zu beobachten (Abb. 172).

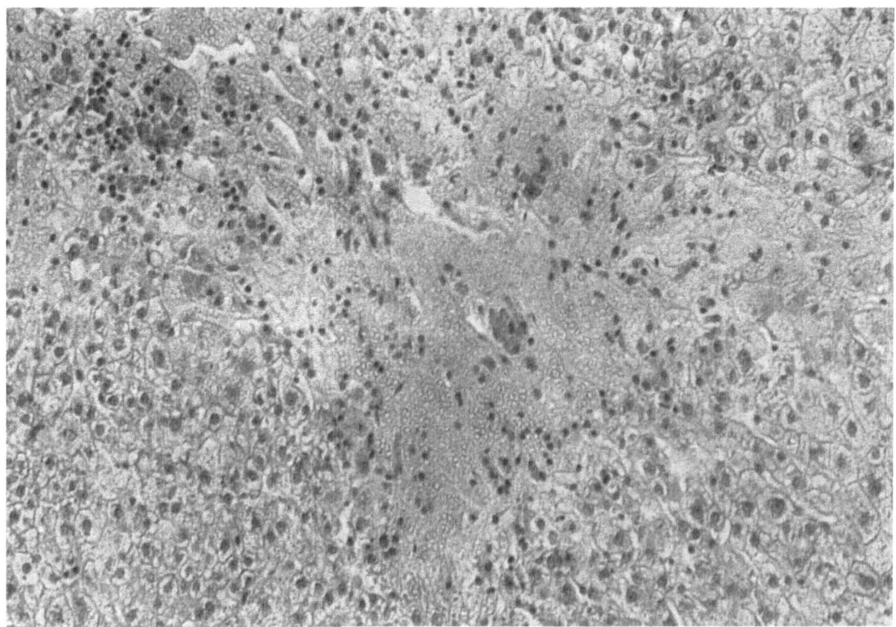

Abb. 171. Knollenblätterpilzvergiftung, 25 Jahre, ♂. 16 Std nach Mahlzeit mit zwei weiteren Personen erkrankt, 3 Tage später Ikterus. 15. Krankheitstag Gelbsucht geschwunden. Bil 1,15 mg-%, GOT 16 mE. Ausgedehnte hämorrhagische zentrolobuläre Nekrose. Geringfügige kleinrundzellige Infiltration, Nester ceroidspeichernder Phagocyten im Nekrosebereich. HE, ×150

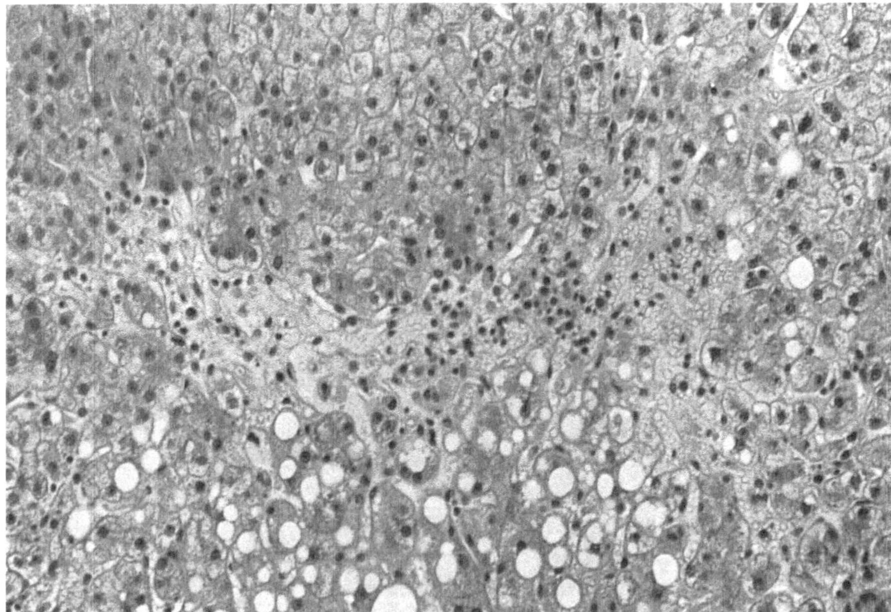

Abb. 172. Der gleiche Fall wie Abb. 171, 2 Wochen später. Kleines entepithelisiertes Restareal. Kleine basophile Zellen an Nekroserändern. Zonale fein- bis grobtropfige Verfettung. HE, ×150

E. Die chirurgische granulocytäre Einzelnekrose

Neben der benignen postoperativen intrahepatischen Cholestase (s. S. 122),
dem Arzneimittelikterus vom Hepatitistyp nach Halothannarkosen (s. S. 82)
und den hypoxischen, läppchenzentralen Parenchymnekrosen infolge intra- oder
postoperativem Schock, existiert noch eine eigenartige Form hepatischer Nekrose
(Abb. 173).

Es handelt sich um Leberzellen mit pyknotischem Kern, die im Verband
mit sonst unauffälligen Leberzellen liegen, aber von eingewanderten, segment-

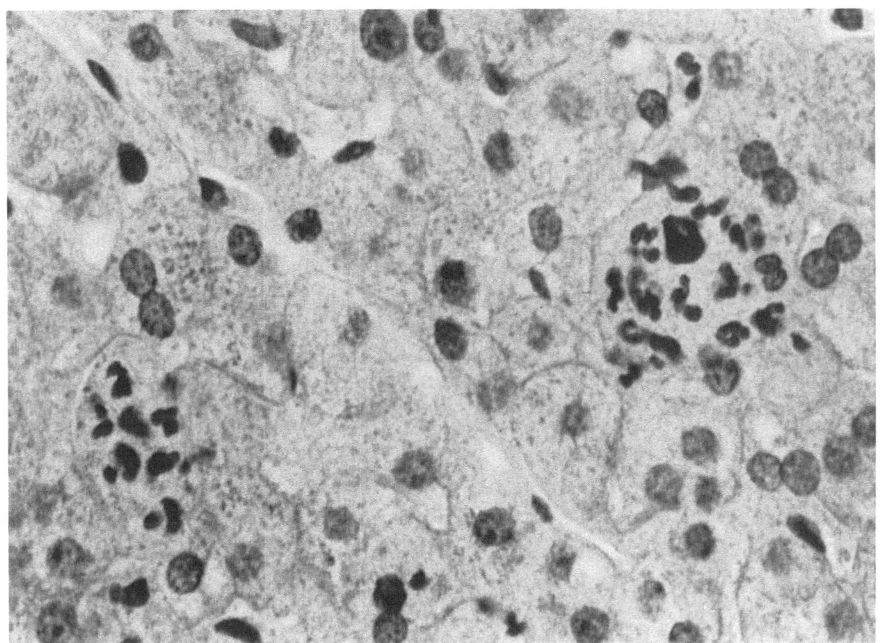

Abb. 173. Chirurgische granulocytäre Einzelnekrosen. 41 Jahre, ♀, Magenresektion wegen
chronischem Ulcus duodeni, Probeexcision. Invasion von Granulocyten in isolierte Leberzellen mit pyknotischem Zellkern. HE, ×650

kernigen Leukocyten erfüllt sind. Ein ähnliches Phänomen konnten wir bereits
bei der Nekrose von Leberriesenzellen (s. S. 130) und bei Leberzellen kennenlernen, die sog. alkoholisches Hyalin beherbergen.

Der Veränderung wurde anhand großer Versuchsserien nachgegangen [132].
Sie tritt nur in späteren Stadien von Eingriffen im Bauchraum auf. Ob die
granulocytären Einzelnekrosen durch die Operation, die Narkose oder durch
beide Schädlichkeiten zusammen verursacht werden, war bisher noch nicht zu
entscheiden.

F. Die Differentialdiagnose toxischer Leberschäden

Klinisch wie histologisch gilt es, die toxischen Leberschäden von der Virushepatitis abzugrenzen. In der Praxis beschränkt sich die Differentialdiagnose
auf Fettleberhepatitis und Virushepatitis. Die Unterscheidung ist im allgemeinen

nicht schwer: Toxische Lebernekrosen sind im Gegensatz zur Virushepatitis
durch die geringfügige oder fehlende entzündliche Reaktion ausgezeichnet. Außerdem ist das Parenchym bei toxischen Nekrosen außerhalb des Zerfallbereiches
unauffällig, wenn man von der schmalen Übergangszone mit degenerativ geschädigten Leberzellen und einer etwaigen Steatose absieht (Abb. 163, 164). Bei
der Virushepatitis ist es hingegen in typischer Weise verändert (rote Körper,
Einzelnekrosen, herd- und streifenförmige zellige Infiltrate). Eine grobtropfige
Leberzellverfettung ist ein zu unverläßliches Merkmal, um als Differential-
diagnosticum herangezogen zu werden.

Die Auffindung von sog. alkoholischen Hyalin in den Bereichen degenerativer
Schädigung und die häufige, begleitende segmentkernige Fokalreaktion spricht
eindeutig für Fettleberhepatitis, wobei chronischer Alkoholismus als Ursache
dieser Veränderung sehr wahrscheinlich, aber keineswegs gesichert ist. Sog. alkoholisches Hyalin stellt nämlich auch bei nicht alkoholischen Fettleberhepatitiden
einen typischen Befund dar. Es kann bei den meisten Fällen von Fettleberhepatitis nachgewiesen werden, dünne Schnitte und gute Färbung vorausgesetzt.

Nicht selten erhält man Biopsien zur Begutachtung, bei denen sich in einem
relativ unauffälligen Parenchym recht unvermittelt reizlose Nekrosezonen finden.
Bei derartigen Fällen handelt es sich zumeist um chronische Alkoholiker, die
schon mehrere Wochen in Krankenhausbehandlung stehen. Durch die erzwungene
Alkoholkarenz wurden Verfettung und degenerative Schäden bereits beseitigt,
während noch keine vollständige Reparation der Nekrosezonen erfolgen konnte.

Bei toxischen läppchenzentralen Lebernekrosen ist es auf Grund der histologischen Veränderungen nicht möglich, auf die Ursache (Gift, Arzneimittel)
rückzuschließen. Akute Stauungsnekrosen können gelegentlich sehr ähnliche
Bilder liefern (vgl. Abb. 147). Vor einer Verwechslung schützen Krankengeschichte
und klinisches Bild.

IX. Folgezustände entzündlich-degenerativer Leberkrankheiten

Viele der bisher beschriebenen, entzündlich-degenerativen Leberkrankheiten können mit einer Restitutio ad integrum ausheilen. Andere wieder hinterlassen bleibende Veränderungen. Soweit es sich um funktionelle Störungen ohne morphologisches Substrat handelt, liegen sie außerhalb des Rahmens dieses Buches. Als Beispiele wären Neurosen (Posthepatitis-Syndrom), Virusträger und die sog. posthepatitische Hyperbilirubinämie zu nennen, über deren Existenz in letzter Zeit berechtigte Zweifel aufgekommen sind [57].

Schwerere Krankheitsabläufe verbieten hingegen auf Grund der gesetzten Läsionen eine völlige Wiederherstellung: Es resultieren bleibende Veränderungen. Wird die Leberarchitektur nur gestört, aber nicht zerstört, handelt es sich um *Fibrosen**. Wenn der Krankheitsprozeß damit abgeschlossen ist, kann die Fibrose als harmlose narbige Defektheilung gewertet werden, die morphologisch interessant, klinisch aber ohne Bedeutung ist. War die Schädigung aber so ausgedehnt, daß die Läppchenarchitektur zerstört wurde, resultiert ein knotiger Umbau der erhalten gebliebenen Parenchyminseln und damit eine *Cirrhose.*

A. Die Fibrosen

Normalerweise macht der Anteil kollagenen Bindegewebes am Gesamtgewicht der Leber kaum 5% aus. Ist der Bindegewebegehalt des Organs bei erhaltener Läppchenstruktur erhöht, spricht man von einer Fibrose. Eine Vermehrung des Bindegewebes findet im allgemeinen auf Kosten des Parenchym statt, d.h. daß die Parenchym-Bindegeweberelation zugunsten des letzteren verschoben ist. Besteht die Fibrosierung in einer Verbreiterung der Glissonschen Scheiden, haben wir es mit einer *portalen Fibrose* zu tun, wird ein Parenchymschwund innerhalb der Läppchen durch Narbengewebe ersetzt, liegt eine *intralobuläre Fibrose* vor.

Schließlich kann Bindegewebe dadurch zunehmen, daß kollagene Fibrillen im Disseschen Raum auftreten. Die Fasern werden anscheinend von adventitiellen Zellen, den Lipocyten, gebildet (s. S. 35). Diese Form der Fibrosierung, die *perisinusoidale Fibrose* (Farbabb. XVIII, S. 221), braucht nicht auf Kosten des Parenchymvolumens zu gehen, hat aber schwerwiegende Folgen für die angrenzenden Leberzellen: Sie werden vom Sinusoid abgedrängt, der freie Plasmazutritt zu ihrer Oberfläche ist unterbunden; die Leberzelle verliert ihre funktionslos gewordenen Mikrovilli (Abb. 174). Die Kupfferzellen formieren eine geschlossene

---

* Nach dem zweiten Weltkrieg hat man sich am allgemein gebräuchlichen Begriff „Cirrhose" gestoßen, weil das griechische Wort „κιρρός" eigentlich nur zitronengelb bedeutet. Es wurde — glücklicherweise — vergeblich versucht, dafür den Ausdruck „Fibrose" einzuführen. Da sind die Psychiater weniger farbempfindlich: Keiner nimmt an der Bezeichnung „Melancholie" Anstoß, obwohl heute jeder weiß, daß die Krankheit nichts mit „Schwarzgalligkeit" zu tun hat!

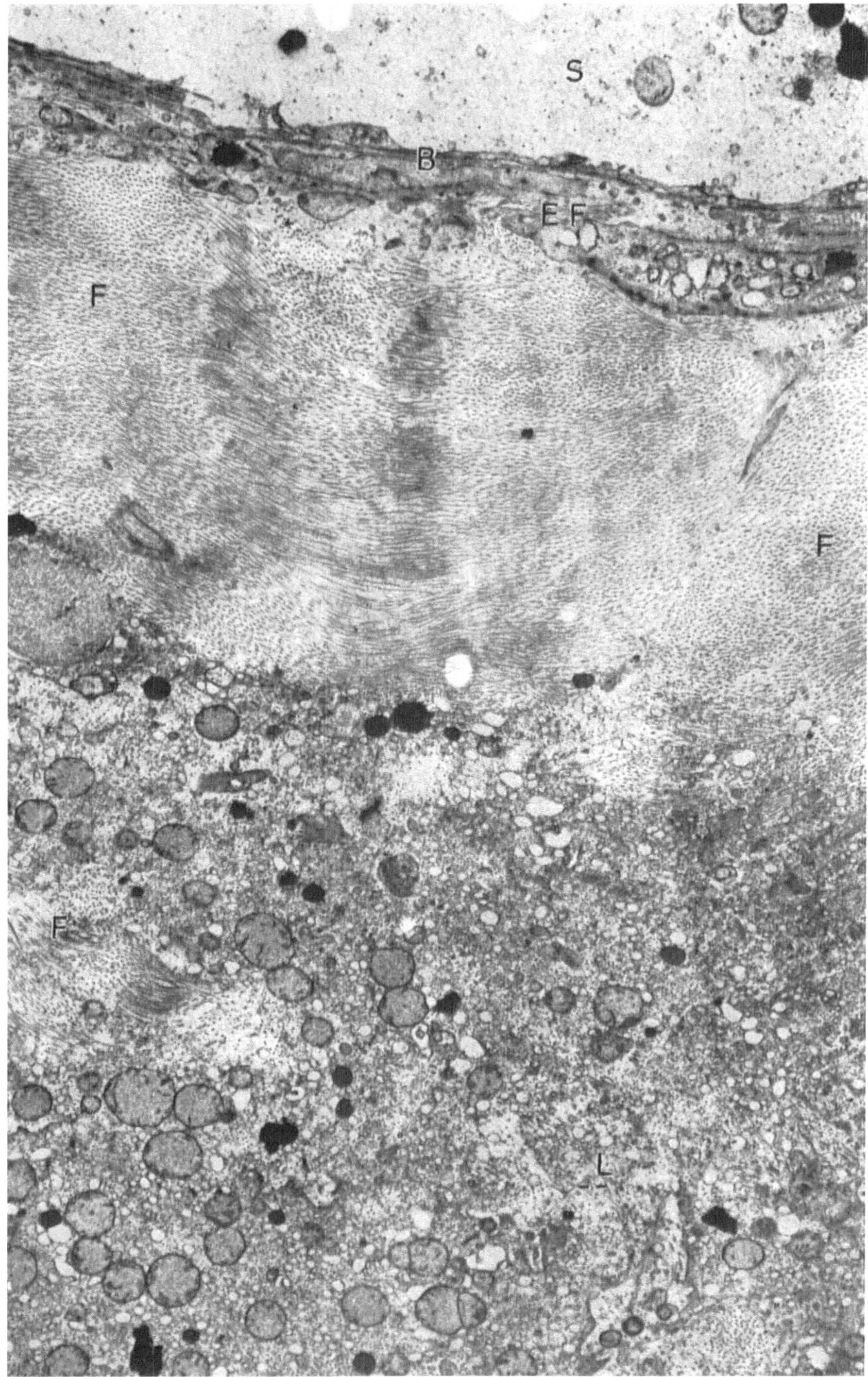

Abb. 174. Chronische Hepatitis, 55 Jahre, ♀. Zahlreiche Bindegewebefibrillen (*F*) haben die Leberzelle (*L*) vom Sinusoid (*S*) abgedrängt. Die Mikrovilli sind geschwunden, die Zellmembran ist durchbrochen. Endothel- (oder Lipocyten- ?)fortsatz (*EF*), basalmembranartige Verdickung (*B*). ×12000. (*Hübner* [79])

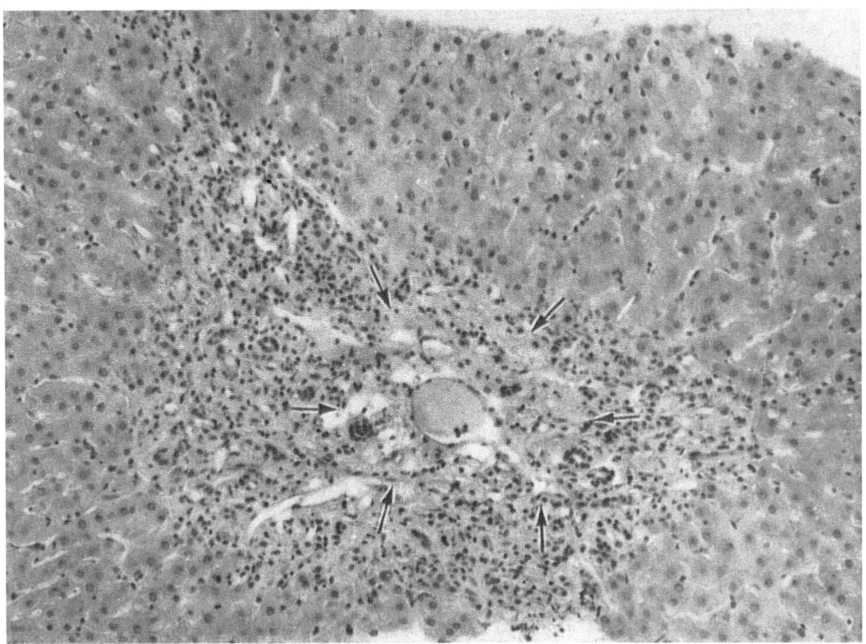

Abb. 175. Hepatitische Cirrhose, 46 Jahre, ♂, Krankheitsdauer 6 Jahre. Erhaltenes Portalfeld in multilobulärem Knoten. Die ursprüngliche Ausdehnung durch Pfeile gekennzeichnet. Relativ scharfe Begrenzung des verbreiterten Bindegewebsraumes. HE, ×120

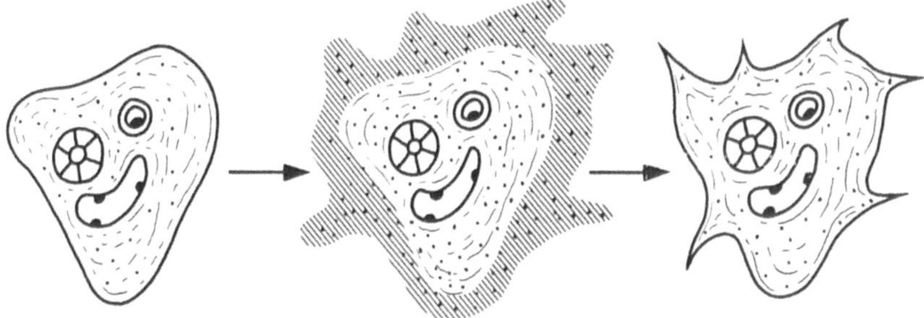

Abb. 176. Schematische Darstellung der Entwicklung einer portalen Fibrose aus periportaler Nekrose. (*Thaler* [173])

Endothellage und entwickeln eine Basalmembran — ein Vorgang, der sehr treffend als *Capillarisierung* des Sinusoids bezeichnet wurde.

Ist der entzündlich-degenerative Krankheitsprozeß mit der Fibrosierung abgeschlossen, ist sie als harmlose narbige Defektheilung zu werten. Klinisch ist bei diesen Fällen eine vermehrte Leberkonsistenz palpatorisch nachweisbar, sonst ist dieser morphologische Schönheitsfehler ohne jede Bedeutung [176].

Die *hepatitische Fibrose** kann im Rahmen der Hepatitis auf Grund akuter läppchenperipherer, periportaler Nekrosen entstehen (Abb. 44, 175) (s. S. 62)

---

* Da es selbstverständlich ist, daß sich die Fibrose oder Cirrhose immer *nach* einer Schädigung ausbildet, erscheint „hepatitische Fibrose" sprachlich richtiger als die aus dem Englischen übernommene Bezeichnung „posthepatitische Fibrose". Wir sprechen auch von einer alkoholischen und nicht von einer „postalkoholischen" Cirrhose [187].

oder langsamer bei chronischer Hepatitis durch Summation von Mottenfraßnekrosen (Abb. 55—57) (s. S. 73). Der Endeffekt ist der gleiche: Der Druck
des ödematösen, entzündlich infiltrierten Portalfeldes verursacht einen Kollaps
des sinusoidalen Gitterfasergerüstes im periportalen Nekrosebereich. Entzündungszellen wandern in die Kollapszone ein. Fibroblasten und Gallengangsregenerate folgen nach. Damit ist der Raum, der früher von Parenchym besiedelt war,
verlorengegangen und in der Reparationsphase ist den Leberzellen die Möglichkeit genommen, wieder von ihrem angestammten Gebiet Besitz zu ergreifen.
Die periportalen Nekrosen werden zum Portalfeld geschlagen, das allerdings
durch die auf breiter Front vorwachsenden Leberzellen wieder etwas eingeengt
wird. Das Resultat sind verbreiterte, unregelmäßig-sternförmig gestaltete Portalfelder (Abb. 176).

Die bindegewebigen Ausläufer dieses umgeformten, irregulär gestalteten und
narbig veränderten Portalfeldes dürfen nicht als „keilförmige Einbrüche des
portalen Bindegewebes ins periphere Läppchenparenchym" fehlgedeutet werden.
Damit würde die harmlose Defektheilung der Fibrose in einen floriden, „präcirrhotischen" Prozeß umgedeutet werden, was leider nur allzuoft geschieht.

Aber auch bei aktiven Fibrosen, wie sie etwa bei chronisch-aggressiver Hepatitis bestehen, sollte man bei den entzündlichen Mottenfraßnekrosen, die in die
Läppchenperipherie hineinragen, nicht von einem „Einbruch" von Bindegewebe
sprechen [86, 198, 199], da damit dem Bindegewebe eine aggressive Eigenschaft
unterstellt wird, die es, wenn man von malignen mesenchymalen Geschwülsten
absieht, nicht hat. Das Bindegewebe ist passiv und träge. Parenchymatöse
Gebiete kann es erst ausfüllen, nachdem die epithelialen Strukturen zugrunde
gegangen sind und damit dem Bindegewebe Platz gemacht haben. Wie wir noch
bei der Besprechung der Cirrhosen auszuführen haben werden, liegt die Dynamik
stets beim Parenchym. Seine regeneratorische Kraft schiebt das Bindegewebe
vor sich her und zwingt es in seine endgültige Lage [126, 167, 170, 173].

Bei nicht zu alten hepatitischen Fibrosen kann das kompakte ehemalige
Portalfeld vom kollabierten periportalen Nekrosebereich noch gut unterschieden
werden: Das frühere Portalfeld, das die interlobulären Gallengangs-, Arterien-
und Portalvenenäste umschließt, sticht durch die dichte Struktur seiner ausgereiften, konzentrisch geschichteten kollagenen Bindegewebefasern deutlich von
den kollabierten, in wechselndem Ausmaß kollagenisierten Gitterfaserstrukturen
ab, die stärker entzündlich infiltriert und von Gallengangsregeneraten durchsetzt
sind (Abb. 175). Diese Unterschiede können noch $1^1/_2$ Jahre nach dem initialen
Krankheitsprozeß wahrgenommen werden (vgl. Abb. 205).

Als Folge der läppchenzentralen Parenchymnekrosen der Virushepatitis
(Abb. 177) ist nach erfolgter Abheilung nicht selten eine mäßiggradige zentrolobuläre Fibrosierung zu beobachten, die durch einen kollagenen Fasermantel
um die Zentralvenen und durch das Aufscheinen einzelner perisinusoidaler kollagener Fasern im Läppchenzentrum ausgezeichnet ist (Abb. 178).

Nach Fettleberhepatitis sind oft ähnliche, aber schwerere Veränderungen zu
beobachten, die bis zu einer Capillarisierung der zentrolobulären Sinusoide reichen
können (Abb. 164, Farbabb. XVIII, S. 221).

Die *biliäre Fibrose* ist stets eine portale Fibrose, die besonders nach Cholestasen mit Cholangiolitis zu beobachten ist. Der portale Entzündungsprozeß

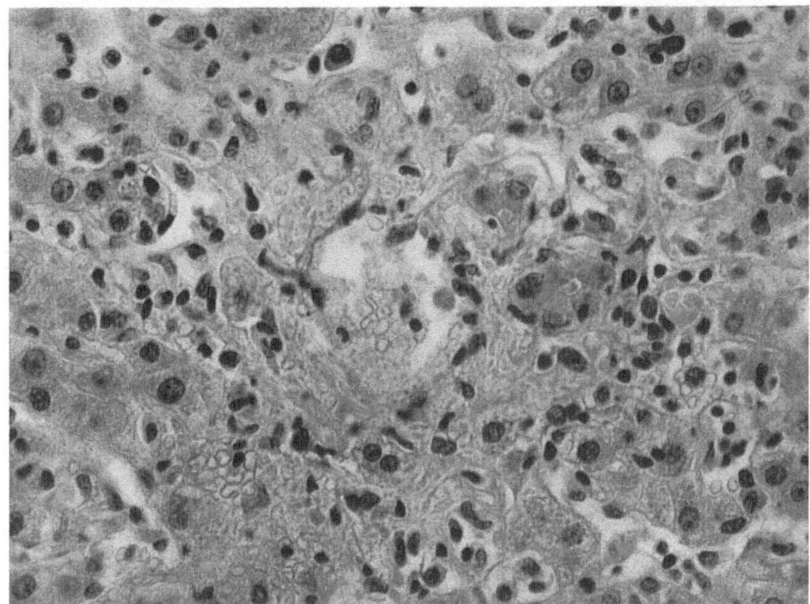

Abb. 177. Hepatitis epidemica, 52 Jahre, ♂, 13. Gelbsuchttag, Höhepunkt der Erkrankung. Inkomplett entepithelisierte Zone um Zentralvene (Bildmitte). Zellige Infiltration, besonders an den Nekroserändern. HE, ×390. [*Thaler, H., L. Benda* and *E. Rissel:* Gastroenterology **33**, 209 (1957)]

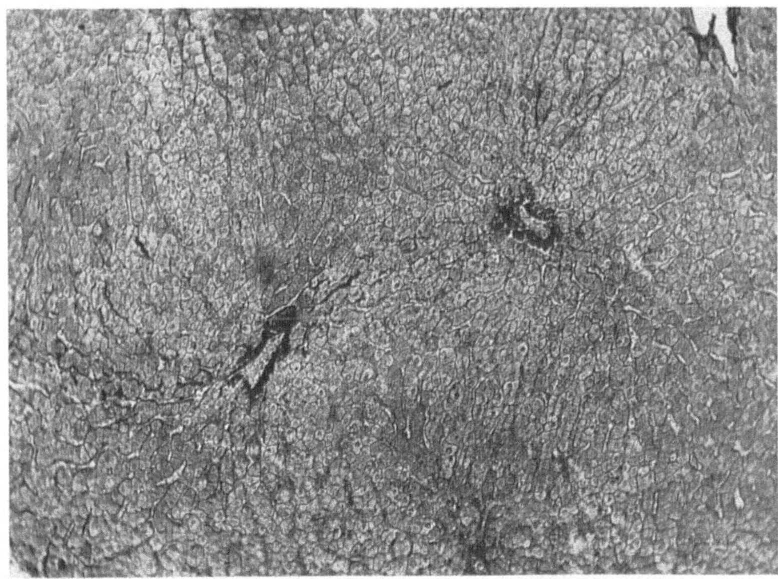

Abb. 178. Der gleiche Fall, 7 Monate später. Mantelförmige Fibrosierung um die Zentralvenen. Perisinusoidale kollagene Fibrillen in den Läppchenzentren. Mall, ×85. [*Benda, L., E. Rissel* u. *H. Thaler:* Virchows Arch. path. Anat. **320**, 1 (1951)]

bewirkt ein „Abschmelzen" des periportalen Parenchym. Die ehemalige Ausdehnung der Portalfelder ist meist noch lange Zeit erkennbar (Abb. 179, 180), in früheren Nekrosezonen sind besonders zahlreiche ductuläre Wucherungen zu beobachten. Eine begleitende, segmentkernig-leukocytäre Infiltration verrät oft noch die Ursache der Veränderung.

Die *Stauungsfibrose* ist eine zentrolobuläre Fibrose, die bereits im HE-Schnitt einen auffälligen Befund ergibt: Die Läppchenzentren erscheinen homogen blaßrosa und gewöhnlich völlig reizlos. Peripherwärts schließt eine Zone an, in der verschmälerte Leberzellplatten ganz oder in dissoziierter Form erhalten sind,

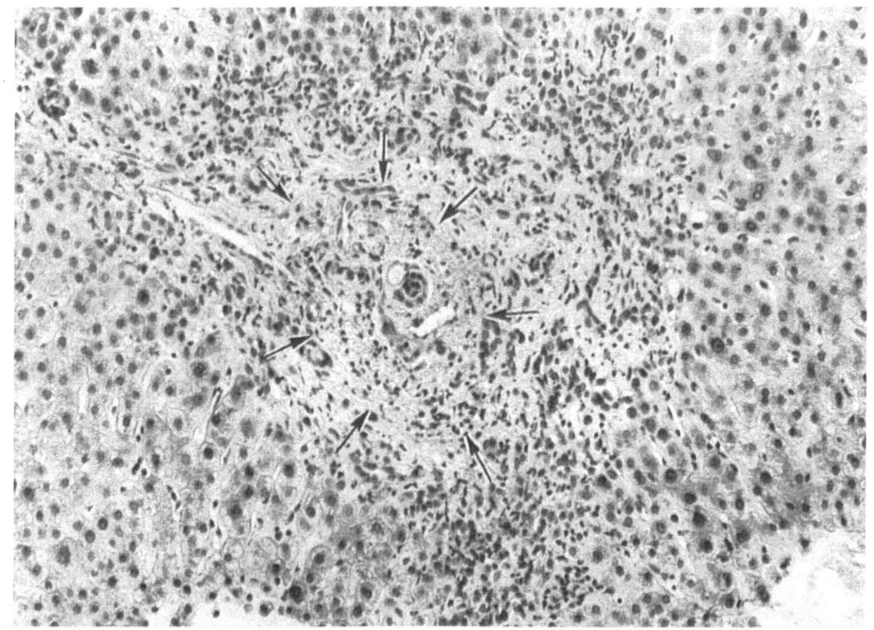

Abb. 179. Cholangitische Fibrose, 58 Jahre, ♂. Zustand nach Verschlußikterus und Cholangitis infolge Choledocholithiasis. Die Ausdehnung des früheren Portalfeldes durch Pfeile markiert. Ductuläre Wucherungen im frischen Narbenbereich. Cholangiolitis, Mottenfraßnekrosen. HE, ×120

aber von demselben blaßrosa Material eingescheidet werden, so daß sich eine geringe Ähnlichkeit mit dem Bild einer Amyloidose ergibt (Abb. 181). Bei Bindegewebefärbung zeigen sich die Läppchenzentren von dichtem, kollagenem Bindegewebe eingenommen, während die Sinusoide im angrenzenden Parenchym capillarisiert sind.

Die *Differentialdiagnose* der Fibrosen ist dort leicht, wo in frischeren Fällen noch intralobuläre oder portale Veränderungen die auslösende Grundkrankheit erkennen lassen. Ältere Fibrosen sind ohne Kenntnis der Vorgeschichte schwer zu klassifizieren. Als Anhaltspunkt mag dienen, daß die Stauungsfibrosen läppchenzentral lokalisiert sind und mit der ausgeprägtesten Capillarisierung von Sinusoiden einhergehen. Fibrosen nach Fettleberhepatitis sind sowohl zentrolobulär als auch portal lokalisiert, Fibrosen nach Virushepatitis im wesentlichen portal, biliäre Fibrosen zumeist rein portal.

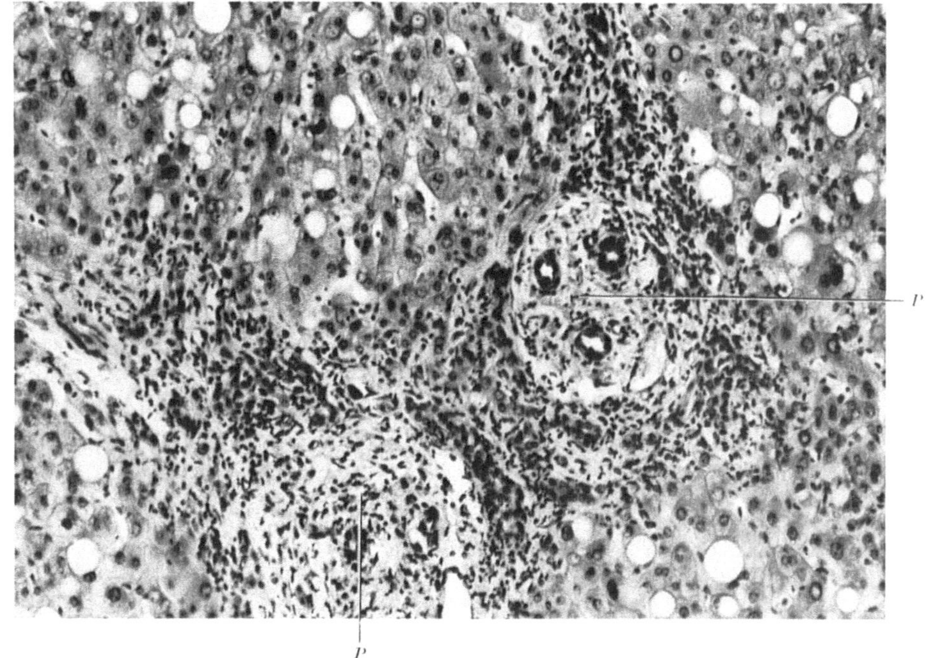

Abb. 180. Cholangitische Fibrose, 73 Jahre, ♀. Seit 6 Jahren rezidivierender Ikterus mit Fieber. Bil 6,2 mg-% dR, Thy 8,9 TE, alkPh 16,2 mMol E. Die beiden früheren Portalfelder (*P*) noch gut erkennbar. Reichlich ductuläre Wucherungen, ausschließlich in den hinzugekommenen Narbengebieten. Segmentkernig-leukocytäre Infiltration im Bereich der Gallengänge. HE, ×120

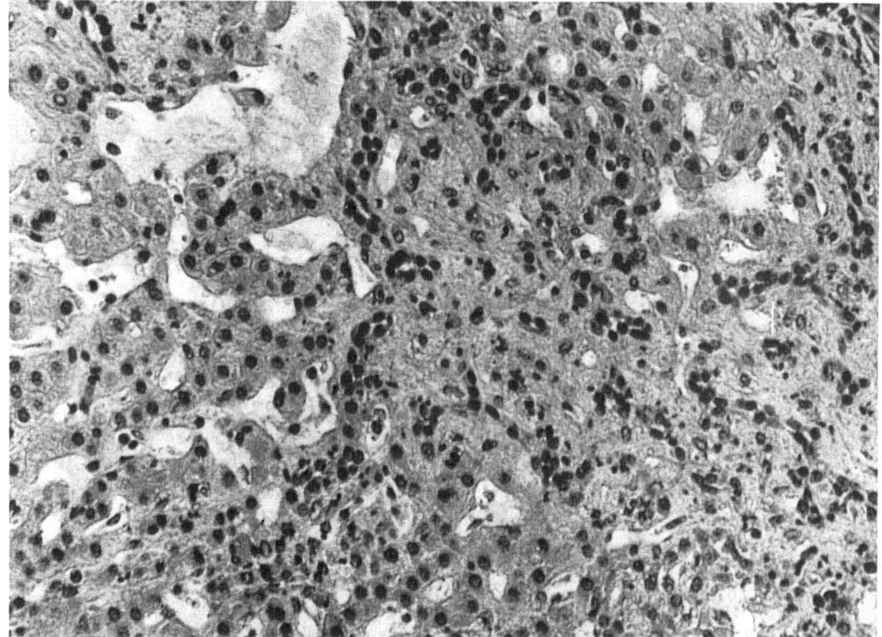

Abb. 181. Stauungsfibrose, 40 Jahre, ♀, chronische Stauungsleber. Fibrosierung und teilweiser Kollaps im Läppchenzentrum. Einsprossen von Gallengangsregeneraten. Keine entzündliche Reaktion. Erweiterung der erhaltenen Sinusoide. HE, ×200

B. Die Cirrhosen

Zwischen zwei Extremen, dem „il n'y a qu'une cirrhose" *Fiessingers* und einer ätiologisch und pathologisch begründeten Vielfalt von Cirrhosen, hat die Lehrmeinung mehr als ein Jahrhundert lang alle nur denkbaren Stellungen — oder besser gesagt — Fronten bezogen. Die Gründe sind verständlich: Eine Cirrhose sieht anders aus, wenn man sie am Krankenbett, vom Laboratorium aus, am Seziertisch oder unterm Mikroskop betrachtet und darüber hinaus war auch der Cirrhosebegriff früher durchaus kein einheitlicher. Klinisch-experimentelle Medizin, Laparoskopie und vor allem auch die Leberbiopsie haben heute zu einer gewissen Konsolidierung der Anschauungen geführt.

Da die Cirrhose ihre Symptomatik mit vielen hepatalen und nichthepatalen Krankheiten teilt, kann ihre *Definition* weder von der Klinik noch vom Laboratorium gegeben werden. Die einzig mögliche morphologische Definition stellt für klinische Belange keinen besonderen Nachteil dar, da die Morphologie der Leber heute auch schon zu Lebzeiten gut zugänglich ist. Die Cirrhosen allein von der entzündlichen Bindegewebevermehrung her zu definieren, wie es *Rössle* versucht hat [134], erwies sich als ungenügend. Folge davon war eine Verwässerung des Begriffes, die dahin gipfelte, daß man jede Fibrose bereits als Cirrhose klassifizierte (vgl. S. 48), so daß beispeilsweise die Cirrhosehäufung bei der Bantubevölkerung bis 80% angegeben wurde und Cirrhose-Wunderheilungen keine Seltenheit darstellten. *Ghon* [64] hatte bereits klar erkannt, daß das wesentliche Merkmal einer Cirrhose im Umbau des Organs zu suchen ist. Wir möchten deshalb unter Cirrhose *einen knotigen Umbau des Leberparenchym verstehen, der mit Narbenbildung und einer Umwandlung des Gefäßapparates einhergeht* [187].

Für die *Systematik* der Cirrhosen liegen die Verhältnisse umgekehrt. Einteilungsprinzipien, die am Seziertisch gewonnen werden und die sich auf Lebergröße, Knotengröße, Knotenform oder Anordnung des Bindegewebes beziehen, sind am Patienten oft schwer zu erfassen und sagen dem Kliniker nichts. Deshalb ist eine Einteilung nach ätiologischen Gesichtspunkten unbedingt vorzuziehen, um so mehr, als es sich dabei um Cirrhoseformen verschiedener formaler Pathogenese handeln kann [187], wie wir später noch zu zeigen haben werden (Tabelle 16). Die Einteilung hat ferner den Vorteil, daß sie bei vielen Fällen bereits die notwendige Prophylaxe oder Therapie andeutet.

Für klinische Belange ist die Frage nach der entzündlich-degenerativen Aktivität des Krankheitsprozesses und damit nach der *Progredienz* der Cirrhose von wesentlicher Bedeutung. Sie kann nur auf Grund der Leberbiopsie beantwortet werden. Der Vorschlag, einen knotigen Umbau der Leber nur solange als Cirrhose zu bezeichnen, als eine entzündliche Aktivität nachweisbar ist, ihn nach ihrem Erlöschen aber „Fibrose" zu benennen [199], dürfte von pathologischer und klinischer Seite auf berechtigten Widerstand stoßen. Wir ziehen es vor, zwischen *stationären* (inaktiven) und *progredienten* (aktiven) Cirrhosen zu unterscheiden. Eine weitere Kennzeichnung, die aber nur der Kliniker vornehmen kann, bezieht sich auf den Umstand, ob die Cirrhose vasculär (Ascites, Ödem) und/oder parenchymatös (Ikterus, Fermententgleisung) *kompensiert* oder *dekompensiert* ist.

Eine *progrediente Cirrhose* ist durch eine dichte, chronisch-entzündliche Infiltration der bindegewebigen Areale und durch eine unscharfe Parenchym-Bindegewebegrenze gekennzeichnet, die dadurch zustandekommt, daß an der Peripherie der Parenchyminseln noch Leberzellen zugrunde gehen (Mottenfraßnekrosen). Auch innerhalb der Parenchymkomplexe ist eine entzündlich-proliferative Aktivität feststellbar: Es finden sich zellige Knötchen aus gewucherten Kupfferzellen und kleinen Rundzellen (Abb. 182). Oft sind auch noch Gruppen geschädigter Leberzellen zu beobachten, die aufgesplittert zwischen entzündlich infiltriertem Bindegewebe liegen.

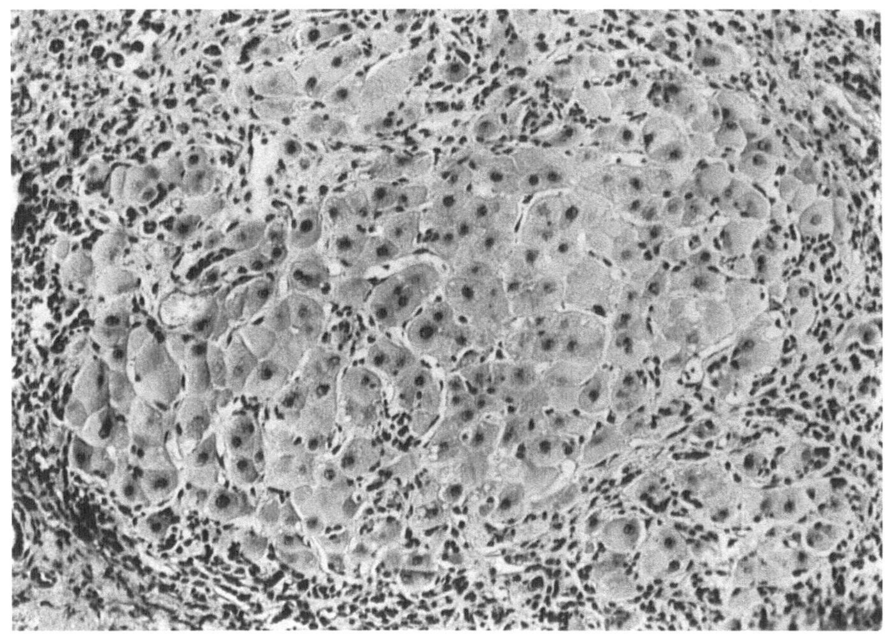

Abb. 182. Cirrhose bei chronisch-aggressiver Hepatitis, 47 Jahre, ♂, vor 1¹/₂ Jahren hepatitis-ähnliche Erkrankung. Bil 3,3 mg-% dR, Thy 9,4 TE, BSP 33,4%, GOT 205 mE, GPT 114 mE. 3 Monate nach Biopsie Tod im Coma hepaticum. Durch Mottenfraßnekrosen in seiner Peripherie aufgesplitterter Pseudolobulus. Dichte, chronisch-entzündliche Infiltration der bindegewebigen Areale. Entzündlich-zellige Knötchen im Parenchym. HE, × 120

Die *stationäre Cirrhose* ist durch wohlabgerundete, scharf begrenzte Parenchymknoten ausgezeichnet (Abb. 8), eingebettet in ein Narbengewebe, das eine chronisch-entzündliche Infiltration wechselnder Dichte aufweist. Der Aufbau einer Lamina limitans an der Knoten-Bindegewebsgrenze ist nur selten zu beobachten (Abb. 183) und kein obligates Zeichen der Inaktivität.

Die Cirrhose, gleich welcher Ätiologie, gilt den meisten als ein chronisch-progredientes Leiden [101]. Die in der Frage herrschende Verwirrung ist vor allem durch den Umstand bedingt, daß nicht streng zwischen einer anatomischen und einer klinischen Progredienz unterschieden wird.

In *anatomischer Hinsicht* sind einzelne Cirrhoseformen ohne Zweifel durch einen chronisch-progredienten Verlauf gekennzeichnet, wie beispielsweise die Cirrhose bei chronisch-aggressiver Hepatitis oder die primäre biliäre Cirrhose — beides Leberkrankheiten, bei denen Autoimmunmechanismen diskutiert werden. Ferner sind hier die seltenen Cirrhosen bei Speicher- und Stoffwechselkrankheiten zu nennen, deren Ursache wir nach dem heutigen Stand unseres Wissens nicht beseitigen oder nur bis zu einem gewissen Grad abschwächen können.

In der Mehrzahl der Cirrhosen liegen jedoch völlig andere Verhältnisse vor: Bei der Cirrhose nach akuter Virushepatitis kommt der anatomische Krankheitsprozeß zum Stillstand, nachdem die regenerative Kapazität der erhalten gebliebenen Parenchyminseln ausgeschöpft ist, der Gefäßapparat die entsprechende Umwandlung erfahren hat und die Nekrosefelder zu bindegewebigen Septen

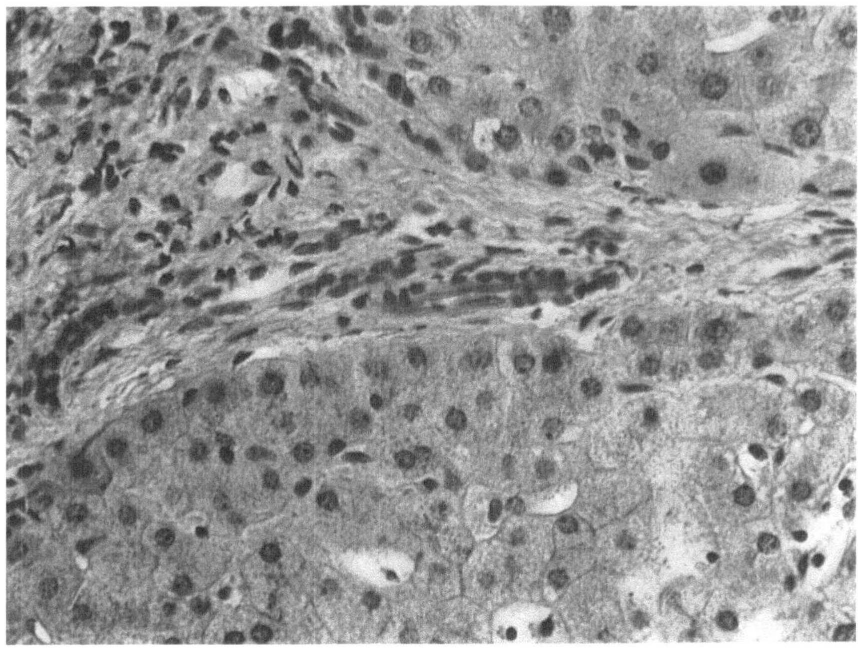

Abb. 183. Stationäre Cirrhose, 60 Jahre, ♂. Scharfe Begrenzung der Pseudolobuli, Ausbildung einer Lamina limitans am unteren Knoten. Mäßig dichte entzündliche Infiltration der bindegewebigen Septen. HE, ×325

oder Narben umgewandelt sind. Es resultiert eine ausgereifte, stationäre Cirrhose (Abb. 8), die im anatomischen Sinn als Defektheilung angesprochen werden muß.

Gelingt es bei Fällen von alkoholischer Cirrhose, die verursachende Noxe zu eliminieren, d. h. den Kranken davon zu überzeugen, daß weiterer Alkoholgenuß für ihn eine nicht besonders angenehme Form des Selbstmordes bedeutet, verhält es sich ähnlich: Wenn der Krankheitsprozeß nicht zu weit fortgeschritten ist, erholen sich die Patienten nicht nur klinisch, sondern auch anatomisch in erstaunlicher Weise. Die Leberzellverfettung schwindet und das Parenchym, das unter dem Einfluß des Alkohols seine regeneratorische Fähigkeit eingebüßt hatte, gewinnt sie im vollen Umfang zurück. Nach maximaler Vergrößerung der Parenchymknoten kommt auch hier der Prozeß zur Ruhe.

Nicht anders verhalten sich Fälle von sekundärer biliärer Cirrhose, wenn es gelingt, das Abflußhindernis zu beseitigen und die Infektion der Gallenwege zu beherrschen, oder Stauungscirrhosen bei Pericarditis chronica adhaesiva nach erfolgreicher Kardiolyse. Die anatomische Progredienz der Cirrhose floriert und erlischt also mit der Krankheitsursache, weshalb es, genau genommen, *keine chronisch-progredienten Cirrhosen, sondern nur chronische Cirrhoseursachen* gibt [187].

Die *klinische Progredienz* ist häufig aber keineswegs immer mit der anatomischen gekoppelt. Hierzu 2 Beispiele: Eine vasculäre Dekompensation kann das Krankheitsbild in dramatischer Weise beherrschen, während anatomisch eine voll ausgereifte, stationäre Cirrhose vorliegt. Ebenso können sich parenchymarme stationäre Cirrhosen lange Zeit in einem Gleichgewicht halten, das häufig erst durch eine Streßsituation, wie beispielsweise eine komplizierende Infektionskrankheit, gestört wird. Die dann unter Gelbsucht einsetzende parenchymatöse Dekompensation ist ein Ereignis, das vielfach und sprachlich ebenso häßlich wie unzutreffend als „hepatischer Schub" bezeichnet wird. Hier versagt die Funktion, obwohl der Krankheitsprozeß in anatomischer Hinsicht ruhen und abgeschlossen sein kann.

In den letzten Jahren wurde die Öffentlichkeit immer wieder mit Nachrichten über Cirrhosen in Erstaunen versetzt, die sich komplett zurückgebildet hätten. Für kollagene Fasern ist die Möglichkeit eines Abbaues sichergestellt [37]. Hat jedoch einmal ein knotiger Umbau des Organs stattgefunden, ist diese Entwicklung nicht mehr rückgängig zu machen. Selbst wenn man annehmen wollte, daß die Leberzellen aus den abgerundeten, von konzentrischen Bindegewebelamellen umgebenen Regeneratknoten „ausbrechen" könnten — eine Entwicklung, die ausschließlich bei der malignen Entartung der Lebercirrhose zu verzeichnen ist —, wäre es unmöglich, daß die Leber auf diese Weise in ihrer früheren Architektur wieder aufgebaut werden könnte. Da Sinusoide, Zentral- und Sublobularvenen geschwunden sind, haben die Leberzellen auch ihre Leitstrukturen verloren, nach denen sie vorwachsen und das Organ in seiner ursprünglichen Form herstellen könnten: Die Brücke zu einer Normalisierung ist unwiderruflich abgebrochen.

Die *Rückbildung* einer Cirrhose wird oft auf Grund ungezielter Leberbiopsien gefolgert, was absolut unzulässig ist (s. S. 23). Eine zunehmende Verschmälerung der bindegewebigen Septen ist kein Zeichen einer Rückbildung sondern einer Reifung der Cirrhose. Irrtümer sind selbst bei laparoskopischer Kontrolle möglich, da lobäre Knoten zu einer so beträchtlichen Größe anwachsen können, daß ein normaler Lappen vorgetäuscht wird. Nicht selten ist auch die ursprüngliche Diagnose unrichtig, etwa, wenn eine portale Fibrose als Cirrhose fehlgedeutet wurde.

Wir haben bereits ausgeführt (s. S. 43), daß die Aspirationsbiopsie bei Cirrhosen im allgemeinen keinen zusammenhängenden Gewebezylinder liefert, sondern zumeist nur kleine Stücke, da das Gewebe an der Parenchym-Bindegewebegrenze abreißt. Trotzdem kann oft auch aus diesen Bruchstücken die Diagnose gestellt werden, wenn sich darunter typische, vom Bindegewebe umgebene Pseudolobuli finden (Abb. 184), bzw. abgerundete Parenchymkomplexe, die auf zwei oder mehr Seiten von einem bindegewebigen Saum eingefaßt werden. Cirrhoseverdächtig ist es, wenn der Biopsiezylinder in ganzer Breite durch ein bindegewebiges Septum unterteilt wird, besonders dann, wenn das angrenzende Parenchym gegenüber dem Bindegewebe abgerundet erscheint (Abb. 185). Es soll hier aber nochmals betont werden, daß ein Biopsiezylinder mit erhaltener

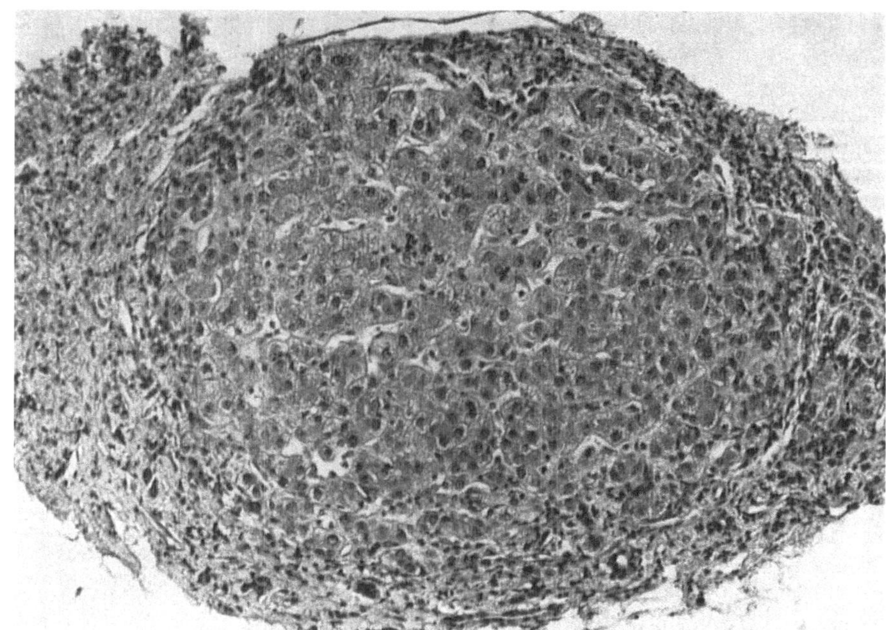

Abb. 184. Cirrhose. Bruchstück eines Biopsiezylinders: Allseits von Bindegewebe umschlossener Pseudolobulus. HE, ×120

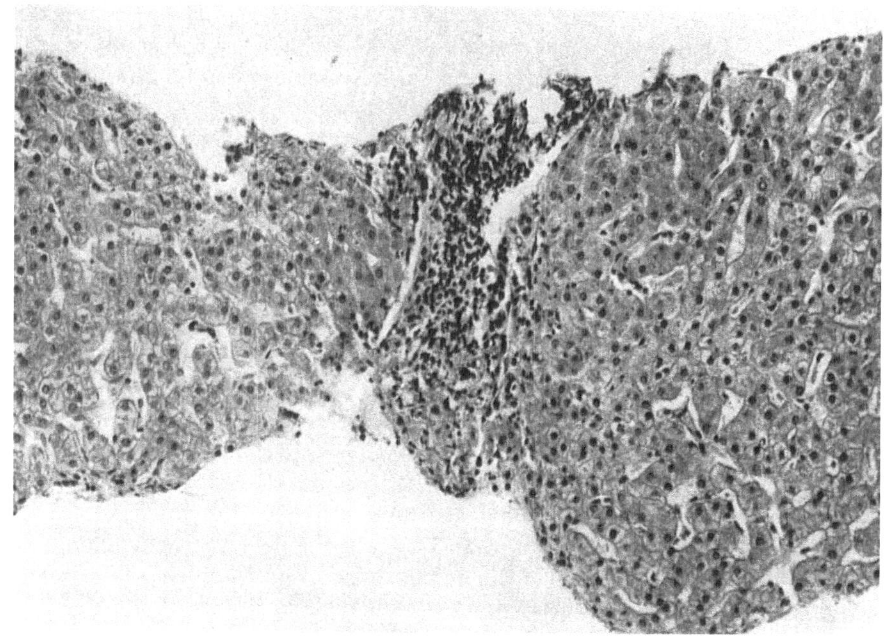

Abb. 185. Fragliche Cirrhose. Biopsiezylinder durch bindegewebiges Septum unterteilt. Das angrenzende Parenchym abgerundet. HE, ×120

Läppchenstruktur eine Cirrhose nicht mit absoluter Sicherheit ausschließt, da die Biopsie auch einmal aus einem groben, multilobulären Knoten entnommen worden sein kann (Abb. 8, 202).

Zur Frage nach der *Ätiologie* der Cirrhose kann die Biopsie beitragen, wenn:

1. bei einer frischen Cirrhose der auslösende Krankheitsprozeß noch erkennbar ist,

2. bei einer Cirrhose die auslösende Ursache weiter wirksam bleibt (z. B. Fettleberhepatitis, chronisch-aggressive Hepatitis, Cholestase und Cholangiolitis),

3. Speichercirrhosen vorliegen,

4. die formalpathogenetisch bedingte Architektur der Cirrhose gewisse Schlüsse auf die auslösende Ursache erlaubt. In diesem Fall handelt es sich aber immer nur um bloße Wahrscheinlichkeitsaussagen (Abb. 198, 202, 203).

1. Die hepatitische Cirrhose *

Daß die Virushepatitis eine Cirrhose verursachen kann, steht auf Grund zahlreicher Beobachtungen außer Zweifel. Die Cirrhosefrequenz ist von der Virulenz des Erregers und der Resistenz der Erkrankten abhängig und damit je nach Epidemie außerordentlich verschieden. Neben solchen mit hohem Prozentsatz an tödlich verlaufenden oder mit Cirrhose ausheilenden Fällen [16, 200] wurden andere beschrieben, bei denen Nachuntersuchungen keine Cirrhosefälle aufdecken konnten [59, 208].

Veranlaßt man bei anatomisch schwer und mit ausgedehnten Parenchymnekrosen verlaufenden Virushepatitiden laparoskopische oder bioptische Nachkontrollen, kann man feststellen, daß die Virushepatitis nicht zu selten eine Cirrhose bedingt. In unserem Material, das als ausgesuchtes Krankengut keine Häufigkeitsberechnungen zuläßt, hat sich auf diese Weise eine sehr hohe Zahl von hepatitischen Cirrhosen angesammelt: Unter 715 Fällen von akuter Virushepatitis und ihren Folgezuständen scheinen 99 hepatitische Cirrhosen auf, unter 112 chronischen Hepatitiden 26. Diese 125 hepatitischen Cirrhosen wurden unter einer Gesamtzahl von 627 Cirrhosen beobachtet. Hierfür ein typisches und besonders instruktives Beispiel:

Eine 66jährige Diabetikerin, die sich von seiten ihrer Leber vollkommen gesund fühlte, stellte sich im Rahmen einer Stoffwechseluntersuchung freiwillig für eine Leberbiopsie zur Verfügung. In der Biopsie fanden sich überraschend begrenzte, zentrolobuläre entepithelisierte Areale, Kupfferzellwucherungen und verbreiterte, infiltrierte Portalfelder (Abb. 186). Auf Grund dieses Befundes wurde ein zufällig entdecktes Inkubationsstadium einer Virushepatitis angenommen und die Patientin prophylaktisch mit Gammaglobulin behandelt. Sie wurde 19 Tage später ikterisch und die Erkrankung nahm klinisch einen schweren Verlauf. Die zweite Leberbiopsie (Abb. 187), am 11. Gelbsuchttag, zeigte ausgedehnte Parenchymnekrosen, die mit Ausläufern bis an die Läppchenperipherie heranreichten. Am 31. Gelbsuchttag wurde bei abklingender Gelbsucht eine weitere Biopsie vorgenommen (Abb. 188), die eine nekrotische Zerstörung des Läppchengefüges zeigte. Die vierte Leberbiopsie wurde vor der Entlassung, 109 Tage nach Gelbsuchtbeginn, durchgeführt (Abb. 189). Sie zeigte bereits eine typische Cirrhose mit abgerundeten Pseudolobuli.

Bei vorsichtiger Schätzung möchten wir annehmen, daß die allgemeine Cirrhosehäufigkeit nach akuter Virushepatitis weniger als 2% beträgt, nach chronischer Hepatitis jedoch sehr hoch liegt und rund 25% ausmachen dürfte. Dieser

---

* Vgl. Fußnote, S. 197.

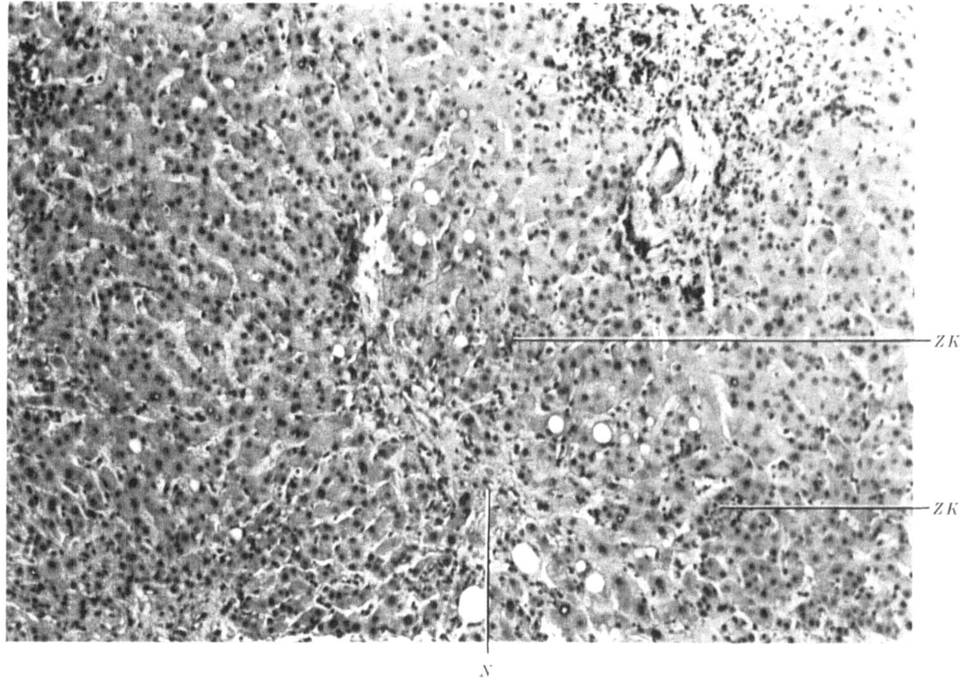

Abb. 186. Virushepatitis, Inkubationsstadium, 19 Tage vor Ausbruch der Gelbsucht (s. Text. S. 207). Zentrolobuläres Nekroseareal (*N*). Kupfferzellaktivierung, knötchenförmige, intralobuläre Zellansammlungen (*ZK*). Verbreitertes, entzündlich infiltriertes und unscharf begrenztes Portalfeld (oben rechts). HE, ×120

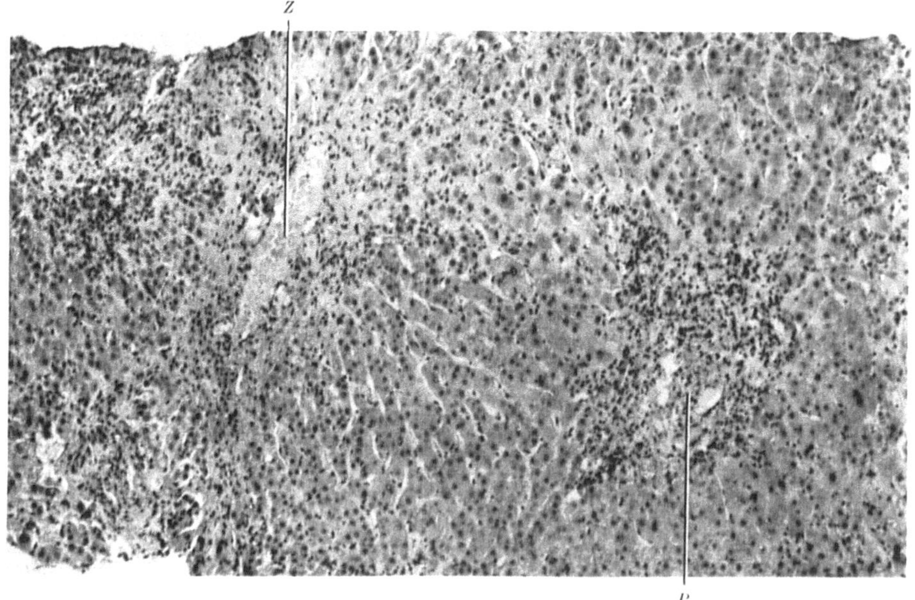

Abb. 187. Der gleiche Fall wie Abb. 186, 11. Gelbsuchttag. Zentralvene (*Z*) mit ausgedehnter, zentrolobulärer Entepithelisierungszone. Verbreitertes und chronisch-entzündlich infiltriertes Portalfeld (*P*) mit Mottenfraßnekrosen. HE, ×75

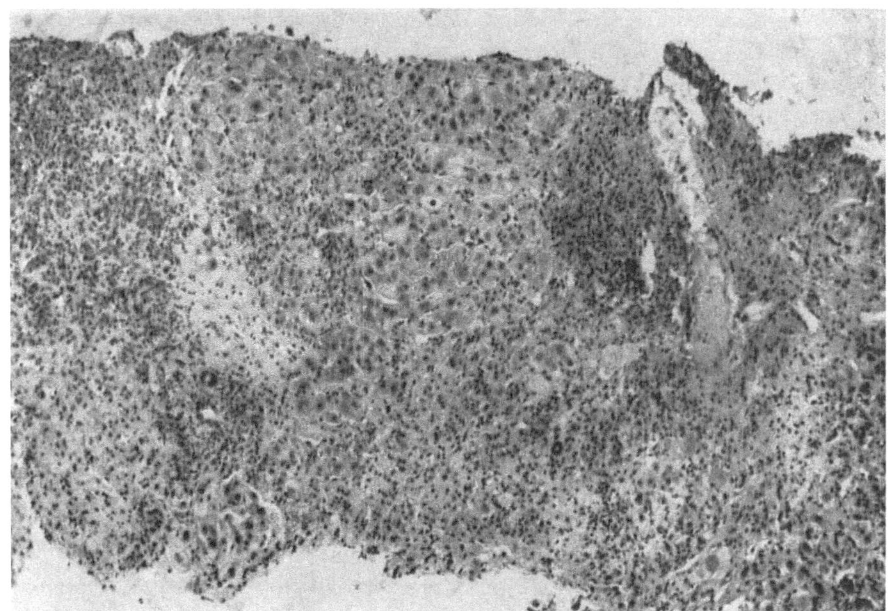

Abb. 188. Der gleiche Fall wie Abb. 186, 31. Gelbsuchttag. Ausgedehnte zentrolobuläre und periportale Nekrosen haben das Parenchym in einzelne Inseln aufgeteilt. HE, ×75

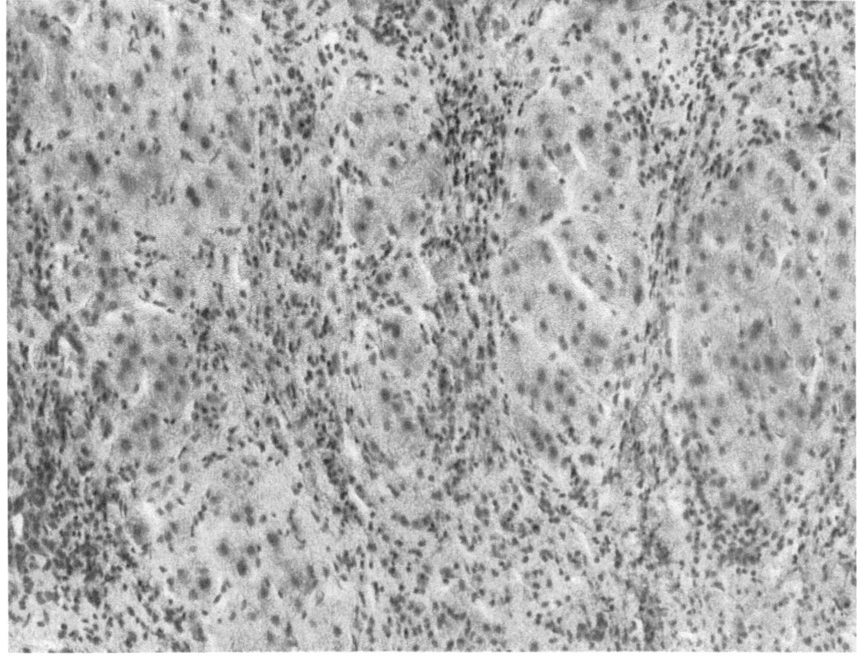

Abb. 189. Der gleiche Fall wie Abb. 186, 109 Tage nach Gelbsuchtbeginn. Pseudolobuläre Cirrhose. HE, ×120

hohe Prozentsatz ist dadurch bedingt, daß die Mehrzahl der Fälle von chronisch-aggressiver Hepatitis schließlich eine Cirrhose verursacht. Die „idiopathische" Cirrhose bei Nichtalkoholikerinnen jenseits des 45. Lebensjahres dürfte zumeist aus einer chronisch-aggressiven Hepatitis entstehen.

Hepatitische Cirrhosen sind im allgemeinen beträchtlich leichter als normale Lebern. Das Durchschnittsgewicht einer größeren Serie betrug 1172 g [9].

Nicht nur aus ätiologischen, nosologischen und klinischen Erwägungen, sondern auch aus pathogenetischen Gründen ist erforderlich, zwischen einer Cirrhose nach akuter Virushepatitis und einer solchen nach chronischer Hepatitis zu unterscheiden.

a) Die Cirrhose nach akuter Virushepatitis

Die Cirrhose nach akuter Virushepatitis ist eine unmittelbare Folge ausgedehnter Parenchymnekrosen. Klinisch handelt es sich aber nur zu einem Teil um schwer verlaufende Fälle mit besonders intensivem Ikterus und hohen Transaminaseaktivitäten. Nicht selten deckt die Leberbiopsie schwere Nekrosen bei durchaus gewöhnlich verlaufenden Fällen und manchmal auch bei anikterischen Verlaufsformen auf (s. S. 66). Irreversible Parenchymzerstörungen und die Entwicklung der hepatitischen Cirrhose verstecken sich nicht selten hinter einem anscheinend protrahierten Krankheitsverlauf.

1951 und 1952 konnten wir [166, 167, 170] die Mechanik der Cirrhoseentstehung nach akuter Virushepatitis beschreiben, deren Prinzip gleichzeitig auch von anderer Seite erkannt wurde [6]. Das klassische Leberläppchen hat statisch gesehen zweifellos eine gewisse Bedeutung: Zentrolobuläre Lebernekrosen bleiben ohne Folgen, wenn sie sich, wie das bei Virushepatitis im allgemeinen der Fall ist, auf die Umgebung der Zentralvene beschränken (Abb. 43). Der intakte Ring des läppchenperipheren Parenchym hält dem Druck stand, der in dem entzündlich geschwollenen und in seiner Kapsel eingeengten Organ allseits auf ihn ausgeübt wird. Dadurch wird verhindert, daß die Nekrosezone kollabiert. Nicht nur die Sinusoide bleiben offen, sondern auch der Raum zwischen ihnen, der früher von den Leberzellen eingenommen wurde. In der Reparationsphase kann er daher ohne weiteres wieder von den Leberzellen besiedelt werden, wobei die Sinusoide für die vorwachsenden Leberzellen als Leitschiene dienen. Es erfolgt eine Restitutio ad integrum (Abb. 190 oben).

Anders verhält es sich jedoch, wenn die Erkrankung so schwer verläuft, daß entweder massive Lebernekrosen eintreten (Abb. 52) oder sich die zentrolobulären Nekrosen in den schlechter ernährten Abschnitten des Läppchens, der Zone 3 (Abb. 22), zungenförmig bis an die Läppchenperipherie fortsetzen (Abb. 191, 192), wo sie sich dann meist mit periportalen Nekrosen vereinen (Abb. 44). In beiden Fällen ist die Stabilität des Läppchens aufgehoben. Die Nekrosezone gibt dem intrahepatalen Druck nach und kollabiert, die Wände der Sinusoide legen sich aneinander (Abb. 193). Dadurch ist der Raum, der von den Leberzellen vor ihrem Untergang eingenommen wurde, verloren gegangen. In der Reparationsphase ist es dann den Leberzellen nicht mehr möglich, ihre früheren Gebiete zu besiedeln und damit das Läppchen in seiner ursprünglichen Form aufzubauen (Abb. 201/I). Die Regeneration kann nur mehr eine konzentrische Vergrößerung der erhalten gebliebenen Parenchyminseln bewirken, wobei

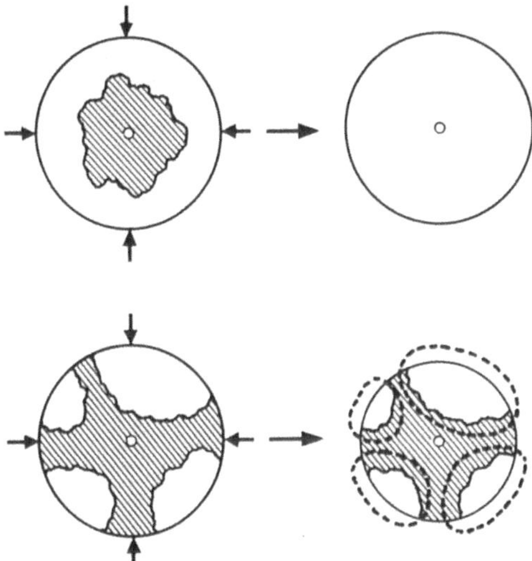

Abb. 190. Schematische Darstellung. Oben: Zentrolobuläre Parenchymnekrose. Der intakte periphere Parenchymzylinder hält dem allseits auf ihn ausgeübten Druck stand. Ausheilung mit restitutio ad integrum. Unten: Nekrotische Durchbrechung des peripheren Parenchymzylinders führt zum Kollaps der Nekrosezone und zur Ausbildung von Pseudolobuli. (*Thaler* [167])

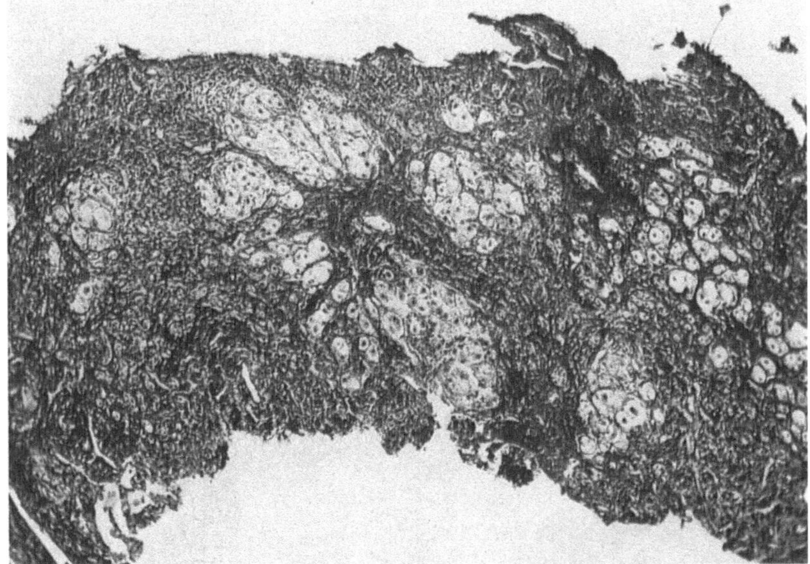

Abb. 191. Frische Cirrhose nach homologer Serumhepatitis bei Salvarsanbehandlung. 37 Jahre, ♂, 6 Monate nach Hepatitisbeginn. Ausgedehnte zentrolobuläre Nekrose, die sich durch zungenförmige Ausläufer mit periportalen Nekrosen vereinigt. Erhaltene läppchenperiphere Parenchyminseln. Mall, ×90. (*Thaler* [170])

der an Umfang zunehmende Knoten die kollabierten Gitterfasern des Nekrosebereichs vor sich herschiebt, wodurch sie eine lamelläre Schichtung erhalten (Abb. 190 unten, 192).

14*

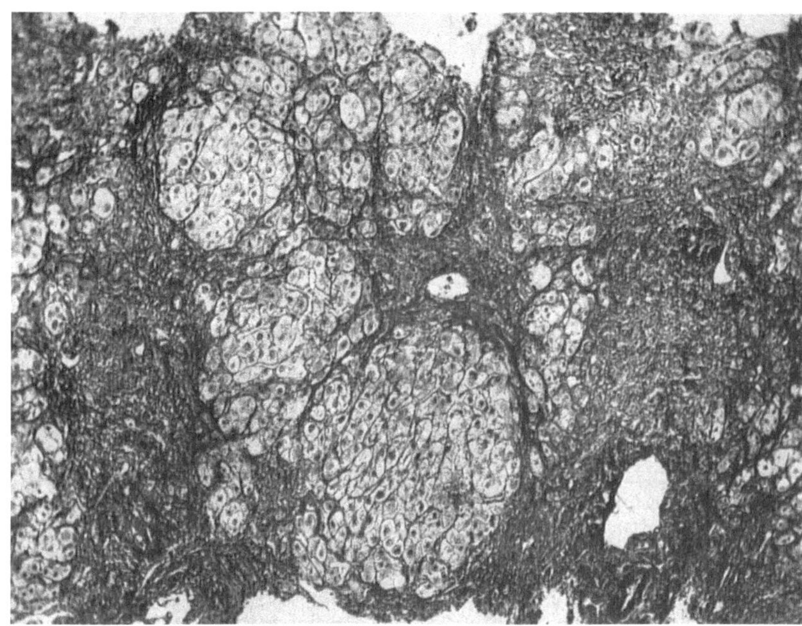

Abb. 192. Der gleiche Fall wie Abb. 191. Einzelne periphere Parenchyminseln bereits in Abrundung begriffen. Mall, ×90. (*Thaler* [167])

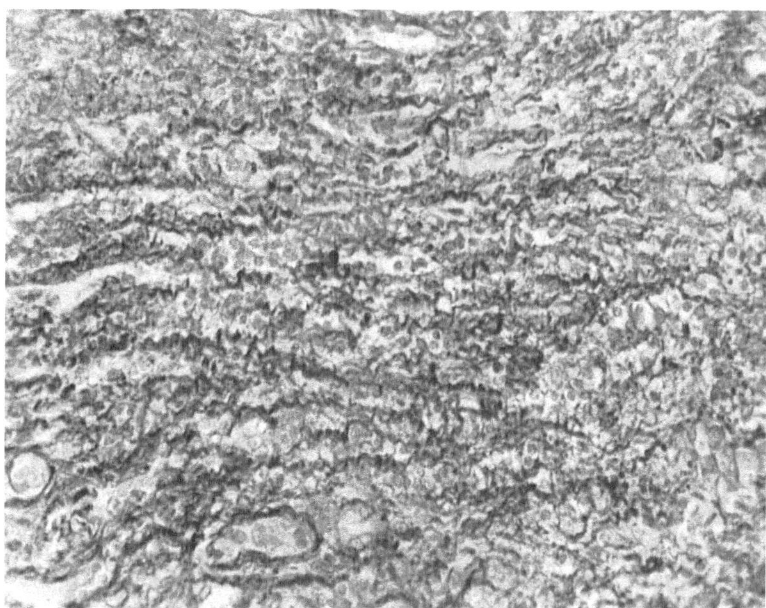

Abb. 193. Cirrhose, 23 Monate nach homologer Serumhepatitis bei Salvarsanbehandlung, 38 Jahre, ♀. Kollapszone mit parallel verlaufenden, feingewellten Gitterfasern. Beginnende Kollagenisierung. Mall, ×285. [*Benda, L., E. Rissel* u. *H. Thaler:* Virchows Arch. path. Anat. **322**, 249 (1952)]

Bei der akuten Hepatitis entscheidet sich also das Schicksal der Leber am Höhepunkt der akuten Krankheitsphase, d.h. innerhalb von Stunden oder wenigen Tagen. Der Abschnitt des präcirrhotischen Stadium, in dem der ungefähre Bauplan der Cirrhose, Anordnung und Gestalt der späteren Regeneratknoten, festgelegt wird, ist damit denkbar kurz. Die unregelmäßige Ausdehnung der Nekrosen in verschiedenen Läppchen ist durch ihre unterschiedliche Blutversorgung und damit verschiedene Resistenz bedingt (Abb. 194).

In der Regenerationsphase treten am parenchymatösen Sektor prinzipielle Veränderungen nicht mehr auf; der Umbau beschränkt sich auf die Ausgestaltung des Vorhandenen. Unter maximaler Ausnützung ihrer regenerativen Kapazität wachsen lebensfähige Parenchyminseln zu rundlichen Knoten heran, während ungenügend versorgte allmählich dem Untergang anheimfallen (Abb. 195).

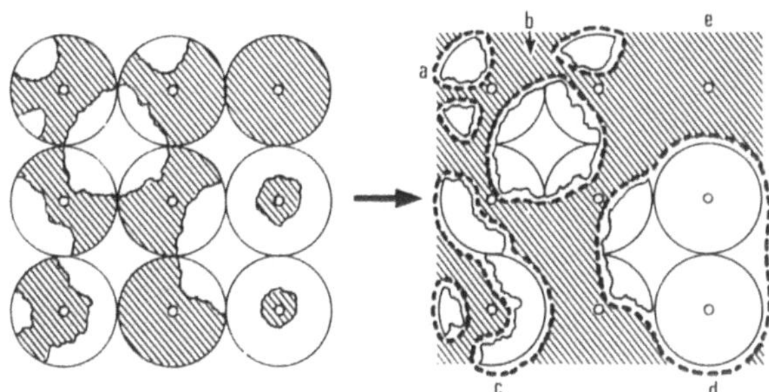

Abb. 194. Schematische Darstellung. Verschiedene Möglichkeiten des Leberumbaues nach akuten Parenchymnekrosen. *a* Pseudolobuli, *b* Knoten mit eingeschlossenem Portalfeld, *c* Parenchymgirlande, *d* grober Knoten aus mehreren, zum Teil vollkommen erhaltenen Leberläppchen, *e* Narbe nach massiver Läppchennekrose. (*Thaler* [167])

Schließlich platten sich eng beisammenliegende Knoten gegenseitig facettenartig ab (Abb. 8). Je nach dem Ablauf der Virushepatitis kann der knotige Umbau schon außerordentlich früh einsetzen. Wir konnten ihn bereits am 14. Tag nach Gelbsuchtbeginn nachweisen (Abb. 196).

Der mesenchymale Anteil des Lebergewebes reagiert träge und seine Umwandlung hinkt derjenigen des Parenchym beträchtlich nach. Die kollabierten Nekrosefelder (Abb. 193) werden in kollagenes Bindegewebe umgebaut, der komplizierte Gefäßapparat der Leber, der im Bereich der narbigen Areale Sinn und Bedeutung verloren hat, wird in der Weise umgewandelt, daß die Regeneratknoten vorwiegend arteriell versorgt werden, während Portalvenenäste mit denen der Lebervene kurzgeschlossen werden [110]. Die endgültige Breite der bindegewebigen Septen wird durch die Kompression seitens der wachsenden Parenchymknoten und durch die narbige Schrumpfung bestimmt.

Je nach Art und Ausdehnung der hepatitischen Nekrosen können Cirrhosen mit sehr unterschiedlicher *Knotengröße* resultieren. Neben extrem feinknotigen oder granulären, also diffus-pseudolobulären Cirrhosen (Typ B nach *Nagayo* [120]) (Abb. 197), können sich multilobuläre Formen entwickeln, deren Knoten sich aus Teilen mehrerer Läppchen oder überhaupt aus größeren Parenchymbezirken zusammensetzen. Hierher gehören die grobknotigen (nodulären) Cirrhosen (toxic cirrhosis nach *Mallory* [114]; Cirrhose Typ A nach *Nagayo* [120]) mit Knoten

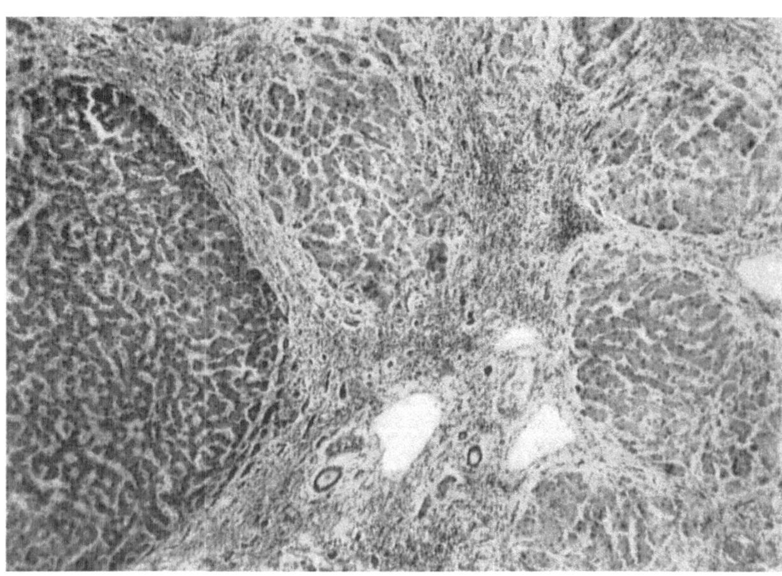

Abb. 195. Cirrhose, 5 Monate nach homologer Serumhepatitis bei Salvarsanbehandlung. 40 Jahre, ♂, Tod durch Oesophagusvaricenblutung, Sektionsmaterial. Pseudolobuli verschiedenen Reifegrades. HE, ×40

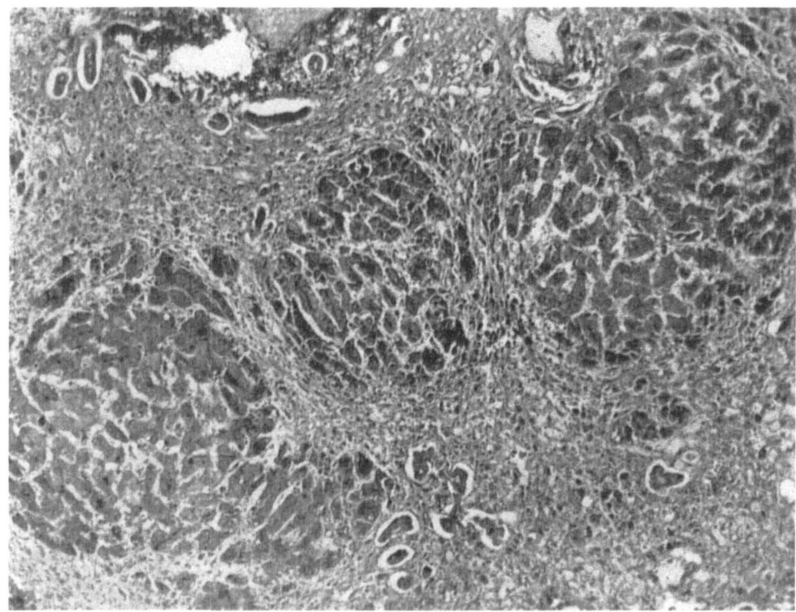

Abb. 196. Akute Lebernekrose bei Hepatitis epidemica. 65 Jahre, ♂, Tod am 14. Gelbsuchttag im Coma hepaticum. Postmortale Leberpunktion. Die erhaltenen Parenchyminseln bereits in Vergrößerung und Abrundung begriffen, die umgebenden kollabierten Gitterfaserstrukturen zum Teil schon zu konzentrischen Lamellen umgewandelt. Mall, ×70. (*Thaler* [170])

bis zu Pflaumengröße und die grobknollige, lobäre Cirrhose, die auch als Mar-
chandsche Hyperplasie, Kartoffelleber [86], postnecrotic scarring oder healed
yellow atrophy bezeichnet wird. Von der feinknotigen bis zur grobknolligen
Cirrhose finden sich bezüglich der Knotengröße alle Übergänge. Mischformen
stellen die Regel dar [8]. Klinisch sind die verschiedenen Cirrhoseformen kaum
zu unterscheiden, wenn auch die grobknolligen eher zur vasculären, die feinknotigen eher zur parenchymatösen Degeneration neigen. *Kalk* und seine Schule
[86, 198] möchten die grobknolligen Cirrhosen als *Narbenleber* von den übrigen
abgetrennt wissen, was jedoch in praxi wegen der gleichartigen Ätiologie und
Klinik der verschiedenen hepatitischen Cirrhosetypen und der Häufigkeit von
Mischformen nicht leicht durchzuführen ist.

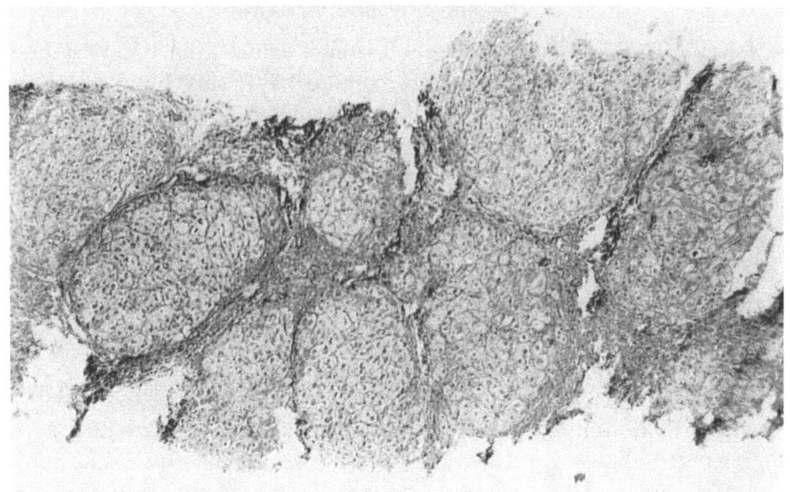

Abb. 197. Cirrhose nach homologer Serumhepatitis bei Salvarsanbehandlung. 24 Jahre, ♂,
21 Monate nach Hepatitisbeginn. Feinknotiger, pseudolobulärer Umbau. Mall, ×50

Die Cirrhosen nach akuter Virushepatitis wurden als *postnekrotische Cirrhosen*
den anderen Formen gegenübergestellt. Wie wir noch auszuführen haben werden,
ist die Parenchymnekrose kein spezielles Merkmal dieser Cirrhoseform. Die
Nekrose tritt uns in der einen oder anderen Weise auch bei allen anderen Cirrhosen
entgegen, so daß diese Bezeichnung besser fallengelassen werden sollte.

b) Die Cirrhose nach chronischer Hepatitis

Bei den Fällen von chronischer Hepatitis, die eine Cirrhose entwickeln, kann
dies auf zwei verschiedenen Wegen erfolgen.

Die chronische Hepatitis kann innerhalb des Parenchym mit dem Vollbild
einer Virushepatitis einhergehen (s. S. 73), wobei gelegentlich ausgedehnte, die
Läppchenstruktur zerstörende Nekrosen auftreten können, die auf gleichem Weg
wie bei akuter Virushepatitis einen parenchymatösen Umbau auslösen.

Ungleich häufiger nimmt die Entwicklung jedoch einen anderen Weg [86, 198]:
Die portale Entzündung bewirkt einen nekrobiotischen Abbau der Läppchenperipherie (Mottenfraßnekrosen). In vielen Fällen kann dieser Abschmelzprozeß

mit einer Fibrose ausheilen (s. S. 198), in anderen schreitet er jedoch unaufhaltsam fort, benachbarte Portalfelder vereinigen sich und schließlich wird der Rest des Läppchens isoliert, in dem oft noch die meist exzentrisch gelegene Zentralvene nachzuweisen ist (Abb. 201/II). Auch sehr unregelmäßige, girlandenförmige Parenchymkomplexe können sich auf Grund dieses Vorganges ergeben.

Die Zerstörung der parenchymatösen Peripherie macht auch nach Ausbildung einer Cirrhose nicht halt, sondern setzt sich solange fort, bis das verbleibende Parenchym zur Aufrechterhaltung der vitalen Funktionen nicht mehr ausreicht (Abb. 182). Der Tod erfolgt im Coma hepaticum, wenn nicht schon vorher eine Oesophagusvaricenblutung dem Leben ein Ende setzt.

2. Die alkoholische Cirrhose

Die formale Pathogenese der alkoholischen Cirrhose, die wir 1961 und 1962 beschreiben konnten [174, 177], wurde bereits bei Besprechung der Fettleberhepatitis angedeutet (s. S. 184). Für die Entwicklung einer Fettleberhepatitis und damit einer Cirrhose ist im allgemeinen ein Alkoholabusus von mehr als 10 Jahren mit einem täglichen Alkoholkonsum von 160 g reinen Alkohols und darüber erforderlich. Die Häufigkeit der Leberschädigung nimmt mit Dauer und Umfang des Mißbrauches deutlich zu: Bei einer mittleren Dauer des chronischen Alkoholismus von 12—13 Jahren findet sich bei jedem Vierten, von 22 Jahren bei jedem Zweiten eine Cirrhose [103]. Auf der anderen Seite gibt es aber auch ohne jeden Zweifel chronische Alkoholiker mit schweren Fettlebern, die von einer Cirrhose verschont bleiben (konstitutionelle Faktoren ?).

Die Cirrhoseentwicklung wird bei Summation verschiedener steatogener Noxen (chronischer Alkoholismus und Eiweißmangelernährung, chronischer Alkoholismus und Altersdiabetes mit Überernährung) beschleunigt, wahrscheinlich auch durch komplizierende Allgemeinerkrankungen. Selten aber doch können schwere Fettleberhepatitiden bei Patienten eine Cirrhose verursachen, die keinen Alkohol trinken.

Der Beginn der Cirrhoseentwicklung ist dem Einsetzen der Fettleberhepatitis gleichzusetzen. Die Zeitspanne von ihrem Auftreten bis zur irreparablen Zerstörung des Läppchenparenchym beträgt bei der chronischen Form mit rezidivierenden, fokalen Parenchymnekrosen mehrere Monate, aber zumeist weniger als 1 Jahr. Bei den akuten Fällen vollzieht sich der kritische Untergang des Lebergewebes innerhalb von Tagen bis wenigen Wochen [181, 187]. Für die Entstehung der Läsion und ihr rasches Fortschreiten ist die Tatsache von wesentlicher Bedeutung, daß unter Einwirkung des Alkohols keine wesentliche Parenchymregeneration stattfindet.

Bei der chronischen Form mit rezidivierenden, fokalen Parenchymnekrosen (s. S. 178) reihen sich so Nekrosen und Narben aneinander, bis die Läppchenstruktur zerstört ist (Abb. 162, 201/III). Dieser Entwicklungsmodus bringt es mit sich, daß das Parenchym stellenweise auch nur unvollständig durch Septen unterteilt sein kann (subseptale Cirrhose).

Nach ausgedehnten zentrolobulären Nekrosen (Abb. 163, 165) folgt die Cirrhoseentstehung dem Schema der akuten Virushepatitis (Abb. 201/I). Diffuse, disseminierte Nekrosen schließlich (Abb. 166) bewirken einen sehr eigenartigen

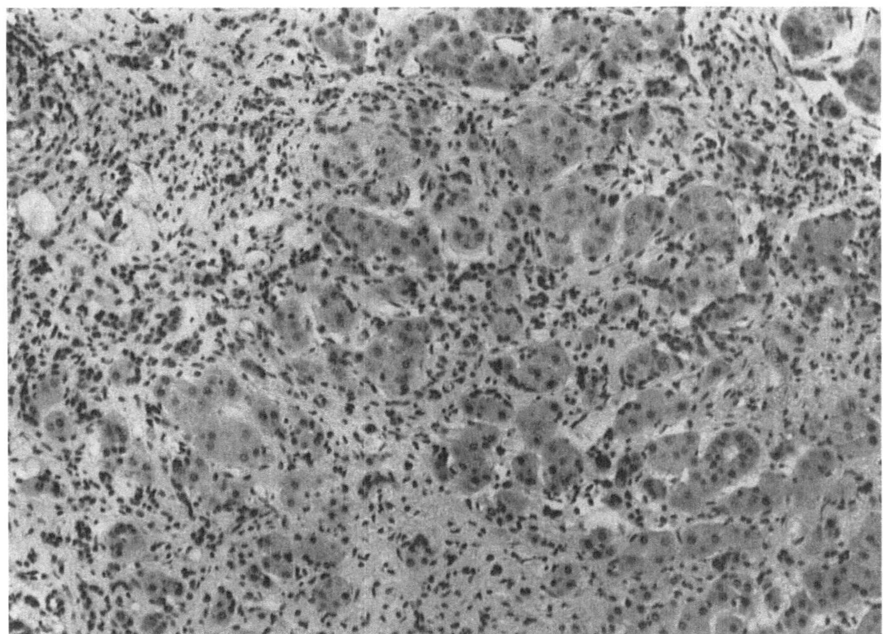

Abb. 198. Alkoholische Cirrhose nach diffuser Fettleberhepatitis. 54 Jahre, ♂, chronischer Alkoholiker, Ascites, Beinödeme. Bil 4,7 mg-% dR, Thy 10,6 TE, GOT 37,0 mE, γ-Glob 51 rel.-%. Das Parenchym in kleinste, zumeist mehrschichtige Zellgruppen aufgelöst. Es wirkt „wie fein zerhackt". HE, ×120

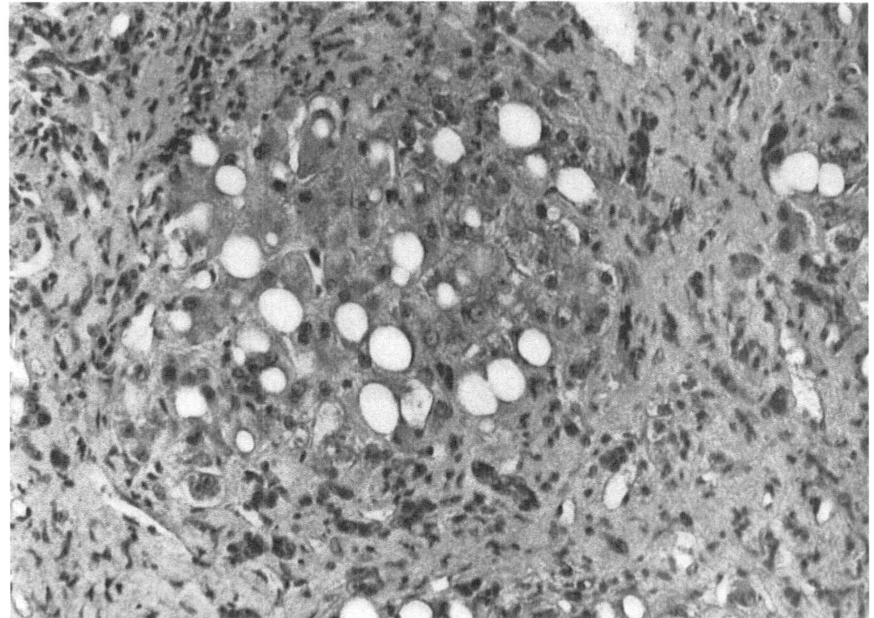

Abb. 199. Progrediente alkoholische Cirrhose, 40 Jahre, ♀, chronische Alkoholikerin. Hepatosplenomegalie, Ascites. Bil 1,5 mg-%, Thy 1 TE, GOT 45 mE. Kleiner, teilweise verfetteter, unscharf begrenzter Pseudolobulus mit zum Teil degenerativ geschädigten Leberzellen. HE, ×200

Cirrhosetyp, wie man ihn beim Erwachsenen fast nur nach dieser besonderen Verlaufsform der alkoholischen Cirrhose antrifft: Es resultiert eine völlige Auflösung der Leberzellplattenstruktur in kleine und kleinste Zellgruppen, die nach Regeneration meist zwei- oder mehrschichtigen Aufbau erhalten. Das Lebergewebe wirkt „wie fein zerhackt" (Abb. 198).

Bei fortgesetztem Alkoholkonsum wirkt die Fettleberhepatitis auch in der Cirrhose weiter (Abb. 199, Farbabb. XIII und XIV, S. 181) und führt in kurzer Zeit zum funktionellen Zusammenbruch des Organs.

Alkoholische Cirrhosen sind meist schwerer als die normale Leber. Ihr Durchschnittsgewicht liegt 1 kg über dem der hepatitischen Cirrhosen und damit über 2 kg [9]. Die Bezeichnung „Laennecsche Cirrhose" ist außerordentlich vieldeutig, steht aber zumeist für atrophische, feinknotige Cirrhosen in Verwendung und wird von vielen als Synonym für „alkoholische Cirrhose" aufgefaßt. Da es sich bei feinknotigen atrophischen Cirrhosen teils um späte Krankheitsstadien bei chronischen Alkoholikern, teils aber auch um Folgezustände nach Hepatitis handeln kann (Abb. 197) (s. S. 213) sollte der Ausdruck „Laennecsche Cirrhose", der somit keinen klaren Begriffsinhalt mehr darstellt, ganz fallengelassen werden. Das gleiche gilt für die Bezeichnung „portale Cirrhose", die im angloamerikanischen Schrifttum ebenfalls synonym für „alkoholische Cirrhose" verwendet wird. Wie wir zeigen konnten, geht die alkoholische Cirrhose nicht vom portalen Feld aus. Die im folgenden zu besprechenden biliären Cirrhosen sind hingegen stets „portale Cirrhosen", ohne daß dieser Ausdruck bei ihnen Anwendung fände.

3. Die biliären Cirrhosen

Die verschiedenen Formen von biliärer Cirrhose haben eine einheitliche formale Pathogenese: Die Cirrhoseentwicklung nimmt von der portalen Läsion ihren Ausgang und vollzieht sich über das allmähliche Abschmelzen des periportalen Parenchym. Je nach der Ursache der Gallenwegserkrankung wird zwischen einer primären und sekundären biliären Cirrhose unterschieden.

a) Die primäre biliäre Cirrhose

Die bereits totgesagte Hanotsche Cirrhose [72] hat als primäre biliäre Cirrhose unerwartete Auferstehung gefeiert [2, 100]. Die Erkrankung betrifft überwiegend Frauen in der Menopause und geht mit andauerndem, intensivem Ikterus und starkem Hautjucken einher. Die Leber erscheint glatt, hart und stark vergrößert und wird von einem beträchtlichen Milztumor begleitet. Laboratoriumsmäßig stehen stark erhöhte Serumspiegel von Phospholipiden und Cholesterin im Vordergrund. Patienten mit besonders hohen Phospholipidwerten können multiple Xanthome entwickeln. Histologisch handelt es sich um Spätstadien der chronisch-destruktiven, nicht eitrigen Cholangitis (s. S. 122). In vielen Fällen ist die Bezeichnung Cirrhose eigentlich nicht berechtigt, da die Läppchenstruktur erhalten ist und lediglich eine schwere portale Fibrose besteht [187] (Abb. 200), was auch der ursprünglichen Beschreibung von *Hanot* entspricht (große, grüne, glatte Leber). Eine echte Cirrhose entwickelt sich nur in einem Teil der Fälle.

Der auffallendste und zugleich kennzeichnende histologische Befund ist das Fehlen größerer Gallengänge. Ductuli sind bei manchen Fällen reichlich vorhanden, bei anderen fehlen auch sie (Abb. 200). Dann sind in den bindegewebigen Arealen nur undeutlich-schattenhafte Strukturen zu beobachten, die möglicherweise degenerierten Gallengangsregeneraten entsprechen. Die Leberzellen an der Parenchym-Bindegewebegrenze sind häufig hydropisch degeneriert und enthalten vermehrt Gallepigment (sog. fedrige Degeneration, s. S. 115) (Abb. 200), während das übrige Parenchym auffallend wenig verändert ist. Gallezylinder sind nur ausnahmsweise zu beobachten.

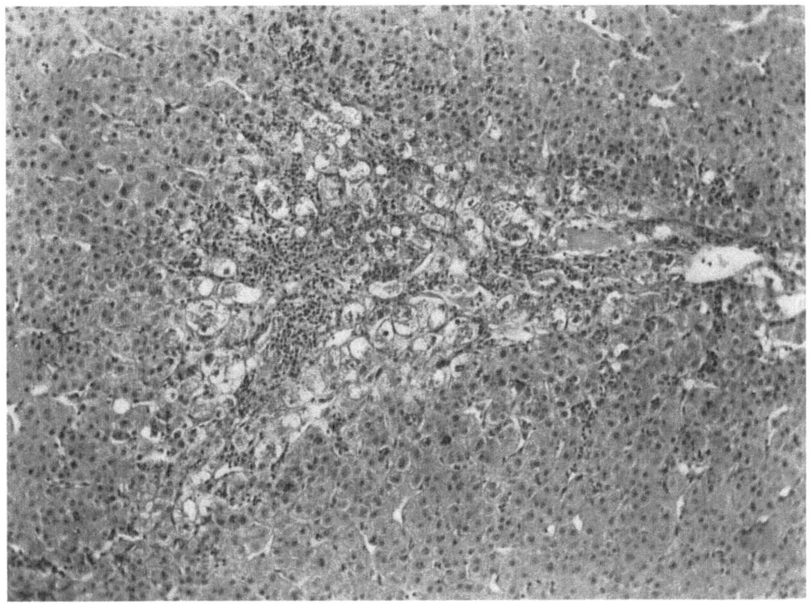

Abb. 200. Sog. primäre biliäre Cirrhose, 50 Jahre, ♀, seit 11 Jahren Hautjucken, seit 6 Jahren ikterisch. Verbreitertes, chronisch-entzündlich infiltriertes Portalfeld. Kompletter Defekt der Gallengänge. „Fedrige" Degeneration der benachbarten Leberzellen. Läppchenperiphere Cholestase. HE, ×70

b) Die sekundäre biliäre Cirrhose

Primäre Krankheiten der großen Gallenwege können sekundär über Cholestase und Cholangitis zur Cirrhose führen (Farbabb. XIX, S. 221). Hierher gehören Cirrhosen bei Carcinomen der Gallenwege, der Papille oder des Pankreaskopfes, aber auch solche, die durch Steinverschluß, operable Mißbildungen (Choledochuscyste) oder narbige Strukturen hervorgerufen werden und damit beschämende ärztliche Unterlassungssünden darstellen. Eine rechtzeitig vorgenommene Leberbiopsie kann an ein Abflußhindernis denken lassen, eine operative Revision veranlassen und damit in bestimmten Fällen bleibende Leberschäden verhüten (s. S. 115). Komplette Verschlüsse sollen allerdings nach der ersten Gelbsuchtwoche nicht mehr punktiert, sondern besser gleich chirurgisch revidiert werden (s. S. 16).

Der Entwicklungsmodus der biliären Cirrhose (periphere Abschmelzung, Abb. 201/II) bringt es mit sich, daß weniger typische Pseudolobuli als irreguläre, oft girlandenförmige Parenchymkomplexe vorherrschen (Farbabb. XX, S. 221).

4. Die Stauungscirrhose

Trotz der Häufigkeit der Stauungsleber sind Stauungscirrhosen relativ selten, da die meisten Herzkranken diese hepatale Spätkomplikation nicht mehr erleben. Bei Einflußstauung der unteren Hohlvene (adhäsive Perikarditis) oder beim chronischen Budd-Chiari-Syndrom stellt die Cirrhose cardiaque (Stauungsleber III. Grades) jedoch die Regel dar. Die Cirrhoseentwicklung wird ähnlich wie bei akuter Virushepatitis durch ausgedehnte zentrolobuläre Nekrosen bedingt (Abb. 149, 201/I).

5. Seltene, ätiologisch definierte Cirrhosen

Bei den Cirrhosen dieser Gruppe handelt es sich zumeist um Folgen angeborener Stoffwechselstörungen, wobei einige von ihnen unter den Begriff der *Pigment-* und *Speichercirrhosen* fallen. Zu den Pigmentcirrhosen gehört die Cirrhose bei Hämochromatose, während eine Cirrhose bei Porphyria cutanea tarda wohl in erster Linie als alkoholische Cirrhose aufgefaßt werden muß. Unter den Speichercirrhosen sind die Fälle von Glykogenose Typ IV und Gaucherscher Krankheit anzuführen. Auf angeborene, genetisch bedingte Defekte gehen ferner die Cirrhosen bei Wilsonscher Krankheit, Atransferrinämie, Galaktosämie, de Toni-Fanconi-Syndrom und Mucoviscidose zurück.

Die formale Pathogenese dieser seltenen Cirrhosen ist nur zum Teil bekannt. Die Bronzecirrhose wird durch flächenhafte, vielleicht auch fokale Nekrosen von Leberzellen bedingt. Sie kann also mehr oder weniger akut, ähnlich wie die Cirrhose bei Virushepatitis, vielleicht auch chronisch-schleichend, ähnlich wie die Cirrhose bei chronischem Alkoholismus, entstehen (Abb. 201/I und III). Die Cirrhose bei Mucoviscidose gehört zu den biliären Formen (Abb. 201/II).

6. Die kryptogenen Cirrhosen

Trotz unserer stark erweiterten Kenntnisse bleibt ein beträchtlicher Prozentsatz von Cirrhosen zurück, die ätiologisch nicht klassifizierbar sind. Die große Mehrheit in dieser Gruppe stellen ohne Zweifel solche Fälle, deren Ursprung so weit zurückliegt, daß er nicht mehr geklärt werden kann. Ferner gehören hierher Cirrhosen, deren Entwicklung aus Nachlässigkeit, Unerfahrenheit oder Gleichgültigkeit übersehen wurde, wie das bei den so häufigen Cirrhosen in den Entwicklungsländern die Regel ist, und schließlich sind Cirrhosen anzuführen, bei denen die initiale Erkrankung einen subklinischen Verlauf nahm und deshalb nicht erkannt wurde. Zweifellos wird die vorderhand noch große Gruppe der kryptogenen Cirrhosen mit zunehmender Zivilisation und Hygiene sowie bei besserer ärztlicher Betreuung immer kleiner werden. Alle diese Fälle — wie es

Farbabb. XVII. Hepatitische Cirrhose, 32 Jahre, ♂. Siderose der Leberzellen, in geringem Maße auch der Gallengangsepithelien. BB, ×100

Farbabb. XVIII. Fettleberhepatitis, 44jähriger chronischer Alkoholiker. Intralobuläre Fibrose (Capillarisierung). Mall, ×130

Farbabb. XIX. Cholestatische Cirrhose, 8 Jahre, ♀, seit 15 Monaten ikterisch. Klinische Diagnose: chronische Hepatitis. Operationsbefund: faustgroße Choledochuscyste. Mall, ×80

Farbabb. XX. Biliäre Cirrhose, 62 Jahre, ♀, rezidivierende Cholangitis. Girlandenförmige Parenchymformationen. Mall, ×50

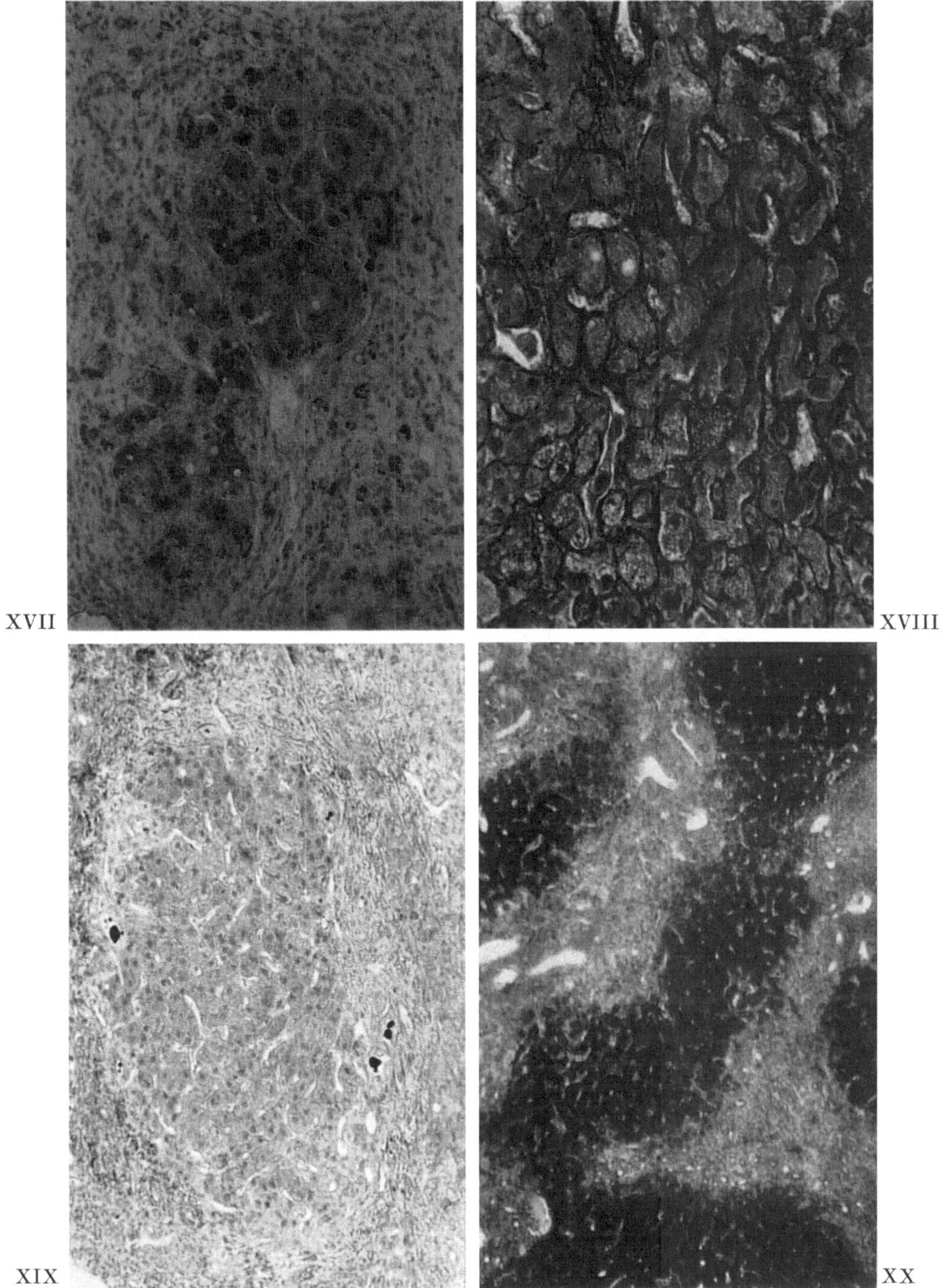

XVII

XVIII

XIX

XX

Farbabb. XVII—XX

Tabelle 16. *Gegenüberstellung der ätiologischen Cirrhoseformen und ihrer formalen Pathogenese*

Cirrhoseform	Formale Pathogenese		
	Akute zonale bis massive Nekrosen	chronische portale Entzündung mit sekundärer periportaler Nekrose	chronisch-rezidivierende fokale Nekrosen
1. Hepatitische Cirrhose			
a) Nach akuter Virushepatitis	+		
b) Nach chronischer Hepatitis	+	+	
2. Alkoholische Cirrhose			
a) Nach akuter Fettleberhepatitis	+		
b) Nach chronischer Fettleberhepatitis			+
3. Biliäre Cirrhosen		+	
4. Stauungscirrhose	+		
5. Seltene, ätiologisch definierte Cirrhosen	+	+	+
6. Kryptogene Cirrhosen	?	?	?

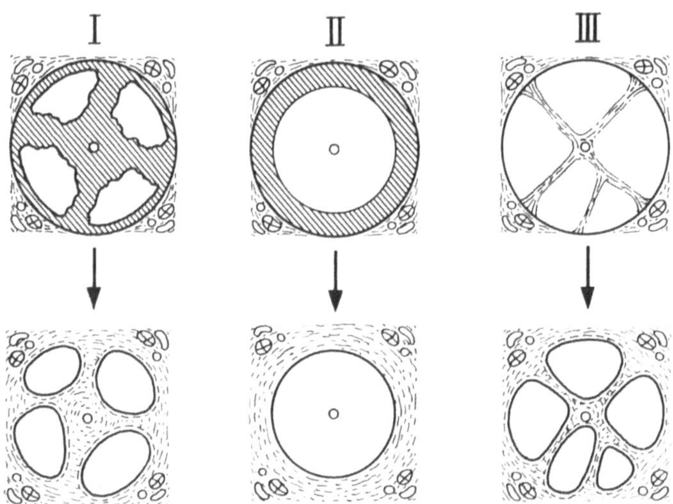

Abb. 201. Schematische Darstellung: Gegenüberstellung der verschiedenen histologischen Typen der Cirrhoseentstehung. Typ I: Akute zonale (zentrolobuläre + periportale) bis massive Parenchymnekrosen (z.B. Cirrhose nach akuter Virushepatitis). Typ II: Chronische portale Entzündung mit sekundärer periportaler Parenchymnekrose (z.B. biliäre Cirrhosen). Typ III: Chronisch-rezidivierende fokale Nekrosen (z.B. alkoholische Cirrhose nach chronischer Fettleberhepatitis). (*Thaler* [167])

oft geschieht — als Folge anikterischer Virushepatitiden zu deklarieren, ist sicher eine zu große Vereinfachung des Problems.

Syphilis, Tuberkulose und Malaria, noch vor 20 Jahren als Hauptursachen der kryptogenen Cirrhosen angesehen, können heute bestenfalls als unterstützende Faktoren bewertet werden.

Die *Splenomegalie mit Lebercirrhose*, von *Banti* als Milztumor mit Anämie und nachfolgender Cirrhose beschrieben [12], ist keine Frage der bioptischen

Diagnostik und vielleicht nicht einmal der Hepatologie. In der inneren Medizin wird das Banti-Syndrom als ein Faktum angesehen, das die Erforschung der hepato-lienalen Wechselbeziehungen außerordentlich stimuliert hat, sonst aber nur mehr historisches Interesse beanspruchen darf. In jüngster Zeit haben immunhämato-logische Untersuchungen an Kindern mit Splenomegalie das Problem erneut aufleben lassen [66].

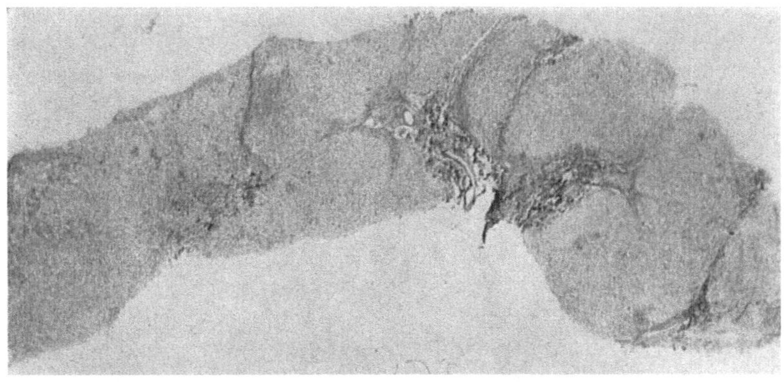

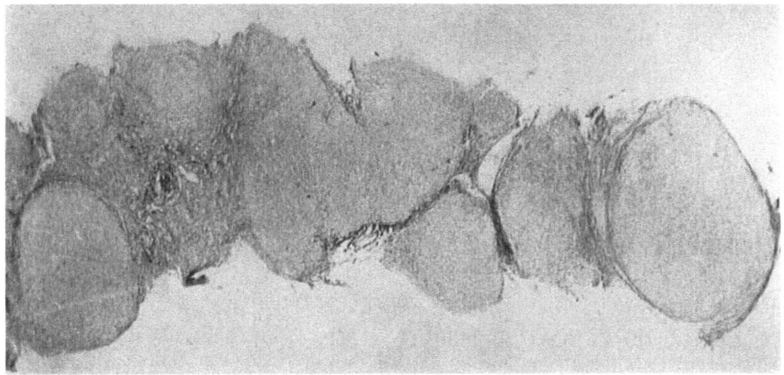

Abb. 202. Hepatitische Cirrhose von unterschiedlicher Knotengröße, 38 Jahre, ♀, 23 Monate nach homologer Serumhepatitis bei Salvarsanbehandlung. In der gleichen Biopsie finden sich teils eine erhaltene Läppchenstruktur mit portaler Fibrose (multilobuläre Knoten) (oben), teils typische Pseudolobuli (unten). HE, × 30. (*Thaler* [170])

7. Die Differentialdiagnose der Cirrhosen

Die Differentialdiagnose der Cirrhosen ist eine Frage, die immer wieder an den histologischen Untersucher herangetragen wird. Bei frischen Fällen, in denen der initiale Krankheitsprozeß noch weiterbesteht (abklingende Virushepatitis, chronisch-destruktive, nicht eitrige Cholangitis) oder weiter wirkt (chronisch-aggressive Hepatitis, Fettleberhepatitis, Cholestase, Cholangiolitis, Gauchersche Krankheit, Hämochromatose), ist die Antwort relativ leicht. Fehlen direkte Anhaltspunkte für den auslösenden Krankheitsprozeß, gehört die Beantwortung der Frage zu den schwierigsten Problemen der bioptischen Diagnostik.

Die formale Pathogenese der verschiedenen Cirrhoseformen ist in Tabelle 16 zusammengestellt und in Abb. 201 schematisch veranschaulicht. Wie wir bereits

erwähnt haben, ist die Parenchymnekrose kein besonderes Merkmal einer bestimmten Cirrhoseform (s. S. 215), sondern die obligate Vorbedingung für jeden
Umbau der Leber. Die Anordnung der Nekrosen und damit die Gestalt der
erhaltenen Parenchymkomplexe kann hingegen gewisse Rückschlüsse auf den
auslösenden Krankheitsprozeß erlauben.

Eine schwere *akute Virushepatitis* ist durch Nekrosen verschiedener Ausdehnung ausgezeichnet. Dementsprechend können sich größere Narbenfelder oder
ein Nebeneinander typischer Pseudolobuli und größerer, multilobulärer Knoten

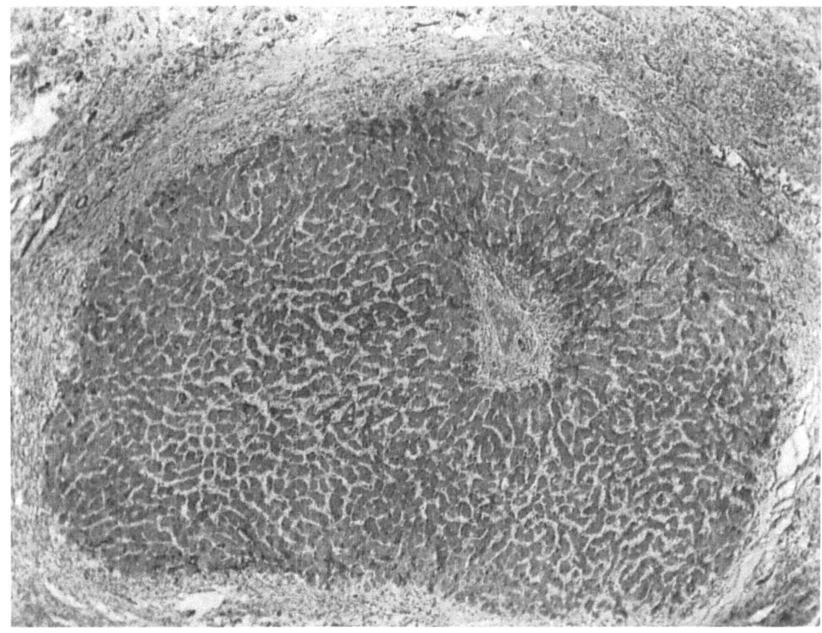

Abb. 203. Hepatitische Cirrhose, 30 Jahre, ♂, 4 Jahre nach schwerer Hepatitis epidemica,
Sektionsmaterial. Parenchymknoten, ein Portalfeld einschließend. HE, ×45. (*Thaler* [170])

(mit erhaltener Läppchenstruktur) finden (Abb. 8, 202). Ferner können gelegentlich Knoten beobachtet werden, die ein weitgehend normales Periportalfeld in
sich einschließen (Abb. 203) und schließlich zwar abgerundete, aber recht unregelmäßig gestaltete Parenchymkomplexe (Abb. 204). Die Entstehung dieser
verschiedenen Knotentypen veranschaulicht die Abb. 194.

Innerhalb grober Knoten ist es auffällig, daß Zentralvenen, Sublobularvenen
und Portalfelder näher aneinandergerückt sind, als es im normalen Parenchym
der Fall ist. Dieses Phänomen ist möglicherweise durch einen Parenchymschwund
innerhalb der Knoten, vielleicht bedingt durch schlechtere Ernährung, zurückzuführen.

Liegt die initiale Parenchymnekrose nicht zu lange zurück, können die ehe-
maligen Portalfelder durch die konzentrische Schichtung ihrer ausgereiften kollagenen Fasern gut vom umgebenden, weniger kompakten und irregulär angeordneten Narbengewebe unterschieden werden. Wir konnten diese Beobachtung noch
$1^1/_2$ Jahre nach der initialen Virushepatitis machen (Abb. 205).

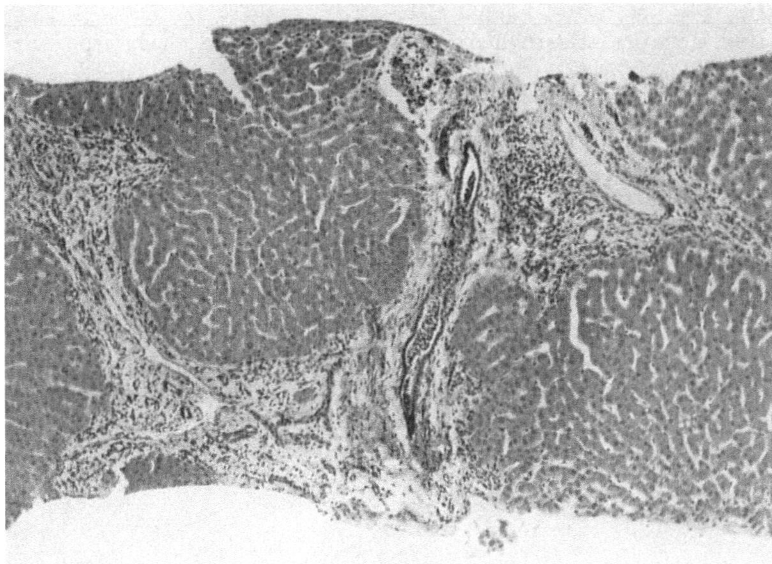

Abb. 204. Hepatitische Cirrhose von unregelmäßigem Knotentyp. 25 Jahre, ♂, 3 Jahre nach klinisch abortiv verlaufener Hepatitis epidemica. Abgerundete, aber sehr unregelmäßig gestaltete Parenchymknoten. HE, ×90. [*Benda, L., E. Rissel* u. *H. Thaler:* Virchows Arch. path. Anat. **322**, 249 (1952)]

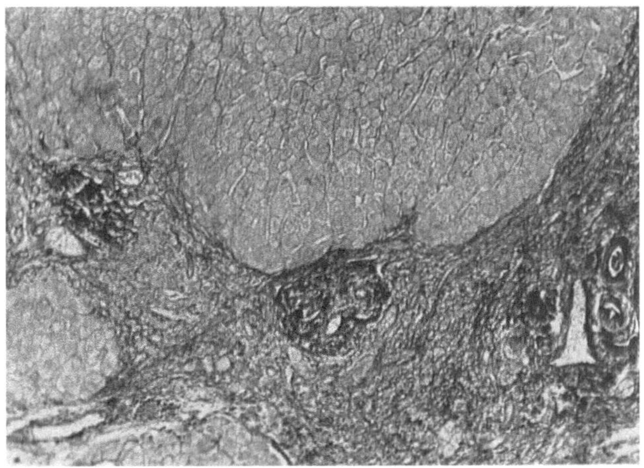

Abb. 205. Cirrhose nach homologer Serumhepatitis bei Salvarsanbehandlung. 38 Jahre, ♂, 18 Monate nach Krankheitsbeginn. Unregelmäßige, abgerundete Parenchymknoten. In einem größeren Narbenfeld sind 3 ehemalige Portalfelder durch ihre besondere Struktur und ihren Reichtum an kollagenem Bindegewebe noch gut erkennbar. Mall, ×100

Die läppchenperiphere Parenchymabschmelzung bei *chronisch-aggressiver Hepatitis* und *chronischer Cholestase mit Cholangitis* führt zur Bildung der erwähnten girlandenförmigen oder unregelmäßig gestalteten Parenchymkomplexe (Farbabb. XX, S. 221), die oft noch die ehemalige Zentralvene in atypischer Lage beherbergen. Ist die Cirrhose noch aktiv, fehlen aber Zeichen von Cholestase oder Cholangiolitis, spricht dies bei derartigen Cirrhosen im Sinne der chronisch-aggressiven Hepatitis. Das Fehlen kleiner und mittlerer Gallengänge spricht für die *primäre biliäre Cirrhose*.

Cirrhosen ehemaliger *Alkoholiker* fallen oft, *Stauungscirrhosen* immer durch die Zellarmut der Narbenzonen auf. Cirrhosen Erwachsener mit stark dissoziiertem, wie zerhacktem Parenchym (Abb. 198) sind alkoholischer Genese, ebenso wie die meisten Cirrhoseformen, bei denen das erhaltene Parenchym durch kurze bindegewebige Septen zum Teil unvollständig unterteilt wird.

Bei alten *stationären Cirrhosen*, besonders feinknotigen Formen, sind Aussagen über die Ätiologie häufig nicht einmal vermutungsweise möglich.

X. Leberveränderungen bei Krankheiten des blutbildenden Systems

Die Leber als blutreiches reticuloendotheliales Organ, in der fetalen Periode Hauptstätte der Blutbildung, ist auch im späteren Leben dazu prädestiniert, an den Erkrankungen des blutbildenden Systems teilzuhaben. Siderosen bei verschiedenen Formen von Anämie wurden bereits abgehandelt (s. S. 154).

Eine Veränderung, die gelegentlich einmal gefunden werden kann, sind *Riesenkerne*, die offenbar in die Leber eingeschwemmt werden und sich in den Sinusoiden fangen. Ihre Herkunft ist unklar. Wenn keine sonstigen Zeichen einer Krankheit des blutbildenden Systems oder eines neoplastischen Prozesses bestehen, sind sie offenbar ohne Bedeutung (Abb. 206).

A. Die myeloide Metaplasie

Bei diffuser Schädigung des Knochenmarks, vorwiegend infolge Osteomyelofibrose oder -sklerose bzw. diffuser Carcinose, übernimmt die Leber wieder einen Teil der Blutbildung, was sich klinisch in ihrer deutlichen Vergrößerung, hämatologisch im Auftauchen unreifer Elemente der erythropoetischen und myeloischen Reihe im peripheren Blut äußert.

In den Sinusoiden treten zumeist zahlreiche megakaryocytäre Elemente auf (Abb. 207, 208), neben denen sich, in Buchten gelagert, Zellen der roten und weißen Reihe finden, die oft auch Mitosen erkennen lassen (Abb. 208). Die Portalfelder nehmen ebenfalls, wenn auch in viel weniger auffälliger Weise, an der Blutbildung teil.

B. Die Myelosen

Bei myeloischer Leukämie ist die Leber stets in charakteristischer Weise mitbeteiligt [90]. Wir hatten Gelegenheit, 50 Fälle von Myelose bioptisch zu untersuchen.

1. Bei *akuter Myeloblastose* (Stammzelleukämie) bietet sich das sehr eindrucksvolle Bild einer massiven, aber einförmigen zelligen Infiltration der Leber: Die Sinusoide sind mit mononucleären Elementen dicht angefüllt, die einen mäßig chromatinreichen Kern von variabler Form und einen gerade erkennbaren Cytoplasmasaum aufweisen. Mitosen finden sich relativ zahlreich (Abb. 209), megakaryocytäre Riesenzellen sind gelegentlich zu beobachten. Die Portalfelder sind von den gleichen Elementen dicht infiltriert und erscheinen unscharf begrenzt, da sich diese Infiltration direkt in die sinusoidalen Zellansammlungen fortsetzt (Abb. 210). Der massive Befund findet sich bereits in der aleukämischen Phase der Erkrankung. Bei passager erfolgreicher Therapie kann sich die Infiltration der Leber innerhalb weniger Tage vollkommen zurückbilden [171].

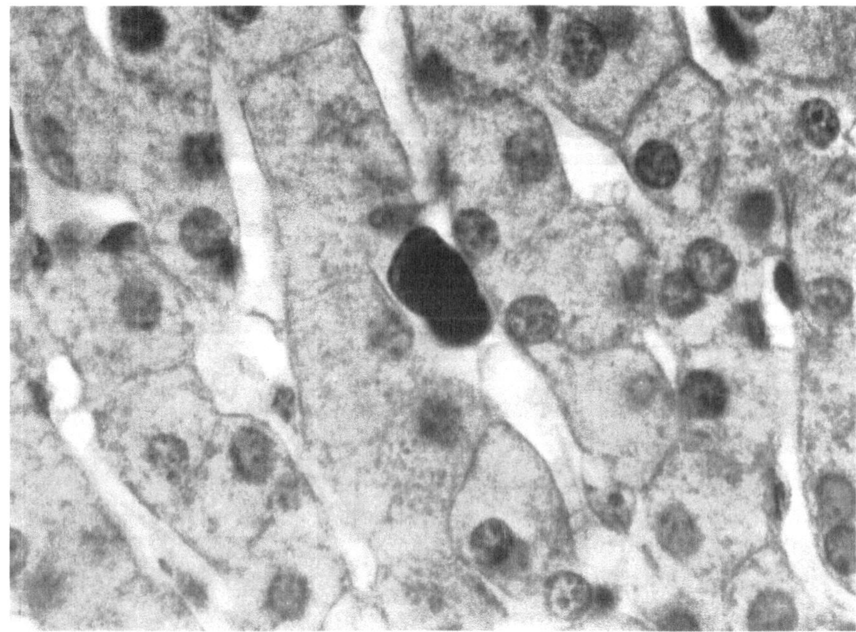

Abb. 206. Unspezifische reaktive Hepatitis ungeklärter Genese, 23 Jahre, ♀. Nackter Riesenkern in einem Sinusoid. HE, ×800

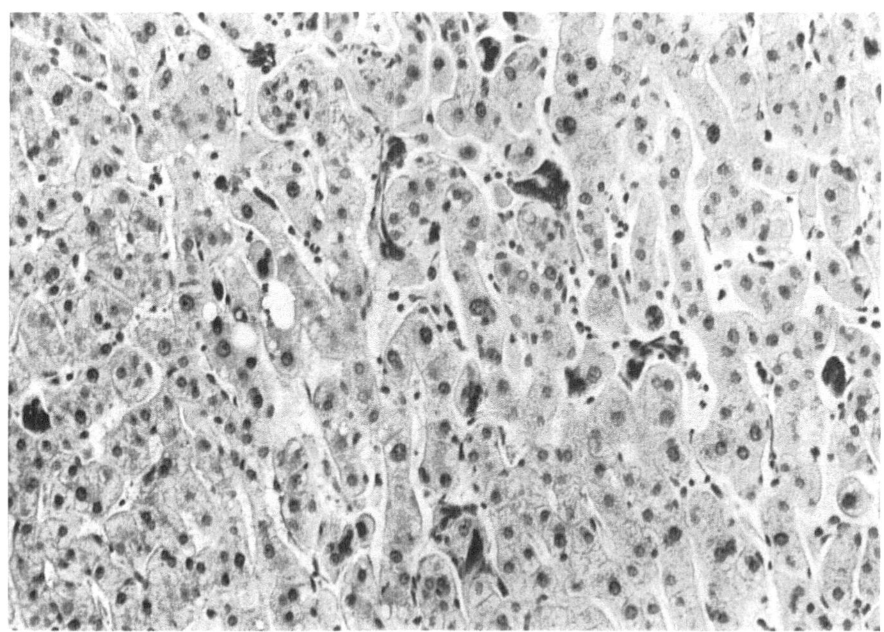

Abb. 207. Myeloide Metaplasie, 76 Jahre, ♂, Hepatosplenomegalie. Prostatacarcinom mit diffuser Metastasierung ins Skelet. Vorwiegen megakariocytärer Elemente. HE, ×150

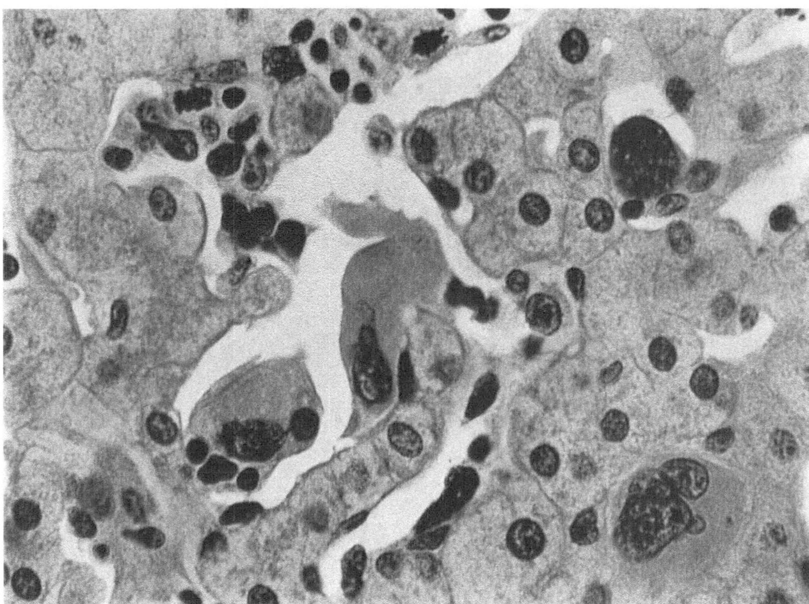

Abb. 208. Myeloide Metaplasie, 55 Jahre, ♀. Megakariocytäre Riesenzellen neben Blutbildungsherden, die in Buchten der Sinusoide gelegen sind. HE, ×600

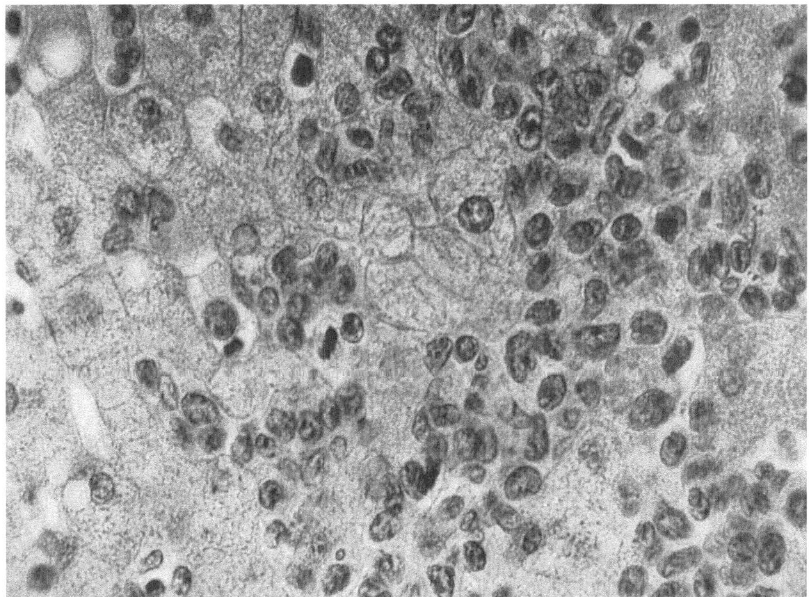

Abb. 209. Stammzelleukämie mit symptomatischer Agranulocytose. Krankheitsdauer 26 Tage. Petechiale Hautblutungen, Zahnfleischblutung. Leber und Milz unauffällig. 3,4 Mill. Erythrocyten, 2000 Leukocyten, 35000 Thrombocyten. Das Parenchym mit etwas polymorphen, mononucleären Zellen dicht infiltriert, die gelegentlich Mitosen aufweisen. HE, ×600 (*Keibl* u. *Thaler* [90])

Abb. 210. Aleukämische Stammzelleukämie, auf Grund einer Lymphknotenexstirpation als akute Lymphoblastose fehlgedeutet. 14 Jahre, ♂. Sinusoide und Portalfelder mit mononucleären Elementen dicht infiltriert. HE, ×90. (*Thaler* [171])

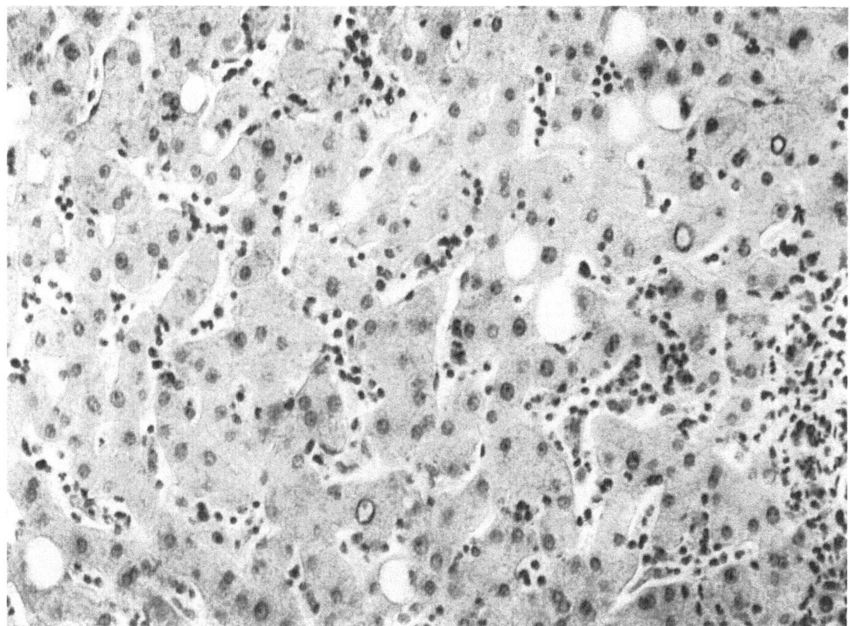

Abb. 211. Chronische Myelose, 60 Jahre, ♀. Haut- und Schleimhautblutungen, mäßige Hepatosplenomegalie, Leukocytenzahl 119000. In Sinusoiden und Portalfeldern eine mäßig dichte Infiltration von Elementen der myeloischen Reihe in verschiedenen Reifungsstadien. HE, ×200

2. Die *chronische Myelose* ist weniger imponierend, da die portalen und sinusoidalen Zellansammlungen geringfügiger sind (Abb. 211). Die myeloischen Elemente entsprechen verschiedenen Reifungsstadien. Riesenzellen sind nicht selten nachzuweisen. Bei chronischen Myelosen, vor allem bei anbehandelten Fällen, kann die Diagnose ausgesprochen schwierig sein, wenn sich nur wenige myeloische Elemente in Sinusoiden und Portalfeldern finden.

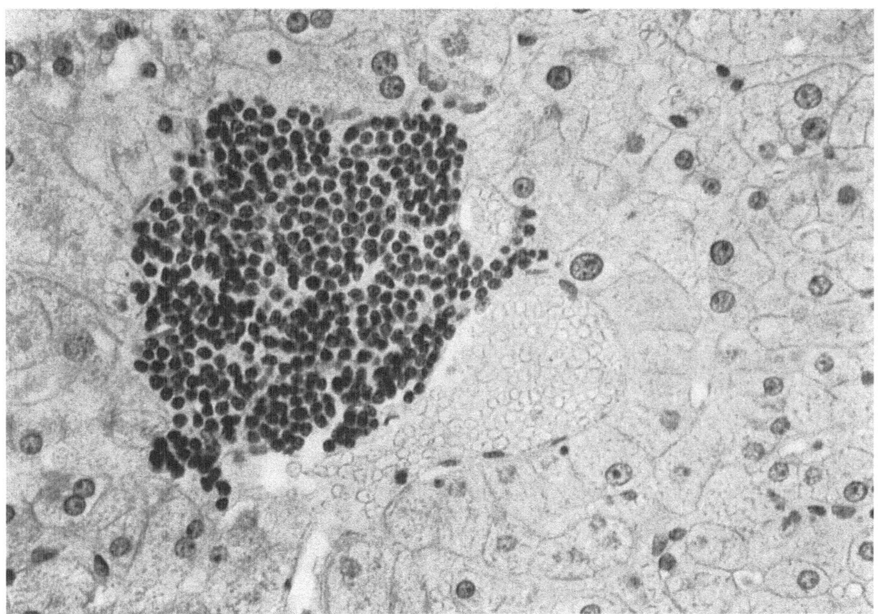

Abb. 212. Chronische Lymphadenose, 76 Jahre, ♀, Krankheitsdauer 4 Jahre, unbehandelt. Umschriebenes, dichtes und scharf begrenztes Rundzellinfiltrat neben einer Sublobularvene. HE, ×400

C. Die Lymphadenose

Die Leberveränderungen bei chronischer lymphatischer Leukämie sind ebenfalls außerordentlich kennzeichnend. Die Infiltration besteht ausschließlich aus kleinen Rundzellen, die in überaus dichter Lagerung die Portalfelder durchsetzen. In der Regel schneiden die Infiltrate mit der Parenchym-Bindegewebegrenze scharf ab (Abb. 212). Das Parenchym ist im allgemeinen frei von Infiltration.

Bei 2 von 20 untersuchten Fällen waren die besonders ausgedehnten portalen Infiltrate gegenüber dem Parenchym weniger scharf begrenzt. Es fanden sich Rundzellen teils in den Sinusoiden, teils in Form intralobulärer zelliger Knötchen (Abb. 213). In solchen Fällen kann das Parenchym von den lymphatischen Infiltraten weitgehend verdrängt werden. Gelingt es mit cytostatischer Therapie, eine Remission von genügend langer Dauer zu erzielen, bleibt eine zerstörte Leberarchitektur zurück, die zu einer *Cirrhose* von unregelmäßigem Knotentyp umgebaut werden kann (Abb. 214). Auch bei lymphatischen Leukämien sind gelegentlich megakaryocytäre Riesenzellen innerhalb der Sinusoide nachzuweisen.

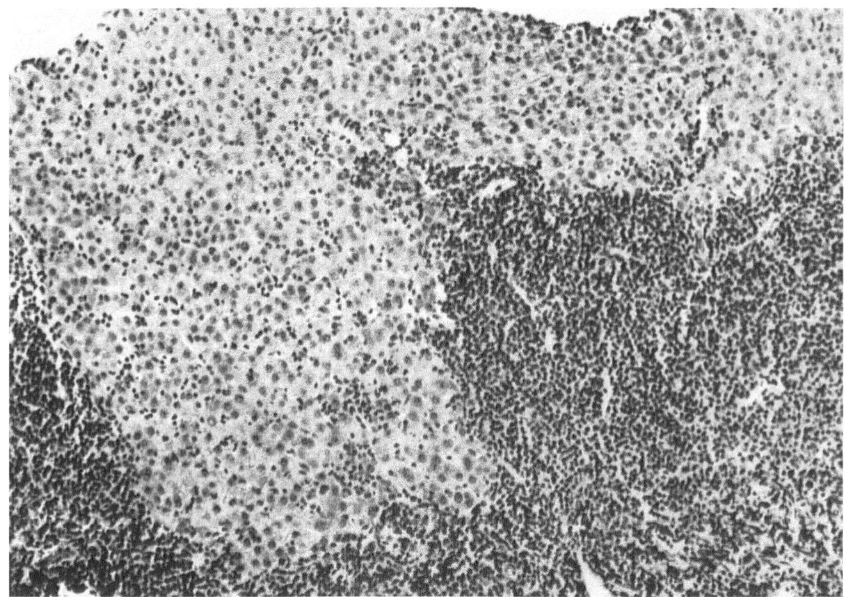

Abb. 213. Chronische Lymphadenose, 43 Jahre, ♂. Krankheitsdauer 6 Monate, Ikterus, Hepatomegalie. Bil 6,2 mg-% dR, Thy 6 TE, alkPh 19,6 KAE. Mächtige, aber immer noch relativ scharf begrenzte lymphatisch-leukämische Infiltration. Auch innerhalb des Parenchym finden sich kleine Rundzellen, teils in den Sinusoiden, teils als Knötchen. HE, ×120

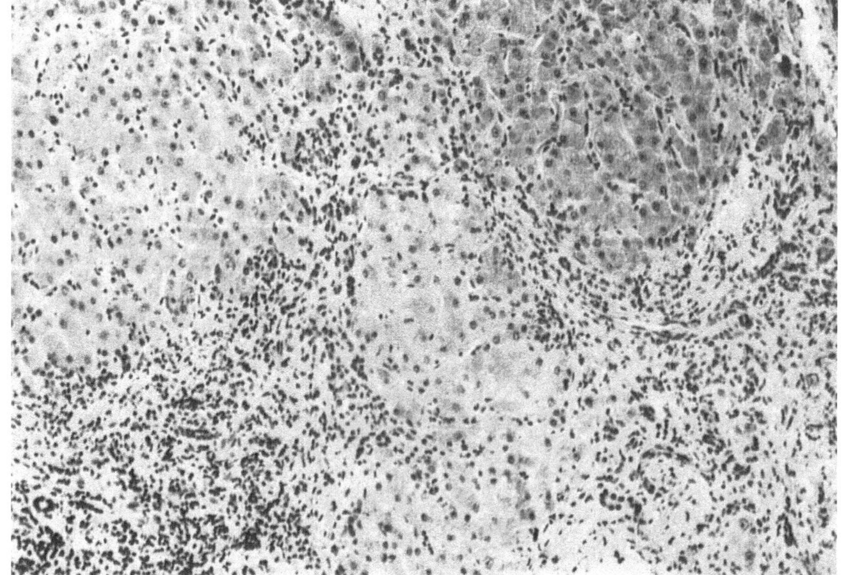

Abb. 214. Cirrhose bei chronischer Lymphadenose. Der gleiche Fall wie Abb. 213 nach cyto-statischer Therapie, 9 Monate später. Ascites, Ikterus, Gefäßspinnen. Der Rückgang der lymphatisch-leukämischen Infiltration hat verschieden gestaltete Parenchyminseln hinter-lassen, die sich zu Pseudolobuli abrunden. HE, ×120

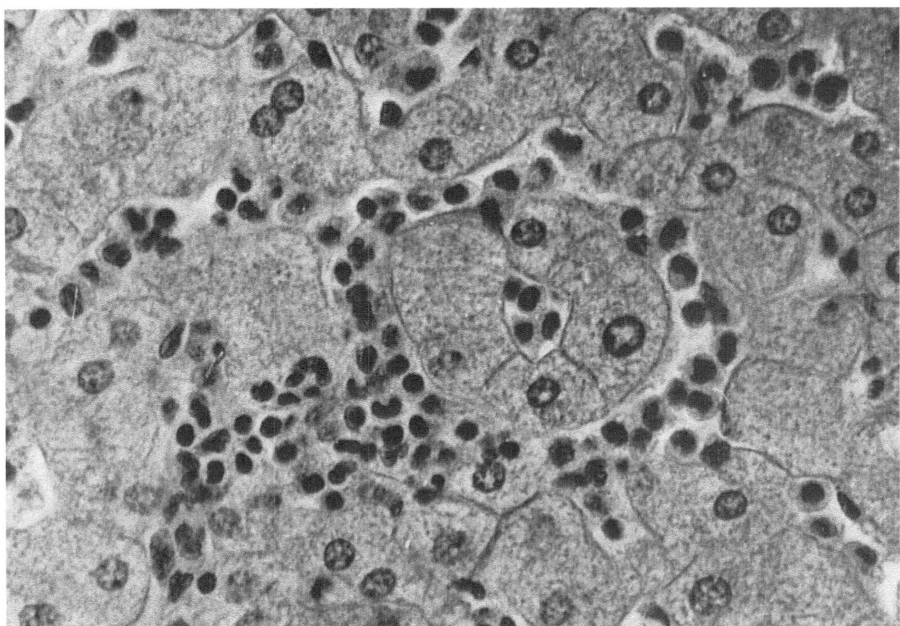

Abb. 215. Monocytenleukämie, 42 Jahre, ♀, Hepatosplenomegalie, Hautinfiltrate. Innerhalb der Sinusoide finden sich reichlich Elemente mit gebuchtetem Kern. HE, ×500

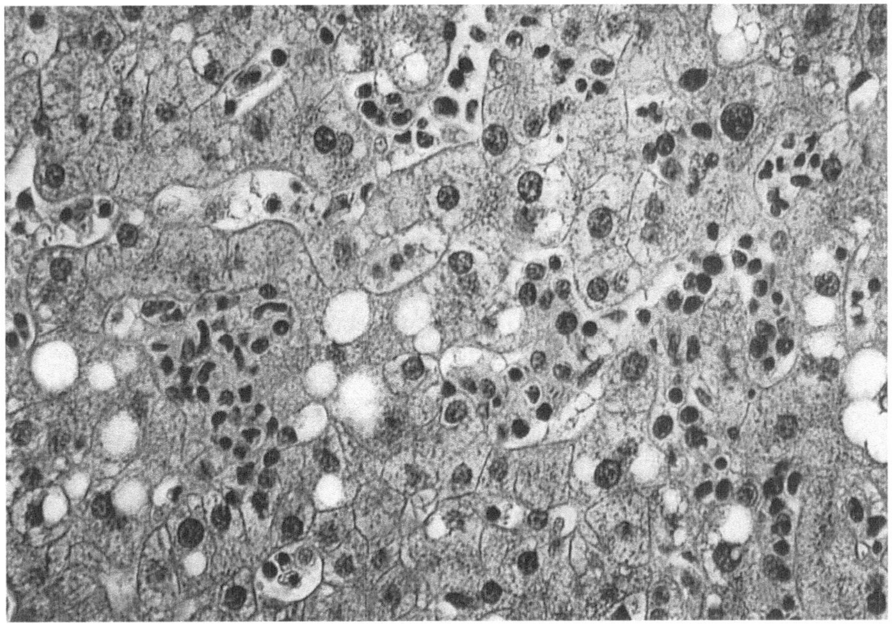

Abb. 216. Erythroblastose, 46 Jahre, ♂, schwere Anämie. Unter den zelligen Elementen in den Sinusoiden viele Erythroblasten. HE, ×325

D. Andere Hämoblastosen

Bei *Monocytenleukämie* finden sich reichlich monocytoide Elemente mit gebuchtetem Kern in den Sinusoiden (Abb. 215). Die Infiltration der Leber bei
Erythroblastose ist derjenigen bei chronischer Myelose außerordentlich ähnlich.
Es sind aber zahlreiche Zellen mit dichtem, großem und rundem Kern und
deutlichem Cytoplasmasaum (Erythroblasten) nachzuweisen (Abb. 216).

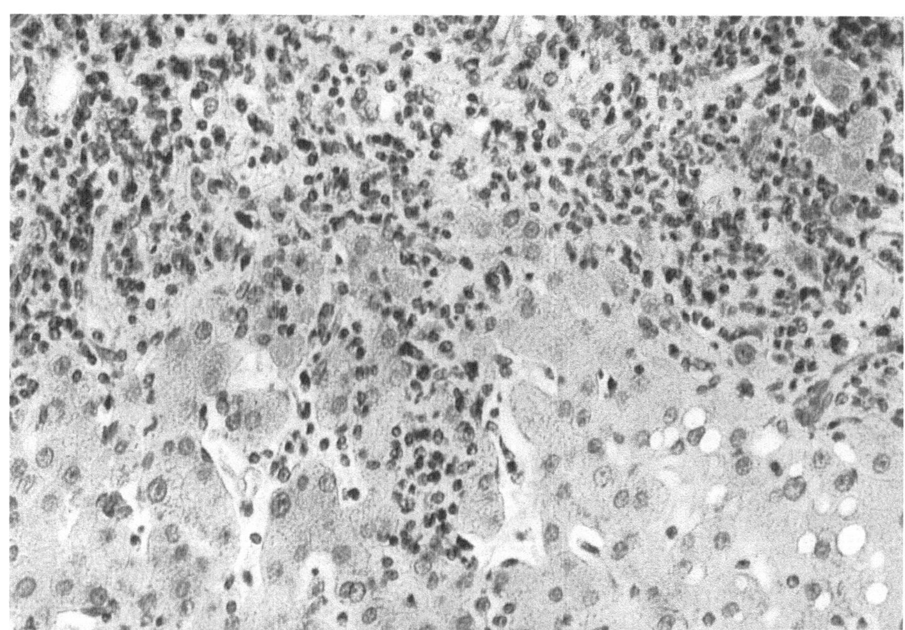

Abb. 217. Makroglobulinämie Waldenström, 63 Jahre, ♂. Seit 16 Monaten Hepatosplenomegalie, Lymphknotenschwellungen, M-Gradient im γ-Bereich. Typischer sedimentations-
analytischer Befund. Infiltration der Portalfelder mit kleinen, hell- und polymorphkernigen
Zellen, auf die Läppchenperipherie übergreifend. HE, ×400

E. Die Retikulosen

Bei den Retikulosen, einer zur Zeit noch sehr heterogenen Krankheitsgruppe,
ist die Leber nur sehr selten beteiligt. An zahlreichen Patienten mit Retikulose
der Haut haben wir Leberbiopsien vorgenommen, ohne jemals einen pathologischen Befund zu erheben. 15 allgemeine Retikulosen zeigten nur bei einem Fall
von Makroglobulinämie Waldenström einen pathologischen Befund. Es handelte
sich um eine relativ dichte Infiltration der Portalfelder, die auf die Sinusoide
der Läppchenperipherie übergriff (Abb. 217). Die infiltrierenden Zellen waren
kleine, mononucleäre Elemente mit meist rundlichem, relativ hellem Kern und
kaum erkennbarem Cytoplasmasaum. Retikulinfasern konnten im Infiltrationsbereich nicht dargestellt werden. Ähnliche Beobachtungen liegen vor [116].

F. Die Lymphogranulomatose

Die Leber ist bei Hodgkinscher Krankheit in gut $^2/_3$ der Fälle beteiligt. Von
klinisch stummem Leberbefall gibt es alle Übergänge bis zu Krankheitsbildern,

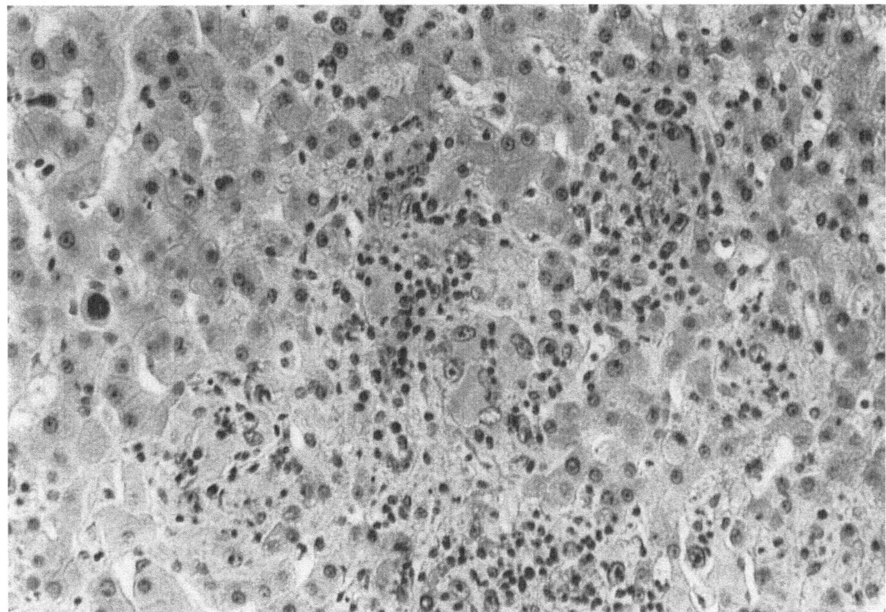

Abb. 218. Lymphogranulomatose, 55 Jahre, ♂, Krankheitsdauer 16 Jahre (!). Hepatosplenomegalie, septische Temperaturen, moribunder Zustand. Bil 2,5 mg-%, Thy 1,6 TE, GOT
19,0 mE, GPT 4,0 mE, alkPh 9,4 mMol E. Um typische Hodgkinzellen gruppieren sich
unscharf begrenzte und unregelmäßige Infiltrate, vorwiegend aus kleinen Rundzellen. Links
im Parenchym eine Kupfferriesenzelle. HE, ×200

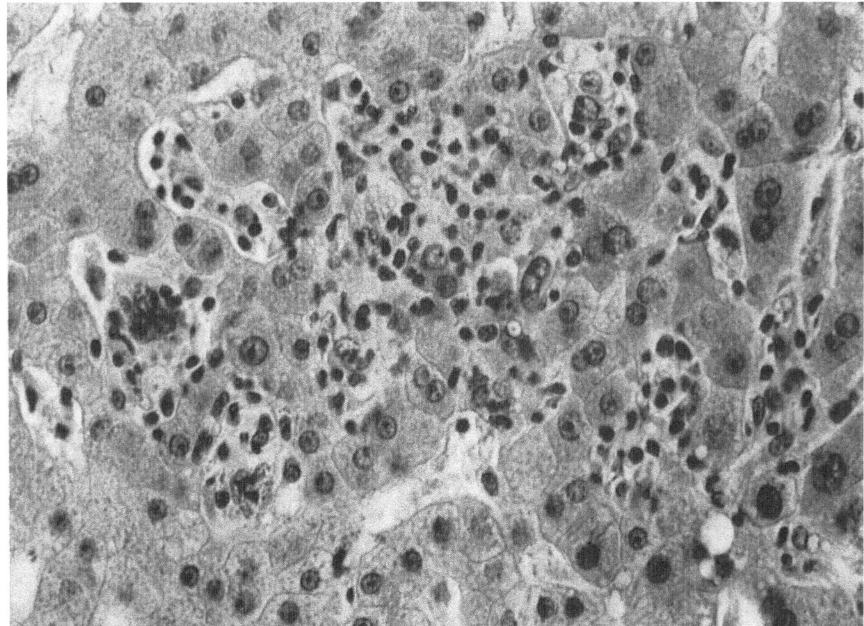

Abb. 219. Der gleiche Patient wie Abb. 218, 7 Wochen später. Unter Endoxan-Prednisolon-
therapie dramatische Besserung. Der histologische Befund kaum verändert. Granulomatöses
Infiltrat mit einer typischen Paltauf-Sternbergschen Riesenzelle (links). HE, ×375

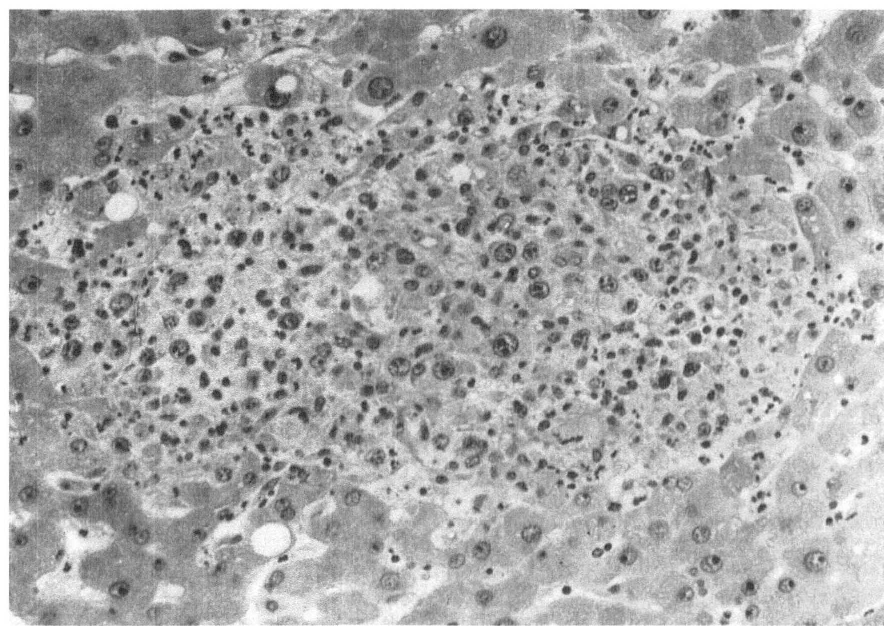

Abb. 220. Lymphogranulomatose, 59 Jahre, ♀, Krankheitsdauer $5^1/_2$ Monate, Kachexie, sekundäre Anämie, Ikterus. Bil 11,0 mg-% dR, GOT 28 WE. Relativ scharf begrenztes, großes intralobuläres Granulom mit zahlreichen Hodgkinzellen. HE, ×200

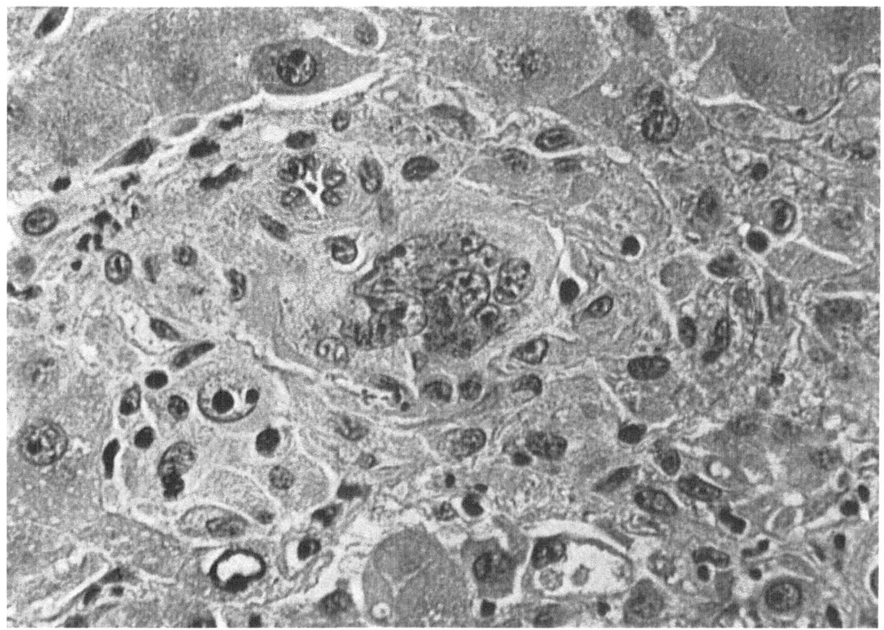

Abb. 221. Die gleiche Biopsie wie Abb. 220. Kleines portales Granulom. Unter der interlobulären Arterie eine Paltauf-Sternbergsche Riesenzelle und eine Hodgkinzelle. HE, ×500

bei denen die Erkrankung der Leber im Vordergrund steht und Hepatomegalie, Ikterus und Ascites vorhanden sind.

In unserem Krankengut fanden sich in 17 Fällen typische Veränderungen. Es handelt sich vielfach um ausgedehnte Infiltrate, die sowohl in den Portalfeldern als auch innerhalb des Parenchym nachgewiesen werden können. Die intralobulären Läsionen, die hauptsächlich in den Sinusoiden liegen oder sich anstelle zugrunde gegangener Leberzellen ausbreiten, können unscharf begrenzt (Abb. 218, 219) oder umschrieben sein (Abb. 220, 221). Die charakteristische Veränderung sind große Reticulumzellen, hinsichtlich Kern und Zelleib mindestens doppelt so groß als gewöhnliche Leberzellen. Ihre auffallend hellen, rundlichen oder ovoiden Kerne beherbergen große, bei HE-Färbung leuchtend acidophile oder intensiv violette Kernkörperchen, die auch in der Mehrzahl auftreten können. Das Cytoplasma erscheint homogen-blaßrosa (Abb. 218—221). Derartige Elemente werden zumeist als Hodgkinzellen bezeichnet. Entwickeln sie sich zu mehrkernigen, bizarren Gebilden, spricht man von Paltauf-Sternbergschen Riesenzellen (Abb. 221). Mitosen von Hodgkinzellen sind oft zu beobachten. Neben den spezifischen Reticulumzellen finden sich uncharakteristische, epitheloide Zellen, kleine Rundzellen und wenige segmentkernige Leukocyten, gelegentlich auch Plasmazellen. Die ebenfalls als sehr kennzeichnend beschriebene eosinophile Infiltration der granulomatösen Herde ist nur selten zu beobachten.

G. Die Differentialdiagnose der Leberveränderungen bei Krankheiten des blutbildenden Systems

Wenn sich eine Hämoblastose auf Grund des peripheren Blutes und Sternalmarks nicht sichern läßt, sollte auf die Leberbiopsie als einfache und erfolgversprechende Methode nicht verzichtet werden. Handelt es sich bei Leukosen darum, eine Differentialdiagnose zwischen Myelose oder Lymphadenose zu stellen, erweist sich das Leberpunktat von besonderem Wert: Dank der charakteristischen Verteilung der infiltrierenden Zellen ist hier die Diagnose leichter und exakter zu stellen, als aus einem exstirpierten Lymphknoten. Bei chronischen Myelosen kann die Infiltration — wie bereits erwähnt — sehr gering sein und deshalb zu differentialdiagnostischen Schwierigkeiten Anlaß geben. Das histologische Bild kann große Ähnlichkeit mit einer unspezifisch-reaktiven Hepatitis aufweisen. Vor Verwechslung schützt oft nur eine genaue Durchmusterung der zelligen Elemente in den Sinusoiden. Eine Verwechslung zwischen Myelose und myeloider Metaplasie ist kaum möglich, wenn bei hepataler Blutbildung — wie üblich — reichlich Megakaryocyten aufscheinen. Allerdings können sich auch bei Myelose wenige Riesenzellen finden. Wenn bei myeloider Metaplasie ebenfalls nur wenige Megakaryocyten gebildet werden, was gelegentlich vorkommt, spricht die herdförmige Anordnung der myeloischen Elemente in ihrem Sinn.

Lymphadenosen werden immer wieder mit Frühstadien der primären biliären Cirrhose (chronisch-destruktive, nicht eitrige Cholangitis) und Fällen von chronisch-aggressiver Hepatitis verwechselt, die eine besonders dichte kleinrundzellige Infiltration aufweisen. Die Dichte und Homogenität der Infiltrate bei lymphatischer Leukämie erreichen jedoch diese anderen Erkrankungen niemals.

Die seltenen Leberinfiltrate bei Retikulosen sehen den Veränderungen bei Mononucleosis infectiosa außerordentlich ähnlich (vgl. Abb. 58—60). Im allgemeinen dürfte das klinische Krankheitsbild vor Verwechslungen bewahren, gelegentlich vielleicht auch der Nachweis von versilberbaren Fasern im Infiltrationsbereich.

Die Diagnose der Lymphogranulomatose stützt sich auf die malignen Reticulumzellen. Sie sind in so hohem Maße charakteristisch, daß man die Diagnose auch dann mit hoher Wahrscheinlichkeit stellen kann, wenn sich Hodgkinzellen nicht innerhalb von granulomatösen Infiltraten finden, sondern wenn sie nur — wie das manchmal vorkommt — einzeln und in wenigen Exemplaren in den Sinusoiden zu beobachten sind.

XI. Geschwülste der Leber

A. Die gutartigen Geschwülste

Gutartige Geschwülste der Leber sind außerordentlich selten. Zumeist sind sie klein und werden nur zufällig anläßlich einer Laparoskopie, Laparotomie oder Sektion entdeckt. Eine klinische Bedeutung kommt ihnen im allgemeinen nicht zu. In vereinzelten Fällen, die mehr oder weniger als Kuriositäten zu betrachten sind und vorwiegend bei Kindern beobachtet werden, können gutartige Tumoren auch sehr beträchtliche Größe erreichen, bis zu $1^1/_2$ kg wiegen und damit größer als die Leber selbst sein. Falls sie nicht bereits durch ihre Größe auffallen, sind es Druckwirkungen auf die Nachbarschaft, die Beschwerden verursachen und zu ihrer Entdeckung führen. Da sich die einzuschlagende Therapie nach der Art des Tumors richtet, ist die Durchführung einer Biopsie naheliegend.

Bei den gutartigen Lebertumoren handelt es sich in der Regel um Hamartome, die im Kapitel der Mißbildungen besprochen werden sollen (s. S. 247).

B. Die malignen Geschwülste

1. Die primären Lebercarcinome

Der primäre Leberkrebs ist bei der weißen Rasse ein relativ seltenes Ereignis. Seine allgemeine Häufigkeit liegt nach großen Sektionsstatistiken zwischen 0,1 und 0,2%, seine relative Häufigkeit (unter den Carcinomen) beträgt 0,5—2%. Gut $^2/_3$ der Erkrankten sind Männer, das durchschnittliche Manifestationsalter liegt bei 60 Jahren. Rund 70% der primären Lebercarcinome entstehen in Cirrhosen. Auf der anderen Seite beträgt das Risiko eines Cirrhosepatienten zusätzlich an Leberkrebs zu erkranken, 3—7% [32, 206].

Bei der farbigen Bevölkerung, besonders der afrikanischen, liegen die Verhältnisse wesentlich anders: Die allgemeine Häufigkeit des Lebercarcinoms kann 1% ausmachen, bei vielen Stämmen ist es der weitaus häufigste Krebs, seine relative Häufigkeit beträgt bis zu 67% [63]. Cirrhosekranke müssen mit einer Wahrscheinlichkeit bis zu 44% mit einem Leberkrebs rechnen.

Histologisch werden die Lebercarcinome in hepatocelluläre und cholangiocelluläre Geschwülste unterteilt, die sich nach ihrer Häufigkeit ungefähr wie 3:1 verhalten.

a) Das maligne Hepatom

In frühen Stadien kann sich das Leberzellcarcinom nur durch ein sonst unerklärbares, manchmal septisches Fieber und dumpfe Schmerzen im rechten Oberbauch verraten. Bei Cirrhosen ist das plötzliche Aufschießen von Gefäßspinnen und Teleangiektasien oder ein rascher, unmotivierter Kräfteverfall auf die eingetretene Komplikation verdächtig.

Von den primären malignen Geschwülsten wird im allgemeinen angenommen, daß sie aus einer krebsig entarteten Mutterzelle — also unizentrisch — entstehen. Gerade das maligne Hepatom bildet sich jedoch oft multizentrisch, und zwar auch in nicht cirrhotischen Lebern [181]. In unserem Biopsiematerial finden sich 19 hepatocelluläre Carcinome.

Die carcinomatöse Umwandlung kann gleichzeitig in mehreren benachbarten Elementen einer Leberzellplatte vor sich gehen (Abb. 222). Bei frischer Malignisierung ist die carcinomatöse Zellplatte noch eine Lage dick, später wird sie

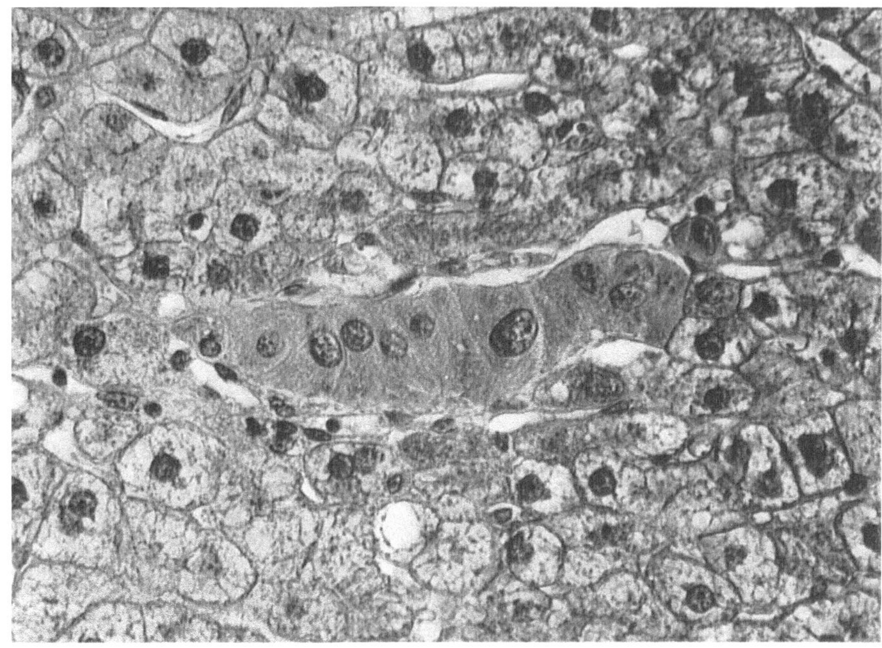

Abb. 222. Multizentrisches primäres Leberzellcarcinom, 54 Jahre, ♂. Seit 6 Monaten ungeklärtes Fieber und Schmerzen im rechten Oberbauch. Laboratoriumsbefunde unauffällig. Einer der zahlreichen Hepatomherde: 9 maligne degenerierte Zellen einer Leberzellplatte, scharf von den anscheinend noch normalen Leberzellen abgesetzt. HE, ×400. (*Thaler* [181])

mehrschichtig (Abb. 223). Auch bei gut ausgereiften malignen Hepatomen unterscheiden sich die Krebszellen von normalen Elementen durch die unterschiedliche Größe, die Polymorphie der Zellkerne und die größere Dichte des Cytoplasma. Je höher der Reifegrad, desto getreuer kopieren die entarteten Leberzellen das ineinander verschränkte Muralium des normalen Organs. Unreife Leberzellkrebse können außerordentlich polymorph sein und variable Strukturen bilden, die an andere epitheliale Organe des menschlichen Körpers oder Lebern erinnern können, wie sie bei Embryonen verschiedener Gattungen des Tierreiches beobachtet werden können [51].

In Cirrhosen scheint die multizentrische carcinomatöse Umwandlung oft vorzukommen, ja mehr oder weniger die Regel zu sein. Bei etwas Glück kann man auch in der Biopsie maligne Knoten neben gutartigen Pseudolobuli antreffen (Abb. 224).

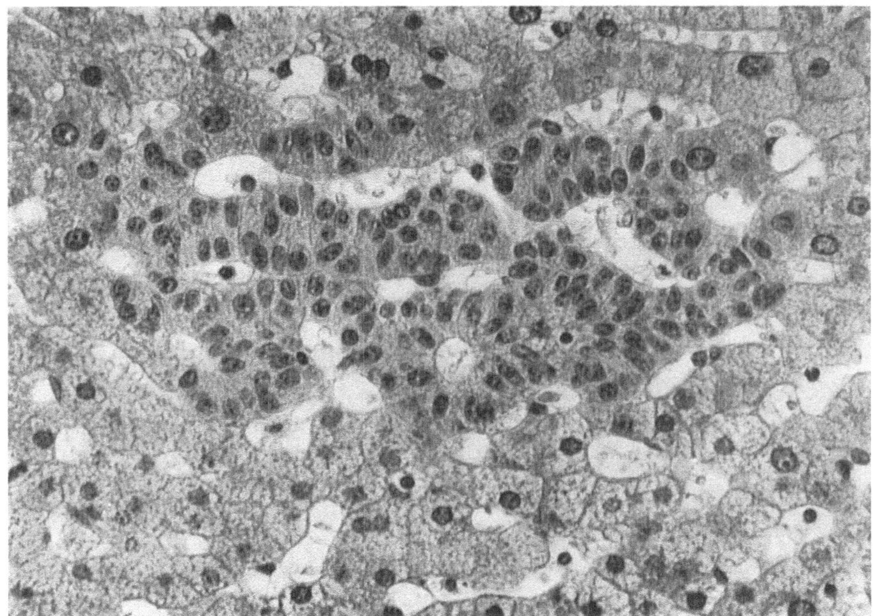

Abb. 223. Multizentrisches primäres Leberzellcarcinom, 61 Jahre, ♂. Seit 6 Monaten Schmerzen im rechten Oberbauch, Hepatomegalie. Bil 1,6 mg-%, Thy 2 TE, GOT 32 mE, BSP 14,9%, γ-Glob vermehrt. Einer der zahlreichen Hepatomherde: Weitgehend ausgereiftes, zwei Zellagen breites, das normale Plattengefüge imitierendes Hepatom. HE, ×325

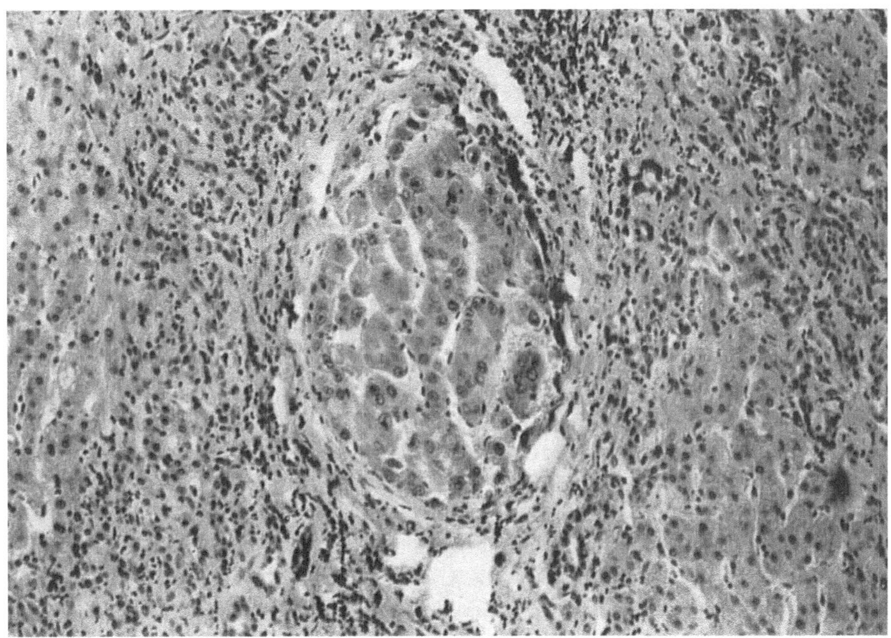

Abb. 224. Cirrhosis carcinomatosa, 61 Jahre, ♂. Chronischer Alkoholiker, Kachexie, kein Ikterus. Mächtig vergrößerte, knollige Leber. Gut ausgereifter, das normale Zellplattengefüge imitierender Knoten eines Leberzellcarcinom in einem Narbenfeld. HE, ×120

b) Das maligne Cholangiom und Cholangiohepatom

Bei cholangiocellulären Carcinomen, auf die man gelegentlich bei einer Biopsie trifft, kann es zu Lebzeiten schwer sein, sie von metastasierenden Adenocarcinomen auseinanderzuhalten (Abb. 225). Gemischte, maligne Cholangiohepatome sind durchaus keine Seitenheit.

2. Das primäre Lebersarkom

Primäre Lebersarkome sind Raritäten. Bisher wurden erst an die 100 Fälle beschrieben. Meist handelt es sich um Spindelzellsarkome. Ein Drittel der Sarkome fand sich in Cirrhosen.

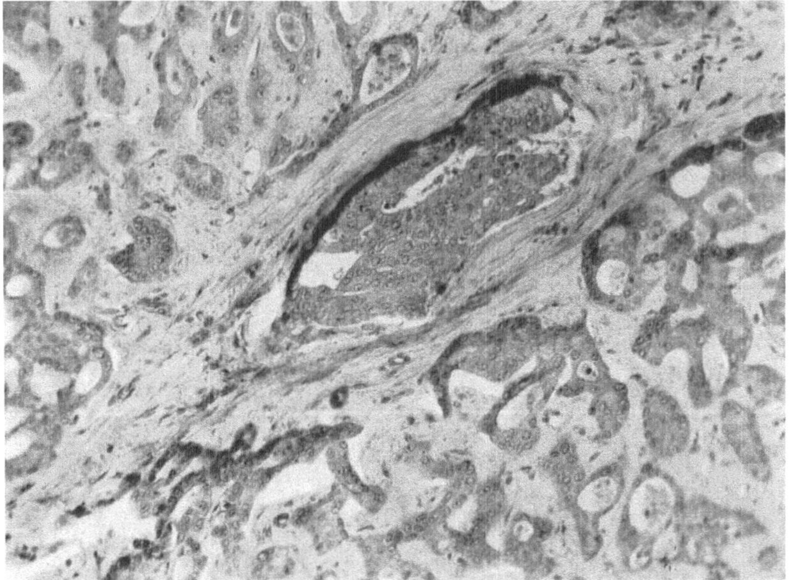

Abb. 225. Cirrhosis carcinomatosa, 63 Jahre, ♂. Gut ausgereiftes, malignes Cholangiom, in einen Lebervenenast eingebrochen. HE, ×120

3. Die sekundären Lebergeschwülste

Durch ihre labyrinthartige Struktur wirkt die Leber als Filter, der größere Zellen, die über die Pfortader oder die Leberarterie eingeschwemmt werden, zurückhält. Außerdem können maligne Tumoren auf dem Lymphweg Absiedlungen in der Leber setzen und schließlich können auch Neoplasmen der Nachbarschaft durch direktes Einwachsen auf die Leber übergreifen. Es ist deshalb nicht verwunderlich, daß die Leber nach den Lymphknoten der häufigste Sitz von Metastasen ist. Bei Organcarcinomen im allgemeinen ist die Leber in 30%, bei bösartigen Geschwülsten des Bauchraumes in 50% beteiligt.

Innerhalb der Leber pflegen solide Geschwülste invasiv in den Hohlräumen der Portalfelder (Lymphgefäße, Pfortaderäste) fortzuwachsen, im Parenchym die Sinusoide, seltener die perisinusoidalen Räume zu infiltrieren (Abb. 226). Bei perisinusoidalem Wachstum kann das Fremdgewebe die Leberzellen verdrängen. Melanoblastomzellen sind häufig einzeln oder in kleineren Gruppen

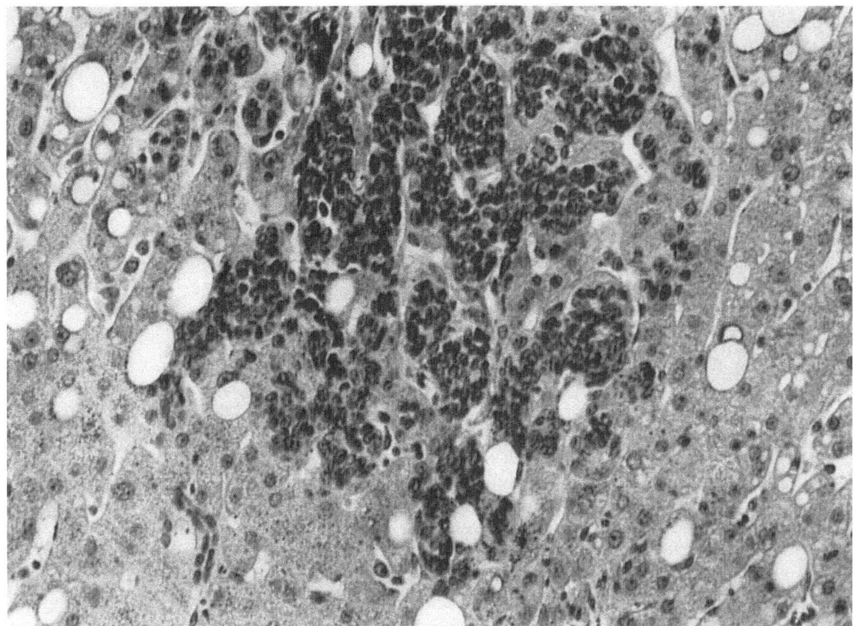

Abb. 226. Metastasenleber, 67 Jahre, ♂, Bronchuscarcinom. Solides kleinzelliges Carcinom, in den Sinusoiden vorwachsend. Fein- bis grobtropfige Leberzellverfettung. HE, ×200

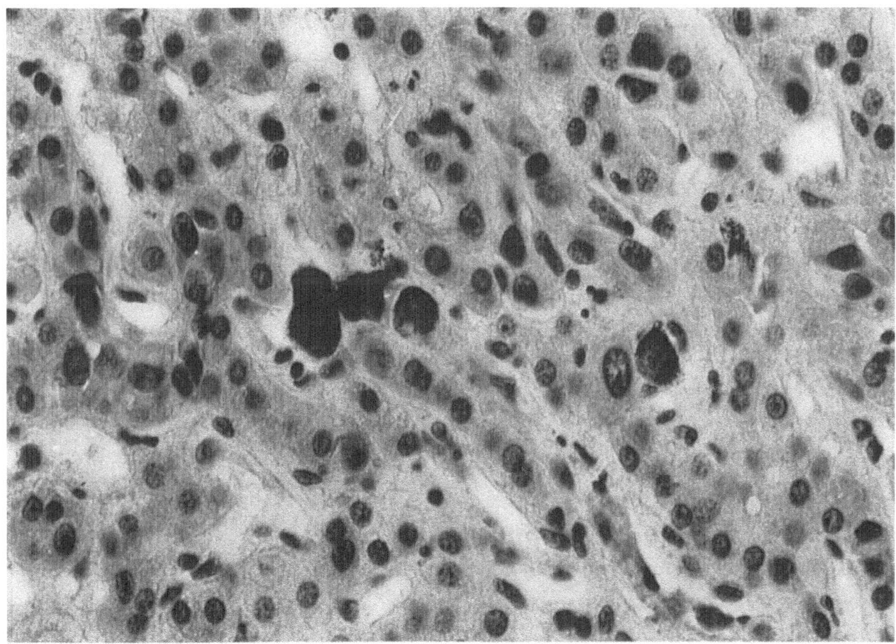

Abb. 227. Metastasierendes Melanoblastom, 28 Jahre, ♂, 6 Monate nach Enucleation eines Auges. Mehrere Melanoblastomzellen in den Sinusoiden. HE, ×375

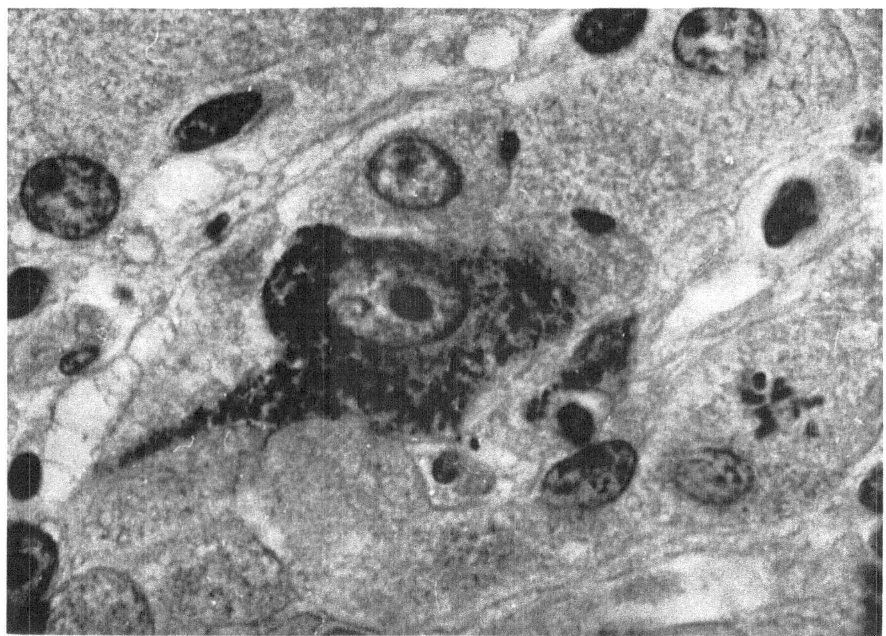

Abb. 228. Die gleiche Biopsie wie Abb. 227. Solitäre, in die Leberzellplatte eingedrungene Melanoblastomzelle. HE, ×1000

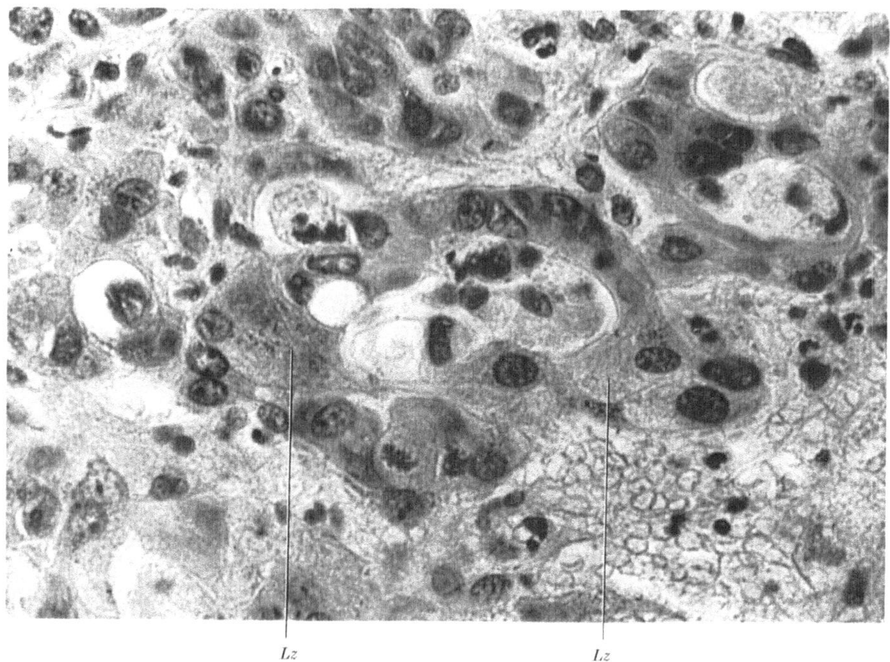

Abb. 229. Metastasenleber, 56 Jahre, ♀, okkultes Primärcarcinom. Rand einer Adenocarcinommetastase. Die Alveole wird teils von Carcinomzellen, teils von pigmentführenden Leberzellen (Lz) begrenzt. HE, ×500

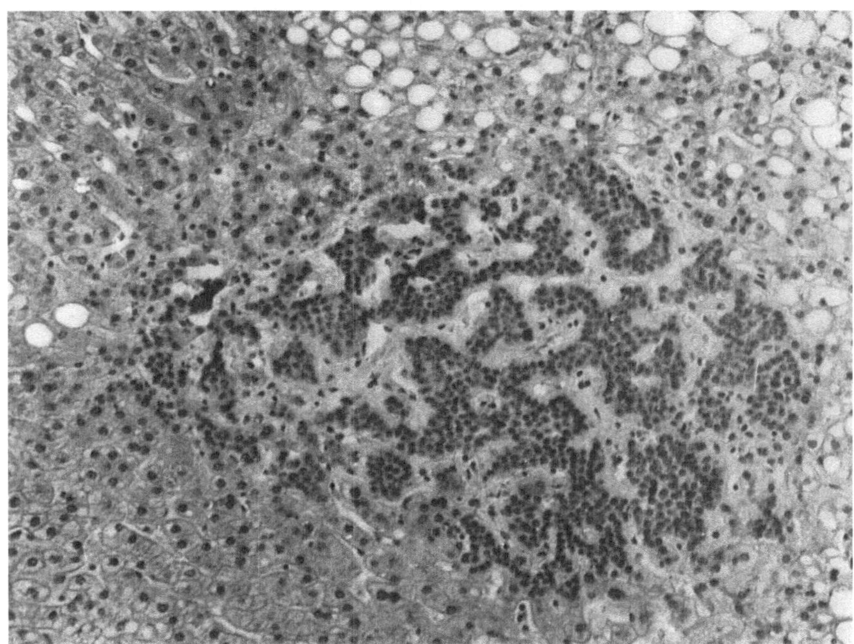

Abb. 230. Metastasenleber, 68 Jahre, ♀. Seit 1¹/₂ Jahren Diarrhoen und seltene flushes, Hepatomegalie. 5-Hydroxyindolessigsäure-Tagesausscheidung über 100 mg. Carcinoidmetastase. HE, ×150

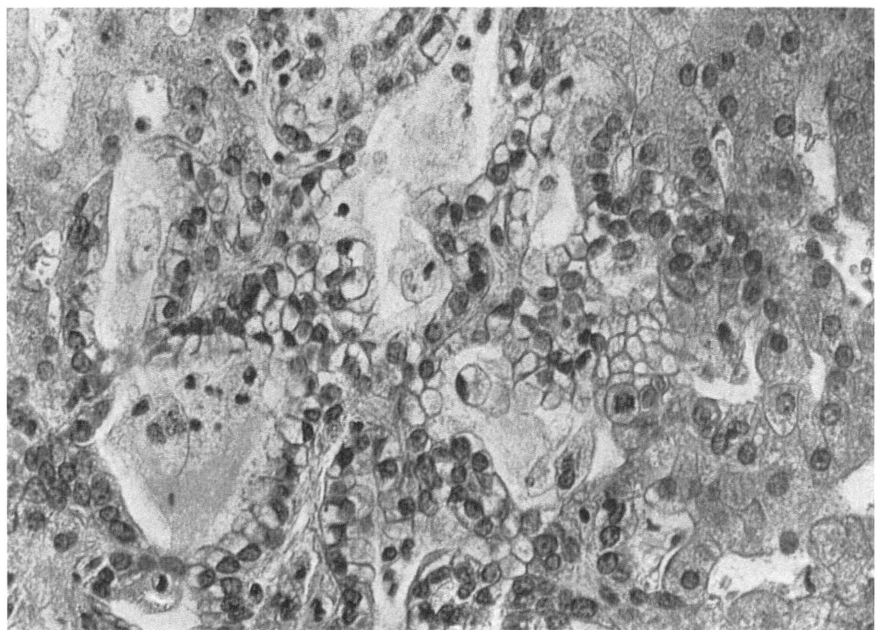

Abb. 231. Metastasenleber, 46 Jahre, ♀, Pankreaskopfcarcinom. Schleimbildendes tubuläres Adenocarcinom (Gallertcarcinom). HE, ×375

nachzuweisen (Abb. 227). Teils liegen sie in den Sinusoiden, teils dringen sie
in die perisinusoidalen Räume und von dort in die Leberzellplatten ein (Abb. 228).

Adenocarcinommetastasen wachsen eher expansiv. In ihrer Peripherie findet
sich manchmal der eigenartige Befund, daß sich Leberzellen, kenntlich an ihrer
differenten Struktur und ihrem Pigmentgehalt, am Aufbau der Krebsalveolen
beteiligen (Abb. 229).

Der Untersucher tut gut daran, sich Mutmaßungen über den Sitz des Primär-
tumors zu enthalten: Die Trefferwahrscheinlichkeit ist zu gering. Deshalb ist es

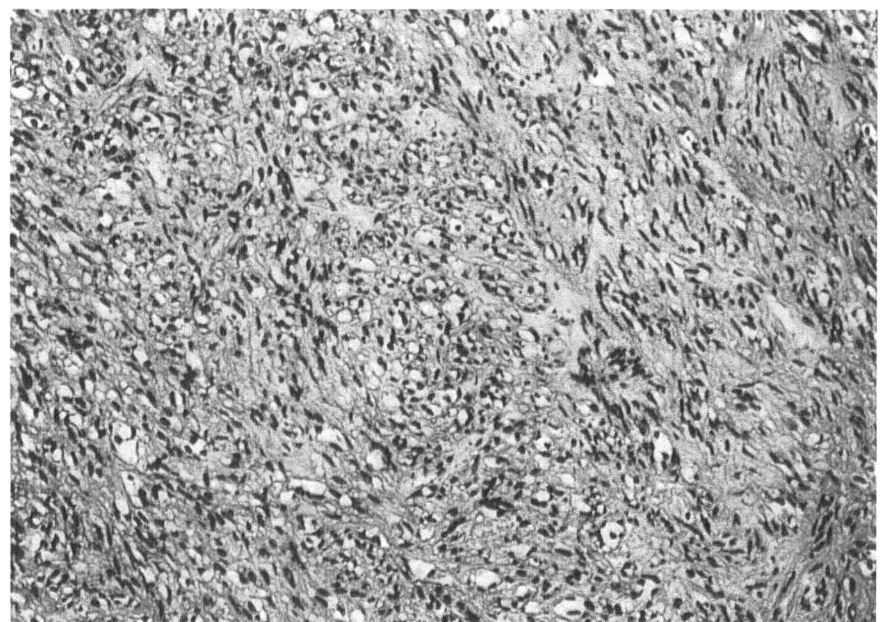

Abb. 232. Metastasenleber, 73 Jahre, ♂, vor 5 Jahren Dünndarmresektion wegen Neurinom
Neurinommetastase. HE, ×120

weder erforderlich noch wünschenswert, in einem Atlas der Leberbiopsie die
verschiedenen Arten und Formen von Lebermetastasen abzubilden, wie wir sie
in 120 Metastasenlebern beobachten konnten. Einige wenige charakteristische
Beispiele mögen lediglich helfen, den Eindruck abzurunden (Abb. 230—232).

Die lokale reaktive Hepatitis, die häufig in der unmittelbaren Umgebung
von Tochtergeschwülsten anzutreffen ist, wurde bereits an anderer Stelle abgehandelt (s. S. 85). Große Lebermetastasen anzustechen ist gefährlich, da es
aus ihnen zu unstillbaren Sickerblutungen kommen kann [107].

XII. Mißbildungen

Wenn man von der kongenitalen Gallengangsatresie absieht, die im Kapitel der Leberkrankheiten des frühen Kindesalters besprochen wurde (s. S. 133), sind Mißbildungen in der Leber selten. Ihre klinische Bedeutung ist entsprechend gering. Dies gilt auch für gewebliche Mißbildungen, die zufällig und selten genug durch eine Leberbiopsie entdeckt werden. *Cysten-* und *Hämangiomlebern* sind, soferne man diese Veränderungen vermutet, Kontraindikationen für die Leberbiopsie (s. S. 15). Sie können auch bioptisch kaum geklärt werden.

A. Die Hamartome

Unter Hamartomen versteht man tumoröse Mißbildungen, die sich von lokalen Entwicklungsstörungen herleiten und auf einer fehlerhaften Gewebemischung beruhen. Die Harmatome besitzen keine echte bindegewebige Kapsel. Ihre Hülle entsteht durch Kompression und Fibrosierung des umgebenden Lebergewebes. Bei gutartigen Lebertumoren handelt es sich in der Regel um Hamartome. Man hat zwischen epithelialen, mesenchymalen und gemischten Geschwülsten zu unterscheiden.

Hepatome bevorzugen den rechten Leberlappen. Sie bestehen aus einem Muralium reifer Leberzellen, das mehrere Zellagen dick ist. Eine normale Struktur, charakterisiert durch Zentralvenen und Portalfelder, wird in ihrem Bereich vermißt. Nicht selten sind Hepatome grobtropfig verfettet, was ihre Auffindung inmitten des normalen Parenchym erleichtert.

Eine gestörte Differenzierung, zumeist im Bereich der interlobulären Gallenkanälchen, führt zur Bildung von *Cholangiomen*. Sie sind im allgemeinen in Form kleiner, solider Knoten oder plexusartig beisammenliegender, cystischer Hohlräume angeordnet (Cystadenom, Abb. 233). Sie werden von einem flachen bis kubischen Epithel ausgekleidet und von einem dichten Mantel kollagener Fibrillen umgeben. Cystadenome können mit normalen Gallengängen in Verbindung stehen. Bei Vorliegen multipler Mikrohamartome des Gallengangssystems spricht man von Meyenberg-Komplexen.

Gelegentlich sind Cholangiome nicht in knotigen Bildungen zusammengefaßt, sondern durchsetzen, kaum von Bindegewebe umgeben, diffus und regellos das Parenchym (Abb. 234).

Geschwulstknoten, die aus Leberzellen und Gallengängen zusammengesetzt sind, werden als *Cholangiohepatome* bezeichnet. Sehr selten findet sich verlagertes Nebennierengewebe innerhalb der Leber. Solche benigne *Hypernephrome* können bis zu Taubeneigröße heranwachsen. Intrahepatische *Fibrome* und gutartige *Mischgeschwülste* sind ausgesprochene Seltenheiten.

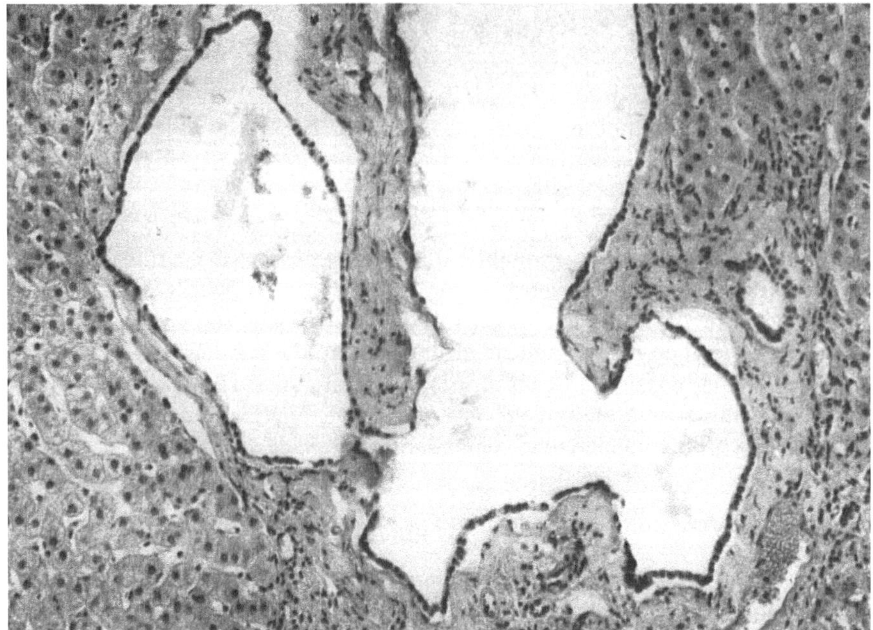

Abb. 233. Cystadenom, 57 Jahre, ♂ (Melanoblastom des Auges). Umschriebener Knoten aus
untereinander kommunizierenden, von kubischem Epithel ausgekleideten, cystischen Hohlräumen, die in kollagenes Bindegewebe eingelagert sind. HE, ×120

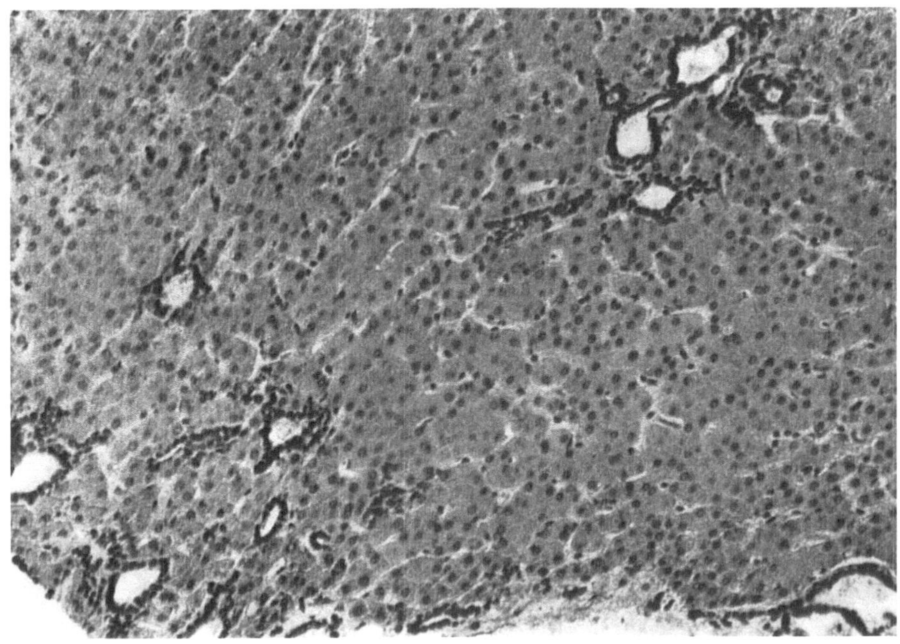

Abb. 234. Gallengangshamartom (kongenitale Fibrose ?), 6 Jahre, ♀. Schwester gesund.
Hepatosplenomegalie, Zustand nach Oesophagusvaricenblutung. Bil 0,43 mg-%, Thy 3,01 TE,
GOT 35,7 mE, A/G 0,84. Mutliple, diffus und regellos das Parenchym durchsetzende Gallen-
gänge. HE, ×150

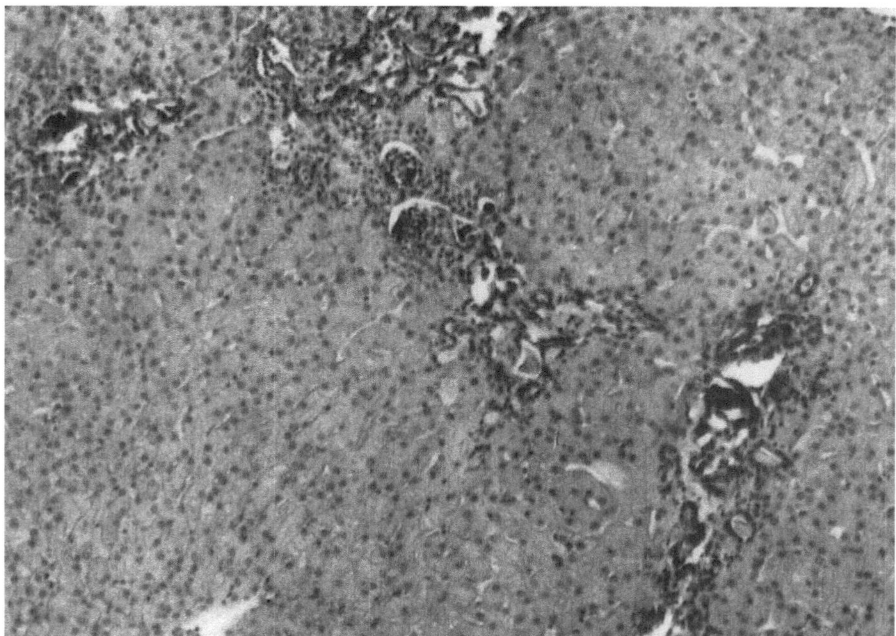

Abb. 235. Kongenitale Fibrose, 4 Jahre, ♂, Hepatosplenomegalie (ebenso auch die ältere Schwester). Bil 0,5 mg-%, Thy 2,2 TE, GOT 15 mE, GPT 75 mE, alkPh 18 KAE, Chol 212 mg-%. Das Parenchym von bindegewebigen Septen durchzogen, die reichlich zum Teil stark ausgeweitete Gallengänge mit Gallezylindern oder Leukocytenpfröpfen enthalten. HE, ×120

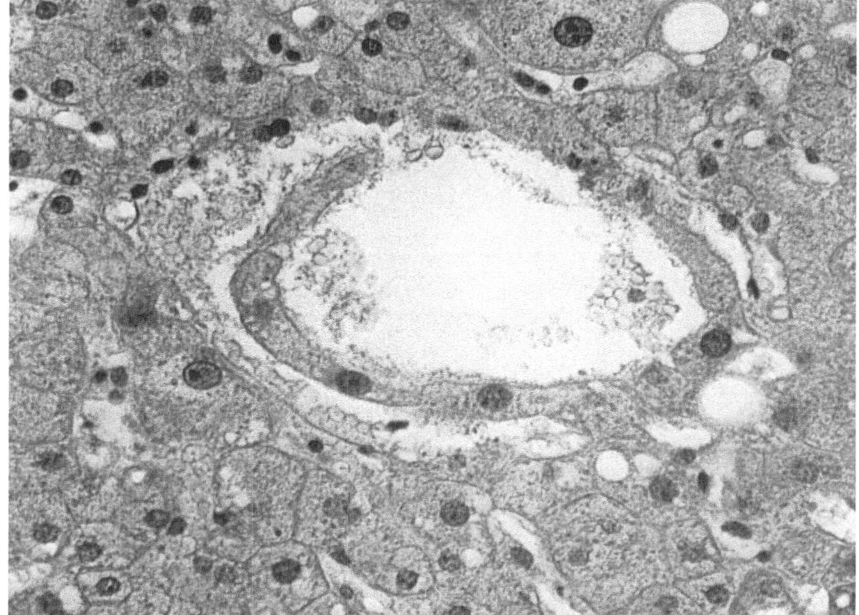

Abb. 236. Peliosis hepatis, 71 Jahre, ♀ (Corticoidtherapie bei chronischer Polyarthritis). Intralobulärer, mit einem Sinusoid in offener Verbindung stehender Hohlraum, der von abgeplatteten Leberzellen ausgekleidet wird. HE, ×325

B. Die kongenitale Leberfibrose

Die kongenitale Leberfibrose ist eine Mißbildung der Leber, die eine Variante der Cystenleber zu sein scheint. Sie ist häufig mit Cystennieren kombiniert. Zumeist sind mehrere Kinder einer Familie betroffen, was auf die genetische Verankerung der Störung hinweist. Die führenden klinischen Symptome sind die große, harte Leber mit Zeichen portalen Hochdrucks und angeborene Anomalien anderer Organe. Die Leberfunktion ist normal, mit Ausnahme der Aktivität der alkalischen Serumphosphatase, die meist erhöht ist [92].

Die histologischen Veränderungen lassen sich mit größerer Sicherheit in einer Probeexcision nachweisen, können aber auch im Leberpunktat gefunden werden (Abb. 235): Die Leber wird von fibrösen Septen durchzogen, die zahlreiche, stark ausgeweitete Gallengänge beherbergen. In ihrem Lumen können mucoides Material, eingedickte Galle oder auch Leukocytenpfröpfe gefunden werden.

C. Die Peliosis hepatis

Diese sehr seltene Läsion hat keine klinische Bedeutung. Sie wurde ursprünglich bei Patienten beschrieben, die massiven Lungentuberkulosen erlegen waren. Die Leber ist von rundlichen, blutgefüllten, cystischen Hohlräumen durchsetzt. die bis zu 1 cm Durchmesser aufweisen können. Ihre Wand wird von intakten, häufig abgeplatteten Leberzellen gebildet, wobei eine Kommunikation mit benachbarten Sinusoiden, Zentralvenen oder Sublobularvenen offen bleibt. Kleine entsprechende Hohlräume sind gelegentlich, dann aber multipel, in Leberbiopsien zu beobachten (Abb. 236). Ursache und Pathogenese der Peliosis ist unklar.

Literatur

1. *Aagenaes, Ö.:* Hereditary recurrent cholestasis from birth. 2nd Meeting European Association for the Study of the Liver, Göteborg 1967.
2. *Ahrens, E. H., M. A. Payne, H. G. Kunkel, W. J. Eisenmenger,* and *S. H. Blondheim:* Primary biliary cirrhosis. Medicine (Baltimore) **29,** 299 (1950).
3. *Albot, G., C. Nezelof, C. S. Schlumberger* et *J. Lunel:* La cholostase intrahépatique chronique. Arch. Mal. Appar. dig. **46,** 177 (1957).
4. — *C. S. Schlumberger, C. M. Faye, J. Ruffino* et *S. Raimbault:* Les hépatites alcooliques subaiguës non cirrogènes (formes histo-biologiques). Sem. Hôp. Paris **32,** 1705/S.P. 161 (1956).
5. *Alkan, W. J., Z. Evenchik,* and *J. Eshchar:* Q-fever and infectious hepatitis. Amer. J. Med. **38,** 54 (1965).
6. *Arsénio Nunes, M.:* A histogénese da cirrose póshepatite. Gaz. méd. port. **4,** 346 (1951).
7. *Axenfeld, H.,* u. *K. Brass:* Klinische und bioptische Untersuchungen über den sogenannten Ikterus catarrhalis. Frankfurt. Z. Path. **57,** 147 (1943).
8. *Baggenstoss, A. H.:* Pathologic aspects of the late stages of viral hepatitis. Hepatitis frontiers, p. 113. Boston: Little, Brown & Co. 1957.
9. —, and *M. H. Stauffer:* Posthepatitic and alcoholic cirrhosis: Clinicopathologic study of 43 cases of each. Gastroenterology **22,** 157 (1952).
10. *Baier, H., B. Knick, H. v. d. Emden* u. *J. Ruckes:* Fettleber, Fettsucht und latenter Diabetes. Med. Welt **1964,** 1813, 1861.
11. *Ballard, H., M. Bernstein,* and *J. I. Farras:* Fatty liver presenting as obstructive jaundice. Amer. J. Med. **30,** 196 (1961).
12. *Banti, G.:* La splénomégalie avec cirrhose du foie. Sem. méd. (Paris) **14,** 318 (1894).
13. *Bearn, A. G., H. G. Kunkel,* and *R. J. Slater:* The problem of chronic liver disease in young woman. Amer. J. Med. **21,** 3 (1956).
14. *Beckett, A. G., A. V. Livingstone,* and *K. R. Hill:* Acute alcoholic hepatitis. Brit. med. J. **1961** II, 1113.
15. *Benda, L., F. Gerlach, E. Rissel* u. *H. Thaler:* Über Untersuchungen zur Frage der Virusätiologie der Hepatitis epidemica. Arch. ges. Virusforsch. **4,** 89 (1949).
16. — *E. Rissel* u. *H. Thaler:* Über die Hepatitis bei Lues und antiluischer Behandlung mit besonderer Berücksichtigung ihrer Folgekrankheiten. Dtsch. Arch. klin. Med. **197,** 477 (1950).
17. — — — Über das histologische Bild der Leberdystrophie und seine Beeinflussung durch agonale und postmortale Vorgänge. Virchows Arch. path. Anat. **330,** 594 (1957).
18. *Bergmann, G. v.:* Funktionelle Pathologie. Berlin: Springer 1935.
19. *Beringer, A., I. Hrabal, K. Irsigler* u. *H. Thaler:* Der Einfluß von Tolbutamid auf die menschliche Fettleber. Dtsch. med. Wschr. **92,** 2388 (1967); **93,** 1412 (1968).
20. —, u. *H. Thaler:* Über quantitative Untersuchungen des Glykogengehaltes der Leber des gesunden und kranken Menschen. Wien. klin. Wschr. **75,** 509 (1963).
21. *Bernstein, M., H. A. Edmondson,* and *B. H. Barbour:* The liver lesion in Q fever. Arch. intern. Med. **116,** 491 (1965).
22. *Bianchi, L.:* Punktat-Morphologie und Differentialdiagnose der Hepatitis. Bern: Huber 1967.
23. *Biava, C.,* and *M. Mukhlova-Montiel:* Electron microscopic observations on Councilmanlike acidophilic bodies and other forms of acidophilic changes in human liver cells. Amer. J. Path. **46,** 775 (1965).
24. *Bickel, H.:* Die Wilsonsche Krankheit (hepatolentikuläre Degeneration). Internist (Berl.) **7,** 27 (1966).

25. *Billing, B., L. W. Powell, E. Hemingway*, and *S. Sherlock:* Idiopathic unconjugated hyperbilirubinaemia (Gilbert's syndrome). A study of 42 families. 2nd Meeting Europ. Assoc. for the Study of the Liver, Göteborg 1967.

26. *Bjørneboe, M., M. Jersild, K. Lundbæk, E. Hess Thaysen*, and *E. Ryssing:* Incidence of chronic hepatitis in women in Copenhagen 1944—1945. Lancet **1948 I**, 867.

27. *Bock, H. E., W. Masshoff* u. *F. v. Oldershausen:* Zur Bedeutung der Aspirationsbiopsie der Leber für Pathologie und Klinik. Vergleichende Untersuchungen von Hepatogramm, Leberhistologie, klinischem Befund und Leberfunktionsproben. Klin. Wschr. **1952**, 297.

28. *Böhmig, H. J., A. Fritsch, G. Paumgartner* u. *I. Mayer-Obiditsch:* Primäre sklerosierende Cholangitis. (Im Erscheinen.)

29. *Bothwell, T. H., C. Abrahams, B. A. Bradlow*, and *R. W. Charlton:* Idiopathic and Bantu haemochromatosis. Arch. Path. **79**, 163 (1965).

30. *Büchner, F.:* Allgemeine Pathologie, 3. Aufl., S. 331. München: Urban & Schwarzenberg 1959.

31. *Budd, G.*, bearb. von *E. H. Henoch:* Die Krankheiten der Leber, S. 168. Berlin: Hirschwald 1846.

32. *Büngeler, W.*, u. *M. Eder:* Das primäre Leberkarzinom. Dtsch. med. Wschr. **85**, 959 (1960).

33. *Camain, R.:* La ponction biopsie hépatique en milieu tropical ouest-africain. Rev. int. Hépat. **11**, 323 (1961).

34. *Cazal, P.:* Histopathologie du foie. Paris: Masson & Cie. 1955.

34a. *Chiari, H.:* Über die selbständige Phlebitis obliterans der Hauptstämme der Venae hepaticae als Todesursache. Beitr. path. Anat. **26**, 1 (1899).

35. *Chambon, L., I. Wone, P. Brès, M. Cornet, L. Y. Ciré, A. Michel, A. Lacan, Y. Robin, B. E. Henderson, K. H. Williams, R. Camain, D. Lambert, M. Rey, I. Diopmar, J. L. Oudart, G. Causse, H. Bâ, M. Martin* et *J. C. Artus:* Une épidémie de fièvre jaune au Sénégal en 1965. L'épidémie humaine. Bull. Wld Hlth Org. **36**, 113 (1967).

36. *Chiari, H. H., H. Holzner* u. *H. Thaler:* Leberbioptische Befunde bei chirurgischen Erkrankungen der Gallenblase und der Gallenwege. Wien. Z. inn. Med. **45**, 94 (1964).

37. *Costa, A., R. Stigliani* e *G. Weber:* La cirrhosi epatica. Evoluzione concettuale, prospettive istogenetiche e tassonomiche, definizione essenziale della cirrosi, alle luce della „reversione rapida". Arch. De Vecchi Anat. pat. **39**, 1 (1963).

38. *Councilman, W. T.:* Pathologic histology of yellow fever. In *G. M. Sternberg*, Report on etiology and prevention of yellow fever. US Marine Hospital Service, Publ. Health Report Bull. No 2, 151 (1890).

39. *Creutzfeldt, W.:* Transfusionshepatitis und ihre Verhütung. Internist (Berl.) **7**, 1 (1966).

40. *De Groote, J., V. Desmet, P. Gedigk, G. Korb, H. Popper, H. Poulsen, H. P. Scheuer, M. Schmid, H. Thaler, E. Uehlinger*, and *W. Wepler:* A classification of chronic hepatitis. Lancet 1968 **II**, 626.

41. *Desmet, V. J., A.-M. Bullens, J. De Groote*, and *K. P. M. Heirwegh:* A new diazo reagent for specific staining of conjugated bilirubin in tissue sections. J. Histochem. Cytochem. **16**, 419 (1968).

42. *Dittrich, H.*, u. *E. Seifert:* Zum Problem der Steatose. Wien. klin. Wschr. **75**, 215 (1963).

43. *Dölle, W.*, u. *G. A. Martini:* Gelbsucht mit Verschlußsyndrom als Leitsymptom bei Virushepatitis, Arzneimittelschäden, in der Schwangerschaft und bei Neugeborenen. Acta hepato-splenol. (Stuttg.) **6**, 138, 225 (1959).

44. — — Zusammenstellung von Arzneimitteln, die Leberschädigung mit und ohne Gelbsucht verursachen können. Acta hepato-splenol. (Stuttg.) **9**, 74 (1962).

45. *Doniach, D., I. M. Roitt, J. G. Walker*, and *S. Sherlock:* Tissue antibodies in primary biliary cirrhosis, active chronic (lupoid) hepatitis, cryptogenic cirrhosis and other liver diseases and their clinical implications. Clin. exp. Immunol. **1**, 237 (1966).

46. *Doxiades, T.:* Chronic amoebic hepatitis. Brit. med. J. **1962 I**, 1807.

47. *Dubin, I. N.*, and *F. B. Johnson:* Chronic idiopathic jaundice with unidentified pigment in liver cells; a new clinicopathologic entity with report of 12 cases. Medicine (Baltimore) **33**, 155 (1954).

48. *Dubin, I. N., B. H. Sullivan Jr., P. C. Le Golvan,* and *L. C. Murphy:* The cholestatic form of viral hepatitis. Experiences with viral hepatitis at Brooke Army Hospital during the years 1951 to 1953. Amer. J. Med. **29**, 55 (1960).

49. *Duve, C. de:* Les lysosomes, un nouveau groupe de granules cytoplasmiques. J. Physiol. (Lond.) **49**, 113 (1957).

50. *Elias, H.:* A re-examination of the structure of the mammalian liver. Amer. J. Anat. **84**, 311 (1949); **85**, 379 (1949).

51. — De morphologia carcinomatis primarii hepatis humani et de eius contextu cum evolutione phylogenetica et ontogenetica. Acta hepat. (Hamburg) **5**, 1 (1957).

52. *Elster, K.,* u. *S. Hüttinger:* Das kapselnahe Leberpunktat. Vergleichende Untersuchungen von Punktionszylindern und umgebendem Parenchym. Med. Welt **17**, 847 (1966).

53. *Endicott, K. M.,* and *R. D. Littlie:* Ceroid, the pigment of dietary cirrhosis of rats. Amer. J. Path. **20**, 149 (1944).

54. *Erichson, R. B.,* and *J. L. Dadey:* Liver function and needle biopsy findings in Weil's disease. N. Y. State J. Med. **64**, 1032 (1964).

55. *Federlin, K.,* u. *W. Sandritter:* Vergleichende histologische Untersuchungen an Punktionszylindern und an Exzisionsstücken der Leber. Münch. med. Wschr. **103**, 803 (1961).

56. *Follis, R. H., Jr.:* Deficiency disease, p. 577. Springfield, Ill.: Thomas 1958.

57. *Franken, F. H., W. H. Schilling* u. *D. Amelung:* Zur Frage der posthepatitischen Hyperbilirubinämie. In: *K. Beck,* Ikterus. Stuttgart: Schattauer 1968.

58. — Die Leber und ihre Krankheiten, zweihundert Jahre Hepatologie. Stuttgart: Enke 1968.

59. — *D. Amelung, P. Garke, D. Pohle, H. Liebermeister* u. *F. J. Deupmann:* Katamnestische Untersuchungen zum Problem der posthepatitischen Leberzirrhose. Dtsch. med. Wschr. **91**, 1753 (1966).

60. *Frerichs:* Über den Diabetes, S. 272. Berlin: Hirschwald 1884.

61. *Gedigk, P.:* Die Morphologie und Histochemie der Eisenspeicherung in der Zelle. Ann. Histochim. **9**, Suppl. 1, 275 (1964).

62. —, u. *W. Pioch:* Über die formale Genese lipogener Pigmente. Untersuchungen mit Estern hochungesättigter Fettsäuren. Virchows Arch. path. Anat. **339**, 100 (1965).

63. *Geyer, A.:* Aperçu sur la fréquence et les modalités du cancer en A. O. F. Bull. Soc. Path. exot. **40**, 125 (1947).

64. *Ghon, A.:* In: *L. Aschoff,* Lehrbuch der pathologischen Anatomie, 7. Aufl. Jena: Fischer 1928.

65. *Gmyrek, D.,* u. *A. Hecht:* Die perkutane Leberbiopsie beim Kind. 2. Mitt.: Ergebnisse. Kinderärztl. Prax. **36**, 195 (1968).

66. *Grimm, J.:* Das „Banti-Syndrom" im Kindesalter. Eine klinisch-immunhämatologische Untersuchung. Beihefte z. Arch. Kinderheilk., Nr. 56. Stuttgart: Enke 1968.

67. *Guckian, J. C.,* and *J. E. Perry:* Granulomatous hepatitis. Ann. intern. Med. **65**, 1081 (1966).

68. *Haemmerli, U. P.:* Jaundice during pregnancy with special emphasis on recurrent jaundice during pregnancy and its differential diagnosis. Stockholm: Norstedt & Söner 1966.

69. *Haex, A. J. Ch.,* and *C. van Beek:* Tuberculosis and aspiration liver biopsy. Haarlem: De Erven & Bohn 1955.

70. *Hamperl, H.:* Über Retothelknötchen in Leberpunktaten von Tuberkulosekranken. Klin. Wschr. **31**, 681 (1953).

71. — Onkocyten und Onkocytome. Verh. dtsch. Ges. Path. **45**, 227 (1961).

72. *Hanot, V.:* Étude sur une forme de «Cirrhose hypertrophique» du fois. Paris: Baillère & Fils 1876.

73. *Hanshaw, J. B., R. F. Betts, G. Simon,* and *R. C. Boynton:* Acquired cytomegalovirus infection. New Engl. J. Med. **272**, 602 (1965).

74. *Hartroft, W. S.,* and *H. J. Ridout:* Pathogenesis of cirrhosis produced by choline deficiency: Escape of lipids from fatty hepatic cysts into biliary and vascular system. Amer. J. Path. **27**, 951 (1951).

75. — *G. Sugioka,* and *E. A. Porta:* Nutritional types of fatty livers in experimental animals and man. 5th Meeting Internat. Assoc. for the Study of the Liver, Karlsbad 1968.

76. *Helmke, R.:* Über den Zellkollaps. Virchows Arch. path. Anat. **304**, 255 (1939).
77. *Hering, E.:* Ueber den Bau der Wirbelthierleber. S.-B. ksl. Akad. Wiss. Wien **54** (1), 496 (1866).
78. *Hill, K. R.:* Liver disease in Jamaican children. Transact. 10th Conf. on Liver Injury, p. 263. New York: J. Macy, Jr. Found. 1951.
79. *Hübner, G.:* Die pathischen Reaktionen des Lebergewebes. Eine elektronenmikroskopische Studie. Stuttgart: Fischer 1968.
80. *Israel, H. L.,* and *M. Sones:* Selection of biopsy procedures for sarcoidosis diagnosis. Arch. intern. Med. **113**, 255 (1964).
81. *Ito, I.,* u. *M. Nemoto:* Über die Kupfferschen Sternzellen und die Fettspeicherungszellen (fat-storing cells) in der Blutkapillarenwand der menschlichen Leber. Okajimas Folia anat. jap. **24**, 243 (1952).
82. *Iversen, P.,* and *K. Roholm:* On aspiration biopsy of liver, with remarks on its diagnostic significance. Acta med. scand. **102**, 1 (1939).
83. *Jakobj, W.:* Die Zellkerngröße beim Menschen. Z. mikr.-anat. Forsch. **38**, 161 (1935).
84. *Javitz, J.,* u. *H. Thaler:* Der diagnostische Wert der Leberbiopsie. (Im Erscheinen.)
85. *Kahil, M. E., H. L. Fred, H. Brown,* and *J. S. Davis:* Acute fatty liver of pregnancy. Arch. intern. Med. **113**, 63 (1964).
86. *Kalk, H.:* Cirrhose und Narbenleber, Entstehung, Klinik und Therapie, 2. Aufl., S. 13. Stuttgart: Enke 1957.
87. —, u. *F. Büchner:* Das bioptische Bild der Hepatitis epidemica, laparoskopische und bioptische Befunde. Klin. Wschr. **25**, 874 (1947).
88. —, u. *E. Wildhirt:* Lehrbuch und Atlas der Laparoskopie und Leberpunktion, 2. Aufl. Stuttgart: Thieme 1962.
89. *Kautzsch, E.:* Leberveränderungen bei Porphyrie. In: *H. Begemann, H. A. Kühn* u. *R. Mancke,* Akute und chronische Lebererkrankungen. Stuttgart: Thieme 1966.
90. *Keibl, E.,* u. *H. Thaler:* Über den diagnostischen Wert der Aspirationsbiopsie der Leber bei Blutkrankheiten. Acta haemat. (Basel) **11**, 95 (1954).
91. *Keller, W.,* u. *A. Wiskott:* Lehrbuch der Kinderheilkunde. Stuttgart: Thieme 1966.
92. *Kerr, D. N. S., C. V. Harrison, S. Sherlock,* and *R. Milnes Walker:* Congenital hepatic fibrosis. Quart. J. Med., N S. **30**, 91 (1961).
93. *Kiernan, F.:* The anatomy and physiology of the liver. Phil. Trans. **123**, 711 (1833).
94. *Klinge, O.:* Die Pathologie der Leberregeneration. Vortrag 3. Lebersymposium, Vulpera 1968.
95. *Kommerel, B.:* Therapie des Leberzerfallskoma. Vortrag 3. Lebersymposium, Vulpera 1968.
96. *Krüskemper, H. L.,* u. *G. Noell:* Steroidstruktur und Lebertoxizität. Untersuchungen mit C_1- und C_{17}-methylierten Androstanderivaten. Acta endocr. (Kbh.) **54**, 73 (1967).
97. *Kuhlmann, K.,* u. *H. Südhof:* Anleitung für die endoskopische und bioptische Untersuchung von Speiseröhre, Magen, Leber und Niere. Stuttgart: Schattauer 1966.
98. *Kühn, H. A.:* Cholestatische Hepatose — cholestatische Hepatitis. (Zum Problem des „intrahepatischen Verschlußikterus".) Acta heapto-splenol. (Stuttg.) **7**, 129 (1960).
99. *Lange, H. J., B. Knick, F. K. Kössling* u. *G. J. Kremer:* Diskussion zu: Der Einfluß von Tolbutamid auf die diabetische Fettleber. Dtsch. med. Wschr. **93**, 1412 (1968).
100. *Lauda, E.:* Hanot redivivus? Wien. klin. Wschr. **66**, 625 (1954).
101. — Die Leberzirrhosen. Wien. klin. Wschr. **68**, 73 (1956).
102. *Lehmann, L.:* Zur Klinik und Spätprognose der Vergiftung mit Amanita phalloides. Helv. med. Acta **30**, 30 (1963).
103. *Lelbach, W. K.:* Leberschäden bei chronischem Alkoholismus. Ergebnisse einer klinischen, klinisch-chemischen und bioptisch-histologischen Untersuchung an 526 Alkoholkranken während einer Entziehungskur in einer offenen Trinkerheilstätte. Acta hepato-splenol. (Stuttg.) **13**, 321 (1966); **14**, 9 (1967).
104. *Leodolter, I.:* Vergleichende Untersuchungen über die Ausscheidung von Kopro- und Uroporphyrin im Harn. 8. Int. Kongr. Gastroenterologie, Prag, 1968.
105. *Levi, A. J., S. Sherlock, P. J. Scheuer,* and *J. N. Cumings:* Presymptomatic Wilson's disease. Lancet **1967 II**, 575.
106. *Levine, R. A., C. Espiritu,* and *T. S. Kim:* Granulomatous hepatitis associated with sulfadimethoxine hypersensitivity. Gastroenterology **52**, 1105 (1967).

107. *Lindner, H.:* Grenzen und Gefahren der perkutanen Leberbiopsie mit der Menghini-Nadel. Erfahrungen bei 80000 Leberbiopsien. Dtsch. med. Wschr. **92**, 1751 (1967).
108. *Lucatello, L.:* Sulla puncture del fegato a scopo diagnostico. Lavori del congressi di medicina interna, Rom 1895, p. 327.
109. *Luif, A., K. Moser* u. *H. Schnack:* Tierversuche zum Nachweis von Stoffwechselveränderungen unter Eisengaben. Z. ges. exp. Med. **140**, 287 (1966).
110. *Mac Donald, R. A.:* Pathogenesis of nutritional cirrhosis. Arch. intern. Med. **110**, 424 (1962).
111. — Hemochromatosis. Postgrad. Med. **41**, 56 (1967).
112. *Mackay, I. R., L. I. Taft,* and *D. C. Cowling:* Lupoid hepatitis. Lancet **1956** II, 1323.
113. *Mall, F. P.:* A study of the structural unit of the liver. Amer. J. Anat. **5**, 227 (1906).
114. *Mallory, F. B.:* Cirrhosis of the liver. Five different types of lesions from which it may arise. Bull. Johns Hopk. Hosp. **22**, 69 (1911).
115. *Mangold, R.:* Risiko der Leberbiopsie. Helv. med. Acta **30**, 552 (1963).
116. *Martin, N. H.:* Macroglobulinaemia. Quart. J. Med. **29**, 179 (1960).
117. *Martini, G. A.,* u. *W. Dölle:* Idiopathische Lebercirrhose bei Frauen in der Menopause. Klin. Wschr. **38**, 13 (1960).
118. *Menghini, G.:* Un effettivo progresso nella tecnica della puntura-biopsia del fegato. Rass. Fisiopat. clin. ter. **29**, 756 (1957).
119. — Two-operator needle biopsy of the liver. A new, easier and safer version of the one-second technic. Amer. J. dig. Dis., N. S. **4**, 682 (1959).
120. *Nagayo, M.:* Referat über Leberzirrhose. (Pathologisch-anatomischer Teil.) Trans. Soc. path. jap. **4**, 31 (1914).
121. *Okudaira, M., M. Straub,* and *J. Schwarz:* The etiology of discrete splenic and hepatic calcifications in an edemic area of histoplasmosis. Amer. J. Path. **39**, 599 (1961).
122. *Oldershausen, H. F. v.:* Zur sozialmedizinischen Bedeutung und Pathogenese der alkoholischen Leberschäden. In: *L. Wannagat,* Leber, Haut, Skelett. Stuttgart: Thieme 1964.
123. *Ostertag, H.:* Leptospirosis icterohaemorrhagica in Bulgarien. Z. Hyg. Infekt.-Kr. **131**, 482 (1950).
124. *Paronetto, F., E. Rubin,* and *H. Popper:* Local formation of gammaglobulin in diseased liver and its relation to hepatic necrosis. Lab. Invest. **11**, 150 (1962).
125. *Péquinot, G.:* Die Rolle des Alkohols bei der Ätiologie von Leberzirrhosen in Frankreich. Münch. med. Wschr. **103**, 1464 (1962).
126. *Perkins, R. F., A. H. Baggenstoss,* and *A. M. Snell:* Viral hepatitis as a cause of atrophy and cirrhosis of the liver. Proc. Mayo Clin. **25**, 287 (1950).
127. *Phillips, G.-B.,* and *Ch. S. Davidson:* Acute hepatic insufficiency of the chronic alcoholic. Clinical and pathological study. Gastroenterology **33**, 236 (1957).
128. *Popper, H., F. Paronetto,* and *F. Schaffner:* Immune processes in the pathogenesis of liver disease. Ann. N. Y. Acad. Sci. **124**, 781 (1965).
129. —, and *F. Schaffner:* The liver. Structure and function. New York: McGraw-Hill Book Comp. 1957.
130. — — Die Mesenchymreaktion auf Parenchymschädigungen. Zum Problem der chronischen Hepatitis. Med. Welt **1965**, 1082.
131. *Porta, E. A., B. J. Bergman,* and *A. A. Stein:* Acute alcoholic hepatitis. Amer. J. Path. **46**, 657 (1965).
132. *Poulsen, H., P. Christoffersen,* and *E. Skeie:* Focal liver changes with infiltration of granulocytes arisen during operation. 2nd Meeting Europ. Assoc. for the Study of the Liver, Göteborg 1967.
133. *Rappaport, A. M.:* Betrachtungen zur Pathophysiologie der Leberstruktur. Klin. Wschr. **38**, 561 (1960).
134. *Rössle, R.:* Entzündungen der Leber. In: *F. Henke* u. *O. Lubarsch,* Handbuch der speziellen pathologischen Anatomie und Histologie, Bd. 5/1, S. 243. Berlin: Springer 1930.
135. *Rotor, A. B., L. Manahan,* and *A. Florentin:* Familial nonhemolytic jaundice with direct van der Bergh reaction. Acta med. philipp. **5**, 37 (1948).

136. *Rouiller, Ch.*, and *A.-M. Jézéquel:* Electron microscopy of the liver. In: *Ch. Rouiller,* The liver, p. 195. New York: Acad. Press 1963.

137. *Rubin, E., F. Schaffner,* and *H. Popper:* Primary biliary cirrhosis. Amer. J. Path. **46**, 387 (1965).

138. *Sandborn, E. B., M. G. Côté,* and *A. Viallet:* Electron microscopy of a human liver in Weil's disease (leptospirosis icterohaemorrhagica). J. Path. Bact. **92**, 369 (1966).

139. *Schaffner, F.*, and *N. B. Javitt:* Morphologic changes in hamster liver during intrahepatic cholestasis induced by taurolithocholate. Lab. Invest. **15**, 1783 (1966).

140. — *J. Sternlieb, T. Barka,* and *H. Popper:* Hepatocellular changes in Wilson's disease. Amer. J. Path. **41**, 315 (1962).

141. *Scheuer, P.:* Liver biopsy interpretation. London: Baillière Tindall & Cassel 1968.

142. *Scheuer, P. J., R. Williams,* and *A. R. Muir:* Hepatic pathology in relatives of patients with haemochromatosis. J. Path. Bact. **84**, 53 (1962).

143. *Schmid, M.:* Die diagnostische Bedeutung der Leberpunktion. Schweiz. med. Wschr. **93**, 1370 (1963).

144. — Die chronische Hepatitis. Vergleichende klinische und bioptische Untersuchungen. Berlin-Heidelberg-New York: Springer 1966.

145. — *M. L. Hefti, R. Gattiker, H. J. Kistler,* and *Å. Seunig:* Benign postoperative intrahepatic cholestasis. New Engl. J. Med. **272**, 545 (1965).

146. *Schnack, H.:* Zur Problematik der Ätiopathogenese der primären idiopathischen Hämochromatose. Wien. klin. Wschr. **79**, 113 (1967).

147. — *L. Stockinger* u. *F. Wewalka:* Die Bindegewebszellen des Disséschen Raumes in der menschlichen Leber bei Normalfällen und pathologischen Zuständen. Wien. klin. Wschr. **78**, 715 (1966).

148. *Schultz, J. C., J. S. Adamson, Jr., W. W. Workman,* and *T. D. Norman:* Fatal liver disease after intravenous administration of tetracycline in high dosage. New Engl. J. Med. **269**, 999 (1963).

149. *Schupfer, F.:* De la possibilité de faire «intra vitam» un diagnostic histo-pathologique précis de maladies de fois et de la rate. Sem. méd. (Paris) **27**, 229 (1907).

150. *Schwartz, S. I.*, and *W. A. Dale:* Primary sclerosing cholangitis. Arch. Surg. **77**, 439 (1958).

151. *Selzer, G.*, and *R. G. F. Parker:* Senecio poisoning exhibiting as Chiari's syndrome. Amer. J. Path. **27**, 885 (1951).

152. *Serrão, D.:* Contribuição histo-patológica para o estudo das relações hepato-biliares. Diss., Porto 1959.

153. *Sheehan, H. L.:* The pathology of acute yellow atropyh and delayed chloroform poisoning. J. Obstet. Gynaec. Brit. Cwlth **47**, 49 (1940).

154. *Sherlock, S.:* Prediction of hepatotoxicity due to therapeutic agents in man. Medicine (Baltimore) **45**, 453 (1966).

155. *Shorter, R. G.:* Liver biopsy. An atlas of histologic appearances. Oxford: Pergamon Press 1961.

156. *Siegmund, H.:* Veränderungen bei Icterus epidemicus. Virchows Arch. path. Anat. **311**, 180 (1944).

157. *Silverman, I.:* A new biopsy needle. Amer. J. Surg. **40**, 671 (1938).

158. *Smyth, H. F.*, and *H. F. Smyth, Jr.:* Safe practices in the industrial use of carbon tetrachloride. J. Amer. med. Ass. **107**, 1683 (1936).

159. *Sprintz, H.*, and *R. S. Nelson:* Persistent nonhemolytic hyperbilirubinemia associated with lipochrom-like pigment in liver cells, report of 4 cases. Ann. intern. Med. **41**, 952 (1954).

160. *Stauffer, M. H., J. B. Gross, W. T. Foulk,* and *D. C. Dahlin:* Amyloidosis: diagnosis with needle biopsy of the liver in eighteen patients. Gastroenterology **41**, 92 (1961.)

161. *Stirling, G. A., G. Bras,* and *A. E. Urquhart:* The early lesions in veno-occlusive disease. Arch. Dis. Childh. **37**, 535 (1962).

162. *Stokes, J., Jr., I. J. Wolman, M. C. Blanchard,* and *J. B. Farquhar:* Viral hepatitis in the newborn. Amer. J. Dis. Child. **82**, 213 (1951).

163. *Symmers, W. S. C.:* Note on a new form of liver cirrhosis due to the presence of the ova of Bilharzia haematobia. J. Path. Bact. **9**, 257 (1904).

164. *Tappeiner, J., H. Thaler* u. *P. Wodniansky:* Die Resultate von Leberbiopsien und Leberfunktionsproben bei Porphyria cutanea tarda. Proc. XII. Int. Congr. Dermat., Excerpta med. int., Congr. Ser. **55**, 1371 (1962).

165. *Terry, R. B.:* Needle biopsy of the liver with special reference to a modified Gillman technique. Brit. med. J. **1949 I**, 657.

166. *Thaler, H.:* Zur Pathogenese der posthepatitischen Zirrhose. Zbl. allg. Path. path. Anat. **88**, 132 (1951).

167. — Über die formale Pathogenese der posthepatitischen Lebercirrhose. Beitr. path. Anat. **112**, 173 (1952).

168. — Zur Histologie der Virushepatitis. Schweiz. Z. allg. Path. **16**, 129 (1953).

169. — Über atypische Verlaufsformen der Virushepatitis und ihr histologisches Bild. Acta hepat. (Hamburg) **3**, I/299 (1955).

170. — Die Pathogenese der posthepatitischen Leberzirrhose. Beitr. path. Anat. **118**, 292 (1957).

171. — Erfahrungen mit der Leberbiopsie-Methode nach *Menghini.* Wien. klin. Wschr. **70**, 622 (1958).

172. — Über die Gelbsucht bei Iproniazid-Behandlung mit Berücksichtigung eines Falles von sogenannter allergischer Cholangiolitis (Arzneimittelikterus). Wien. klin. Wschr. **72**, 588 (1960).

173. — Diskussion zu *W. Wepler*, Die posthepatitische Lebercirrhose. Verh. dtsch. Ges. Verd.-Stoffw.krkh., 20. Tagg, Kassel, Okt. 1959. Gastroenterologia (Basel), Suppl. ad Vol. **95**, 30 (1961).

174. — Zur formalen Pathogenese der postinfiltrativen Leberzirrhose (Fettzirrhose). Verh. dtsch. Ges. Verd.-Stoffw.krkh., 20. Tagg, Kassel, Okt. 1959. Gastroenterologia (Basel), Suppl. ad Vol. **95**, 246 (1961).

175. — Über cholestatische und cholangiolitische Varianten der Virushepatitis. Wien. klin. Wschr. **74**, 326 (1962).

176. — Die chronische Hepatitis. Wien. klin. Wschr. **74**, 844 (1962).

177. — Die Fettleber und ihre pathogenetische Beziehung zur Lebercirrhose. Virchows Arch. path. Anat. **335**, 180 (1962).

178. — Die Fettleber, ihre Ursachen und Begleitkrankheiten. Dtsch. med. Wschr. **87**, 1049 (1962).

179. — Über das normale und pathologische Verhalten der großen Lebergefäße. Unter besonderer Berücksichtigung eines Falles von Budd-Chiari-Syndrom. Wien. Z. inn. Med. **44**, 532 (1963).

180. — Über Vorteil und Risiko der Leberbiopsiemethode nach *Menghini.* Wien. klin. Wschr. **76**, 533 (1964).

181. — Zur Frage der malignen Metamorphose von Leberzellen. Tijdschr. Gastro-Enterologie (Belg.) **7**, 368 (1964).

182. — Die Histologie der Eisenspeicherung in der Leber. Wien. Z. inn. Med. **45**, 447 (1964).

183. — Die Fettleber und ihre Probleme. Internist (Berl.) **7**, 21 (1966).

184. — Die Leberzirrhosen. Revision eines vielschichtigen Problems. Dtsch. med. Wschr. **91**, 733 (1966).

185. — Leber- und Nierenbiopsie beim Kind. Indikationen und Ergebnisse. Pädiatr. Praxis **5**, 239 (1966).

186. — Die arzneimittelbedingten Leberschäden. Therapiewoche **18**, 776 (1968).

187. — Ätiologie und Pathogenese der Leberzirrhosen. Dtsch. med. J. **19**, 369 (1968).

188. — Die intrahepatische Cholestase — ein differentialdiagnostisch wichtiges Krankheitsbild. Intern. Praxis (im Druck).

189. *Thalhammer, O.:* Die Toxoplasmose bei Mensch und Tier. Wien: Maudrich 1957.

190. *Thorpe, M. E. C., P. J. Scheuer,* and *S. Sherlock:* Primary sclerosing cholangitis, the biliary tree and ulcerative colitis. Gut **8**, 435 (1967).

191. *Tygstrup, N.:* Intermittent possibly familial intrahepatic cholestatic jaundice. Lancet **1960 I**, 1171.

192. *Verme, G.:* Atlante di patologia epatica. Rom: Il Pensiere Scientifico 1967.

193. *Vischer, T. L., C. Bernheim,* and *E. Engelbrecht:* Two cases of hepatitis due to toxoplasma gondii. Lancet **1967 II**, 919.

194. *Volkheimer, G.:* Durchlässigkeit der Darmschleimhaut für grobkorpuskuläre Elemente (Herbst-Effekt). Z. Gastroenterologie **2**, 57 (1964).
195. *Watson, C. J.,* and *F. W. Hoffbauer:* The problem of prolonged hepatitis with particular reference to the cholangitic type and the development. Ann. intern. Med. **25**, 195 (1946).
196. *Weisbrod, F. G., L. Schiff, E. A. Gall, F. P. Cleveland,* and *J. R. Berman:* Symposium on liver disease: Needle biopsy of the liver. III. Experiences in differential diagnosis of jaundice. Gastroenterology **14**, 56 (1950).
197. *Weller, T. H., J. C. Macauley, J. M. Craig,* and *P. Wirth:* Isolation of intranuclear inclusion producing agents from infants with illnesses resembling cytomegalic inclusion disease. Proc. Soc. exp. Biol. (N.Y.) **94**, 4 (1957).
198. *Wepler, W.:* Die posthepatitische Lebercirrhose. Verh. dtsch. Ges. Verd.-Stoffw.krkh., 20. Tagg, Kassel, Okt. 1959. Gastroenterologia (Basel), Suppl. ad Vol. **95**, 30 (1961).
199. —, u. *E. Wildhirt:* Klinische Histopathologie der Leber. Ein Atlas. Stuttgart: Thieme 1968.
200. *Werthemann, A.:* Über die pathologische Anatomie der epidemischen und sporadischen Leberdystrophie. Bull. schweiz. Akad. med. Wiss. **4**, 43 (1948).
201. *Wildhirt, E.:* Bedeutung und Wert der Laparoskopie und gezielten Leberpunktion. Stuttgart: Thieme 1964.
202. — Persönliche Mitteilung.
203. *Williams, R., P. J. Scheuer,* and *S. Sherlock:* The inheritance of idiopathic haemochromatosis. A clinical and liver biopsy study of 16 families. Quart. J. Med., N.S. **31**, 249 (1962).
204. *Wittman, I.:* Peritoneoskopy. Budapest: Akadémiai Kiadó 1966.
205. *Zamchek, N.,* and *O. Klausenstock:* Needle biopsy of the liver. II. The risk of needle biopsy. New Engl. J. Med. **249**, 1062 (1953).
206. *Zeitlhofer, J.:* Zur Frage der Häufigkeit und Form der primären Leberkrebse. Krebsarzt **6**, 154 (1951).
207. *Zieve, L.:* Jaundice, hyperlipemia and hemolytic anemia — a heretofore unrecognized syndrome associated with alcoholic fatty liver and cirrhosis. Ann. intern. Med. **48**, 471 (1958).
208. — *E. Hill, S. Nesbitt,* and *B. Zieve:* The incidence of residuals of viral hepatitis. Gastroenterology **25**, 495 (1953).

Sachverzeichnis

Ist ein Stichwort mehrfach erwähnt, bezeichnet die fett gedruckte Zahl die Seite, auf der es besonders abgehandelt wird.